P. Y. Windisch, D. Tafrali, V. Rojacher

HAM-Nat

Paul Yannick Windisch, Deniz Tafrali, Veronika Rojacher

HAM-Nat

Das Lernskript für den Hamburger Naturwissenschaftstest

3. Auflage

ELSEVIER

Elsevier GmbH, Bernhard-Wicki-Str. 5, 80636 München, Deutschland
Wir freuen uns über Ihr Feedback und Ihre Anregungen an kundendienst@elsevier.com

ISBN 978-3-437-41364-3
eISBN 978-3-437-06447-0

Alle Rechte vorbehalten, auch für Text- und Data-Mining, KI-Training und ähnliche Technologien.

Aus Gründen der Barrierefreiheit sind die Bilder in elektronischen Ausgaben dieses Buches mit Alt-Text-Beschreibungen versehen, die von Elsevier bereitgestellt werden. Mehr Informationen erhalten Sie unter https://www.elsevier.com/about/accessibility.

Bücher und Zeitschriften, die von Elsevier veröffentlicht werden, entsprechen den geltenden Produktsicherheitsanforderungen. Für etwaige Bedenken oder Fragen zur Produktsicherheit wenden Sie sich bitte an unseren autorisierten Vertreter, Elsevier B.V., productsafety@elsevier.com.

Elsevier nimmt eine neutrale Position in Bezug auf territoriale Meinungsverschiedenheiten oder Zuständigkeitsansprüche in seinen veröffentlichten Inhalten ein, einschließlich Landkarten und institutionellen Zugehörigkeiten.

3. Auflage 2025
© Elsevier GmbH, Deutschland

Wichtiger Hinweis: Die medizinischen Wissenschaften unterliegen einem sehr schnellen Wissenszuwachs. Der stetige Wandel von Methoden, Wirkstoffen und Erkenntnissen ist allen an diesem Werk Beteiligten bewusst. Sowohl der Verlag als auch die Autorinnen und Autoren und alle, die an der Entstehung dieses Werkes beteiligt waren, haben große Sorgfalt darauf verwandt, dass die Angaben zu Methoden, Anweisungen, Produkten, Anwendungen oder Konzepten dem aktuellen Wissensstand zum Zeitpunkt der Fertigstellung des Werkes entsprechen.
Der Verlag kann jedoch keine Gewähr für Angaben zu Dosierung und Applikationsformen übernehmen. Es sollte stets eine unabhängige und sorgfältige Überprüfung von Diagnosen und Arzneimitteldosierungen sowie möglicher Kontraindikationen erfolgen. Jede Dosierung oder Applikation liegt in der Verantwortung der Anwenderin oder des Anwenders. Die Elsevier GmbH, die Autorinnen und Autoren und alle, die an der Entstehung des Werkes mitgewirkt haben, können keinerlei Haftung in Bezug auf jegliche Verletzung und/oder Schäden an Personen oder Eigentum, im Rahmen von Produkthaftung, Fahrlässigkeit oder anderweitig übernehmen.

Bibliografische Information der Deutschen Nationalbibliothek
Die Deutsche Nationalbibliothek verzeichnet diese Publikation in der Deutschen Nationalbibliografie; detaillierte bibliografische Daten sind im Internet über https://www.dnb.de abrufbar.

26 27 28 29 30 5 4 3 2 1

Für Copyright in Bezug auf das verwendete Bildmaterial siehe Abbildungsnachweis.

Das Werk einschließlich aller seiner Teile ist urheberrechtlich geschützt. Jede Verwertung außerhalb der engen Grenzen des Urheberrechtsgesetzes ist ohne Zustimmung des Verlages unzulässig und strafbar. Das gilt insbesondere für Vervielfältigungen, Übersetzungen, Mikroverfilmungen und die Einspeicherung und Verarbeitung in elektronischen Systemen.

In ihren Veröffentlichungen verfolgt die Elsevier GmbH das Ziel, genderneutrale Formulierungen für Personengruppen zu verwenden. Um jedoch den Textfluss nicht zu stören sowie die gestalterische Freiheit nicht einzuschränken, wurden bisweilen Kompromisse eingegangen. Selbstverständlich sind **immer alle Geschlechter** gemeint.

Planung: Veronika Rojacher; Projektmanagement: Marion Kraus
Redaktion, Bildredaktion und Herstellung: Hildegard Graf, Germering
Rechteklärung: Katja Sieger-Schauer
Satz: Thomson Digital, Noida/Indien
Druck und Bindung: EGEDSA, Sabadell (Barcelona)/Spanien
Umschlaggestaltung: SpieszDesign, Neu-Ulm
Titelfotografie: © colourbox.de

Aktuelle Informationen finden Sie im Internet unter **www.elsevier.de**

Vorwort

Wer in der Schule jahrelang hart geackert hat, um am Ende einen guten Abi-Schnitt zu erreichen, ist in der Regel nicht sehr erfreut darüber, dass nun ein Auswahltest, also die Performance an einem einzigen Tag, darüber entscheiden soll, ob er/sie einen Studienplatz bekommt oder nicht. Allerdings gibt es erfreulicherweise auch genug Gründe, um mit einem positiven Gefühl in die nun kommende Vorbereitungsphase zu starten:

- Die meisten Medizinstudierenden haben mindestens eine Naturwissenschaft in der Oberstufe abgelegt, allerdings begegnen einem alle Naturwissenschaften in der Vorklinik und im Physikum wieder. Die gute Nachricht: Der Anspruch geht meist (wenn überhaupt) nur wenig über das Oberstufenniveau hinaus. Die schlechte Nachricht: Die Zeit ist meist knapp und wenn auch noch Anatomie und andere Dinge gelernt werden müssen, bekommen viele Studierende ein kleines Problem. Mit der Vorbereitung auf den HAM-Nat schafft ihr eine gute Basis für alles, was euch im Studium in Sachen Biologie, Chemie, Mathe und Physik erwartet. Alles was ihr im Verlauf dieses Buchs lernen werdet, macht euer Medizinstudium leichter und das gibt euch mehr Zeit, euch mit Dingen zu befassen, die euch wirklich interessieren ... oder mal zu entspannen!
- Euch selbstständig in neue Themen einzuarbeiten, die Anforderung einer Prüfung mit einem umfangreichen Gegenstandskatalog zu erfassen und gezielt für diese zu lernen sind Fähigkeiten, die in der Schule nicht oft geübt werden, aber für Erfolg im Studium und auch sonst im Leben essenziell sind. Ein besseres Training für die Vorbereitung auf die großen Examen im Medizinstudium gibt es nicht. Besonders wenn man noch wenig Erfahrung mit Multiple-Choice-Tests hat!
- Auch wenn ihr nicht mit 18 anfangt zu studieren, steht das eurer Karriere in der Medizin nicht im Weg. Viele betrachten die Wartezeit als Verschwendung, aber auch diese Zeit kann sinnvoll genutzt werden. Egal ob Selbststudium, erste Forschungserfahrungen sammeln oder in einer Ausbildung den Umgang mit (kranken) Menschen üben – „verlorene“ Zeit sieht anders aus.

In diesem Sinne wünsche ich euch viel Spaß bei der Arbeit mit diesem Buch und hoffe, dass es euch zum Studienplatz verhilft. Ich würde mich auch sehr freuen, wenn ihr dem Verlag oder mir in egal welcher Form Feedback zukommen lasst, inwiefern das Buch alle relevanten Themen des Tests, den ihr mitgeschrieben habt, abdecken konnte und wo vielleicht noch ein Detail fehlt.

Mittlerweile erscheint das Lernskript für den HAM-Nat bereits in der dritten Auflage. Solltet ihr trotzdem noch auf Fehler oder Dinge stoßen, die euch komisch vorkommen, dürft ihr euch natürlich auch damit gerne melden. Zukünftige HAM-Nat-Kandidatinnen und -Kandidaten werden es euch danken!

Mein Dank gilt Frau Rojacher von Elsevier für die Betreuung des Projekts sowie Herrn Tafrali für die gute Kooperation bei der Erstellung unserer Skripte.

Baden, im Frühjahr 2025
Paul Windisch

Der Start ins Medizinstudium – Insider berichten

Auf unserer Homepage findest du inspirierende Erfahrungsberichte von Erstis, die nach bestandenem Medizinertest ihren Traum vom Medizinstudium endlich verwirklichen konnten. Diese persönlichen Geschichten sind zwar subjektiv, aber sie können auch eine große Motivation sein. Denn sobald die Hürden der Zulassung überwunden sind und du deinen heiß ersehnten Studienplatz ergattert hast, beginnt ein aufregendes neues Kapitel. Erfahre, wie die ersten Wochen ablaufen, wie du schnell Anschluss findest und welche spannenden Fächer dich erwarten.

https://else4.de/7fz

Apropos Fächer! Wir von Elsevier bereiten dich natürlich bestens darauf vor. Mit unseren maßgeschneiderten Produkten begleiten wir dich vor, während und nach dem Studium!

Interessierst du dich auch für andere Medizinertests wie den TMS, EMS oder MedAT? Dann bist du bei uns genau richtig! Wir bieten dir Lernmaterialien auf Testniveau für jeden Zulassungstest.

Viel Erfolg wünscht euch
euer Elsevier-Team

Hinweise zum Lernplan

Am Beginn jedes Fachgebiets findet Ihr einen Lernplan, den wir für euch entworfen haben. Er soll euch helfen, eure Vorbereitungszeit sinnvoll einzuteilen.

Ein Lernplan ist nicht in Stein gemeißelt

Er soll euch als ungefähre Orientierung dienen, um den zeitlichen Aufwand für die jeweiligen Kapitel abschätzen zu können, wobei auch dieser, je nachdem wie umfangreich eure Vorkenntnisse sind, variieren kann. Im Idealfall solltet ihr dieses Buch von Beginn an durcharbeiten. Zwar stellen die Kapitel prinzipiell in sich geschlossene Einheiten dar, aber es kann trotzdem vorkommen, dass z. B. in der Physik auf Vorgehensweisen verwiesen wird, die im Mathematik-Teil eingeführt wurden. Dieses Werk stellt euch sowohl einen 30- als auch einen 60-Tage-Lernplan zur Verfügung. Je nachdem wie viel Zeit ihr habt oder euch nehmen wollt, könnt ihr die Kapitel in der jeweils empfohlenen Tagesanzahl bearbeiten. Ihr findet vor jedem Fachgebiet eine Lernplanübersicht für beide Optionen.

Muss ich alles verstehen?

Dieses Buch soll euch zum Erfolg im HAM-Nat verhelfen und dafür ist es zunächst wichtig, ein breites Wissen in Biologie, Chemie, Mathematik und Physik aufzubauen, mit dem sich möglichst viele Prüfungsfragen beantworten lassen. Da sich z. B. die Herleitungen bestimmter Gesetze nur schlecht prüfen lassen, kann es vorkommen, dass in diesem Buch zum Teil auf sie verzichtet wird, wenn sie von den prüfungsrelevanteren Fakten ablenken würden und sich die Fragen zum jeweiligen Thema auch ohne sie beantworten lassen. Für viele, die es aus der Schule gewohnt sind, jede Gleichung nachzuvollziehen, kann das eventuell irritierend sein, und es heißt auch nicht, dass ihr euch nicht eingehender mit den Gleichungen befassen sollt. Deswegen der Vorschlag: Arbeitet zunächst den Lernplan durch und baut dadurch ein breites Wissen auf, mit dem ihr gut für den HAM-Nat gerüstet seid. Nutzt dann die verbleibenden Tage der Wiederholungsphase, um eure wissenschaftliche Neugier durch die Lektüre umfassenderer Lehrbücher zu den jeweiligen Fächern zu befriedigen. Bedenkt aber bitte auch für das spätere Studium: In einem Fach wie der Medizin, das Inhalte aus vielen Naturwissenschaften streift, kommt irgendwann der Punkt, an dem auch der schlaueste und fleißigste Studierende nicht mehr alles nachvollziehen kann. Dafür ist die Menge an Wissen einfach zu groß. Prioritäten zu setzen und sich nicht in Details zu verzetteln, sind mit die wichtigsten Fähigkeiten für ein erfolgreiches Studium, und es schadet nicht, diese schon bei der Vorbereitung auf den HAM-Nat zu üben.

Übungsfragen – „Kreuzen“

Euer erworbenes Wissen anzuwenden, ist wahrscheinlich mit das Wichtigste, was ihr im Rahmen eurer Vorbereitung machen könnt. Neben Büchern, die natürlich einige Fragen und gelegentlich auch zusätzliche Informationen zu den Antwortmöglichkeiten enthalten, solltet ihr euch in diesem Zusammenhang die Kreuzprogramme anschauen, die Medizinstudierende zur Physikumsvorbereitung einsetzen.

Werde ich mit den Inhalten diese Buchs jede Frage des HAM-Nat beantworten können?

Das kann euch kein Buch versprechen. Insider-Informationen zum kommenden HAM-Nat haben auch wir nicht. Grundsätzlich gilt: Je fundierter und breiter eure naturwissenschaftlichen Grundlagen sind, desto besser sind eure Chancen die notwendige Punktzahl für einen Studienplatz zu erreichen. Wenn ihr Zeit habt, eure Vorbereitung auszuweiten, solltet ihr sie entsprechend nutzen.

Garantiert alle Stichwörter drin

Die Lernpläne folgen unseren Kapiteln, wobei alle Stichwörter des HAM-Nat-Themenkatalogs (Stand 2025) exakt zugeordnet sind. So könnt ihr absolut sicher sein, dass ihr beim Lernen nichts auslasst, auch wenn die Reihenfolge aus didaktischen Gründen angepasst wurde.

Benutzerhinweise

Weil wir euch den Fokus auf besonders wichtige Themen aufzeigen, komplizierte Themen verständlich erklären und darüber hinaus beim Lernen auch unterhalten möchten, haben wir über das gesamte Lernskript verteilt verschiedene Lernkästen eingesetzt.

VERSTÄNDNIS+ Hier werden komplizierte Themen anhand grundlegender Prinzipien der Naturwissenschaften und mittels einfacher Sprache erklärt, um nachfolgend wichtiges Schlüsselwissen erschließen zu können.

DEFINITION Um einen Text über einen Sachverhalt ganzheitlich verstehen zu können, muss man wissen, was die Begriffe bedeuten, die dieser Text beinhaltet. Dieser Kasten liefert euch an geeigneten Stellen Definitionen zu Begriffen, die selten geläufig oder kompliziert sind.

HAM-Nat-GEHEIMTIPP Mit diesem Kasten erhaltet ihr Tipps zu speziellen Fragestellungen/Problemen, die euch bei deren Bearbeitung helfen.

60-TAGE-LERNPLAN Die 60-Tage-Lernpläne weisen euch darauf hin, wie das Kapitel zu bearbeiten ist, je nachdem, welchen Lernplan ihr nutzt.

EPISCHE ESELSBRÜCKE Unsere epischen Eselsbrücken sollen euch durch Merksprüche, Reime, Verbildlichungen und vielem mehr schwer einprägsame Fakten unterhaltsam darbieten, damit ihr sie euch einfacher merken könnt.

Mit diesem Kasten werden wichtige Formeln, Sätze, Axiome o. Ä. hervorgehoben.

ZUSAMMENFASSUNG Diese Kästen liefern euch die wichtigsten Take-Home-Messages am Ende jedes Kapitels. Diese können euch dabei unterstützen, das Gelernte zu rekapitulieren.

Fehler gefunden?

An unsere Inhalte haben wir sehr hohe Ansprüche. Trotz aller Sorgfalt kann es jedoch passieren, dass sich ein Fehler einschleicht oder fachlich-inhaltliche Aktualisierungen notwendig geworden sind.

Sobald ein relevanter Fehler entdeckt wird, stellen wir eine Korrektur zur Verfügung. Mit dem nebenstehenden QR-Code gelingt der schnelle Zugriff.

https://else4.de/9783437413643

Wir sind dankbar für jeden Hinweis, der uns hilft, dieses Werk zu verbessern. Bitte richten Sie Ihre Anregungen, Lob und Kritik an folgende E-Mail-Adresse: kundendienst@elsevier.com

Inhaltsverzeichnis

Abbildungsnachweis

Der Verweis auf die jeweilige Abbildungsquelle befindet sich bei allen Abbildungen im Werk am Ende des Legendentextes in eckigen Klammern.

G157 Goering R et l. Mims' Medical Microbiology, 4. Aufl., Elsevier/Mosby, 2008
L106 Henriette Rintelen, Velbert
L107 Michael Budowick, München
L126 Dr. med. Katja Dalkowski, Buckenhof
L143 Heike Hübner, Berlin
L190 Gerda Raichle
L231 Stefan Dangl, München
L253 Dr. Wolfgang Zettlmeier, Barbing
X414 National Human Genome Research Institute (NHGRI), Bethesda/Maryland (US)

Biologie

Paul Windisch, Veronika Rojacher

Lernplan Biologie

- Denkt daran, **abzuhaken**, was ihr schon geschafft habt – so erkennt ihr euren Lernfortschritt und bleibt motiviert!
- Im Biologie-Glossar (➤ Kap. 9) könnt ihr die **wichtigsten Begriffe** nachschlagen, wenn ihr Unterstützung braucht.
- **Unsere Gliederung folgt nicht immer dem Themenkatalog, aber keine Sorge: Alle wichtigen Stichworte sind enthalten. Die folgende Tabelle zeigt euch, in welchem Kapitel sich das jeweilige Stichwort findet.**
- Wenn ihr bei der Lektüre dieses Kapitels merkt, dass euch fehlendes Grundlagenwissen aus der Chemie das Verständnis erschwert, bearbeitet zuerst den Chemie-Teil und widmet euch danach der Biologie.

Biologie

Buchkapitel	30-Tage-Lernplan	60-Tage-Lernplan	Erledigt?	Stichwort im Themenkatalog
1 Grundausstattung der Zelle	2	3	☐	Prokaryoten, Eukaryoten, Zellaufbau, Organellen, Membranen, Endosymbiontentheorie
2 Transkription und Translation – das Tagesgeschäft der Zelle	1	3	☐	Aufbau von DNA, Genen und Genom, Proteinbiosynthese: Transkription und Translation
3 Zellzyklus und Apoptose	1	2	☐	DNA-Replikation und -reparatur, Zellteilung, Mitose, Meiose, Keimzellen, Polymerasekettenreaktion
4 Genetik – Regeln der Vererbung	1	3	☐	Blutgruppen, Vererbung der Blutgruppen, Gene und Vererbung, Mendel'sche Regeln, Hardy-Weinberg-Gesetz, Erbgänge, Stammbäume, Mutationen
5 Mikrobiologie	1	2	☐	Prokaryoten, Viren, reverse Transkriptase, cDNA, Klonierung, Konjugation
6 Stoffwechsel-Grundkurs	2	3	☐	enzymatische Reaktionen, Regulationsprinzipien, Energieübertragung durch ATP, Elektronenübertragung durch NAD^+, Glykolyse, Citratzyklus, Atmungskette
7 Signaltransduktion **8** Grundkurs Evolution	1	2	☐	Auge, Ohr, Gleichgewichtsorgan, Prinzipien hormoneller Signalweiterleitung, Nerven: Reizleitung, Gleichgewichts- und Aktionspotenzial, Ionenleitfähigkeit, Darwin'sche Theorie
Lerntage gesamt Biologie	**9**	**18**		

Notizen

KAPITEL

1 Grundausstattung der Zelle

Paul Windisch

1.1 Allgemeines

In den Kapiteln der Biologie dreht sich alles um Zellen. Wir betrachten, wie Zellen aufgebaut sind, wie der „Alltag" einer Zelle aussieht und befassen uns dann genauer mit den besonderen Ereignissen im Leben von Zellen, nämlich Zellteilung und Zelltod.

Ihr habt mit Sicherheit bereits gehört, dass alle Lebewesen aus Zellen bestehen, und dass diese Zellen die **kleinsten Einheiten des Lebens** darstellen. Doch was bedeutet das? Dass Zellen Einheiten des Lebens sind, ist logisch, schließlich besitzen sie einen **Stoffwechsel** und können sich selbst vermehren **(reproduzieren),** d. h., sie sind definitiv lebendig. Zellen bestehen aus einem wässrigen Medium, dem **Zytoplasma,** in dem viele kleine Organellen mit bestimmten Funktionen schwimmen. Dabei können sich aber die Organellen, auch wenn sie durchaus bestimmte Stoffwechselschritte durchführen, nicht selbstständig vermehren bzw. außerhalb der Zelle existieren, wohingegen es durchaus Organismen gibt, die nur aus einer einzigen Zelle bestehen. Folglich sind die kleineren Bestandteile einer Zelle keine Lebewesen mehr, sodass die Zelle tatsächlich die kleinste Einheit des Lebens darstellt. Eine Sonderstellung nimmt dabei das **Mitochondrium** ein, auf das wir später noch zu sprechen kommen werden.

> **VERSTÄNDNIS⁺** Was sind **Organellen?** Organellen sind für Zellen, was für den Menschen seine Organe sind – kleinere Bestandteile, die eine oder mehrere Funktionen erfüllen. Die Organellen werden noch in diesem Kapitel thematisiert, lediglich der **Zellkern (Nucleus)** wird wegen seiner besonderen Funktion erst im Anschluss besprochen.

Eine wichtige Unterscheidung von Organismen, die man – auch für den HAM-Nat – in jedem Fall kennen sollte, ist die in Prokaryoten und Eukaryoten:

Prokaryoten besitzen **keinen Zellkern** und sind im Allgemeinen simpler aufgebaut als die Zellen von Eukaryoten. Die Zellen von Prokaryoten bezeichnet man auch als Prozyten oder Prokaryozyten. Die wichtigsten Vertreter der Prokaryoten sind die **Bakterien,** die vorwiegend aus einer einzigen Zelle bestehen und uns ebenfalls später im Buch beschäftigen werden.

Eukaryoten besitzen einen **Zellkern.** Die Zellen von Eukaryoten bezeichnet man als Eukaryozyten oder Euzyten. Zu den Eukaryoten zählen unter anderem die mehrzelligen Organismen (wie **Tiere und Pflanzen)** sowie die **Pilze.**

> **VERSTÄNDNIS⁺** Um sich unbekannte Begriffe herzuleiten, ist es hilfreich, sich ein paar Wortbestandteile einzuprägen, die einem immer wieder begegnen werden:
> „Pro" bedeutet so viel wie „vor". Alles mit „kary" hat etwas mit dem Zellkern zu tun und „zyto" sagt uns, dass es um Zellen geht. „Prokaryozyten" sind folglich Zellen, die „vor einem Kern" sind, sprich keinen Kern besitzen. Prokaryoten sind passenderweise in der Evolution auch vor den Eukaryoten entstanden.

Alles, was ihr in den ersten Kapiteln über Zellen erfahrt, bezieht sich zunächst mal auf Eukaryoten. Die Besonderheiten der Prokaryoten werden wir anschließend herausarbeiten.

1.2 Zellmembran

Wir haben bereits gelernt, dass Zellen mit Zytoplasma gefüllt sind, in dem die Organellen schwimmen. Die Zelle wird dabei von einer Membran umgeben, die alles zusammenhält und die Zelle gegenüber ihrer Umgebung abgrenzt.

Auch innerhalb der Zelle spielen Membranen eine Rolle: Wenn z. B. für eine chemische Reaktion hohe Konzentrationen eines bestimmten Stoffs notwendig sind, ist ein abgegrenzter Raum innerhalb der Zelle notwendig, in dem dieser Stoff angereichert werden kann. Die Unterteilung der Zelle in eben diese Räume, die auch **Kompartimente** bzw. Organellen genannt werden, ist ebenfalls Aufgabe der Membranen. Da sowohl die äußere Zellmembran als auch die inneren Membranen, die die Zelle weiter unterteilen, ähnlich aufgebaut sind und nach demselben Prinzip „funktionieren", spricht man auch von **biologischen Einheitsmembranen.** Übrigens:

Die Zellen von Tieren besitzen Zellmembranen und **keine Zellwände!** Zellwände gibt es bei Pflanzen und einigen Bakterienarten.

1.2.1 Aufbau der Zellmembran

Die wichtigsten Grundbausteine von Zellmembranen stellen **Phospholipide** dar. Ein Phospholipid zählt, wie die Triglyceride (also die Stoffe, die man im Alltag als „Fette" bezeichnet) auch zu den Lipiden. Ein wesentlicher Unterschied zu den Triglyceriden besteht darin, dass Triglyceride völlig unpolar bzw. lipophil sind.

Phospholipide besitzen zwar auch zwei unpolare Kohlenwasserstoffketten (nicht drei wie die Triglyceride), tragen aber zudem eine Phosphatgruppe. Diese Phosphatgruppe kann selbst noch weitere Bindungen ausbilden (➤ Abb. 1.1). Wichtig ist aber vor allem, dass die Phosphatgruppe geladen ist. Folglich besitzt ein Phospholipid sowohl einen hydrophoben, d. h. lipophilen, unpolaren Teil (die Kohlenwasserstoffketten), aber auch einen hydrophilen, d. h. lipophoben, polaren Teil (die Kopfgruppe mit Phosphat). Moleküle, die sowohl polare als auch unpolare Bereiche enthalten, bezeichnet man als **amphiphil** bzw. **amphipathisch** – zwei Begriffe, die ihr im Hinblick auf Klausuren definitiv kennen solltet.

Wie ordnen sich nun die Phospholipide an, wenn sie eine Zellmembran bilden? Dazu muss man sich zu allererst klarmachen, dass der wichtigste Bestandteil des Zytoplasmas **Wasser** ist. Wir wissen, dass die Phospholipide eine hydrophile Domäne (die polare Kopfgruppe mit dem Phosphatrest) besitzen. Diese wird sich entsprechend dem Wasser zuwenden und mit ihm gegebenenfalls sogar Wasserstoffbrückenbindungen ausbilden. Die hydrophoben Domänen stehen allerdings vor einem Problem: Da sie quasi komplett von Wasser umgeben sind, haben sie keine Möglichkeit, den Kontakt zum Wasser zu vermeiden … es sei denn, sie lagern sich zusammen. Wenn sich zwei Phospholipide so anordnen, dass ihre hydrophoben Schwänze zueinander ausgerichtet sind, reduziert sich die Kontaktfläche der hydrophoben Domänen zum Wasser schon mal ein wenig. Wenn nun auch noch benachbarte Phospholipide mitmachen, verringert sich die Kontaktfläche weiter. Dieses Prinzip solltet ihr kennen: die hydrophobe Wechselwirkung.

Auf diese Weise entsteht eine **Doppelschicht (Bilayer)** – das Grundgerüst der biologischen Einheitsmembranen (➤ Abb. 1.2). Die Phospholipide halten zwar zusammen, können aber aneinander vorbeigleiten. Man spricht in diesem Zusammenhang von **lateraler Diffusion.**

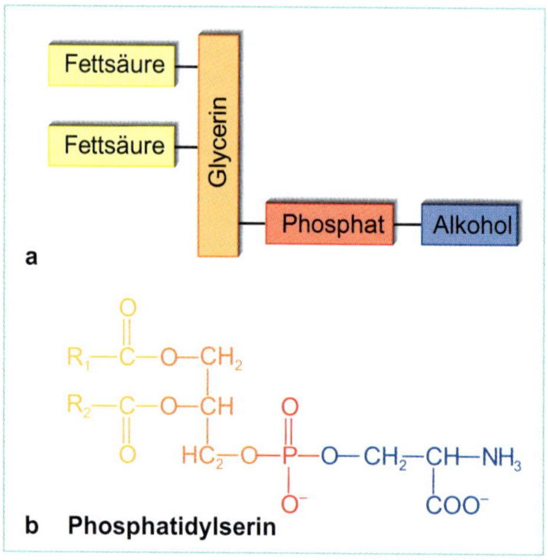

Abb. 1.1 Phospholipid: a) Schema, b) Beispiel Phosphatidylserin [L253]

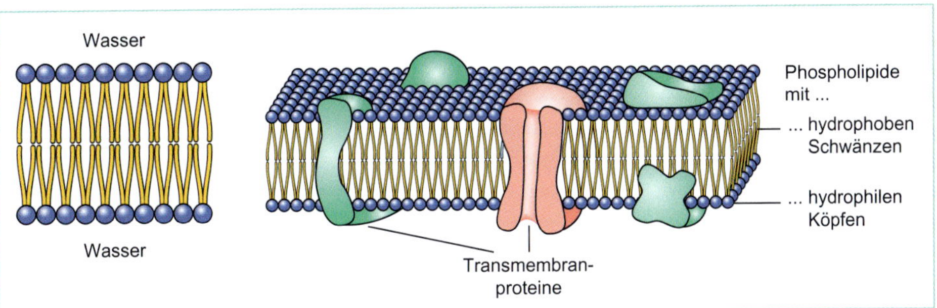

Abb. 1.2 Phospholipiddoppelschicht ohne und mit Membranproteinen [L253]

1.2.2 Mizellen und Vesikel

Die simpelste Anordnung, die Phospholipide einnehmen können, um ihre Kontaktfläche zur wässrigen Umgebung zu reduzieren, ist die der **Mizelle.** Dabei bilden sie eine Kugel, wobei die hydrophoben Schwänze im Kern der Kugel einen **hydrophoben Raum** schaffen (➢ Abb. 1.3). Befinden sich in diesem Raum lipophile Substanzen, können diese in Wasser gelöst werden, obwohl das sonst aufgrund ihrer Eigenschaften nicht möglich wäre.

Im Unterschied zur Zellmembran liegen in Mizellen immer nur **einfache Phospholipidschichten** vor.

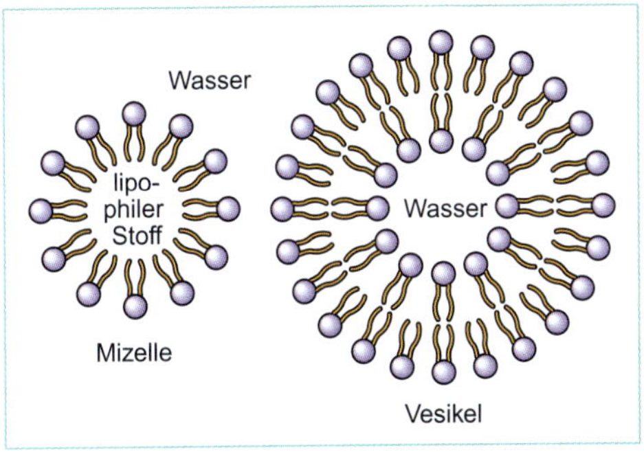

Abb. 1.3 Mizelle und Vesikel [L253]

EPISCHE ESELSBRÜCKE **M**izellen = **M**onolayer!

Auch die Phospholipiddoppelschicht ist in der Lage, eine kugelförmige (sphärische) Anordnung anzunehmen. Dabei entsteht allerdings im Kern kein lipophiler, sondern ein **hydrophiler Raum.** In diesem Fall spricht man von einem **Liposom.** Häufig wird auch der Begriff Vesikel (Bläschen) verwendet (➢ Abb. 1.3). Liposomen werden z. B. als Hülle für bestimmte Arzneistoffe eingesetzt, die auf diese Weise vor frühzeitiger Metabolisierung geschützt werden.

1.2.3 Fluidität

Zurück zu den Phospholipiddoppelschichten, die unsere Zellmembranen bilden:

Wir haben gelernt, dass aufgrund der vergleichsweise schwachen Anziehungskräfte zwischen den einzelnen Phospholipiden laterale Diffusion möglich ist. Das Ausmaß der lateralen Diffusion ist dabei vor allem von einem Faktor abhängig, von dem ihr mal gehört haben solltet:

Steigt die **Umgebungstemperatur**, schwingen die Teilchen stärker und gleiten vermehrt aneinander vorbei.

Die Fettsäuren, die den unpolaren Teil der Phospholipide bilden, beeinflussen die Viskosität der Membran stark. Das liegt daran, dass die **Van-der-Waals-Kräfte** zwischen großen Molekülen stärker sind. Entsprechend sind Zellmembranen, in denen viele **langkettige Fettsäuren** vorkommen, viskoser (also von geringerer Fluidität) als andere.

Bei Fettsäuren mit Doppelbindungen, also **ungesättigten Fettsäuren,** spielt die Konfiguration der Doppelbindung eine wichtige Rolle. In der Natur vorkommende Fettsäuren sind normalerweise *cis-* **bzw.** *Z-***konfiguriert.** Diese Konfiguration sorgt für einen „Knick" in der Struktur der Fettsäure (wenn ihr Probleme habt, euch das vorzustellen, solltet ihr mal im Internet nach der Strukturformel einer ungesättigten Fettsäure wie etwa der „Ölsäure" suchen). Ihr könnt euch sicher vorstellen, dass Phospholipide mit so sperrigen Fettsäuren nicht ganz so dicht aneinander gepackt werden können. Entsprechend bilden sich zwischen ungesättigten Fettsäuren weniger Van-der-Waals-Brücken aus, was zu einer hohen Fluidität führt.

EPISCHE ESELSBRÜCKE Welche Konfiguration haben die natürlich vorkommenden Fettsäuren? **C**is macht den **C**nick!

1.2.4 Membranproteine

Aus dem, was wir bisher zu Zellmembranen gelernt haben, ergibt sich ein Problem: Die Zellmembran besteht aus Phospholipiden, wobei sich die hydrophoben Schwänze zusammenlagern. Da sich aber hydrophile Stoffe nur in anderen hydrophilen Stoffen lösen, würde die Zellmembran für sämtliche hydrophilen Moleküle (also auch Wasser) eine unüberwindbare Barriere darstellen, was im Hinblick auf den Stoffwechsel unserer Zelle ziemlich unpraktisch wäre.

Abhilfe schaffen Proteine, die z. B. **Tunnel** bilden und so hydrophilen Stoffen helfen, die Membran zu passieren. Solche Proteine erstrecken sich von der einen Seite der Membran auf die andere, weshalb man sie als **integrale Membranproteine** oder **Transmembranproteine** bezeichnet. Ein Beispiel für Transmembranproteine sind die **Aquaporine,** durch die Wassermoleküle die Zellmembran überwinden können.

Membranproteine können aber auch andere Funktionen wahrnehmen. Manche membranständigen Enzyme sind an Stoffwechselschritten beteiligt, andere Proteine dienen als Verankerung für Elemente des Zytoskeletts. Solche Proteine durchdringen oftmals nicht die gesamte Membran, sondern sitzen nur an einer Seite. Man bezeichnet sie entsprechend als **periphere Membranproteine** (➤ Abb. 1.4).

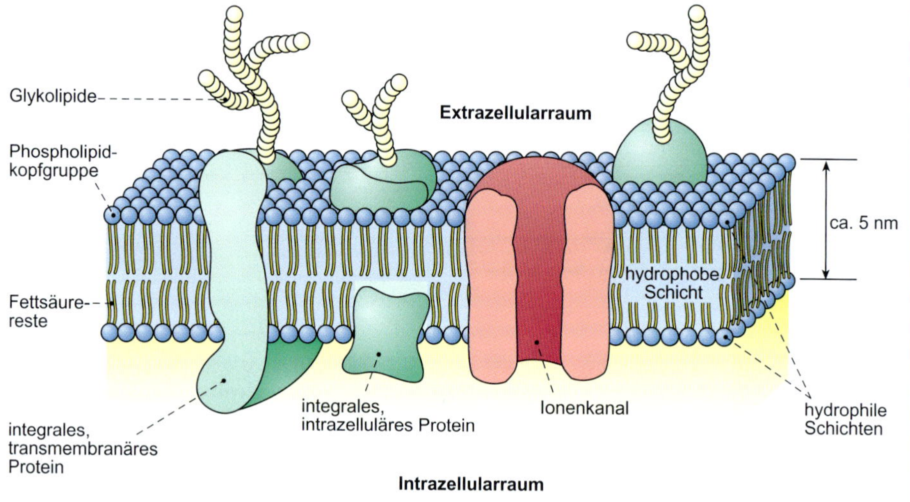

Abb. 1.4 Zellmembran mit Membranproteinen und Glykokalix [L106]

Übrigens: Das Modell einer Zellmembran, die aus vergleichsweise ortsständigen Proteinen und verschieblichen Phospholipiden besteht, wird als **Fluid-Mosaik-Modell** bezeichnet (➤ Abb. 1.5).

Einige Membranproteine und Lipide tragen Zuckerreste. Sie werden entsprechend **Glykoproteine** bzw. **Glykolipide** genannt. Diese Zucker sind sozusagen die Visitenkarte der Zelle. Auf diese Weise gibt sie sich anderen Zellen zu erkennen, wie etwa denen des Immunsystems. Mit dieser Information solltet ihr euch auch merken können, dass die Zucker immer im äußeren Blatt der Zellmembran verankert sind. Schließlich wäre es sinnlos, wenn sich die Zelle „nach innen“ zu erkennen gäbe.

Die Gesamtheit aller Zuckerreste auf der extrazellulären Seite der Zellmembran nennt man **Glykokalix** (➤ Abb. 1.4).

Notizen

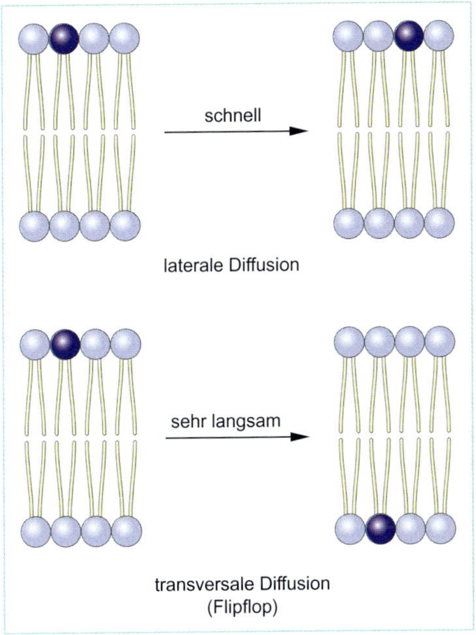

Abb. 1.5 Bewegung von Lipiden in Membranen [L253]

1.2.5 Transportmechanismen

Wir wollen uns nun genauer ansehen, wie bestimmte Stoffe die Zellmembran passieren können (➤ Abb. 1.6). Dafür müssen wir hydrophile und hydrophobe Stoffe getrennt betrachten. Wie wir wissen, können hydrophobe Stoffe die Zellmembran vergleichsweise problemlos durchdringen. Die Triebkraft dieser Bewegung ist der **Konzentrationsgradient.** Hydrophobe Stoffe wandern also von der Seite der Membran, auf der der Stoff in hoher Konzentration vorliegt, zum Ort der niedrigeren Konzentration. Da dieser Prozess keine Energie verbraucht, spricht man auch von **passivem Transport.** Wir merken uns: Hydrophobe Stoffe diffundieren entlang des Konzentrationsgradienten durch Membranen.

Hydrophile Stoffe benötigen Proteine, um die Membran zu überwinden. Hierfür kommt sowohl passiver als auch aktiver Transport infrage:

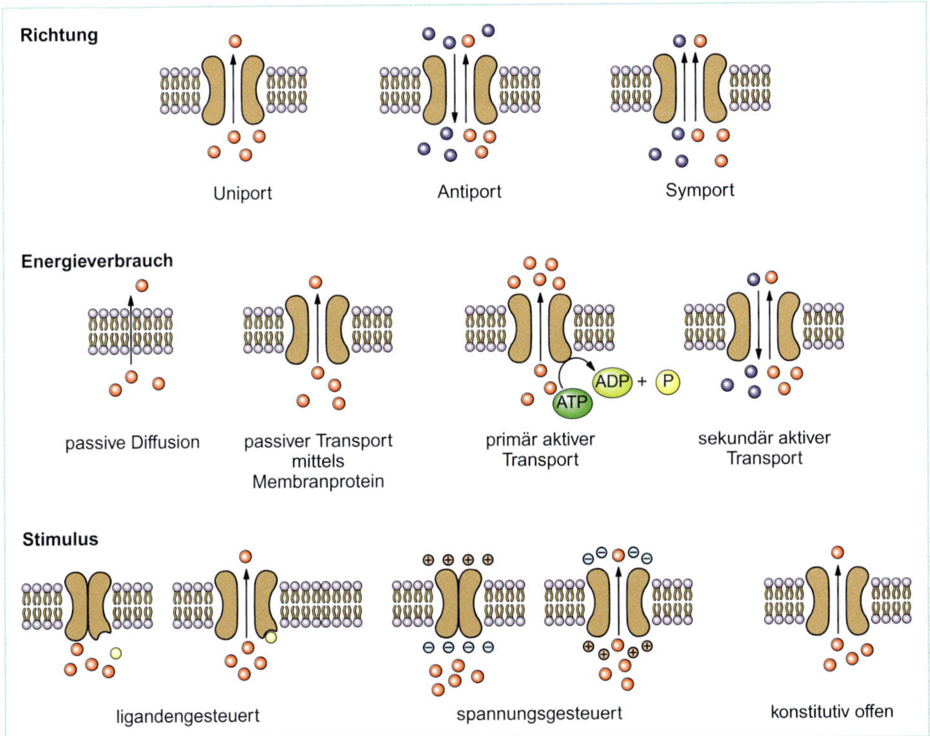

Abb. 1.6 Einteilung der Transportvorgänge und Membranproteine nach verschiedenen Kriterien [L253]

- **Passiver Transport:** Eine Möglichkeit für passiven Transport stellen die Kanalproteine dar. Diese könnt ihr euch als Tunnel vorstellen, durch die die zu transportierenden Stoffe entlang des Konzentrationsgradienten strömen. Einige dieser Kanäle sind dauerhaft offen, andere öffnen sich erst, wenn ein Signalmolekül (Ligand) an sie bindet. Man bezeichnet sie deswegen als **ligandengesteuerte Kanäle.** Auch ein elektrischer Impuls kann das Öffnen oder Schließen eines Kanals bewirken. Diese Kanäle bezeichnet man als **spannungsgesteuert.** Eine andere Möglichkeit des passiven Transports sind **Carrier.** Diese besitzen eine Bindungsstelle für den Stoff, den sie transportieren, sind also den Enzymen nicht ganz unähnlich. Bindet nun ein Stoff an den Carrier, ändert dieser seine Konformation und der Stoff wird auf die andere Seite der Membran befördert. Manche Carrier können immer nur ein Molekül transportieren **(Uniport).** Andere sind dagegen in der Lage, mehrere Moleküle zeitgleich in die gleiche Richtung **(Symport)** oder in entgegengesetzte Richtungen **(Antiport)** zu schleusen. Alle diese Transportvorgänge können aber nur entlang des Konzentrationsgradienten stattfinden.
- **Aktiver Transport:** Die einzige Möglichkeit, Stoffe entgegen ihres Konzentrationsgradienten zu transportieren, besteht darin, Energie aufzuwenden. Man unterscheidet dabei:
  - **Primär aktiver Transport:** Beim primär aktiven Transport stammt die Energie direkt aus der Hydrolyse, also dem Verbrauch von **ATP,** der Energiewährung der Zelle. Ein wichtiges Beispiel ist die **Natrium-Kalium-ATPase,** die ATP verwendet, um drei Natriumionen aus der Zelle und zwei Kaliumionen in die Zelle zu befördern.
  - **Sekundär aktiver Transport:** Der sekundär aktive Transport nutzt einen bestehenden Konzentrationsgradienten, um einen Stoff zu transportieren. Dabei wird z. B. beim **Natrium-Glucose-Symport** die Energie genutzt, die frei wird, wenn Natrium-Ionen entlang ihres Konzentrationsgefälles aus dem Darmlumen in die Zellen diffundieren, um Glucose in die gleiche Richtung zu transportieren.
  - **Tertiär aktiver Transport:** Beim tertiär aktiven Transport wird der Konzentrationsgradient genutzt, den ein sekundär aktiver Transporter aufgebaut hat. Das ist aber eher Gegenstand der Physiologie.

Die wichtigsten Fakten zur Natrium-Kalium-ATPase sind essenziell, um die Zellphysiologie zu verstehen. Merkt euch an dieser Stelle auf jeden Fall, dass **drei Natrium-Ionen aus der Zelle hinaus und zwei Kalium-Ionen hinein** befördert werden. Die Natrium-Kalium-ATPase ist gewissermaßen der Türsteher der Zelle. Zu **Na**trium sagt sie „**N**ein" zu **K**alium sagt sie „**K**omm rein".

1.2.6 Exo- und Endozytose

Einige Stoffe können aufgrund ihrer Größe die Zellmembran nicht mithilfe eines Transporters bzw. Carriers, geschweige denn durch Diffusion überwinden. Um diese Stoffe trotzdem aus dem Zytoplasma auszuschleusen, gibt es die Möglichkeit der **Exozytose** (➤ Abb. 1.7). Sie wird auch relevant, wenn große Mengen eines Moleküls (wie etwa eines **Neurotransmitters**) auf einmal freigesetzt werden sollen.

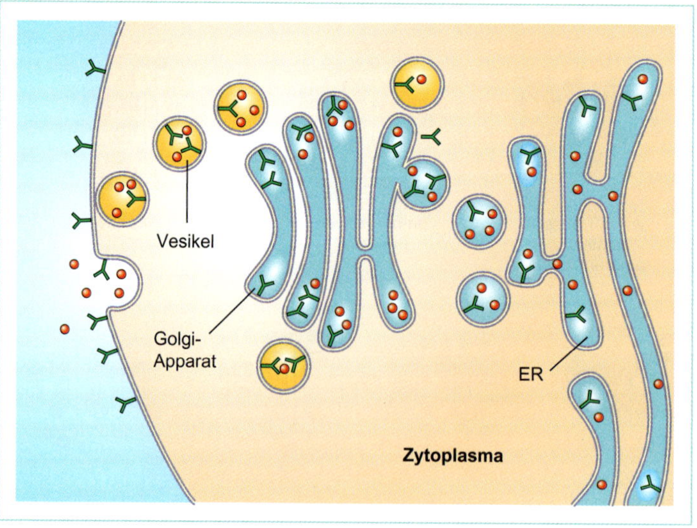

Abb. 1.7 Exozytose [L253]

Man unterscheidet **konstitutive** von **regulierter Exozytose:**

- Konstitutive Exozytose findet in den Zellen permanent statt und benötigt **keinen Stimulus**. Zellen nutzen sie, um ständig neue Membranproteine oder Moleküle für die extrazelluläre Matrix an ihren Zielort zu bringen.
- Regulierte Exozytose findet nur als **Reaktion auf einen Stimulus**, z. B. einen Anstieg der **Ca^{2+}-Konzentration** im Zytoplasma, statt. Sie ist vor allem für die Freisetzung von Neurotransmittern wichtig. Schließlich werden diese vor allem dann freigesetzt, wenn es eine Information gibt, die übermittelt werden soll.

Damit Moleküle via Exozytose abgegeben werden können, müssen sie zunächst einmal in **Vesikeln** verpackt sein. Dies geschieht in der Zelle vor allem im **Golgi-Apparat,** den ihr noch kennenlernen werdet. Gelangen die Vesikel nun in die Nähe der Membran, kann es zur Fusion von Vesikel und Membran kommen, sodass die Proteine im Inneren der Vesikel in den Extrazellularraum freigesetzt werden. Außerdem wächst die Membran aufgrund der hinzukommenden Phospholipide des Vesikels an.

Bei der **Endozytose** (➤ Abb. 1.8), also der Aufnahme von Molekülen, die die Membran nicht einfach so überwinden können, ist die Sache etwas komplizierter. Die Frage, welche Einteilung der verschiedenen Mechanismen am sinnvollsten ist, wird nach wie vor diskutiert. Wenn ihr die folgenden vier Begriffe mit Wissen füllen könnt, seid ihr aber mit Sicherheit gut aufgestellt:

- **Clathrin-vermittelte Endozytose** wird auch als Rezeptor-vermittelte Endozytose bezeichnet. Dabei bindet der aufzunehmende Stoff an einen Rezeptor, woraufhin sich der gesamte Membranabschnitt (inkl. Rezeptor und Ligand) in die Zelle hinein abschnürt. An diesem Prozess ist ein Protein namens **Clathrin** beteiligt, das eine dreibeinige Konformation **(Triskelion)** besitzt. Es ist an der Krümmung der Membran zum Vesikel beteiligt, benötigt dafür aber die Unterstützung weiterer Enzyme und Faktoren. Ist das Vesikel gebildet, dissoziieren die Clathrin-Proteine ab, das Vesikel kann weiter verarbeitet werden und z. B. mit anderen Vesikeln fusionieren.
- **Caveolae** sind kleine Grübchen in der Membran (engl. cave = Höhle), die einen **hohen Cholesterinanteil** (lipid-rafts) aufweisen. Sie sollen sowohl an verschiedenen Formen der **Signaltransduktion** als auch an der Endozytose von Stoffen beteiligt sein. Auch hierbei können Rezeptoren eine Rolle spielen.
- **Pinozytose** ist das Mittel der Wahl, wenn die **Zelle unspezifisch Flüssigkeiten und gelöste Stoffe** aus der Umgebung aufnehmen will. Auch hier stülpt sich die Zellmembran ein und schnürt sich nach innen ab – wobei jedoch kein Rezeptor benötigt wird.

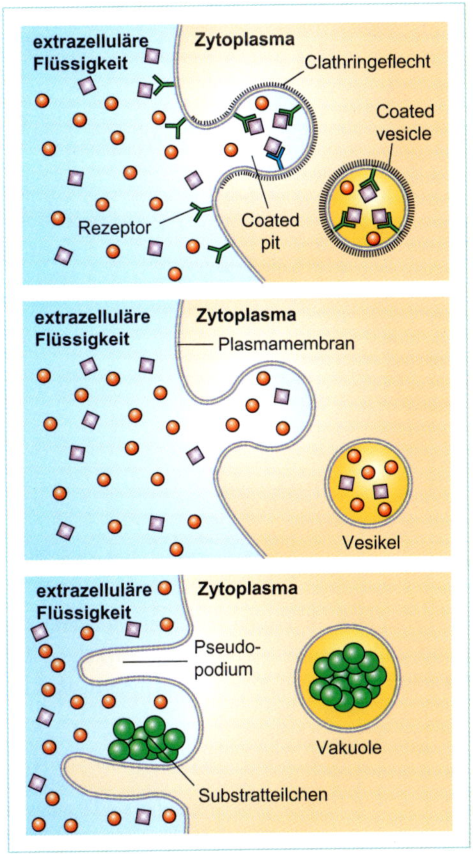

Abb. 1.8 Clathrin-vermittelte Endozytose, Pinozytose und Phagozytose [L253]

- **Phagozytose** ist vor allem durch die Größe der aufzunehmenden Partikel charakterisiert. Es können nämlich nicht nur kleine oder gelöste Stoffe, sondern ganze **Mikroorganismen oder apoptotische Zellen** phagozytiert werden. Auch hierbei schnüren sich (große) Abschnitte der Membran ins Innere der Zelle ab.

VERSTÄNDNIS+ Was ist ein Ligand? Ein Ligand ist ein Stoff, der an ein Protein (in unserem Fall den Rezeptor) **spezifisch** bindet. Ein Stoff, der an jedes Protein bindet, wäre unspezifisch und damit kein Ligand im eigentlichen Sinn.

Da die Zellmembran bei der Aufnahme von Molekülen schrumpft und bei der Abgabe wächst, sollten sich beide Prozesse idealerweise im Gleichgewicht befinden, damit die Zelle ihre Größe konstant hält.

Wird ein Stoff an einer Seite der Zelle endozytiert, durchs Zytoplasma transportiert und dann auf der anderen Seite wieder exozytiert, spricht man von **Transzytose.**

1.3 Zellorganellen

Um zu verstehen, was eine Zelle den ganzen Tag macht, lohnt es sich, einen genaueren Blick auf ihre Bestandteile zu werfen (➤ Abb. 1.9). Ein äußerst wichtiger Bestandteil, der Zellkern (Nucleus), begegnet uns allerdings erst im nächsten Kapitel. Die Zellmembran haben wir bereits betrachtet, nun soll es zunächst um das Medium gehen, in dem alle anderen Organellen schwimmen:

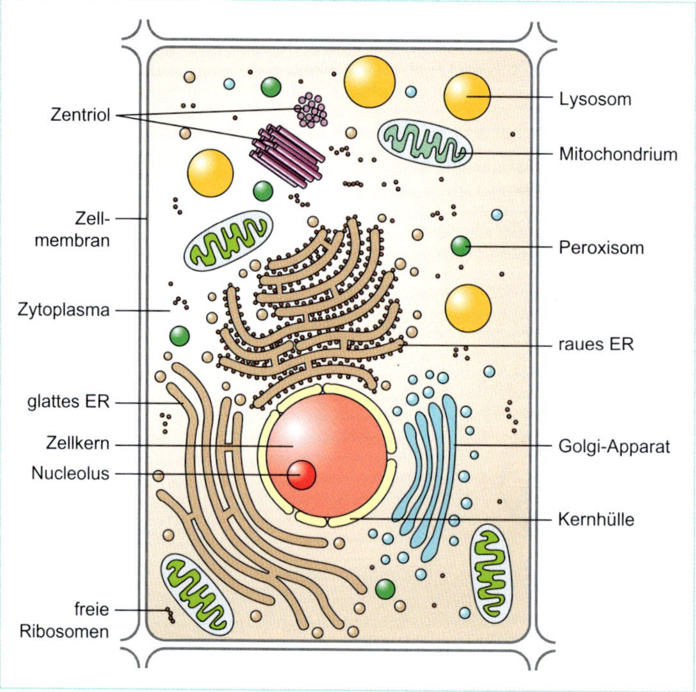

Abb. 1.9 Die Eukaryotenzelle [L253]

1.3.1 Zytoplasma

Dass es sich beim Zytoplasma um eine **wässrige Lösung** handelt, die die Organellen umgibt, haben wir bereits gelernt.

Das Zytoplasma ist aber nicht nur Füllmaterial, sondern bietet Raum für eine Vielzahl **chemischer Reaktionen** von der Synthese einiger Aminosäuren über Gluconeogenese bis hin zur Glykolyse. Aber auch als **Speicherort** ist das Zytoplasma von Bedeutung. Ihr solltet euch auf jeden Fall merken, dass hier überschüssige Glucose als **Glykogen** gelagert wird.

1.3.2 Mitochondrien & Endosymbiontentheorie

Sicher habt ihr bereits von den **„Kraftwerken der Zelle“** gehört, in denen ein Großteil des **ATPs,** das die Zelle für ihren Alltag benötigt, hergestellt wird. Da Energie in Form von ATP für Zellen ziemlich wichtig ist, kann man sich denken, dass Mitochondrien in fast allen eukaryotischen Zellen vorkommen. In fast allen? Erythrozyten besitzen keine Mitochondrien. Warum nicht? Erythrozyten sind voll und ganz auf Sauerstofftransport spezialisiert. Da sie sonst keine wesentlichen Funktionen ausüben, wurde alles, was diesem Zweck nicht dienlich ist, wegrationalisiert. Entsprechend fehlen nicht nur Mitochondrien, sondern auch Kern oder Ribosomen. Böse Zungen unterstellen dem Erythrozyten sogar, er sei keine Zelle, sondern nur ein hämoglobingefüllter Sack.

Merkt euch in jedem Fall, dass viele Mitochondrien darauf hindeuten, dass die Zelle, die ihr gerade mikroskopiert, einen hohen Bedarf an ATP hat. Ein klassisches Beispiel wären natürlich die Muskelzellen.

Wie ist ein Mitochondrium aufgebaut? Ganz grob besitzen Mitochondrien eine Doppelmembran, die einen Raum umschließt, den man **Matrix** nennt. Zwischen innerer und äußerer Membran findet sich der **Intermembranraum,** und die innere Membran ist stark gefaltet (➤ Abb. 1.10).

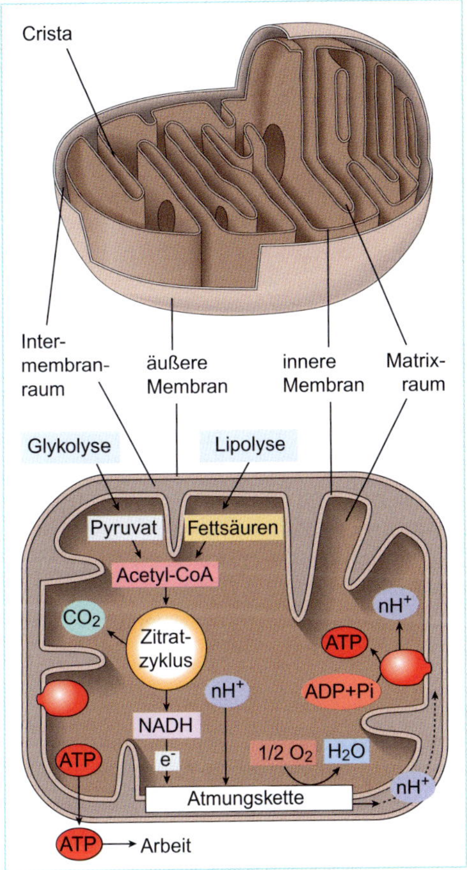

Abb. 1.10 Struktur des Mitochondriums (und einige Stoffwechselprozesse, die aber vor allem in der Biochemie wichtig sind) [L190]

Eventuell wundert ihr euch, warum das Mitochondrium über eine Doppelmembran verfügt. Die mögliche Antwort liefert die **Endosymbiontentheorie:**

Die Endosymbiontentheorie besagt, dass Mitochondrien mal **eigenständige Prokaryoten** waren. Der eigenständige Prokaryot wurde aber von einem anderen Prokaryoten durch Phagozytose aufgenommen. Es entstand eine innere Symbiose (daher Endosymbiontentheorie), von der beide Zellen profitierten. Die innere der beiden Membranen stammte dabei vom phagozytierten Prokaryoten, die andere wurde ihm von der Wirtszelle bei der Phagozytose „verpasst". Man könnte sich nun fragen:

Unterscheiden sich innere und äußere Membran in ihrer Zusammensetzung?

Ja, und diesen Fakt könnt ihr euch schon einmal für euer zukünftiges Physikum merken! Die innere Membran enthält **Cardiolipin,** das sonst in den Zellen unseres Körpers nicht vorkommt. Dafür fehlt ihr das Cholesterin, das sich wiederum in allen anderen Membranen findet. Der unterschiedliche Aufbau erklärt auch, warum es für viele Stoffe nicht ganz einfach ist, die innere Membran zu passieren. Hierfür sind oft spezielle Shuttles und Transporter notwendig, wohingegen die äußere Membran dank eingebauter Porine vergleichsweise leicht passiert werden kann.

VERSTÄNDNIS+ Kommt der Name Cardiolipin von „Herz"? Ja, aber bitte nicht falsch verstehen! Cardiolipin heißt so, weil es zuerst aus dem Herz isoliert wurde. Das bedeutet aber nicht, dass es nur im Herz vorkommt. Vielmehr findet es sich, wie bereits gesagt, in der inneren Mitochondrienmembran. Und da in unserem Körper alle Zellen außer den Erythrozyten über Mitochondrien verfügen, ist Cardiolipin folglich sehr weitverbreitet!

- Was ist mit der DNA der phagozytierten Bakterie passiert? Die gibt es immer noch! Mitochondrien verfügen über eine **eigene DNA,** die wir im nächsten Kapitel genauer beleuchten werden.
- Werden die Mitochondrien, wie andere Organellen auch, vor der Zellteilung (Mitose) vermehrt? Die Mitochondrien können sich unabhängig vom Zellzyklus (azyklisch) vermehren.
- Gibt es noch andere Hinweise, dass Mitochondrien mal Prokaryoten waren? Mitochondrien besitzen, wie auch die Zelle, in der sie vorkommen, Ribosomen. Während unsere eukaryotische Zelle in ihrem Zytoplasma **sogenannte 80S-Ribosomen** (was das bedeutet, erfahrt ihr in ➤ Kap. 1.3.4) besitzen, gibt es im inneren der Mitochondrien **70S-Ribosomen**. Wo findet man ebenfalls 70S-Ribosomen? Richtig, in Bakterien!

Außerdem gut zu wissen: Spermien enthalten zwar Mitochondrien, die bei der Befruchtung in der Regel jedoch nicht in die Eizelle gelangen (wenn doch, werden sie dort eliminiert). Folglich stammen alle Mitochondrien eines Kindes ausschließlich **von seiner Mutter (maternaler Erbgang).** Dies wird besonders bei genetischen Defekten, die die mitochondriale DNA betreffen, wichtig.

Wer beim Thema Mitochondrium wirklich punkten will, kommt allerdings an der Biochemie nicht vorbei: Im Mitochondrium findet sich eine Vielzahl von Stoffwechselwegen, darunter Citratzyklus, β-Oxidation der Fettsäuren und die Atmungskette.

1.3.3 Proteasom

Nach dem großen Thema Mitochondrium kommen wir nun zu einem Organell, über das man nicht ganz so viel wissen muss.

In einer Zelle fallen oft Proteine an, die nicht mehr gebraucht werden. Man könnte nun meinen, dass es sinnvoll wäre, diese ins Blut abzugeben und quasi zu entsorgen. Viel effizienter ist es allerdings, sie zu recyceln, und genau dafür gibt es im Zytoplasma das **Proteasom.** Damit ein Protein zum Proteasom gelangt, muss es zunächst mit einer Substanz markiert werden, die deutlich macht, wo es hingehen soll. Diese Substanz heißt **Ubiquitin.** Innerhalb des Proteasoms wird das Protein in kleinere Peptidketten gespalten, die wiederum bis zu den einzelnen Aminosäuren abgebaut werden können. Aus den Aminosäuren können dann neue Proteine synthetisiert werden. Das Proteasom wird oft als tonnenförmig beschrieben, was schließlich auch gut zu seiner Funktion passt.

1.3.4 Ribosomen

Wir haben gelernt, dass die Aminosäuren, die beim Proteinabbau frei werden, genutzt werden können, um neue Proteine zu synthetisieren. Das Organell, das für die Synthese von Proteinen zuständig ist, heißt **Ribosom.** Ribosomen bestehen selbst aus **Proteinen** und einer speziellen Sorte RNA, der ribosomalen **RNA (rRNA).** Man bezeichnet sie deshalb auch als **Ribonucleoproteine.**

Ribosomen bestehen aus zwei Untereinheiten, die sich nur dann zusammenlagern, wenn ein Protein synthetisiert werden soll. Ansonsten „ruhen" beide dissoziiert im Zytoplasma. Man unterscheidet zwischen **kleiner (40S)** und **großer (60S) Untereinheit.** Beide Untereinheiten zusammen bilden dann das **80S-Ribosom.**

In Prokaryoten und Mitochondrien finden sich dagegen **70S-Ribosomen.** Auch diese bestehen aus einer **kleinen (30S)** und einer **großen (50S) Untereinheit.**

VERSTÄNDNIS+ Was hat es mit dem „S" auf sich? Das S steht für Svedberg, die Einheit der Sedimentationskonstante. Diese Größe ist bei der Zentrifugation eines Teilchens wichtig. Merkt euch, dass sich die Sedimentationskonstanten von großer und kleiner Untereinheit nicht zur Sedimentationskonstante des gesamten Ribosoms addieren ($40 + 60 \neq 80$)!
Besser: Denkt in 20er-Schritten!
- Für die Ribosomen von Eukaryoten: 40, 60, 80
- Für die Ribosomen von Prokaryoten und Mitochondrien: 30, 50, 70

Ribosomen müssen natürlich auch wissen, in welcher Reihenfolge sie Aminosäuren zu einem Protein zusammensetzen sollen. Dafür gibt es in unserer Zelle sogenannte **mRNAs,** die gewissermaßen das „Kochrezept" darstellen. An einer mRNA lagern sich beide Untereinheiten des Ribosoms zusammen und die Translation, also die Synthese der Polypeptidkette beginnt (➤ Tab. 1.1). An einer mRNA können natürlich auch mehrere Proteine gleichzeitig arbeiten. Eine solche Perlenkette von mRNA und Ribosomen bezeichnet man als **Polysom.**

Tab. 1.1 Nomenklatur der Peptide und Proteine

Anzahl der Aminosäuren	Bezeichnung
2	Dipeptid
3	Tripeptid
< 20	Oligopeptid
20–100	Polypeptid
> 100	Protein

1.3.5 Endoplasmatisches Retikulum

Es gibt noch eine Vielzahl weiterer Prozesse, die in unseren Zellen ablaufen. Um die Substrate für diese Reaktionen in hohen Konzentrationen anreichern zu können, wäre es doch praktisch, wenn man die Reaktion räumlich voneinander trennen könnte. Die Zelle hat dafür ein Membransystem, das große Teile der Zelle netzartig durchzieht und dabei Kanäle bildet, das **endoplasmatische Retikulum (ER).** Man unterscheidet ER, das mit Ribosomen besetzt ist und deshalb im elektronenmikroskopischen Bild **rau (rough) aussieht (rER),** und das **glatte (smooth) ER ohne Ribosomen (sER)** (➤ Abb. 1.11).

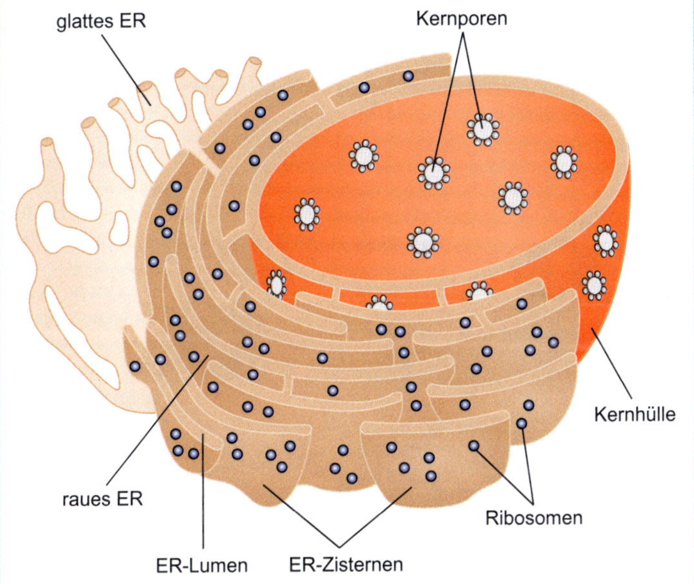

Abb. 1.11 Endoplasmatisches Retikulum [L231]

Wir werden glattes und raues ER aufgrund der unterschiedlichen Funktionen getrennt besprechen. Ihr solltet aber wissen, dass glattes ER durch Anlagerung von Ribosomen zu rauem ER werden kann und umgekehrt. Übrigens ist das ER auch sonst sehr dynamisch. Verarbeitete Stoffe werden in Form von Vesikeln abgeschnürt, andere Stoffe werden importiert und die Membranen bilden permanent neue Lumina.

- **Glattes ER:** Hier ist Faktenwissen gefragt! Die wichtigsten Funktionen des glatten ER sind:
  - **Lipidsynthese:** Dazu zählt einerseits die Synthese von Phospholipiden (die in jeder biologischen Membran gebraucht werden), andererseits auch die Synthese von Steroidhormonen. Entsprechend verfügen Gewebe, deren Zellen viele Steroidhormone produzieren (Hoden, Ovarien, Nebennierenrinde etc.) über vergleichsweise große Mengen an glattem ER.
  - **Calcium-Speicher:** Diese Funktion ist vor allem in Muskelzellen wichtig (dort wird das endoplasmatische Retikulum auch sarkoplasmatisches Retikulum genannt). Soll eine Kontraktion ausgelöst werden, strömen Calcium-Ionen ins Zytosol, was über verschiedene Mechanismen zur Kontraktion führt.
  - **Biotransformation:** Die Biotransformation ist eigentlich eine Domäne der Biochemie. Grob gesagt geht es darum, Stoffe durch chemische Reaktionen in eine Form zu bringen, in der sie ausgeschieden werden können. Das glatte ER ist an diesem Prozess maßgeblich beteiligt, was vor allem daran

liegt, dass es über ein Enzym namens **Cytochrom P450 (CYP)** verfügt, das ihr in diesem Zusammenhang unbedingt kennen solltet! Entsprechend verfügen Zellen, die viel Biotransformation betreiben (Leber etc.), über große Mengen an glattem ER. Die Menge an ER kann dabei sogar noch gesteigert werden (man spricht von **Induktion**), wenn die Zellen häufig mit bestimmten Substanzen in Kontakt kommen. Als wichtige Beispiele solltet ihr euch die **Barbiturate** (Pharmaka, die früher vor allem als Schlafmittel verwendet wurden) und **Rifampicin** (ein Antibiotikum, das CYP450 induziert) einprägen.
  - Kohlenhydratspeicher.
  - In der Leber übt das glatte ER noch eine weitere wichtige Funktion aus: In seiner Membran sitzt ein Enzym namens Glucose-6-phosphatase. Dieses spaltet, wie der Name erahnen lässt, Phosphatgruppen von Glucose-6-phosphat ab. Die entstehende Glucose kann die Hepatozyten verlassen und gelangt über das Blut dorthin, wo sie gebraucht wird.
- **Raues ER:** Da das raue ER mit Ribosomen besetzt ist, kann man seine Aufgabe schon erahnen: Die Synthese von Proteinen! Sowohl die Ribosomen, die frei im Zytoplasma schwimmen, als auch die Ribosomen des rauen ER sind in der Lage, Proteine zu synthetisieren. Dabei besteht eine klare Aufgabenteilung:
  - Die Ribosomen des rER **synthetisieren sekretorische, lysosomale und Membranproteine** (➤ Abb. 1.12).
  - Die Ribosomen des Zytosols stellen Proteine her, die letztlich im Zytosol bleiben.

VERSTÄNDNIS+ Was sind sekretorische, lysosomale und Membranproteine?
Sekretorische Proteine werden aus der Zelle exportiert (sezerniert). Lysosomale Proteine werden später ins Lysosom (➤ Kap. 1.3.7) transportiert, wo sie, z. B. als Enzyme, verschiedenste Aufgaben erfüllen. Membranproteine werden in die Zellmembran eingebaut.

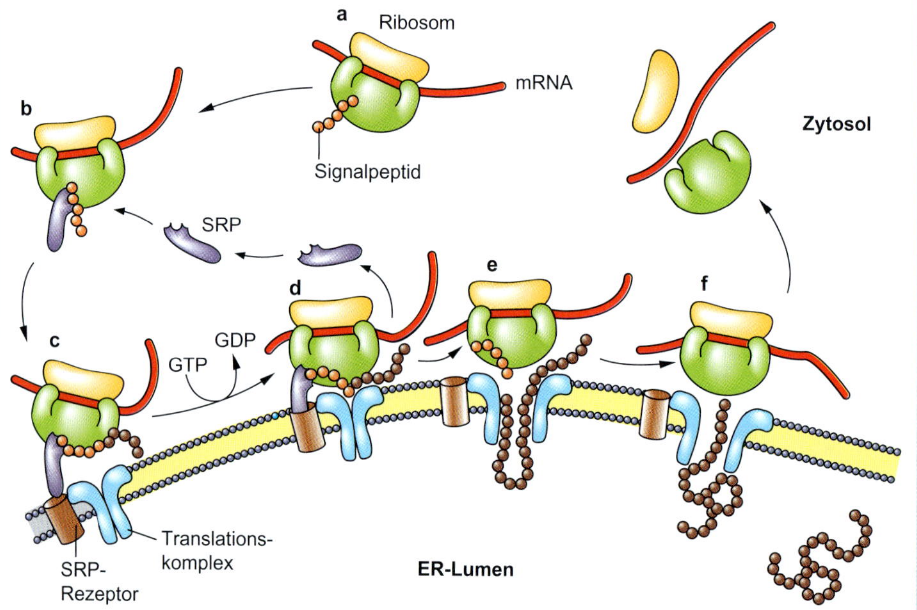

Abb. 1.12 Proteinsynthese am rER [L253]

Aber woher weiß die Zelle, ob ein Protein am rauen ER synthetisiert werden soll? Gelangt eine mRNA ins Zytosol, lagern sich zwei ribosomale Untereinheiten zusammen und die **Translation** (also die Übersetzung der Basenfolge in eine Aminosäurensequenz) beginnt. Die ersten Aminosäuren, die das Ribosom verknüpft, werden **Signalpeptid** genannt. Warum? Weil sie ein Signal darstellen, das dazu führt, dass ein Molekül mit dem treffenden Namen **SRP** (Signal Recognition Patricle) an die entstehende Aminosäurensequenz bindet. Durch die Bindung des SRP weiß die Zelle: Dieses Protein soll am rauen ER synthetisiert werden. Die Translation pausiert, das Ribosom wandert zum ER und bindet dort. Da nur die mRNAs von sekretorischen, lysosomalen und Membranproteinen für ein Signalpeptid codieren, gelangen auch nur diese Proteine während ihrer Entstehung zum rauen ER.

Sobald das Ribosom am ER angelangt ist, dissoziiert das SRP ab, die Translation geht weiter und die entstehende Peptidkette gelangt durch einen Proteinkomplex namens **Translocon** in das Lumen des ER. Dort wird das Signalpeptid abgespalten und das Protein weiter modifiziert.

1.3.6 Golgi-Apparat

Die Proteine, die am rauen ER produziert wurden, gelangen zum **Golgi-Apparat** und von dort weiter zum Ort ihrer Bestimmung. Der Golgi-Apparat wird deswegen gelegentlich als **Paketzentrum der Zelle** bezeichnet, was aber seinen vielfältigen Aufgaben nicht ganz gerecht wird, denn hier finden unter anderem auch noch weitere **posttranslationale Modifikationen** statt.

Doch zunächst ein paar Fakten zur Struktur: Der Golgi-Apparat besteht, ähnlich wie das ER, aus Membranen, die Hohlräume (sogenannte **Zisternen**) bilden. Diese Hohlräume organisieren sich zu Stapeln, die man **Diktyosomen** nennt. Eine Seite des Golgi-Apparats ist dem rauen ER zugewandt, von dem es Vesikel mit frisch synthetisierten und modifizierten Proteinen empfängt. Diese Seite bezeichnet man als **cis-Golgi-Netzwerk.** Auf der anderen Seite des Golgi-Apparats werden die verarbeiteten Proteine in Vesikeln abgeschnürt und weitertransportiert. Man spricht vom **trans-Golgi-Netzwerk** (➤ Abb. 1.13).

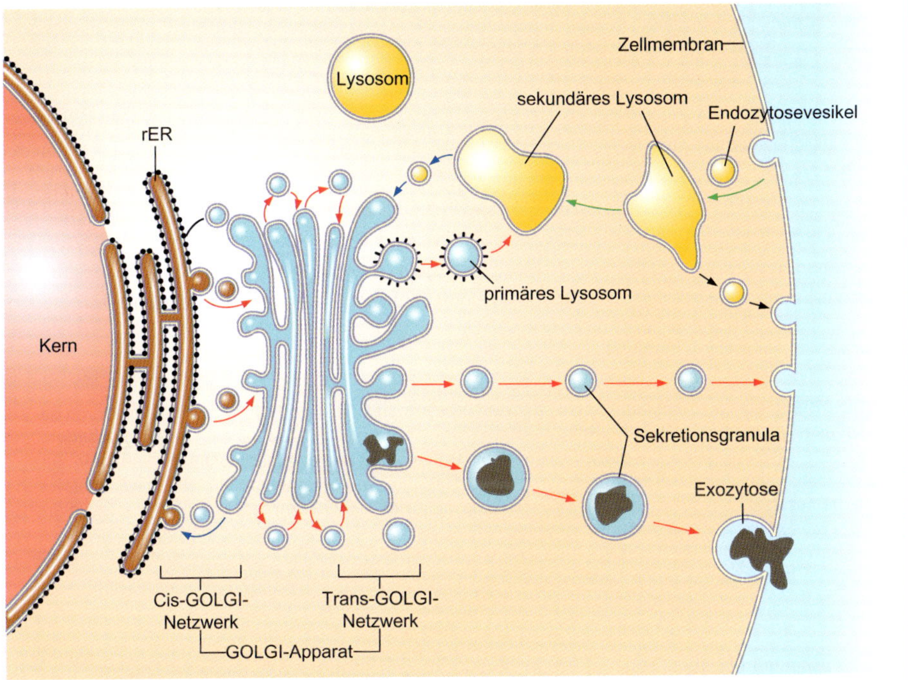

Abb. 1.13 Der Golgi-Apparat [L253]

Was passiert nun im Golgi-Apparat?

Grundsätzlich kann man sagen, dass die Proteine hier weiter modifiziert werden. Die Modifikationen können etwa für die Funktion des Proteins wichtig sein, aber auch deutlich machen, wohin es im weiteren Verlauf transportiert werden muss. Ihr solltet euch die wichtigsten Modifikationen, zu denen der Golgi-Apparat in der Lage ist, merken:

- **Glykosylierung:** Wie das raue ER auch kann der Golgi-Apparat Zucker an Proteine anhängen.
- **Markierung von Proteinen für den Transport in Lysosomen:** Das Markieren für den Transport in Lysosomen ist letztlich auch eine Glykosylierung, denn um deutlich zu machen, dass ein Protein ins Lysosom gehört, wird ein Zucker namens **Mannose-6-phosphat** an das Protein gebunden.
- **Abspaltung** von Peptidketten aus dem Protein.
- **Sulfatierungen** (das Anhängen von Sulfat-Ionen mit der Summenformel SO_4^{2-}).
- **Phosphorylierung** (das Anhängen von Phosphat-Ionen mit der Summenformel PO_4^{3-}).

Übrigens: Ein Enzym, das sich verstärkt im Golgi-Apparat findet, ist die **Galactosyl-Transferase** (also wieder ein Enzym, das Zucker an Proteine heften kann), sodass es in der Literatur oft als Leitenzym des Golgi-Apparats bezeichnet wird.

VERSTÄNDNIS+ Was ist ein Leitenzym? Ein Leitenzym ist ein Enzym, das für eine bestimmte Zellstruktur charakteristisch ist. Habt ihr im Labor in einer Probe z. B. große Mengen Galactosyl-Transferase, könnt ihr davon ausgehen, dass in eurer Probe Golgi-Apparate vorhanden sind.
Was passiert, wenn die lysosomalen Enzyme nicht richtig markiert werden können? Sie können in die Zellmembran und den Extrazellularraum gelangen und dort schwere Schäden anrichten. Ein Beispiel dafür ist die I-Zellkrankheit, die mit geistiger Retardierung einhergeht.

1.3.7 Lysosomen

Lysosomen sind für den Verdau, also den Abbau von Makromolekülen zuständig. Im Gegensatz zum Proteasom, das sich auf den Abbau von Proteinen beschränkt, ist das Lysosom weniger spezialisiert.

Um viele verschiedene Stoffe abzubauen, braucht es natürlich viele verschiedene Enzyme (Nucleasen, Proteasen Lipasen etc.). Für Lysosomen sind vor allem Enzyme aus der Gruppe der **sauren Hydrolasen** charakteristisch. Dabei ist die **saure Phosphatase** das Leitenzym der Lysosomen.

VERSTÄNDNIS+ Was sind saure Hydrolasen bzw. Phosphatasen? Hydrolasen sind Enzyme, die Bindungen unter Einbau eines Wassermoleküls spalten. Phosphatasen gehören zu den Hydrolasen. Sie spalten eine Phosphorsäureester-Bindung und benötigen dafür ein Wassermolekül. Der Zusatz „sauer" macht deutlich, dass die Enzyme ihr **pH-Optimum im Sauren** haben, also bei einem sauren pH am besten funktionieren. Für die saure Phosphatase liegt das pH-Optimum bei 4,5–5,5.

Aus der Tatsache, dass die Enzyme in den Lysosomen im Sauren am besten arbeiten, kann man schon den Aufbau der Lysosomen erahnen:

- Das Lysosom ist von einer Membran begrenzt, schließlich kann man schlecht das gesamte Zytoplasma ansäuern. Das Lysosom entsteht übrigens als Vesikel, das sich aus dem Golgi-Apparat abschnürt.
- In der Membran des Lysosoms sitzen **Protonenpumpen** (sogenannte **H^+-ATPasen**). Diese befördern unter Verbrauch von ATP Protonen in die Lysosomen und sorgen so für den niedrigen pH im Inneren.

VERSTÄNDNIS+ Was für einen Sinn hat es, dass die lysosomalen Enzyme ihr pH-Optimum im Sauren haben? Sollte es aus irgendwelchen Gründen einmal ein Enzym aus dem Lysosom ins Zytoplasma schaffen, kann es dort, aufgrund des höheren pHs nicht richtig arbeiten und keinen großen Schaden anrichten. Das saure pH-Optimum schützt die Zelle also vor dem Selbstverdau. Werden aber große Mengen lysosomaler Enzyme freigesetzt, ist das trotzdem ein Problem, was z. B. bei der **Gicht** deutlich wird. Dabei wird die Membran der Lysosomen durch **Harnsäurekristalle** geschädigt, was zu einer schmerzhaften entzündlichen Reaktion führt. Bei der **Silikose** (Quarzstaublunge) kommt es ebenfalls zur Ruptur der Lysosomen, wobei hier eingeatmete **Quarzkristalle** (etwa im Bergbau) für die Entstehung der Krankheit verantwortlich sind.

Lysosomen können übrigens auch mit der Zellmembran verschmelzen und dabei ihre Enzyme nach außen (in den Extrazellularraum) abgeben.

- **Osteoklasten** nutzen die Exozytose von lysosomalen Enzymen um Knochen abzubauen.
- **Spermien** besitzen in ihrem Kopf ein Lysosom, das **Akrosom** genannt wird, um die Zona pellucida (die Schutzhülle der Eizelle) aufzulösen.

1.3.8 Peroxisomen

Bei den **Peroxisomen** (Microbodies) kann man die Aufgabe schon aus dem Namen erahnen: Sie bauen unter anderem das im Rahmen von bestimmten Stoffwechselschritten anfallende Wasserstoffperoxid ab. Hierfür verfügen die Peroxisomen über zwei Enzyme namens **Peroxidase** und **Katalase,** die den Abbau von Wasserstoffperoxid zu Wasser und Sauerstoff katalysieren. Die Reaktion, die von der Katalase unterstützt wird, lautet:

$$2H_2O_2 \rightarrow 2H_2O + O_2$$

Eine weitere Aufgabe der Peroxisomen ist der **Abbau von Fettsäuren.** Wenn ihr aufmerksam mitgelesen habt, fällt euch möglicherweise auf, dass wir die β-Oxidation der Fettsäuren aber schon als Aufgabe des Mitochondriums kennengelernt haben. In das Peroxisom gelangen nur Fettsäuren, die besonders lang (also aus vielen C-Atomen aufgebaut) sind. Dort werden einige Kohlenstoffatome abgespalten und die nun kürzeren Fettsäuren gelangen zum endgültigen Abbau ins Mitochondrium.

Peroxisomen können aber auch Fette synthetisieren. Genauer gesagt entstehen in ihnen **Plasmalogene (Etherlipide),** die vor allem für die Myelinscheiden des Nervensystems, aber auch im Herz von Bedeutung sind.

Die Peroxisomen einer Zelle entstehen entweder aus Abschnürungen des ER oder durch Knospung aus anderen Peroxisomen.

1.4 Zytoskelett-Elemente

Wir haben bereits die Zellmembran als äußere Begrenzung der Zelle kennengelernt. Wäre die Zelle aber lediglich ein „mit einer wässrigen Lösung gefüllter Sack", wäre es um ihre Stabilität wohl eher schlecht bestellt. Und an die Fähigkeit zur **aktiven Bewegung,** die einige Zellen offensichtlich besitzen, wäre gar nicht zu denken.

Ein weiteres Strukturelement wäre also durchaus sinnvoll, und hier kommt das **Zytoskelett** ins Spiel. Merkt euch aber, dass sich der Aufgabenbereich des Zytoskeletts nicht nur auf Stabilität und Mobilität beschränkt. Es ist z. B. auch essenziell für **intrazelluläre Transportvorgänge und Zellteilung.**

Wie ist der Begriff Zytoskelett definiert? Zytoskelett ist der Oberbegriff für die **Gesamtheit aller Fasern (Filamente),** die die Zelle – genauer das Zytoplasma – durchziehen und die genannten Aufgaben übernehmen. Man unterscheidet dabei verschiedene Fasertypen, die aber alle **aus Proteinen** aufgebaut sind. Wir unterscheiden drei wichtige Fasertypen (➤ Abb. 1.14):

- **Intermediärfilamente**
- **Aktinfilamente**
- **Mikrotubuli**

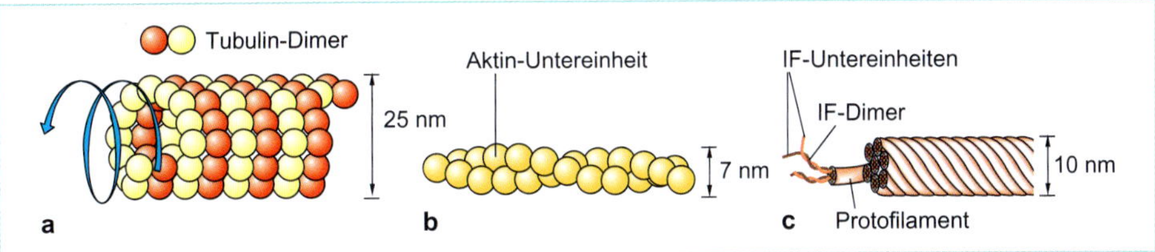

Abb. 1.14 Zytoskelett-Elemente: a) Mikrotubuli, b) Aktinfilamente, c) Intermediärfilamente [L253]

> Der Durchmesser der **Aktinfilamente** ist am kleinsten (ca. 5 nm). In der Mitte liegen die **Intermediärfilamente** mit 10 nm (das könnt ihr euch gut vom Namen herleiten – Intermediär = in der Mitte) und am dicksten sind die **Mikrotubuli** (25 nm).

Manche Studierenden lassen sich in Prüfungen von der Silbe „Mikro" in Mikrotubuli verwirren und denken, dass es sich folglich um die dünnsten Zytoskelett-Elemente handeln müsste. Merkt euch besser, dass Mikrotubuli so dick sind, dass man schon von richtigen **„Röhren" (Tubuli)** und nicht von **Fasern (Filamenten)** spricht.

Mikrotubuli sind auch für die Zellteilung essenziell: Bevor sich eine Zelle teilen kann, müssen die Chromosomen zu gegenüberliegenden Zellpolen gezogen werden, damit sichergestellt ist, dass beide Tochterzellen die nötige Erbinformation erhalten.

Dieser Prozess wird durch den **Spindelapparat** möglich, der an die Chromosomen bindet. Der Spindelapparat besteht aus Mikrotubuli, die an den zylinderförmigen Zentriolen verankert sind. Diese sind von der **perizentriolaren Matrix** umgeben. Dabei handelt es sich um verschiedene Proteine, welche die Zentriolen in ihren Funktionen unterstützen. Zentriolen und perizentriolare Matrix werden als **Zentrosom** zusammengefasst.

Passt auf bei den Begriffen mit Z: Zentriolen, Zentrosomen etc. – Es werden noch mehr!

1.5 Zellkontakte

Nun haben wir schon einiges zum Aufbau unserer Zellen gelernt. Wir Menschen sind allerdings noch mit einem Problem konfrontiert, mit dem sich einzellige Organismen nicht befassen müssen: Im menschlichen Körper organisieren sich viele Zellen zu Geweben, die unterschiedliche Anforderungen bewältigen müssen. So müssen z. B. die Zellen unserer Haut enormen mechanischen Belastungen widerstehen, während die Zellen des Darms zwar auch eine gewisse Barrierefunktion übernehmen, aber v. a. für die Aufnahme von Nährstoffen und Wasser zuständig sind.

Damit eine Zelle einen festen Platz einnehmen kann, muss sie entweder an ihrer Nachbarzelle befestigt sein oder eine Verbindung zur extrazellulären Matrix ausbilden. Diese Verbindung wird über Proteinkomplexe, die Zellkontakte genannt werden, vermittelt. Das gesamte Aufgabenspektrum der Zellkontakte ist allerdings wesentlich vielfältiger. Man unterscheidet Zellkontakte, die zwei Zellen verbinden **(Zell-Zell-Kontakte),** und Zellkontakte, die eine Zelle in die extrazelluläre Matrix einbauen **(Zell-Matrix-Kontakte).**

Was ist die extrazelluläre Matrix? Unsere Gewebe bestehen oftmals nicht nur aus dicht gedrängten Zellen. Beispielsweise finden sich im Bindegewebe zwar Zellen, diese produzieren allerdings eine Vielzahl von Fasern, die sie aus der Zelle ausschleusen. Folglich entsteht zwischen den Zellen ein mit Fasern gefüllter Raum, sodass die Zellen nicht unmittelbar aneinander liegen. Den Raum selbst bezeichnet man als **Interzellularraum,** die Gesamtheit der Stoffe darin nennt man **extrazelluläre Matrix.**

60-TAGE-LERNPLAN Wer richtig Gas geben will, lernt ➤ Tab. 1.2 auswendig!

Tab. 1.2 Wichtige Bestandteile der Zell-Zell-Kontakte

Zell-Zell-Kontakt	Interzelluläres Protein	Haftplaque	Zytoskelett-Element	Funktion
Zonula occludens	• Occludin • Claudin	• Zonula occludens 1,2,3 • Cingulin	Aktinfilamente	• Parazellulärer Verschluss • Zellpolarität
Zonula adherens	Cadherine	• Catenin • Vinculin • α-Aktinin	Aktinfilamente	Mechanische Stabilität
Desmosom	• Desmoglein (Cadherin) • Desmocollin (Cadherin)	• Desmoplakin • Plakoglobin	Intermediärfilamente	Mechanische Stabilität (Druckknopf)
Gap Junction	Connexine			• Elektrische Kopplung • Metabolische Kopplung • Chemische Kopplung

1.6 Gewebetypen

Die Zellen des menschlichen Körpers organisieren sich zu Geweben, wobei man vier Typen unterscheidet:

- **Epithelien**
- **Bindegewebe**
- **Muskelgewebe**
- **Nervengewebe**

Die Unterscheidung in diese vier Gewebetypen existiert schon ziemlich lange, sodass sie mit der Zeit etwas aufgeweicht wurde, da es an einigen Stellen Überschneidungen gibt. Da diese Klassifikation jedoch nach wie vor bedeutsam ist und sie sich auch sehr gut zur Prüfungsvorbereitung eignet, wollen wir in diesem Kapitel zumindest in Ansätzen auf die Eigenschaften der einzelnen Gewebetypen eingehen. Weil dieses Thema aber eigentlich eher zur Histologie gehört, beschränken wir uns hier auf die wichtigsten Fakten.

1.6.1 Epithelien

Epithelien finden sich an den Grenzflächen unseres Körpers, sodass sie häufig an irgendeiner Form der Barriere beteiligt sind, was sich auch an ihrem Aufbau erkennen lässt. Die Zellen sitzen sehr dicht aneinander, sodass fast kein Extrazellulärraum existiert (➤ Abb. 1.15).

Eine grobe Unterteilung der Epithelien ist die in Oberflächenepithelien und Drüsenepithelien:

- **Oberflächenepithelien** überziehen alle inneren und äußeren Oberflächen des Körpers. Egal, ob Aorta, Harnblase oder mikroskopisch kleiner Gallengang – überall muss verhindert werden, dass die Flüssigkeit aus diesen Strukturen ins umliegende Gewebe diffundiert und das schafft nur ein Epithel.
- **Drüsenepithelien** betreiben dagegen v.a. Sekretion.

Gibt es auch Oberflächenepithelien, die Sekretion betreiben? Ja! Und gibt es Drüsenepithelien, die als Barriere fungieren? Ja! Ihr könnt euch schon denken: Wenn man sich mit diesem Thema im Detail befasst, werden die Klassifikationen sehr schnell sehr komplex.

Notizen

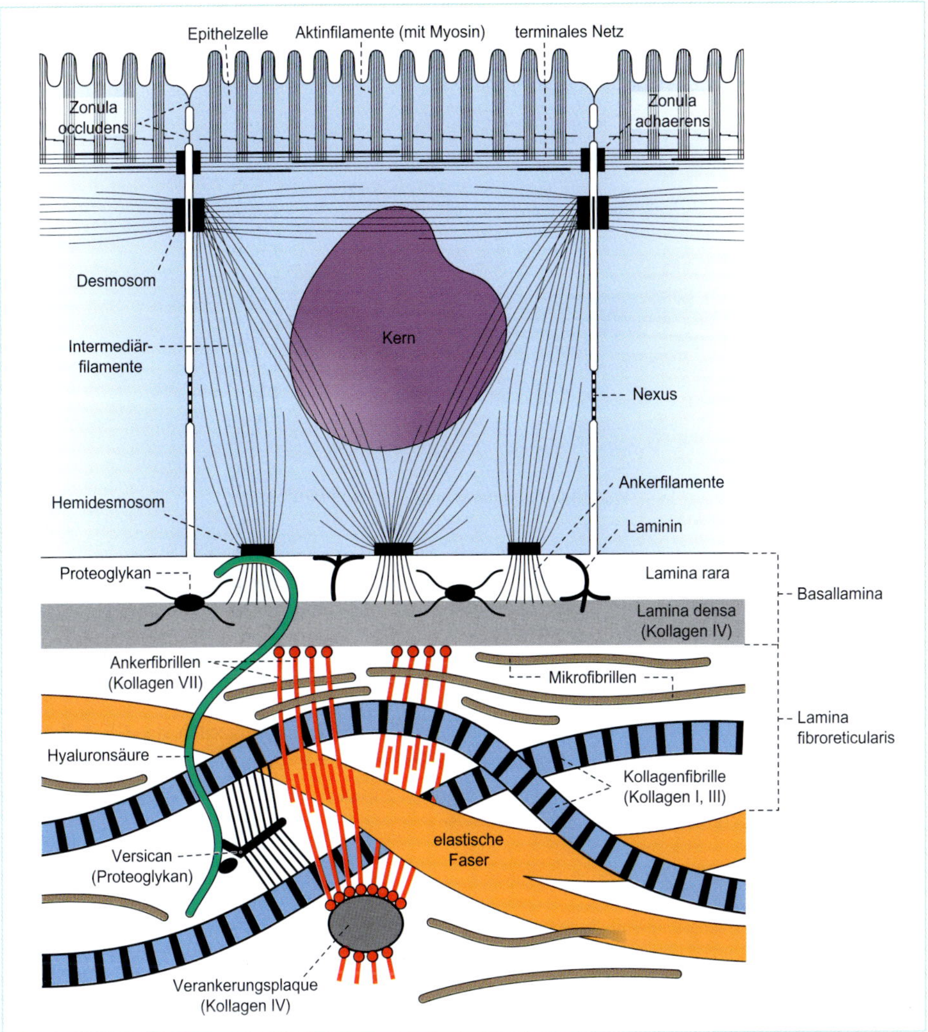

Abb. 1.15 Epithel mit Epithelzellen und subepithelialem Bindegewebe. Die Details dieser Abbildung werden euch in der Histologie noch genauer beschäftigen. [L107]

1.6.2 Bindegewebe

Wenn man hört, dass sowohl Knochen als auch Fett zum Bindegewebe zusammengefasst werden, fragt man sich wahrscheinlich, worin die Gemeinsamkeit besteht. Die Antwort: Im Gegensatz zu den Epithelien und auch zu den anderen Grundgeweben gibt es hier einen **stark ausgeprägten Extrazellulärraum,** der mit Fasern und gelösten Stoffen gefüllt ist. Die Zusammensetzung der extrazellulären Matrix bestimmt maßgeblich die Eigenschaften – wie z. B. die Elastizität oder die Zugfestigkeit – des jeweiligen Gewebes. So sorgt etwa die Einlagerung von Kristallen **(Mineralisation)** für die Härte unserer Knochen.

1.6.3 Muskelgewebe

Wir haben bereits das Gewebe kennengelernt, das unseren Körper „dicht hält". Wir wissen auch, was unseren Körper formt und ihm eine gewisse Struktur verleiht. Das Muskelgewebe ermöglicht uns aufrechtes Stehen und die Fähigkeit zur Bewegung.

Man unterscheidet prinzipiell **glatte Muskulatur** von **quer gestreifter Muskulatur,** wobei man Letztere noch in **Skelett- und Herzmuskulatur** unterteilen kann.

Unabhängig von der genauen Klassifikation zeichnet sich die Muskulatur v. a. durch ihre Fähigkeit zur aktiven Verkürzung (Kontraktion) aus, die auf eine **Interaktion zwischen Myosin- und Aktinfilamenten** zurückzuführen ist (➤ Abb. 1.16).

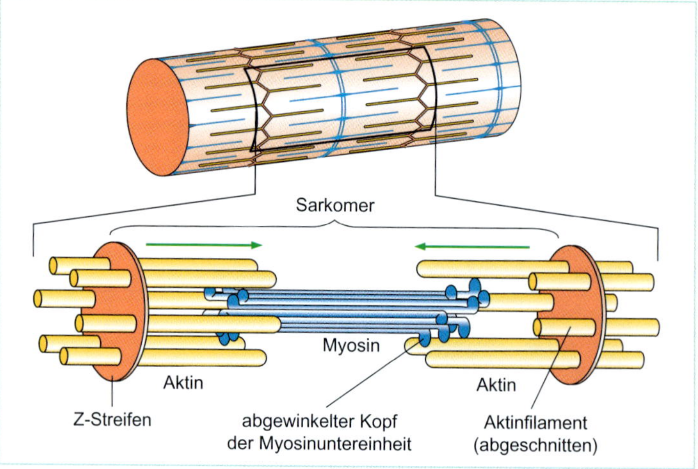

Abb. 1.16 Das Sarkomer ist der Grundbaustein der quergestreiften Muskulatur. [L253]

1.6.4 Nervengewebe

Die Steuerung der Gewebe geht von Nervenzellen **(Neurone)** aus, die sich über **Synapsen** verbinden und auf diese Weise hochkomplexe Netzwerke bilden (➤ Abb. 1.17). Neurone können elektrisch erregt werden und nutzen chemische oder physikalische Reize, um diese Erregung (und damit auch eine Information) von einer Nervenzelle zur nächsten zu transportieren.

Nervengewebe besteht aber nicht nur aus Neuronen, sondern auch aus Stützzellen, den **Gliazellen,** die sogar wesentlich häufiger sind. Die Funktion der Gliazellen besteht nicht nur in der Gewährleistung mechanischer Stabilität, sie sind auch für die reibungslose Arbeit der Neurone aufgrund einer Vielzahl von Fähigkeiten und Funktionen unerlässlich.

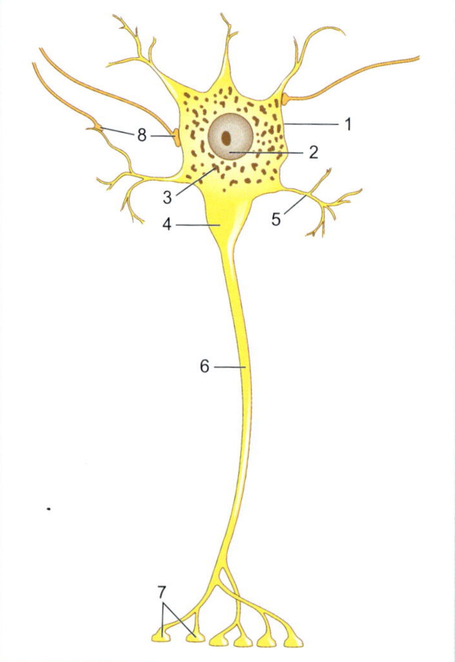

Abb. 1.17 Schema eines Neurons: **1** Perikaryon (Soma), **2** Zellkern mit Nucleolus, **3** raues endoplasmatisches Retikulum (Nissl-Schollen), das typischerweise im Bereich des **4** Axonursprungs (= Axonhügel) fehlt. **5** Dendrit, **6** Axon, **7** synaptische Endkolben (= synaptische Endknöpfchen), **8** synaptische Endkolben anderer Nervenzellen [L126]

ZUSAMMENFASSUNG

- Mitochondrien sind die Kraftwerke der Zellen ;-)
- Peroxisomen und Lysosomen sind für Abbau und Recycling zuständig.
- Das ER hat vielfältig Funktionen, wobei man zwischen rauem und glattem ER unterscheiden muss.
- Die Zytoskelett-Elemente üben viele Funktionen aus. Ihr solltet die Mikrotubuli, Intermediär- und Aktinfilamente kennen.

KAPITEL 2 Transkription und Translation – das Tagesgeschäft der Zelle

Paul Windisch

Bevor wir uns voll auf Transkription und Translation stürzen, müssen wir uns erst etwas mit dem großen Thema DNA an sich befassen. Wir beginnen mit einem Nachtrag zu dem Organell, in dem sich ein Großteil unserer Erbinformation befindet.

2.1 Zellkern (Nucleus)

Da die Erbinformation quasi die Bauanleitung für alle anderen Organellen und Enzyme darstellt, genießt sie besonderen Schutz. Sie schwimmt folglich nicht frei im Zytoplasma (zumindest bei Eukaryoten), sondern befindet sich im **Nucleus.** Der Nucleus selbst besteht aus einer **Doppelmembran** (also zwei Phospholipiddoppelschichten), die das sogenannte **Karyoplasma** umschließt. Im Karyoplasma findet sich unsere Erbinformation in Form der **Chromosomen.** Die Substanz, aus der die Chromosomen bestehen, wird Chromatin genannt. **Chromatin** ist der Sammelbegriff für die DNA und die Proteine, die mit ihr assoziiert sind. Die äußere Doppelmembran geht nahtlos ins endoplasmatische Retikulum über (➤ Abb. 2.1). Der inneren Membran liegt von innen die **Kernlamina** an. Diese besteht vorwiegend aus verschiedenen Intermediärfilamenten, die **Lamine** genannt werden.

Natürlich muss es auch die Möglichkeit geben, dass Stoffe vom Zytoplasma in den Kern gelangen und umgekehrt. Dafür gibt es einerseits Kernporen, andererseits auch Proteinkomplexe, die **Importine** genannt werden, und größere Moleküle wie etwa Histone, mit denen wir uns noch befassen werden, in den Kern zu schleusen.

> **VERSTÄNDNIS⁺** Im Zellkern kommen zwar Proteine vor, diese werden aber, wie alle anderen auch, im Zytoplasma synthetisiert und nicht etwa im Kern. Damit sie auch tatsächlich in den Kern gelangen, enthalten diese Proteine eine kurze Aminosäurensequenz, die **Nuclear Localization Signal (NLS)** genannt wird. Das NLS wird von einem Protein mit dem passenden Namen Importin gebunden und der entstehende Komplex wandert in den Kern.

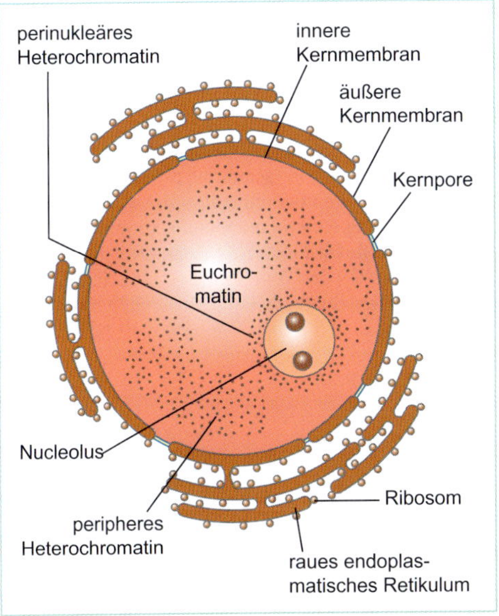

Abb. 2.1 Zellkern und endoplasmatisches Retikulum [L253]

2.1.1 Nucleolus

Wenn man gefärbte Zellen durchs Lichtmikroskop beobachtet, fällt einem im Zellkern eine Struktur auf, die vergleichsweise auffällig angefärbt ist. Je nach Gewebe- bzw. Zelltyp ist diese Anfärbbarkeit mehr oder weniger ausgeprägt. Die gefärbte Struktur wird **Kernkörperchen** oder **Nucleolus** genannt. Auch wenn es vielleicht so aussieht, ist der Nucleolus nicht klar vom restlichen Kern abgegrenzt. Er wird von Abschnitten der Chromosomen gebildet, die **Nucleolus Organizer Regions (NOR)** heißen. NORs finden sich nur auf den Chromosomen **13, 14, 15, 21** und **22** (merken!), die zu den sogenannten **akrozentrischen Chromosomen** zählen.

Was macht der Nucleolus? Ihr erinnert euch vielleicht noch, dass die Ribosomen aus Proteinen und ribosomaler RNA (rRNA) bestehen. Und genau diese rRNA wird im Nucleolus transkribiert (also von den jeweiligen DNA-Abschnitten abgelesen). Da Ribosomen zur Herstellung von Proteinen benötigt werden, finden sich in stoffwechselaktiven Zellen, die große Mengen von Proteinen herstellen, viele Ribosomen. Entsprechend ist der Bedarf an rRNA hoch, sodass es sogar mehrere Nucleoli geben kann, in denen die rRNA synthetisiert wird.

2.2 Organisation des Chromatins

Wir haben gelernt, dass unsere Erbinformation (die DNA) und die assoziierten Proteine als Chromatin bezeichnet werden.

VERSTÄNDNIS+ Was bedeutet „assoziierte Proteine"? DNA-assoziierte Proteine sind Proteine, die mit der DNA interagieren. Man unterteilt diese Gruppe grob in **Histone** (auf die wir noch detailliert eingehen werden) und Nicht-Histon-Proteine, wie z. B. die Enzyme, die an der Vervielfältigung der DNA beteiligt sind.

Die DNA hat eigentlich die Form eines langen Fadens. Da sie aber ziemlich lang und der Zellkern vergleichsweise klein ist, ergäbe sich ein Platzproblem. Die Lösung? Man rollt den Faden auf!

2.2.1 Histone

Jeder, der schon mal versucht hat, einen Faden aufzuwickeln, sollte wissen, dass es hilfreich ist, den Faden um einen Gegenstand herum zu wickeln. Im Zellkern stellen globuläre Proteine, die Histone genannt werden, diesen Gegenstand dar. Der DNA-Faden wickelt sich dabei rund **1¾-mal um ein Histon.** Die Histone liegen allerdings nicht einzeln vor. Acht Histone bilden ein **Oktamer.** Die Gruppe der Histone lässt sich noch weiter unterteilen und ihr solltet wissen, dass ein Oktamer aus je zwei Histonen vom Typ **H2a, H2b, H3 und H4** besteht. Wickelt sich nun die DNA um ein Histon-Oktamer, spricht man von einem **Nucleosom.** Was ist mit dem **Histon H1?** Histone vom Typ H1 stabilisieren die DNA zwischen den Nucleosomen, die auch als **Linker-DNA** (link = Verbindung) bezeichnet wird (➤ Abb. 2.2).

EPISCHE ESELSBRÜCKE Wenn ihr euch diesen Fakt schwer merken könnt, denkt an euren Nachbarn **HEins Linker,** der seinen Gartenschlauch aufwickelt.

VERSTÄNDNIS+ Warum hält die DNA eigentlich an den Histonen? Die DNA enthält ein sogenanntes Phosphatrückgrat, also ein Grundgerüst aus negativ geladenen Phosphatgruppen. Histone bestehen dagegen aus vielen **basischen Aminosäuren** (wie Lysin), die bei dem in der Zelle vorherrschenden pH-Wert positiv geladen sind, sodass es zu elektrostatischen Anziehungskräften zwischen Histonen und DNA kommt. Durch das Anhängen von funktionellen Gruppen (**Methylierung, Acetylierung** etc.) an die Histone können die Anziehungskräfte zwischen Histonen und DNA beeinflusst werden. Je stärker die Anziehungskräfte, desto schwerer wird es für Enzyme, die die DNA zur Synthese von RNA nutzen, den DNA-Strang zu binden. Histonmodifikationen können folglich auf das Ausmaß der RNA- bzw. Protein-Synthese Einfluss nehmen, was im Rahmen der Epigenetik zunehmend erforscht wird.
Das aufgelockerte Chromatin wird **Euchromatin** genannt, wohingegen eng gepacktes Chromatin als **Heterochromatin** bezeichnet wird.

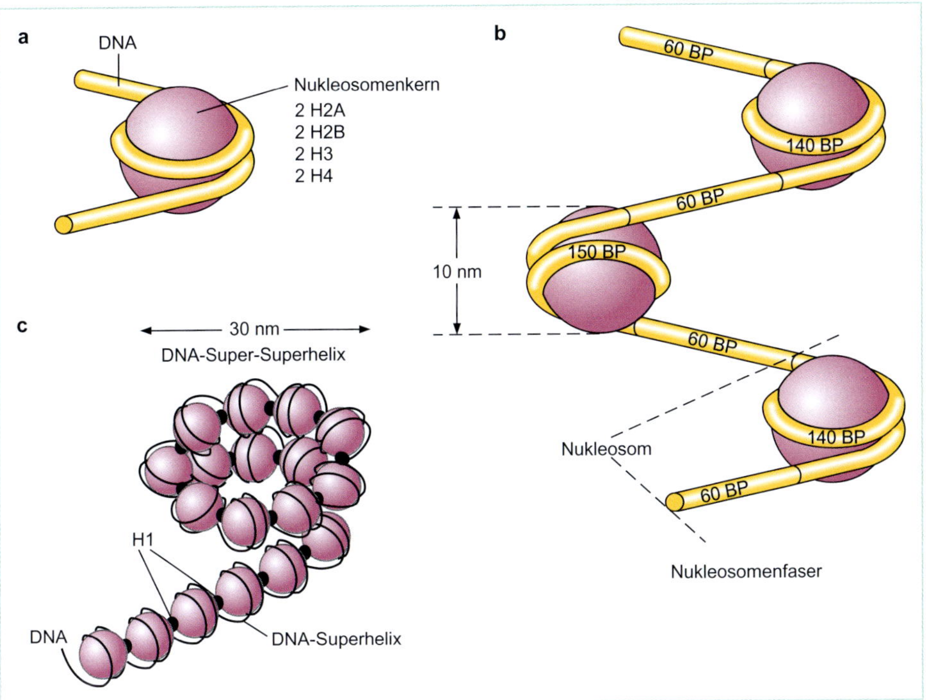

Abb. 2.2 Aufbau des Chromatins: a) Nucleosom, b) mehrere Nucleosomen und Linker-DNA, c) Nucleosomen und H1-Histone [L253]

2.2.2 Chromosomen

Kann man die DNA noch weiter kondensieren? Man kann! Packt man mehrere Nucleosomen zusammen, spricht man vom **Solenoid** (➤ Abb. 2.3).

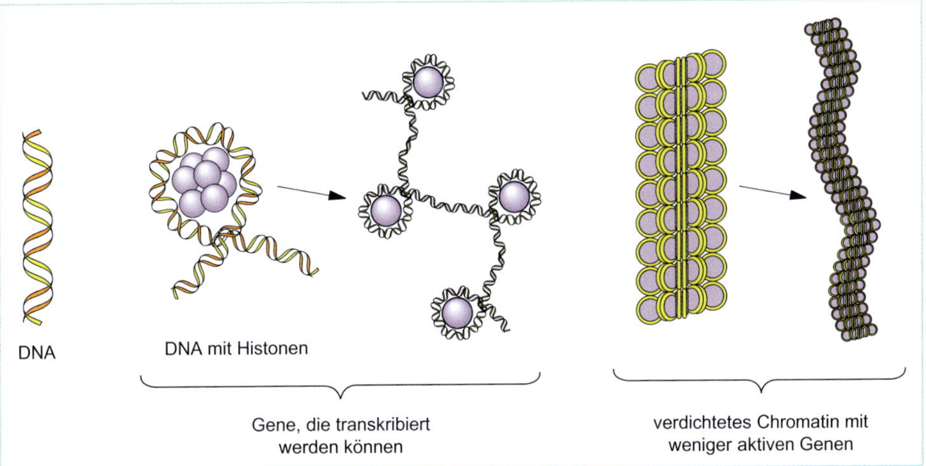

Abb. 2.3 Verdichtung des Chromatins [L253]

Kurz bevor eine Zelle sich teilt (Mitose), verdichtet sich das Chromatin noch weiter. Nun wird es sogar lichtmikroskopisch sichtbar. Man erkennt in der Regel 46 Strukturen (die DNA ist also nicht EIN langer Faden), die **Chromosomen** genannt werden. Schaut man sich das Ganze genauer an – hierfür fertigt man ein sogenanntes **Karyogramm** an, bei dem die Mitose durch Colchicin arretiert wird – erkennt man, dass sich manche Chromosomen sehr ähnlich sehen. Unsere 46 Chromosomen bestehen nämlich aus **23 homologen Chromosomenpaaren.** Das heißt nicht, dass diese Chromosomen permanent aneinanderhängen, sondern dass sich auf beiden Gene finden, die für die gleichen Proteine codieren. Dabei stammt ein Chromosom von eurer Mutter und das andere von eurem Vater. Dieser doppelte Chromosomensatz, der in den meisten Zellen unseres Körpers vorliegt, wird auch als **diploid** bezeichnet und mit **2n** abgekürzt. Gibt es auch Zellen, in denen ein einfacher bzw. **haploider (n)** Chromosomensatz vorliegt? Ja, und zwar in den Spermien und Eizellen! Wenn auch in diesen Zellen ein doppelter Chromosomensatz vorläge, hätte die befruchtete Eizelle demzufolge einen vierfachen Chromosomensatz.

Man kann die Chromosomen zudem in **Geschlechtschromosomen (Gonosomen)** und **Autosomen** unterteilen. Die Chromosomenpaare 1–22 sind bei beiden Geschlechtern vorhanden. Zusätzlich verfügen Frauen über **zwei X-Chromosomen,** wohingegen Männer **ein X- und ein Y-Chromosom** besitzen. Das Vorhandensein von X- bzw. Y-Chromosomen bestimmt also das Geschlecht (➤ Abb. 2.4).

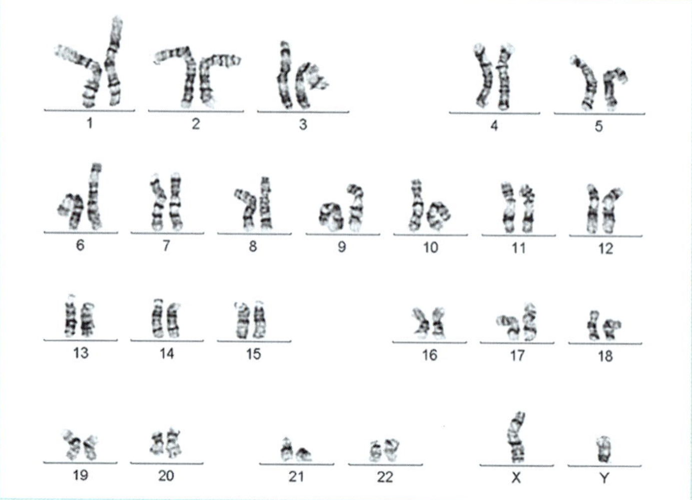

Abb. 2.4 Aufnahme der Chromosomen 1–5 sowie Schema des vollständigen Chromosomensatzes eines Mannes [X414]

Erfreulicherweise bieten die Chromosomen noch einige Strukturmerkmale, anhand derer sie sich genauer beschreiben lassen.

Lage des Zentromers: Kurz vor der Mitose muss die Erbinformation verdoppelt werden, damit jede Tochterzelle über einen vollständigen Chromosomensatz verfügt. Wenn die Erbinformation eines Chromosoms verdoppelt wird, entsteht dabei aber kein weiteres Chromosom, sondern eine Kopie, die mit ihrer Vorlage verbunden bleibt. Auf diese Weise entsteht die charakteristische X-Form des Chromosoms. Die beiden Äste (Vorlage und Kopie) werden **Chromatide** genannt. Das gesamte Gebilde heißt **Zwei-Chromatid-Chromosom.** Der Ort, an dem die Chromatide verbunden sind, heißt **Zentromer.** An dieser Stelle werden die Chromatiden auch bei der Mitose getrennt und zu gegenüberliegenden Zellpolen gezogen. Nach der Lage des Zentromers lassen sich die Chromosomen weiter klassifizieren:

- Liegt das Zentromer genau in der Mitte des Chromosoms, spricht man von **metazentrischen** Chromosomen.
- Ist das Zentromer leicht verschoben, sodass kurze und lange Arme entstehen, spricht man von **submetazentrischen** Chromosomen.
- Ist das Zentromer noch weiter von der Mitte entfernt (fast schon endständig), sodass die kurzen Arme des Chromosoms fast verschwunden sind, spricht man von **akrozentrischen** Chromosomen.

Armlänge: Bei submetazentrischen und akrozentrischen Chromosomen lassen sich **kurze (p)** und **lange (q) Arme** unterscheiden. Diese Unterscheidung wird wichtig, wenn man die genaue Position eines Gens auf dem Chromosom angeben will.

VERSTÄNDNIS+ Warum wird der kurze Arm p-Arm und der lange Arm q-Arm genannt? „p" steht für petit (= französisch für „klein") und „q" ist der nächste Buchstabe im Alphabet.

Kinetochor: Als Kinetochor bezeichnet man eine Struktur, die vorwiegend aus Proteinen besteht, am Zentromer sitzt und an der sich die Mikrotubuli des Spindelapparats bei der Mitose verankern können.

Telomer: Telomere sind Regionen an den Enden der Chromosomen, die nicht für Proteine codieren, sondern die „wichtigen" Abschnitte des Chromosoms schützen. Mehr dazu erfahrt ihr in ➤ Kap. 3.2.2.

Außerdem solltet ihr über die Rekordhalter unter den Chromosomen Bescheid wissen, die auch schon mal im Physikum gefragt wurden:

- **Chromosom 1** ist das größte menschliche Chromosom.
- **Chromosom 19** ist zwar kleiner als Chromosom 1, verfügt aber über die höchste Gendichte.
- Das **männliche Y-Chromosom** ist das kleinste – und als ob das nicht genug wäre, hat es auch noch die geringste Gendichte.

Nachdem wir nun die wichtigsten Fakten zum Aufbau der Chromosomen kennen, werden wir uns in ➢ Kap. 3.5 mit ihren Defekten und weiteren Details befassen.

2.3 DNA und RNA

Nun müssen wir uns noch anschauen, wie DNA und RNA aufgebaut sind.

2.3.1 Struktur der DNA

Falls ihr euch nicht daran erinnert, was in der Schule zum Aufbau der DNA besprochen wurde, schaut in den Chemie-Teil – ansonsten hilft euch vielleicht diese Zusammenfassung:

- Die relevanten Basen der DNA heißen Adenin, Thymin, Guanin und Cytosin.
- Die DNA bildet einen Doppelstrang aus, wobei die beiden Stränge durch Wasserstoffbrücken verbunden sind. Die Einzelstränge halten über ein Zucker-Phosphat-Rückgrat zusammen.
- A und T bilden zwei G und C dagegen drei Wasserstoffbrücken miteinander aus.

Folglich müssen zwei DNA-Stränge, damit sie einen Doppelstrang bilden können, **komplementär** sein, also zueinander passen.

Da G und C mehr Wasserstoffbrücken ausbilden als A und T, sollte klar sein, dass Regionen des DNA-Doppelstrangs, in denen viel GC vorkommt, stabiler sind als solche, in denen vor allem Adenin und Thymin vorliegen.

Der DNA-Doppelstrang liegt in unseren Zellen nicht linear, sondern als **Doppelhelix** vor. Die einzelnen Stränge sind umeinander gewunden. Das Rückgrat wird dabei von den Zuckern und Phosphatgruppen gebildet (man spricht auch vom Zucker-Phosphat-Rückgrat), während die Basenpaare (und ihre Wasserstoffbrücken) wie Sprossen einer Leiter die beiden Stränge der Doppelhelix verbinden (➢ Abb. 2.5).

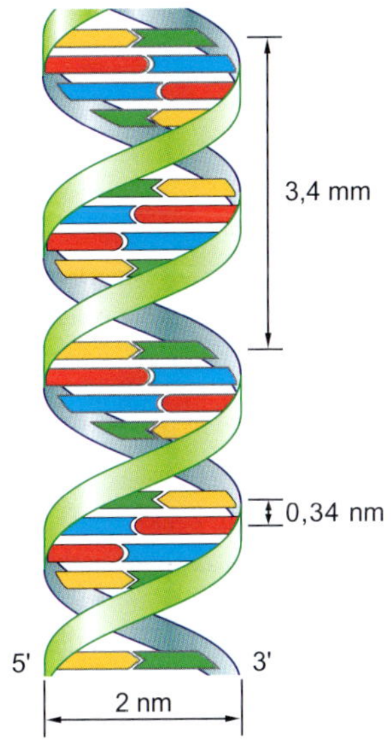

Abb. 2.5 Schema der DNA-Doppelhelix [L253]

Zwei Fakten zur Doppelhelix:

- Die Doppelhelix ist vorwiegend **rechtsgängig** (eine Ausnahme ist die Z-DNA).
- Die Ganghöhe, also die Distanz, nach der sich die Helix einmal komplett gedreht hat, beträgt **zehn Basenpaare**.

Wenn man nun einen Strang der Länge nach abliest, ergibt sich eine Basensequenz (z. B. ATTCGGG etc.). Diese Sequenz sagt den Ribosomen unserer Zelle, welche Aminosäuren sie zu einem Protein verknüpfen sollen. Allerdings codieren nicht alle Abschnitte unserer DNA für Proteine.

- An den **Telomeren** und **Zentromeren** der Chromosomen findet sich **repetitive DNA**, die keine Informationen für die Synthese von Proteinen enthält. Übrigens: Je nach Quelle beträgt der Anteil repetitiver DNA an der gesamten Erbinformation bis zu 50 %.
- Codierende Sequenzen (sogenannte **Exons**) werden oftmals durch Sequenzen unterbrochen, die nicht für eine Aminosäuresequenz codieren (sogenannte **Introns**). Mit Exons und Introns werden wir uns noch genauer beschäftigen.

Andererseits gibt es aber auch Gene für Proteine, die mehrfach in der DNA vorhanden sind (man spricht von **Redundanz**). Diese Gene codieren in der Regel für Proteine, die viel gebraucht werden, z. B. weil sie Bestandteil von Ribosomen sind.

2.3.2 Struktur der RNA

Die RNA ist in ihrem Aufbau der DNA weitgehend ähnlich – umso wichtiger ist es, die Unterschiede zu kennen!

Der Zucker der RNA-Nucleotide ist nicht die 2-Desoxyribose, sondern die **Ribose**. Daher stammt auch das R in RNA.

- Die vier wichtigsten Basen der RNA sind Guanin, Cytosin, Adenin und **Uracil (U).** Thymin kommt in der RNA nicht vor. Es gibt auch sogenannte **„seltene Basen"**, die für ganz bestimmte Funktionen wichtig sind.
- Die RNA ist meistens einzelsträngig, wobei es auch hier gelegentliche Ausnahmen gibt.

Im Verlauf dieses Kapitels werdet ihr verschiedene Arten von RNA kennenlernen, die in ➤ Tab. 2.1 zusammengefasst sind.

Tab. 2.1 RNA-Typen

RNA	Funktion
hnRNA/prä-mRNA (heterogeneous nuclear RNA)	Unmittelbares Produkt der Transkription
mRNA (messenger RNA)	Entsteht durch Reifung der prä-mRNA und wird bei der Translation als Vorlage zur Synthese des Proteins genutzt
tRNA (transfer RNA)	Bringt Aminosäuren zum Ribosom
rRNA (ribosomal RNA)	Bestandteil der Ribosomen
snRNA (small nuclear RNA)	Bestandteil des Spleißosoms, hilft bei der Reifung der prä-mRNA
miRNA (micro RNA)	Kann Abbau von mRNA auslösen und reguliert auf diese Weise die Proteinbiosynthese nach der Transkription

2.4 Transkription

Alle Proteine unserer Zellen sind also in der DNA codiert und warten nur darauf, synthetisiert zu werden. Genau mit diesem Vorgang, der **Proteinbiosynthese,** wollen wir uns nun beschäftigen. Damit ein Protein synthetisiert werden kann, muss die Information, die in der DNA codiert ist, irgendwie den Zellkern verlassen. Die Zelle nutzt dafür **RNAs,** und der Vorgang, bei dem diese gebildet werden, heißt **Transkription.** In diesem Kapitel werden wir uns genau damit befassen, um uns danach, in ➤ Kap. 2.5.2, dem Vorgang an den Ribosomen, der **Translation,** zu widmen.

Wir wollen also die Informationen der DNA irgendwie zu den Ribosomen bringen, damit ein Protein entstehen kann. Man könnte nun versuchen, das ganze Chromosom aus dem Zellkern zu schleifen. Aber wäre es nicht besser, man würde sich auf genau die Information beschränken, die auch wirklich gebraucht wird? Man könnte nun also das Gen herausschneiden, aber die Gefahr, dass dabei unser wertvolles Gen oder gar das Chromosom zerstört wird, ist zu groß. Die Lösung: Eine Kopie des Gens, die den Kern verlassen kann, zum Ribosom gelangt, gelesen wird und dann vernichtet werden kann, ohne dass das ursprüngliche Gen in Gefahr gerät.

VERSTÄNDNIS+ Was ist ein **Gen?** Ein Gen ist ein Abschnitt der DNA, der für eine RNA codiert, die eine Funktion hat. Entweder wird mithilfe der RNA ein Protein hergestellt oder sie erfüllt selbst Aufgaben, wie etwa die ribosomale RNA.

Um die RNA zu synthetisieren, braucht es ein Enzym, die **RNA-Polymerase.** Diese bindet an die **Promotorregion,** die Bestandteil eines jeden Gens (➤ Abb. 2.6) ist. An dieser Bindung sind auch **Transkriptionsfaktoren** beteiligt, über die reguliert werden kann, wie häufig ein Gen transkribiert wird. Damit die RNA-Polymerase die DNA unseres Gens auch tatsächlich lesen kann, muss sie lokal den

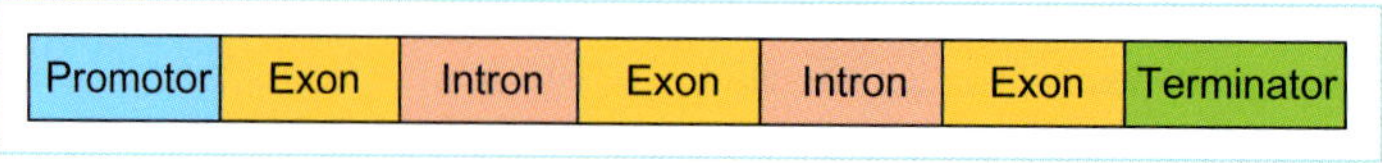

Abb. 2.6 Schematischer Aufbau eines Gens [L253]

Doppelstrang trennen, denn es wird immer nur von einem Strang abgelesen. Dieser wird auch **Matrize** oder codogener Strang genannt. Man bezeichnet die Fähigkeit, die Stränge zu trennen, auch als Helicase-Aktivität, da es ein Enzym namens **DNA-Helicase** gibt, das ebenfalls dazu in der Lage ist.

VERSTÄNDNIS⁺ Warum sind oft mehrere Codons einer Aminosäure zugeordnet? Weil es mehr Kombinationsmöglichkeiten als proteinogene Aminosäuren gibt. In einem Triplett kann an jeder Position eine der vier Basen der RNA stehen. Folglich existieren 4 × 4 × 4, also **64 Kombinationsmöglichkeiten.** Da es beim Menschen nur **21 proteinogene Aminosäuren** gibt, können wir eine Aminosäure mehrfach codieren.

Die RNA-Polymerase kommt aber ohne dieses Enzym aus, trennt die Stränge selbst und beginnt die RNA zu synthetisieren. Dafür knüpft sie freie Nucleotide aneinander (> Abb. 2.7). Der genaue Mechanismus wird in der Biochemie wichtig, deswegen solltet ihr euch an dieser Stelle vor allem merken, dass die RNA-Polymerase immer die 3'-OH-Gruppe der bestehenden Kette nutzt, um sie mit einem neuen Nucleotid zu verbinden. Folglich bleibt die 5'-OH-Gruppe des ersten Nucleotids dauerhaft frei. Man sagt deshalb, dass die RNA **von 5' nach 3'** synthetisiert wird. Die entstehende RNA-Kette wird als **prä-mRNA** (das „m" steht für „messenger") bzw. **hnRNA** („hn" steht für „heterogeneous nuclear") bezeichnet. Erreicht die RNA-Polymerase die **Terminator**-Region, die das Ende eines Gens markiert, dissoziiert die RNA-Polymerase von der DNA ab.

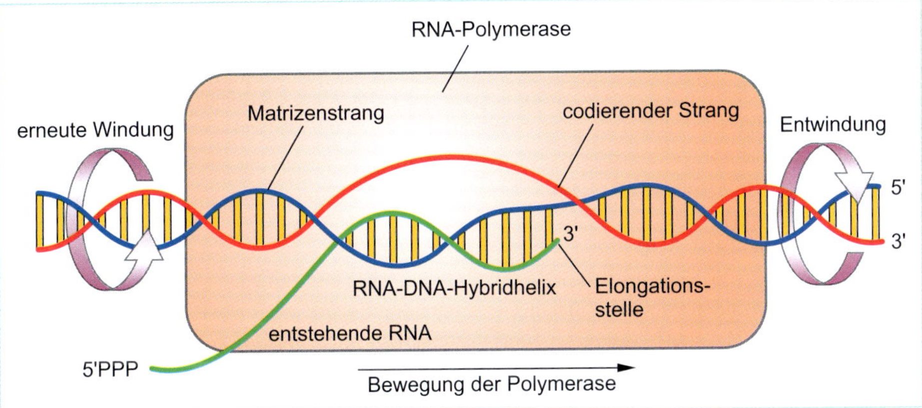

Abb. 2.7 RNA-Polymerase bei der Transkription [L253]

Erinnert ihr euch noch daran, dass wir gesagt hatten, dass nur bestimmte Abschnitte unserer DNA, die Exons, für Proteine codieren? Ein Gen besteht aber sowohl aus Exons als auch aus nicht codierenden Introns. Was macht man nun? Die Introns rausschneiden! Das Ganze ist Teil der Reifung unserer prä-mRNA zur fertigen mRNA.

2.4.1 Reifung der prä-mRNA

5'-Cap: Unsere frisch hergestellte prä-mRNA muss es nun aus dem Kern zum Ribosom schaffen – wenn möglich ohne abgebaut zu werden. Dafür knüpft die Zelle an das 5'-Ende der prä-mRNA ein Nucleotid namens **7-Methyl-guanosin.** Diese Gruppe wird als **Cap** und das Anheften der Gruppe als Capping bezeichnet. Die Cap erfüllt gleich mehrere Funktionen:

- Sie signalisiert der Zelle, dass die mRNA, die die Kappe trägt, nicht abgebaut werden darf, sondern aus dem Kern ins Zytoplasma exportiert werden soll.
- Außerdem interagiert die Cap mit dem Ribosom und sorgt dafür, dass die mRNA auch tatsächlich erkannt wird.

Wir haben gelernt, dass die RNA-Polymerase die RNA von 5' nach 3' synthetisiert. Folglich muss die Zelle nicht bis zum Ende der Transkription warten, um die Cap anzuheften, sondern kann das Ganze sogar zeitgleich **(cotranskriptional)** machen.

Poly-A-Ende: Auch das 3'-Ende der mRNA muss vor dem Abbau geschützt werden. Dafür gibt es ein Enzym, das eine bestimmte Sequenz auf der prä-mRNA erkennt und dann **50–200 Adenosinreste** anhängt.

Spleißen: Damit man auch wirklich von einer reifen mRNA sprechen kann, müssen noch die Introns entfernt werden. Dies geschieht in einem Prozess, der Spleißen genannt wird. Das Spleißen geschieht an den Spleißosomen. Dabei handelt es sich um Strukturen im Zellkern (also gewissermaßen ein Organell in einem

Organell), die aus spezieller RNA (sogenannter **small nuclear RNA)** und Proteinen bestehen. Die Reaktionen am Spleißosom führen dazu, dass die Introns zunächst sogenannte Lasso-Strukturen bilden und dann abgespalten werden (➤ Abb. 2.8). Die abgespaltenen Introns können sogar noch innerhalb des Kerns abgebaut werden und unsere fertige mRNA ist somit ein gutes Stück kürzer als die ursprüngliche prä-mRNA.

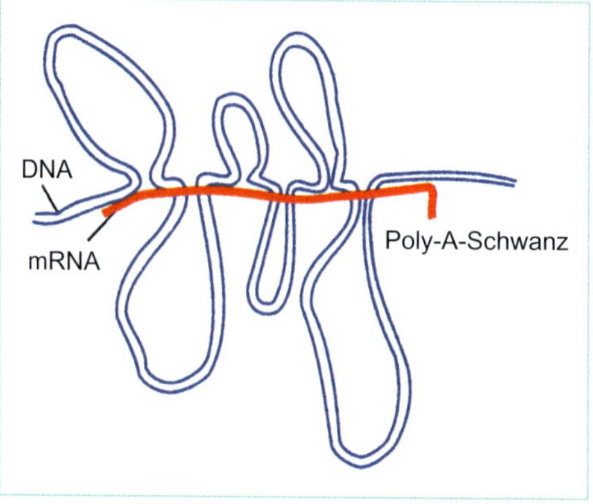

Abb. 2.8 Wenn man einen Doppelstrang aus der reifen mRNA (rot) und dem zugehörigen DNA-Abschnitt erzeugt, haben die Introns der DNA keinen Partner (denn die sind bereits aus der mRNA herausgespleißt). Folglich erkennt man sie gut als Schleifen, die keinen Kontakt zur mRNA haben. [L253]

2.5 Genetischer Code und Translation

Die reife mRNA verlässt nun den Zellkern und gelangt ins Zytoplasma. Dort lagern sich eine große und eine kleine ribosomale Untereinheit an der mRNA zusammen und bilden ein Ribosom. Doch bevor wir uns mit der eigentlichen Synthese des Proteins, der Translation, befassen, müssen wir zunächst verstehen, wie die genetische Information codiert ist.

2.5.1 Genetischer Code

Die Ribosomen lesen die Sequenz der mRNA immer in Päckchen aus drei Basen, sogenannten **Tripletts** bzw. **Codons.** Jedes Codon steht dabei für eine bestimmte Aminosäure, z. B. sagt die Basenfolge **AUG** dem Ribosom, dass nun **Methionin** ins Protein eingebaut werden muss. Dabei werden viele Aminosäuren durch mehrere Codons codiert.

VERSTÄNDNIS+ Warum sind oft mehrere Codons einer Aminosäure zugeordnet? Weil es mehr Kombinationsmöglichkeiten als proteinogene Aminosäuren gibt. In einem Triplett kann an jeder Position eine der vier Basen der RNA stehen. Folglich existieren 4 × 4 × 4, also **64 Kombinationsmöglichkeiten.** Da es beim Menschen nur **21 proteinogene Aminosäuren** gibt, können wir eine Aminosäure mehrfach codieren.

Ihr müsst natürlich nicht alle Codons auswendig können, denn dafür gibt es **Code-Sonnen.** Liest man sie von innen nach außen, erhält man die Basensequenz, die die jeweilige Aminosäure codiert (➤ Abb. 2.9).

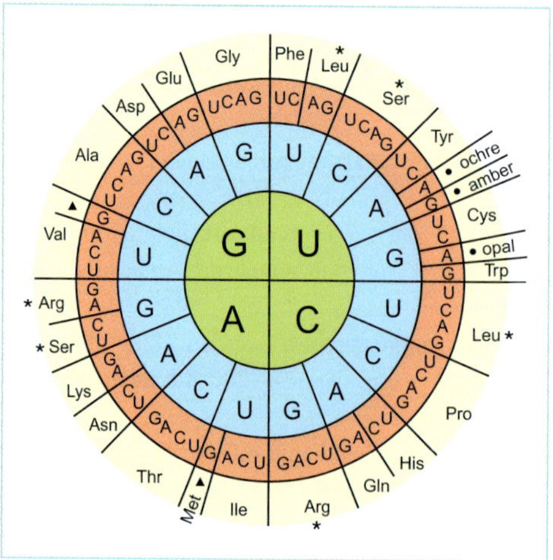

Abb. 2.9 Die Code-Sonne: Dreiecke kennzeichnen Startcodons, Punkte kennzeichnen Stoppcodons. Die Sternchen machen deutlich, dass die jeweiligen Aminosäuren durch unterschiedliche Codons, die sich in der ersten Base unterscheiden, codiert werden [L253]

Einige Codons muss man allerdings erkennen können – und zwar die, die dem Ribosom sagen, dass es loslegen muss, und die, bei denen das Ribosom weiß, dass die Arbeit getan ist:

- Das Codon **AUG** steht für die **Aminosäure** Methionin und zeigt dem Ribosom, dass jetzt die Sequenz der mRNA beginnt, aufgrund der das Protein synthetisiert wird. Man bezeichnet AUG deshalb auch als **Startcodon**.
- Die **Stoppcodons** zeigen dem Ribosom, dass es nun keine Aminosäuren mehr verknüpfen muss, entsprechend codieren sie auch für keine Aminosäure. Es gibt drei Stoppcodons: **UGA, UAA** und **UAG.**

EPISCHE ESELSBRÜCKE **AU**f **G**eht's, **ME**hr Protein! Das Startcodon **AUG** codiert **ME**thionin!

VERSTÄNDNIS+ Wenn der Start der Translation durch das Codon AUG markiert wird und AUG für Methionin steht, müsste jedes Protein unserer Zellen mit Methionin beginnen, oder? Nein, denn die Proteine werden noch nach der Translation verändert (**posttranslational modifiziert**). Dabei können unter anderem einzelne Aminosäuren oder ganze Sequenzen abgespalten werden, sodass es in unseren Zellen nicht ganz so eintönig aussieht!

Der genetische Code verfügt zudem über einige Eigenschaften, die man nennen und grob erläutern können sollte. Der genetische Code ist …

- **universell:** Egal ob Pflanze, Mensch oder Bakterie – die Zuordnung von Aminosäuren zu Basentripletts ist die gleiche. Lediglich die **mitochondriale DNA,** auf die wir in diesem Kapitel noch zu sprechen kommen werden, enthält einige kleine Abweichungen.
- **degeneriert:** Dieser Begriff bezeichnet die Tatsache, dass eine Aminosäure in der Regel durch mehrere Tripletts codiert wird.

Andere Eigenschaften des genetischen Codes sind mit Sicherheit auch interessant, aber normalerweise nicht prüfungsrelevant.

2.5.2 Translation

Damit das Ribosom nun anhand der mRNA Aminosäuren aneinander knüpfen kann, müssen die Aminosäuren erstmal zu ihm gelangen. Hierfür gibt es spezielle RNAs, die **tRNAs** (➤ Abb. 2.10). Das T steht dabei aber nicht etwa für „Translation" oder ihre Struktur (die wird nämlich als „kleeblattartig" bezeichnet), sondern für **„transfer",** also ihre Funktion. Jede tRNA wird von einem Enzym namens **Aminoacyl-tRNA-Synthetase** mit einer Aminosäure beladen – aber nicht jede Aminosäure passt zu jeder tRNA. Auf der tRNA gibt es nämlich auch bedeutsame Tripletts, sogenannte **Anticodons.** Diese Anticodons sind komplementär zu den Codons auf der mRNA. Entsprechend wird also die tRNA, die das passende Anticodon zu AUG (UAC) enthält, mit Methionin beladen (schließlich codiert AUG für Methionin).

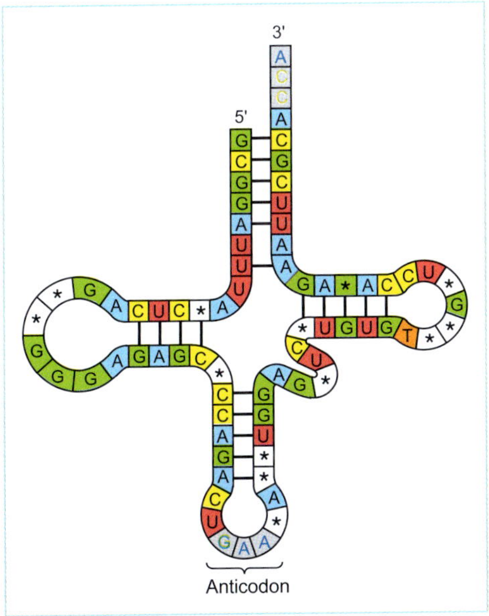

Abb. 2.10 Schema einer tRNA. Die Sternchen stehen für „seltene Basen" [L253]

Gelangt das Ribosom nun auf der mRNA zum Codon AUG, kommt die passende tRNA dazu und bindet mit ihrem Anticodon an das Codon der mRNA. Die tRNA fungiert also als eine Art Adapter.

Wenn nun das Ribosom weiterrückt und die tRNA, die zum nächsten Codon passt, dazukommt, kann es eine Peptidbindung zwischen den Aminosäuren knüpfen. So geht es weiter, bis das Ribosom auf ein Stoppcodon stößt und von der mRNA abdissoziiert (> Abb. 2.11).

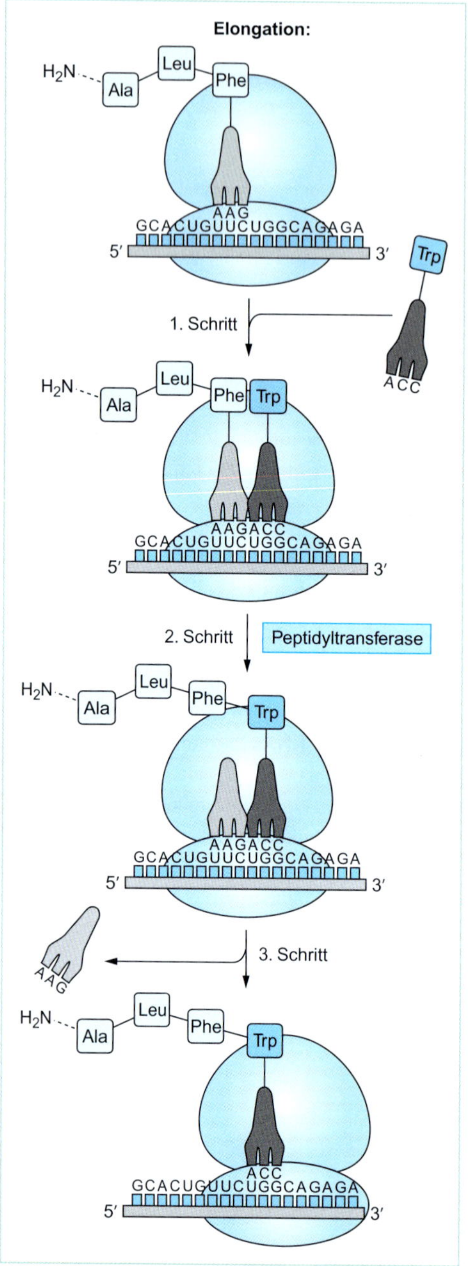

Abb. 2.11 Translation [L253]

In > Abb. 2.12 ist schematisch dargestellt, inwiefern sich Transkription, Translation und Replikation voneinander unterscheiden und zu welchen Ergebnissen sie führen.

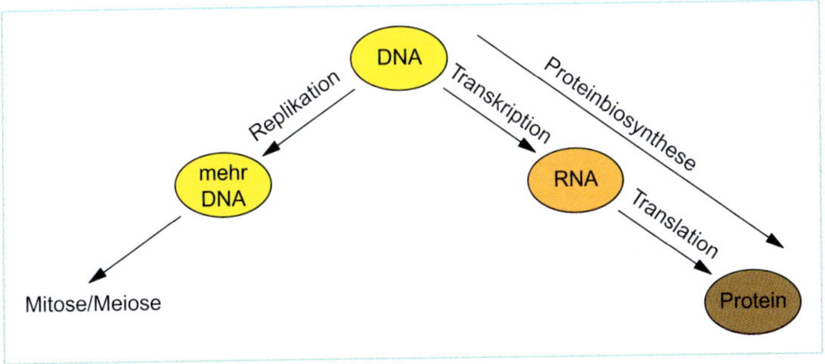

Abb. 2.12 Transkription, Translation, Replikation [L253]

2.5.3 Posttranslationale Modifikation

Nach der Translation ist das synthetisierte Protein allerdings meistens noch nicht einsatzbereit. Häufig kommt es vorher noch zu mehr oder weniger umfangreichen posttranslationalen Modifikationen. Wir haben bereits das Abspalten einzelner Aminosäuren oder ganzer Sequenzen als eine Möglichkeit der posttranslationalen Modifikation kennengelernt. Der Fachbegriff für diesen Vorgang lautet **limitierte Proteolyse.** Eine verbreitete posttranslationale Modifikation stellt außerdem das Einfügen von **funktionellen Gruppen,** wie etwa Hydroxygruppen, in das Protein dar. Ebenfalls erwähnenswert ist das **Anhängen von Zuckern** (*N*- bzw. *O*-Glykosylierung).

Zu guter Letzt wird das Protein natürlich auch noch gefaltet, wobei diese Faltung unter Umständen durch die **Bildung von Disulfidbrücken** (im endoplasmatischen Retikulum) stabilisiert werden kann.

Übrigens: Wird ein Protein nicht richtig gefaltet, kann es genauso wie alte Proteine abgebaut werden. Den Abbau der Proteine im Proteasom haben wir ja bereits kennengelernt.

2.5.4 Mitochondriale DNA

Wir haben uns bereits bei den Zellorganellen (➢ Kap. 1.3) mit den Mitochondrien befasst, ihre Funktionen kennengelernt und die Endosymbiontentheorie – also der These, dass Mitochondrien mal eigenständige Prokaryoten waren – besprochen. Dabei haben wir diverse Fakten kennengelernt, die diese These stützen. Einen Punkt mussten wir noch etwas zurückstellen, nämlich den, dass Mitochondrien über eigene DNA (mtDNA) verfügen (die Erbinformation unserer Zelle befindet sich also nicht ausschließlich im Kern), und dass sich diese in einigen Punkten von der nucleären DNA unterscheidet. Mit dem Grundwissen an genetischen Fachbegriffen, das ihr im Laufe des letzten Kapitels erworben habt, lässt sich dieses Thema viel leichter besprechen.

- Die DNA der Mitochondrien ist zwar, wie die Kern-DNA auch, **doppelsträngig**, allerdings ist sie nicht als Chromosom organisiert, sondern bildet einen **Ring** (aus ca. 16.000 Basenpaaren). Man spricht von **zirkulärer DNA** (➢ Abb. 2.13)
- Im Gegensatz zur Kern-DNA ist die mitochondriale DNA nicht um Histone gewickelt, was bei einem zirkulären Genom wahrscheinlich auch relativ unpraktisch wäre.

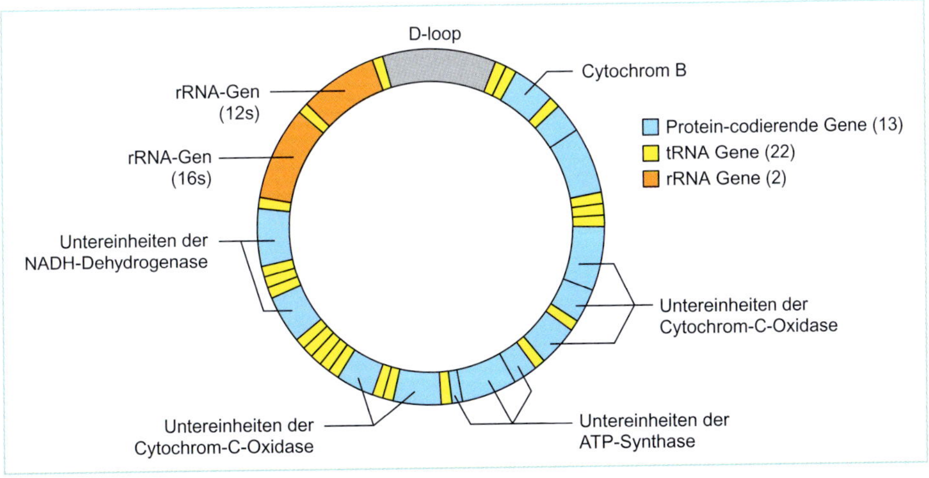

Abb. 2.13 Schema der zirkulären mitochondrialen DNA [L253]

- Da in den Mitochondrien oftmals Sauerstoffradikale entstehen (schließlich ist hier auch die Atmungskette organisiert), wird kontrovers diskutiert, ob mtDNA ein im Vergleich zur nucleären DNA erhöhtes Mutationsrisiko aufweist.

Was ist nun alles in der mitochondrialen DNA codiert? Die mtDNA codiert für **13 Proteine,** die in der Atmungskette von Bedeutung sind. Allerdings enthält sie auch Informationen für einige tRNAs und rRNAs, sodass wir auf insgesamt **37 Gene** kommen.

60-TAGE LERNPLAN Keinesfalls Basiswissen, aber spätestens im Medizinstudium relevant: Die Hemmstoffe der Translation (➤ Tab. 2.2).

Tab. 2.2 Translationshemmstoffe

Hemmstoffe	Mechanismus	Vorkommen/Verwendung
Diphtherietoxin	Hemmt den Elongationsfaktor eEF-2	Toxin des Bakteriums *Corynebacterium diphtheriae*
Aminoglykoside	Hemmen 30S-Untereinheiten der Ribosomen	Antibiotikum
Tetracycline	Hemmen 30S-Untereinheiten der Ribosomen	Antibiotikum
Chloramphenicol	Hemmt 50S-Untereinheiten der Ribosomen	Antibiotikum
Clindamycin	Hemmt 50S-Untereinheiten der Ribosomen	Antibiotikum
Linezolid	Hemmt 50S-Untereinheiten der Ribosomen	Antibiotikum
Lincomycin	Hemmt 50S-Untereinheiten der Ribosomen	Antibiotikum

2.5.5 Die verschiedenen RNAs

Für die verschiedenen RNAs gibt es auch verschiedene Enzyme, die sie herstellen. Die drei RNA-Polymerasen der Eukaryoten findet ihr in ➤ Tab. 2.3.

Tab. 2.3 Die RNA-Polymerasen der Eukaryoten

Enzym	Funktion
RNA-Polymerase I	Synthetisiert den Großteil der rRNAs
RNA-Polymerase II	Synthetisiert die prä-mRNAs
RNA-Polymerase III	Synthetisiert die tRNAs, diverse kleine RNAs und die 5S-rRNA

ZUSAMMENFASSUNG

- Da die DNA als langer Faden viel Volumen einnimmt, lagert sie sich platzsparend mit Proteinen zusammen. Sie kommt als Doppelhelix vor, während die RNA vorwiegend einzelsträngig ist.
- Bei der Transkription entsteht eine RNA, bei der Translation ein Protein.
- Beim Spleißen werden die Introns aus der prä-mRNA entfernt.

KAPITEL

3 Zellzyklus und Apoptose

Paul Windisch

Wir wissen nun, woraus eine Zelle besteht und wie sie die Proteine, die sie zum Leben braucht, herstellt. Nun befassen wir uns mit den „Meilensteinen" im Leben einer Zelle: Wir betrachten, wie sich eine Zelle teilt und was für Vorbereitungen dafür nötig sind, werfen einen Blick auf die Entstehung von Spermien und Eizellen, um uns dann mit dem unausweichlichen Ende des Lebens unserer Zellen zu befassen.

3.1 Zellzyklus

Zellen entstehen durch Zellteilung und können durch Zellteilung weiter Nachkommen bilden. Es ist nur logisch, diesen Prozess als Kreislauf, den **Zellzyklus,** darzustellen. Darüber wollen wir uns nun zunächst einen groben Überblick verschaffen und dann die besonders wichtigen Abschnitte detailliert beleuchten (➤ Abb. 3.1).

Wenn wir uns eine Zelle vorstellen, die gerade durch Zellteilung (Mitose) entstanden ist, hat diese Zelle zwei Möglichkeiten.

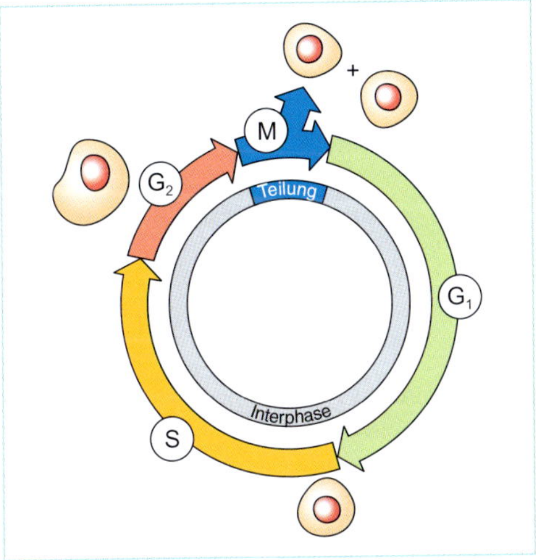

Abb. 3.1 Der Zellzyklus [L253]

3.1.1 G0-Phase

Hat unsere Zelle nicht das Ziel, sich noch einmal zu teilen, tritt sie in die sogenannte **G0-Phase** ein. Die G0-Phase stellt gewissermaßen den „Austritt" aus dem Zellzyklus dar. Die Zelle geht zwar noch ihren Funktionen nach, trifft aber keine Vorbereitungen, um sich weiter zu vermehren. In machen Geweben verharren die Zellen, egal was passiert, in der G0-Phase und gehen ihren Aufgaben stur nach bis sie sterben (man spricht von **terminaler Differenzierung).** Andere Zellen sind da flexibler: Sie können bei Bedarf (z. B. wenn Zellen in der Nachbarschaft geschädigt werden oder sterben) aus der G0-Phase in den Zellzyklus zurückkehren und sich weiter teilen.

3.1.2 G1-Phase

Nehmen wir an, unsere Zelle will sich sofort weiter teilen oder hat sich nach einem kurzen Ausflug in die G0-Phase wieder besonnen. Sie tritt nun in die **G1-Phase** ein, die das Ziel hat, die Verdopplung der DNA zu ermöglichen. Diese Verdopplung ist notwendig, damit beide Tochterzellen, die bei der Mitose entstehen, über eine vollständige Erbinformation verfügen.

Notizen

VERSTÄNDNIS⁺ Wie sehen die Vorbereitungen auf die Verdopplung der DNA aus und wofür steht überhaupt das „G" in G1-/G0-Phase?
Unsere DNA verdoppelt sich nicht von selbst, sondern braucht dafür, wie eigentlich für alle ihre Aktivitäten, Enzyme. Auch die Bestandteile des Spindelapparats müssen im Hinblick auf die Mitose synthetisiert werden. Entsprechend wird während der G1-Phase sehr viel **RNA und Protein synthetisiert.** Das G steht übrigens für „Gap", also Lücke. Eine hohe Proteinsyntheserate lässt sich von außen nämlich relativ schwer erkennen, sodass man früher nicht wusste, was die Zelle während dieser Zeit macht.

Die G1-Phase ist die längste Phase des Zellzyklus. Wie lang sie tatsächlich dauert, hängt stark vom Gewebetyp ab. Während der G1-Phase verfügt die Zelle über einen **diploiden Chromosomensatz** (23 Chromosomenpaare = 46 Chromosomen, je eins von Vater und Mutter). Da jedes Chromosom eines Paares aus je einem DNA-Strang, einem Chromatid, besteht, liegt ein Gen in doppelter Ausfertigung vor. Man schreibt folglich **2n** (diploider Chromosomensatz) **2c** (Gen liegt doppelt vor).

Den Abschluss der G1-Phase bildet der sogenannte **G1-Kontrollpunkt** (> Abb. 3.2). Ihr könnt euch vorstellen, dass in der langen G1-Phase viel schiefgehen kann. Es wäre ziemlich problematisch, wenn Mutationen in der DNA, die während dieser Phase entstanden sind, in der anschließenden Synthesephase verdoppelt werden, sodass beide Tochterzellen die fehlerhafte DNA in sich tragen. Aus diesem Grund prüft die Zelle am Ende der G1-Phase, ob alles stimmt. Wird die Zelle für würdig befunden, bekommt sie ein Signal und darf den Zellzyklus weiter durchlaufen. Finden sich Fehler, muss die Zelle in die G0-Phase eintreten oder es kommt zum kontrollierten Zelltod, der **Apoptose.**

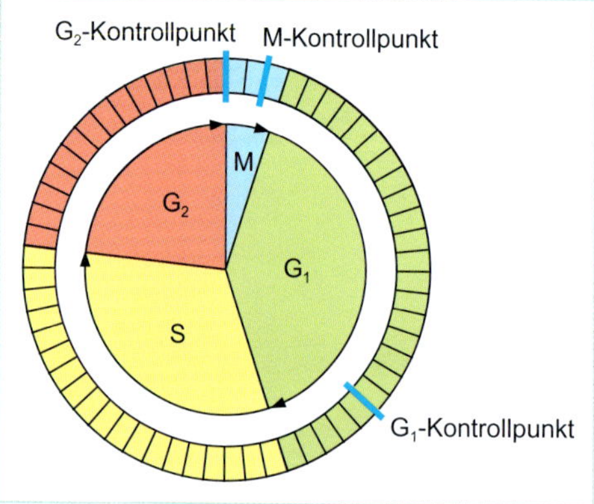

Abb. 3.2 Kontrollpunkte des Zellzyklus [L253]

3.1.3 S-Phase

Der nächste Schritt ist die sogenannte **Synthese-Phase.** Hier kommt es zur Verdopplung der DNA. Wie wir bereits gelernt haben, entstehen dabei aber nicht etwa 92 Chromosomen, sondern unsere 46 Chromosomen bestehen nun aus **zwei Chromatiden.** Wir haben also immer noch einen **diploiden Chromosomensatz (2n),** wobei die beiden Chromosomen eines homologen Chromosomenpaares nun aus je zwei Chromatiden bestehen. Folglich gibt es in der Zelle 2 × 2, also 4 Kopien eines Gens **(4c).** Die Verdopplung der DNA wird Replikation genannt und wird uns in > Kap. 3.2 noch genauer beschäftigen. Zunächst wollen wir aber unseren Zellzyklus beenden.

Übrigens: Die S-Phase ist die zweitlängste Phase des Zellzyklus.

3.1.4 G2-Phase

Da auf die **G2-Phase** die Mitose folgt, muss die Zelle in diesem Abschnitt des Zellzyklus sämtliche Vorbereitungen abschließen. Dazu gehört auch, sicherzustellen, dass die DNA der Zelle nach wie vor fehlerfrei vorliegt. Es ist also Zeit für einen weiteren Kontrollpunkt, um zu entscheiden, ob die Zelle sich endlich teilen darf.

Da das Herstellen von DNA aufwendiger ist als das Kontrollieren, ist die G2-Phase kürzer als die G1- bzw. die S-Phase.

Der DNA-Gehalt der Zelle ist immer noch **2n4c.**

3.1.5 Mitose

Nun teilt sich die Zelle endlich. Wenn man sich anschaut, wie lange sie darauf hingearbeitet hat, ist die Mitose fast schon enttäuschend kurz: Beim Fibroblasten dauert sie nur ca. 1 Stunde. Auch mit der Mitose werden wir uns noch genauer befassen. Merkt euch aber schon mal, dass der DNA-Gehalt nach der

Mitose **2n2c** ist. Das entspricht dem DNA Gehalt in der G1-/G0-Phase, was auch passt, denn schließlich tritt die Zelle nach der Teilung wieder in eine dieser Phasen ein.

Übrigens: Auch während der Mitose gibt es einen Kontrollpunkt. Er überwacht unter anderem die Trennung der 2-Chromatid-Chromosomen und wird **Metaphasen-Kontrollpunkt** genannt.

VERSTÄNDNIS⁺ Warum beträgt der DNA-Gehalt nach der Mitose wieder 2n2c? Bei der Mitose werden die Chromosomen geteilt und jede Tochterzelle bekommt ein Chromatid von jedem Chromosom. Eine Tochterzelle enthält also wieder 2 × 23 = 46 Chromosomen. Da es sich aber nur noch um 1-Chromatid-Chromosomen handelt, ist der DNA-Gehalt nur noch 2n2c.

In ➤ Tab. 3.1 ist der Zellzyklus noch einmal im Überblick zusammengefasst.

Tab. 3.1 Überblick über den Zellzyklus

Phase	Funktion	Kontrollpunkt	DNA-Gehalt	Dauer beim Fibroblasten
G1 (Gap)	Protein- und RNA-Synthese für Verdopplung der DNA, Wachstumsphase	Ja	2n2c	9 h
S (Synthese)	Verdopplung der DNA		Am Anfang 2n2c, am Ende 2n4c	7 h
G2 (Gap)	Kontrolle der DNA vor Mitose	Ja	2n4c	5 h
Mitose	Teilung der Zelle	Ja (Metaphasen-kontrollpunkt)	Am Anfang 2n4c, am Ende 2n2c	1 h
G0 (Gap)	Gewebsspezifische Aufgaben	Nein	2n2c	Bis Zelltod oder Rückkehr in G1-Phase

DEFINITION Gelegentlich wird auch der Begriff **Interphase** verwendet. Damit bezeichnet man die Phase zwischen (daher der Name) den Zellteilungen. Anders gesagt: G1-, S- und G2-Phase kann man als Interphase zusammenfassen.

3.2 Replikation

Die **Replikation** der DNA findet während der S-Phase des Zellzyklus statt. Es gibt einige Parallelen zur Transkription, allerdings ist die Sache hier etwas komplizierter: Da wir nicht nur ein vergleichsweise kurzes Gen kopieren müssen, sondern das gesamte Genom einer Zelle, braucht es in jedem Fall mehrere Enzyme, von denen jedes an einem anderen Ort anfängt zu arbeiten. Diese Orte werden **Origins of Replication (ORI)** genannt – beim Bakteriengenom reicht oft nur ein einzelner ORI (➤ Abb. 3.3).

Das Enzym, das die DNA repliziert, heißt **DNA-Polymerase.** Im Gegensatz zur RNA-Polymerase ist sie aber nicht in der Lage, den DNA-Doppelstrang zu entwinden, besitzt also keine Helicase-Aktivität. Glücklicherweise gibt es aber ein anderes Enzym, das die DNA-Stränge trennen kann, und es heißt passenderweise … **DNA-Helicase.** Dieses Enzym trennt nun also die Stränge wie einen Reißverschluss. Aufgrund des Aussehens der teilweise getrennten Stränge spricht man auch von **Replikationsgabeln.** Damit die Einzelstränge nicht wieder spontan Wasserstoffbrückenbindungen zueinander ausbilden und sich zusammenlagern (der Fachbegriff dafür lautet **„Hybridisierung“** bzw. **„Annealing“),** gibt es Proteine, die **Single-Stranded Binding Proteins** genannt werden, und die getrennten Stränge stabilisieren.

Es gibt noch einen weiteren Unterschied zwischen DNA- und RNA-Polymerase. Während die RNA-Polymerase sofort anfangen kann, Nucleotide zu einem RNA-Molekül zu verknüpfen, benötigt die DNA-Polymerase eine kurze **RNA-Sequenz (Primer),** um daran anzuknüpfen. Das Enzym, das die Primer synthetisiert, trägt beim Prokaryoten den treffenden Namen **Primase.** Beim Eukaryoten übernimmt die **DNA-Polymerase** α die Synthese der Primer.

Nun gibt es ein kleines Problem: Die Helicase läuft den Doppelstrang in eine Richtung ab und trennt ihn dabei auf. Die DNA-Polymerase kann aber die Nucleotide, wie die RNA-Polymerase auch, nur von 5’ nach 3’ verknüpfen. Entsprechend kann sie nur an einem Strang der Helicase folgen und kontinuierlich

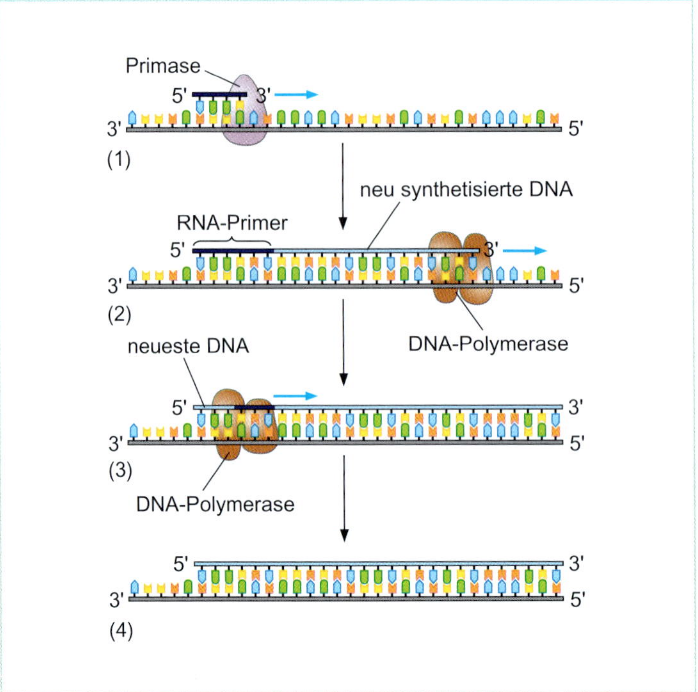

Abb. 3.3 Beginn der DNA-Replikation [L253]:
(1) Die Replikation startet mit einem RNA-Primer.
(2) Eine DNA-Polymerase verknüpft DNA-Nucleotide in 5'-3'-Richtung.
(3) Eine andere DNA-Polymerase ersetzt den Primer durch DNA.
(4) Die DNA, die am Ort des ehemaligen Primers sitzt, wird mit dem Rest der neusynthetisierten DNA verbunden und das neue Molekül ist fertig.

Nucleotide aneinanderhängen. Den Strang, an dem diese kontinuierliche DNA-Synthese erfolgt, bezeichnet man als **Leitstrang** (➢ Abb. 3.4).

Am anderen Strang, dem **Folgestrang,** ist die Sache nicht ganz so einfach: Die DNA-Polymerase kann auch hier nur von 5' nach 3' arbeiten und läuft entgegengesetzt zur Helicase. Folglich stößt sie ziemlich bald auf den noch nicht getrennten DNA-Doppelstrang und kann nicht weiterarbeiten. Die Lösung: Sobald die Helicase weitergewandert ist, wird dort ein Primer synthetisiert und die DNA-Polymerase verbindet so lange Nucleotide, bis sie auf das Fragment trifft, das sie davor synthetisiert hat.

Es entstehen also lauter Fragmente aus DNA, die von den RNA-Primern unterbrochen sind. Man bezeichnet sie auch als **Okazaki-Fragmente.** Beim Eukaryoten sind die Okazaki-Fragmente zwischen 1000 und 2000 Nucleotide lang, beim Prokaryoten sind sie kürzer. Zum Abschluss der Replikation werden die Primer entfernt und durch DNA ersetzt. Nun müssen noch sämtliche Fragmente verbunden werden, was Aufgabe der **DNA-Ligase** ist (➢ Abb. 3.4).

Die neu synthetisierten Doppelstränge bestehen also zu einer Hälfte aus neu synthetisierter DNA, zur anderen Hälfte aus dem alten Strang, der bei der Replikation als Matrize gedient hat. Man bezeichnet den Replikationsmechanismus deshalb auch als **semikonservativ.**

3.2.1 Polymerase-Kettenreaktion (PCR)

Stellt euch vor, ihr seid Forscher und wollt ein Experiment machen, für das ihr große Mengen eines Gens aus bestimmten Zellen benötigt. Ihr könntet nun warten, bis sich die Zellen soweit vermehren, dass durch Replikation genug Kopien des Gens entstanden sind. Dabei entstehen natürlich nicht nur Kopien des Gens, für das ihr euch interessiert, sondern das gesamte Genom wird vervielfältigt. Es wäre also viel praktischer, wenn ihr nur das Gen vermehren (**amplifizieren**) würdet, an dem ihr auch interessiert seid. Und noch praktischer wäre es, wenn ihr das ganze innerhalb von Stunden machen könntet und nicht tagelang warten müsstet.

Dafür gibt es die **Polymerase Chain Reaction (PCR)** (➢ Abb. 3.5), die wie folgt abläuft:

1. Ihr braucht eine kleine Menge der DNA der Zellen, die ihr untersuchen wollt. Die DNA wird auf rund 95 °C erhitzt, sodass die Wasserstoffbrücken, die den DNA-Doppelstrang zusammenhalten, gelöst werden. Diesen Prozess bezeichnet man als **Denaturierung**.
2. Nun braucht es Primer, die euer Gen binden können. Da dieses Binden aber bei 95 °C unmöglich ist, wird das Ganze auf rund 60 °C abgekühlt, damit es zum **Annealing** der Primer kommt.

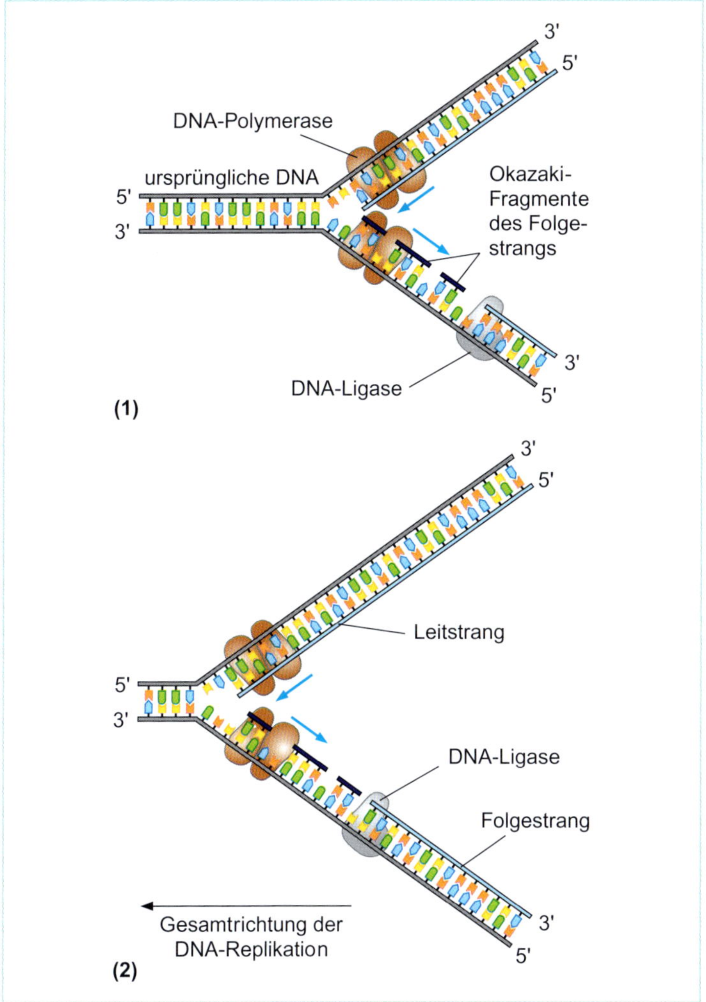

Abb. 3.4 Replikation der DNA am Leit- und Folgestrang:
(1) Die DNA-Polymerase verlängert den neuen Strang in 5'-3'-Richtung; der Leitstrang wird dabei durchgehend synthetisiert. Am Folgestrang werden die Okazaki-Fragmente in 5'-3'-Richtung synthetisiert und (2) im Anschluss durch die Ligase verbunden. [L253]

3. Eine hitzestabile DNA-Polymerase fängt ausgehend von den Primern an, freie Nucleotide (die müsst ihr natürlich vorher zu eurer DNA gegeben haben) zu einem komplementären Strang zu verknüpfen. Diese **Elongation** kann bei ca. 70 °C stattfinden, da die verwendeten Polymerasen aus Bakterien stammen, die in der Nähe von heißen Quellen leben, und die bei diesen Temperaturen ideal arbeiten.

VERSTÄNDNIS+ Der Begriff Primer ist hier etwas irreführend, denn es handelt sich nicht wie bei der Replikation um kurze RNA-,
sondern um kurze DNA-Sequenzen aus ca. 10–20 Nucleotiden. Diese können synthetisch hergestellt werden und überstehen die Denaturierung.

Nun wurde die DNA bzw. euer Zielgen verdoppelt. Nach einem weiteren Zyklus habt ihr schon vier Kopien, danach acht usw. Die Zahl der Kopien wächst also **exponentiell.** Wenn ihr nicht nur ein Zielgen, sondern die gesamte DNA vervielfältigen wollt, müsst ihr lediglich Primer verwenden, die unspezifisch im gesamten Genom binden.

3.2.2 Telomere, Telomerase und Reverse Transkriptase

Ihr habt bereits von den **Telomeren** gehört. Bei den Telomeren handelt es sich um repetitive DNA an den Enden der Chromosomen, die die „wichtigen" Bestandteile des Genoms schützt. Warum ist das notwendig? Wie wir wissen, benötigen die DNA-Polymerasen ein freies 3'-OH-Ende (entweder von einem Primer oder von bestehender DNA), um weiter Nucleotide anzuknüpfen. Wir wissen auch, dass bei der Replikation am Folgestrang mit Primern gearbeitet wird. Stellen wir uns nun das 5'-Ende der Kopie des Folge-

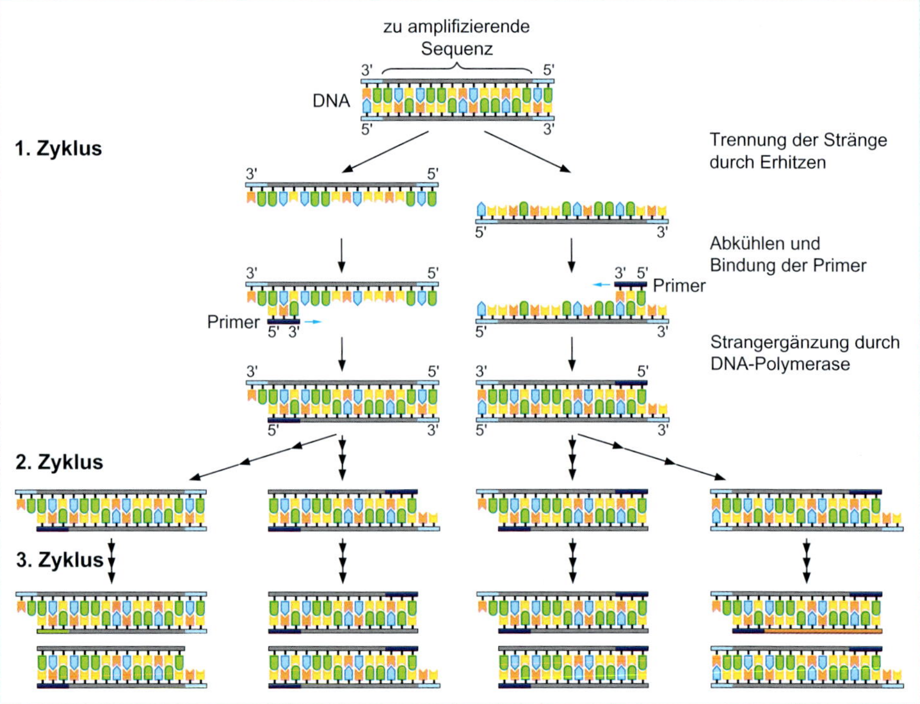

Abb. 3.5 Schema einer PCR [L253]

strangs vor. An dieser Stelle muss ein Primer sitzen, damit die DNA-Polymerase arbeiten kann. Da Primer aber aus RNA bestehen, muss dieser noch entfernt und durch DNA ersetzt werden. Wird der Primer entfernt, ist aber nur ein 5'-Ende an der neu synthetisierten DNA vorhanden, sodass die DNA-Polymerase die entstehende Lücke nicht auffüllen kann. Folglich entstehen bei jeder Replikation Kopien, die um ein paar Basenpaare kürzer sind als die Matrizen (> Abb. 3.6). Solange diese Verkürzung nur die Telomere betrifft, ist das kein Problem. Wenn die Telomere aber eine kritische Länge unterschreiten, sodass die codierende DNA beschädigt werden könnte, geht die Zelle in der Regel in die Apoptose. Die Lebensdauer einer Zelle ist sozusagen in der Länge ihrer Telomere vorprogrammiert.

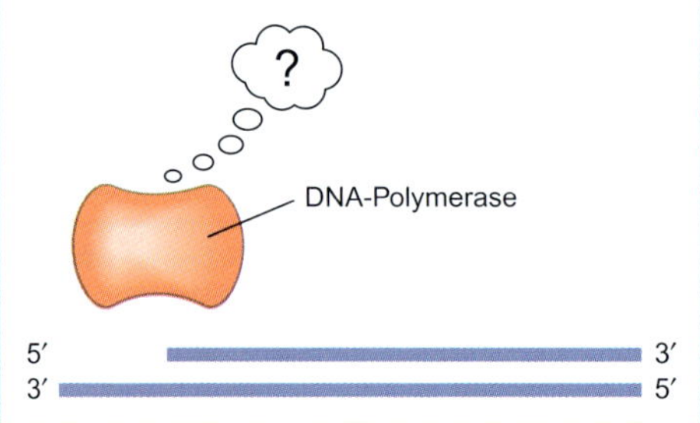

Abb. 3.6 Das Problem der Replikation: Am 5'-Ende der Kopie des Folgestrangs hat die DNA-Polymerase nach Entfernung des Primers keine 3'-OH-Gruppe, an der sie anknüpfen kann, um das letzte DNA-Stück zu synthetisieren. Die Folge: Die Kopie ist kürzer als das Original. [L253]

Was ist mit Zellen, die in der Lage sein müssen, sich sehr oft zu teilen, wie denen des Knochenmarks? In diesen Zellen ist ein Enzym namens **Telomerase** aktiv, das die Telomere verlängern kann. Die Telomerase besteht aus einem **Protein**- und einem **RNA-Anteil.** Die RNA der Telomerase enthält eine Sequenz, die komplementär zu der der Telomere ist. Die Telomerase nutzt sie als Matrize und kann auf diese Weise die Telomere synthetisieren bzw. verlängern. Sie schreibt also gewissermaßen von sich selbst ab. Da die Telomerase RNA als Matrize verwendet und DNA herstellt, bezeichnet man sie auch als **RNA-abhängige DNA-Polymerase oder Reverse Transkriptase (RT).**

VERSTÄNDNIS+ RNA-abhängige DNA-Polymerasen nutzen RNA als Vorlage und synthetisieren DNA. Unsere DNA-Polymerasen aus der Replikation sind **DNA-abhängige DNA-Polymerasen,** denn sie nutzen DNA als Matrize, um DNA zu synthetisieren. Wie schaut es mit den Enzymen aus, die unsere mRNAs erstellen? Es sind **DNA-abhängige RNA-Polymerasen.**

Auch in Krebszellen ist die Telomerase aktiv, ansonsten wäre es ihnen nicht möglich, sich so oft zu teilen.

Notizen

3.2.3 DNA-Polymerasen

An der Replikation der DNA sind bei Pro- und Eukaryoten unterschiedliche Enzyme beteiligt. Ein Beispiel ist die Existenz einer **Primase** im Komplex mit der Helicase bei Prokaryoten, wohingegen sie bei Eukaryoten Teil der DNA-Polymerase α ist. Um die Verwirrung noch zu steigern, verfügen auch Prokaryoten über mehrere DNA-Polymerasen, von denen aber nur eine vorwiegend an der DNA-Synthese beteiligt ist. In der folgenden Tabelle erhaltet ihr deshalb einen Überblick über einige der relevanten DNA-Polymerasen. Das bedeutet aber nicht, dass ihr diese Informationen im Detail für eure Klausur parat haben müsst, denn die Funktionen der Enzyme zeigen Überschneidungen und werden gerade bei Eukaryoten noch kontrovers diskutiert.

VERSTÄNDNIS+ Verwechselt bitte nicht die drei **DNA-Polymerasen der Prokaryoten** mit den **RNA-Polymerasen beim Menschen** (die werden schließlich auch durchnummeriert)!

3.2.4 DNA-Reparatur

Bei der Replikation der drei Milliarden Basenpaare unseres Genoms kann natürlich auch der eine oder andere Fehler passieren. Damit aber nicht mit jeder Verdopplung der DNA eine minderwertige Kopie entsteht, besitzen bereits die DNA-Polymerasen die Fähigkeit zum **Korrekturlesen** und beseitigen zumindest einige ihrer Fehler (➤ Tab. 3.2).

Tab. 3.2 DNA-Polymerasen

Prokaryoten	Eukaryoten
DNA-Polymerase I	DNA-Polymerase α (Primersynthese)
DNA-Polymerase II	DNA-Polymerase β
DNA-Polymerase III (Replikation)	DNA-Polymerase γ (DNA-Synthese in Mitochondrien)
	DNA-Polymerase δ
	DNA-Polymerase □

Es gibt aber noch eine Vielzahl anderer Reparaturmechanismen. Grundsätzlich ist es für die Zelle natürlich günstig, wenn nur ein Strang Schaden genommen hat, sodass das Reparaturenzym den anderen als Matrize nutzen kann. Das heißt aber nicht, dass die Zelle keine Möglichkeit hat auf einen Doppelstrangbruch zu reagieren. Das Risiko, dass die DNA einen bleibenden Schaden davonträgt ist dann allerdings höher.

Ein gern gefragtes Prinzip ist das der **Exzisionsreparatur** bei Einzelstrangbrüchen:

1. Die veränderte/falsche Base oder gleich das gesamte Nucleotid wird entfernt. Teilweise lassen die Enzyme einen Sicherheitsabstand und schneiden gleich benachbarte Basen mit heraus.
2. Eine DNA-Polymerase synthetisiert die Sequenz neu und nutzt dafür den unbeschädigten Strang als Matrize.
3. Eine DNA-Ligase verbindet das neu synthetisierte Fragment mit dem restlichen Strang (➤ Abb. 3.7).

Der genaue Reparaturmechanismus ist dabei sehr variabel. Manche Enzyme erkennen Änderungen in der Konformation, also Verformungen des DNA-Strangs, die durch falsche Basen verursacht werden. Andere erkennen Basen, die in der DNA nicht vorkommen, oder gleichen die Informationen der beiden Stränge miteinander ab. Auch der Reparaturmechanismus selbst ist nicht immer gleich: Bei der **Basenexzisionsreparatur** werden nur Basen, bei der **Nucleotidexzisionsreparatur** gesamte Nucleotide entfernt. Eventuell müsst ihr euch im Rahmen der Biochemie detaillierter mit diesem Thema befassen, für die Biologie sollten diese Informationen aber genügen.

Übrigens: Ihr seht, wie wichtig die DNA-Ligase für die Replikation und Reparatur unserer DNA ist. Haben Patienten Probleme, funktionstüchtige DNA-Ligase zu bilden (etwa durch eine Mutation), spricht man von DNA Ligase I Deficiency. Betroffene Personen fallen durch eine Immunschwäche und erhöhte Sensibilität gegenüber Mutagenen auf.

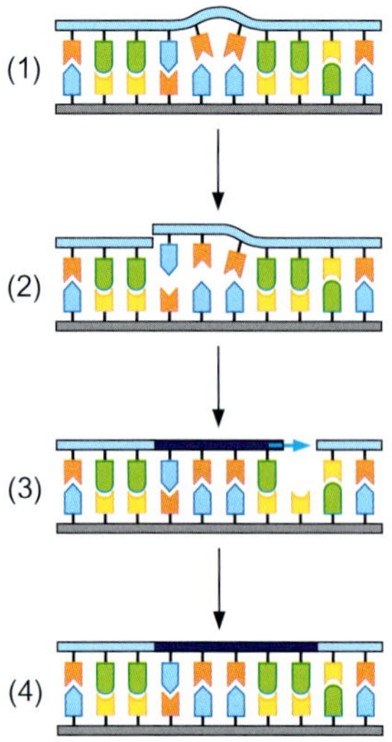

Abb. 3.7 Exzisionsreparatur [L253]:
(1) Der Schaden wird erkannt.
(2) Die Nucleotide werden entfernt.
(3) Eine neue komplementäre Nucleotidsequenz wird synthetisiert.
(4) Eine DNA-Ligase verbindet die neue Sequenz mit dem restlichen Strang.

3.3 Mitose

Nachdem die DNA repliziert und in der G2-Phase für fehlerfrei befunden wurde, kommt es im Anschluss zur Zellteilung, mit der wir uns nun genauer befassen wollen.

Im Fokus steht dabei zunächst die Teilung des Nucleus und danach werfen wir einen Blick auf die Teilung der gesamten Zelle **(Zytokinese).**

EPISCHE ESELSBRÜCKE Prägt euch am besten schon mal die Namen der Mitosephasen in der richtigen Reihenfolge ein:
- **I** **p**ass **m**y **a**natomy **t**est!
- **I**nterphase, **P**rophase, **M**etaphase, **A**naphase, **T**elophase

Die **Interphase** gehört dabei nicht zur eigentlichen Mitose (sie kommt davor und danach), macht aber die Eselsbrücke möglich.

3.3.1 Prophase

Um euch zu merken, was in der Mitose passiert, müsst ihr euch fragen: Was würdet ihr tun, wenn ihr die Zelle wärt und euch teilen müsstet?
Das Folgende passiert in der **Prophase** (➤ Abb. 3.8) der Mitose:
- **Verdichtung der Chromosomen**: Nur wenn die DNA kondensiert, kann sie gut zu den Zellpolen gezogen werden!
- **Teilung der Zentriolen:** Wenn beide Zentriolen zusammen irgendwo im Zytoplasma herumschwimmen, sind sie bei der Kernteilung keine große Hilfe. Deshalb wandern sie als erstes zu den Zellpolen.
- **Auflösung des Nucleolus:** Der Nucleolus „verschwindet" im Rahmen der Prophase. Er wird erst wieder wichtig, wenn die Tochterzellen entstanden sind und neue Proteine synthetisieren wollen.

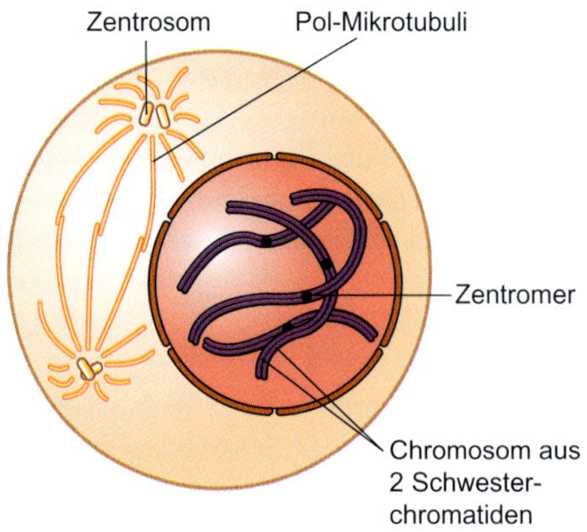

Abb. 3.8 Mitose – Prophase [L253]

3.3.2 Prometaphase

Viele Lehrbücher unterscheiden zwischen Pro- und Metaphase noch eine **Prometaphase** (➤ Abb. 3.9). Dabei werden die Vorgänge, die in der Prophase begonnen wurden, weitergeführt:

- Von den Zentriolen ausgehend entsteht die **Mitosespindel**.
- Die Kernmembran löst sich auf (sonst könnte der Spindelapparat schließlich nicht an die Chromosomen binden).

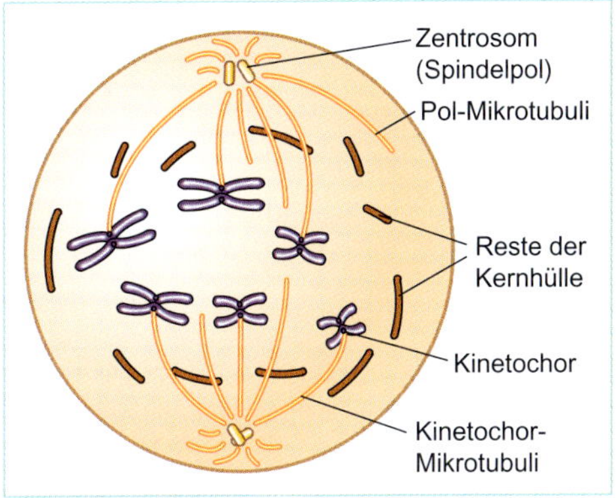

Abb. 3.9 Mitose – Prometaphase [L253]

3.3.3 Metaphase

In der **Metaphase** (➤ Abb. 3.10) sind die Vorbereitungen abgeschlossen:

- Die Zentriolen sind an den Zellpolen angelangt, der Spindelapparat ist fertig ausgebildet und mit den Kinetochoren der maximal kondensierten Chromosomen verbunden.
- Die Chromosomen ordnen sich in einer Form an, die man **Metaphasenplatte** nennt. Ihr seht: Diese Anordnung ist ideal, um die Schwesterchromatiden der einzelnen Chromosomen zu trennen.

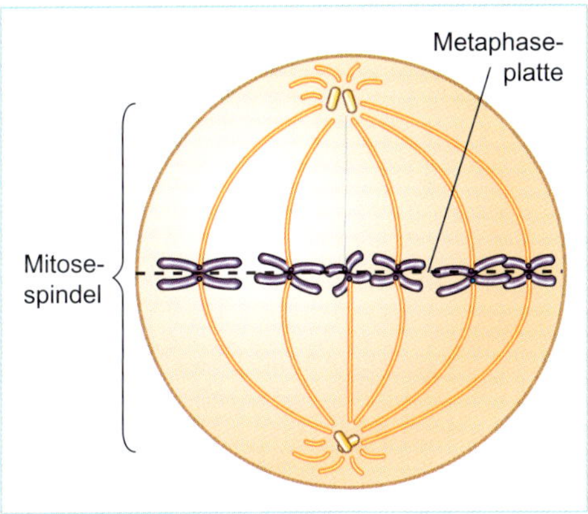

Abb. 3.10 Mitose – Metaphase [L253]

3.3.4 Anaphase

In der **Anaphase** (➤ Abb. 3.11) geht es jetzt richtig los:

- Die Chromosomen werden an den **Zentromeren** getrennt, sodass die beiden Chromatiden (die ja identische Informationen enthalten) zu den Zellpolen gezogen werden können.
- Die Bewegung der Chromosomen zu den Zellpolen ist eine Kombination aus der Verkürzung der Mikrotubuli der Mitosespindel und der Arbeit der Motorproteine am Kinetochor. Andere Mikrotubuli werden dagegen verlängert und verschoben, sodass sie auf diese Weise dafür sorgen, dass sich die Zellpole weiter voneinander entfernen.

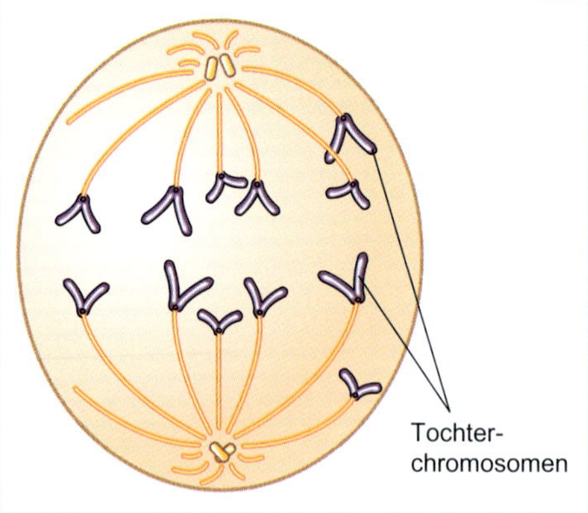

Abb. 3.11 Mitose – Anaphase [L253]

3.3.5 Telophase

In der **Telophase** gilt es nun, die Tochterzellen einsatzbereit zu machen (> Abb. 3.12). Die DNA muss geschützt werden und die Zelle beginnt mit den Vorbereitungen, um die Proteinbiosynthese wieder aufnehmen zu können:

- Die Mitosespindel löst sich auf.
- Die Kernhüllen setzen sich wieder zusammen.
- Die Chromosomen dekondensieren, denn an stark verdichteter DNA können die Enzyme (z. B. die RNA-Polymerasen) natürlich nicht arbeiten.
- Der Nucleolus formiert sich wieder: Die Zelle braucht neue rRNA für ihre Ribosomen.

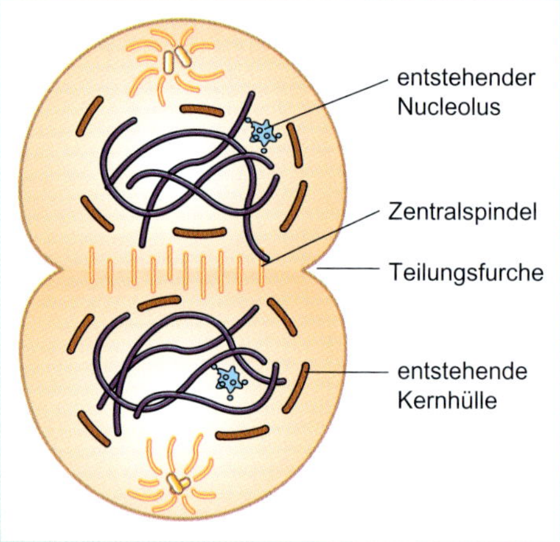

Abb. 3.12 Mitose – Telophase [L253]

3.3.6 Zytokinese

Bisher haben wir uns auf die Teilung des Kerns beschränkt, aber jetzt ist es Zeit einen Blick auf die **Zytokinese,** die Teilung des Zytoplasmas, zu werfen.

VERSTÄNDNIS⁺ Die Zytokinese ist nicht etwa ein weiterer Schritt der Mitose, sondern beginnt bereits in der Telophase. Schließlich will man den Zeitraum, in dem sich die Zelle mit der Teilung beschäftigt und keine Proteine synthetisieren kann, möglichst kurz halten.

Um die Zelle zu teilen, bildet sich ungefähr dort, wo vorher die Metaphasenplatte war, ein kontraktiler Ring. Wann immer in der Zellbiologie von **„kontraktil"** die Rede ist, kann man darauf wetten, dass Aktin- und Myosin-Filamente beteiligt sind – so auch bei der Zytokinese.

Diese Filamente gleiten nun aneinander vorbei, sodass eine Furche entsteht, die immer tiefer wird, bis sich die zwei Tochterzellen voneinander abschnüren.

3.4 Meiose

Euch ist sicherlich aufgefallen, dass die Zellen während der Mitose dauerhaft einen diploiden Chromosomensatz (2n) beibehalten. Und wie wir wissen, müssen zwei Zellen, Spermium und Eizelle, miteinander verschmelzen, damit der Mensch Nachkommen hervorbringen kann. Wenn nun zwei diploide Zellen miteinander verschmelzen, wären diese Nachkommen plötzlich **tetraploid.** Deren Nachkommen wären dann **oktaploid** usw. bis wir unter der immer größer werdenden Masse unseres Erbguts zerquetscht würden.

Damit uns dieses Schicksal erspart bleibt, entstehen in den Hoden und Eierstöcken des Menschen aus diploiden Zellen die **haploiden Keimzellen (Gameten),** also Eizellen und Spermien. Verschmelzen diese bei der Befruchtung, entsteht wieder eine diploide Zelle **(Zygote),** aus der sich der neue Mensch entwickelt. Die Erzeugung dieser Keimzellen ist Aufgabe der **Meiose,** die natürlich nur in den genannten Geweben stattfindet (➤ Abb. 3.13).

Vor der Meiose kommt es ebenfalls zur Verdopplung der DNA (der DNA-Gehalt ist also **2n4c),** sodass die Ausgangssituation quasi die gleiche wie zu Beginn der Mitose ist.

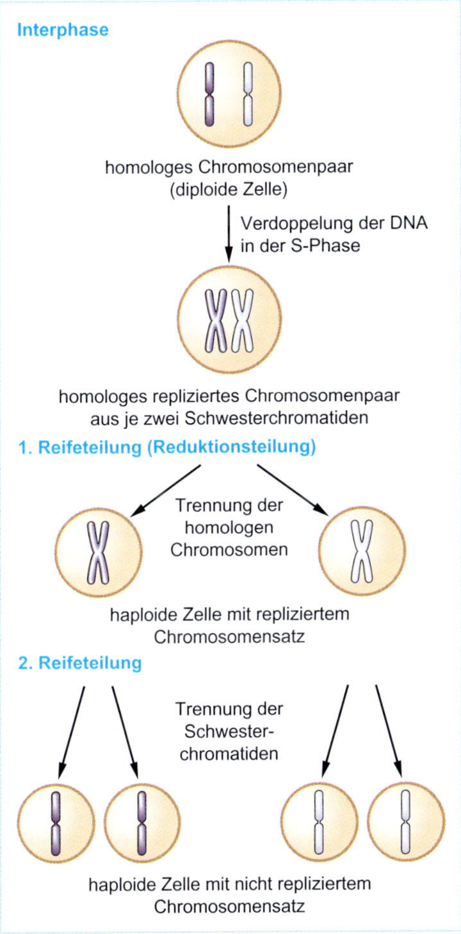

Abb. 3.13 Prinzip der Meiose [L253]

3.4.1 1. Reifeteilung

Der erste Teil der Meiose unterscheidet sich deutlich von der Mitose. Bevor wir uns in Details verlieren, solltet ihr euch schon mal die wichtigste Take-Home Message einprägen:

In der 1. Reifeteilung werden die Chromatiden nicht getrennt, sondern die Chromosomen werden als Ganzes zu den Zellpolen gezogen. Der DNA-Gehalt der Tochterzellen beträgt **1n2c.**

1. **Prophase I:** Die Prophase I der 1. Reifeteilung (➤ Abb. 3.14) ist vergleichsweise komplex.
   Wie bei der Mitose auch kommt es zunächst zur Verdichtung der DNA. Nun passiert aber etwas Seltsames: Die homologen Chromosomen lagern sich zusammen, sodass nun plötzlich nicht mehr 46 2-Chromatid-Chromosomen vorliegen, sondern 23 **Bivalente** bzw. **Tetraden,** also Strukturen aus vier Chromatiden. Die Chromosomen sind dabei durch den sogenannten **Synaptonemalkomplex**

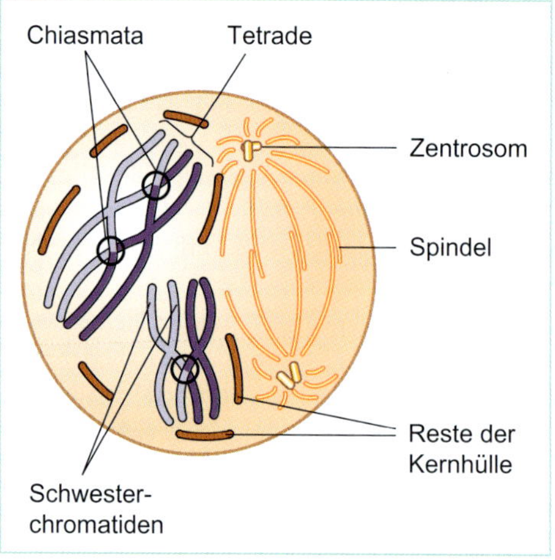

Abb. 3.14 Meiose – Prophase I [L253]

verbunden. Im Rahmen dieser Anordnung kann es sogar dazu kommen, dass die Chromosomen eines Paares Teile ihrer Erbinformation austauschen, was als **Crossing Over** bezeichnet wird. Die Überkreuzung der Chromatiden wird als **Chiasma** bezeichnet.

VERSTÄNDNIS+ Inwiefern ist ein Austausch von genetischer Information zwischen den homologen Chromosomen sinnvoll? Zur Erinnerung: Ein homologes Chromosomenpaar besteht aus einem mütterlichen und einem väterlichen Chromosom. Indem man Elemente von beiden Chromosomen miteinander mischt, entstehen neue Chromosomen, die Komponenten von beiden Elternteilen enthalten. Auf diese Weise entstehen neue Kombinationen von Merkmalen und die **genetische Vielfalt** steigt, was für das Überleben einer Spezies wichtig ist. Übrigens: Manche Gene liegen aber so eng beieinander, dass sie in der Regel gemeinsam vererbt und nicht durch Crossing Over getrennt werden. Man spricht von **Kopplungsgruppen.**

Im Anschluss gibt es einen Unterschied zwischen **Oogenese** (der Bildung der Eizellen) und **Spermatogenese** (der Bildung der Spermien): Die Bildung der Eizellen kann nach dem Crossing Over in ein Ruhestadium eintreten, indem die Eizellvorläufer solange verharren, bis sie benötigt werden. Die Entstehung der Spermien läuft dagegen weiter.
Zum Abschluss der Prophase I löst sich, wie bei der Mitose, die Kernmembran auf und der Nucleolus verschwindet.

2. **Metaphase I:** Wie bei der Mitose ordnen sich die Chromosomen in der Metaphasenplatte an und die Mikrotubuli der Mitosespindel binden an die Kinetochore (➤ Abb. 3.15).
3. **Anaphase I:** In der Anaphase kommt es zu einem weiteren wichtigen Unterschied zur normalen Mitose (➤ Abb. 3.16). Es findet nämlich keine Trennung der Chromatiden eines Chromosoms am Zentromer statt, sondern die **homologen Chromosomenpaare** werden getrennt. Beispielsweise wird die väterliche Version von Chromosom 19 zu einen Zellpol, und die mütterliche Version zum anderen Zellpol gezogen. Jedes Chromosom besteht also immer noch aus zwei Chromatiden, aber jede Tochterzelle erhält eben nur 23 statt 46 Chromosomen. Die Verteilung der Chromosomen auf die Tochterzellen erfolgt zufällig, sodass die Zelle, die das mütterliche Chromosom 19 erhalten hat, sowohl das mütterliche als auch das väterliche Chromosom 20 bekommen kann. Da der Chromosomensatz der Tochterzellen nur noch **haploid** ist, bezeichnet man die 1. Reifeteilung auch als **Reduktionsteilung.**

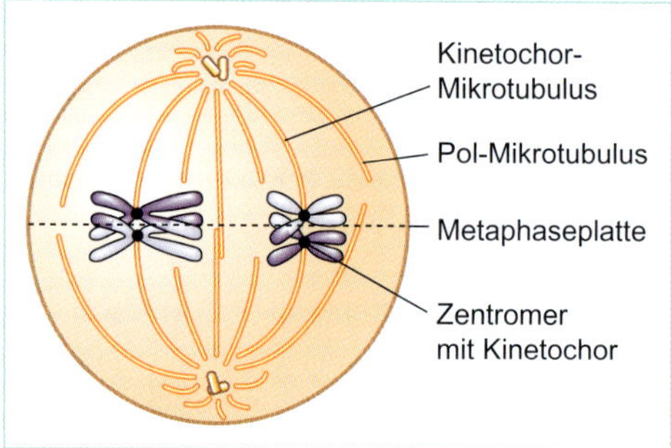

Abb. 3.15 Meiose – Metaphase I [L253]

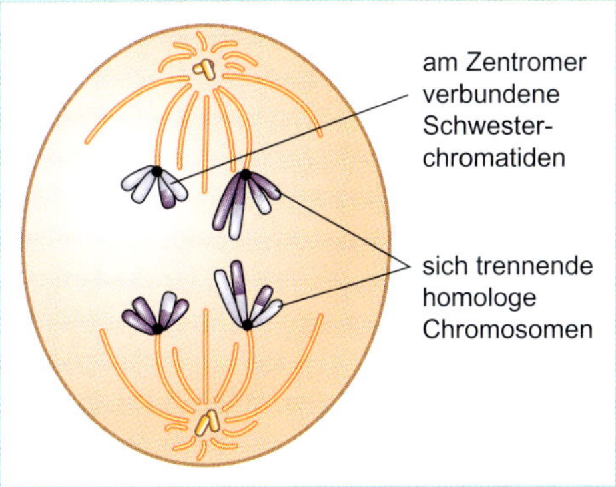

Abb. 3.16 Meiose – Anaphase I [L253]

Während der 1. Reifeteilung **bleiben die Schwesterchromatiden zusammen**!

4. **Telophase I:** Wie in der Mitose setzt sich die Kernhülle wieder zusammen (➢ Abb. 3.17). Parallel dazu kommt es zur **Zytokinese,** sodass sich die zwei Tochterzellen trennen.

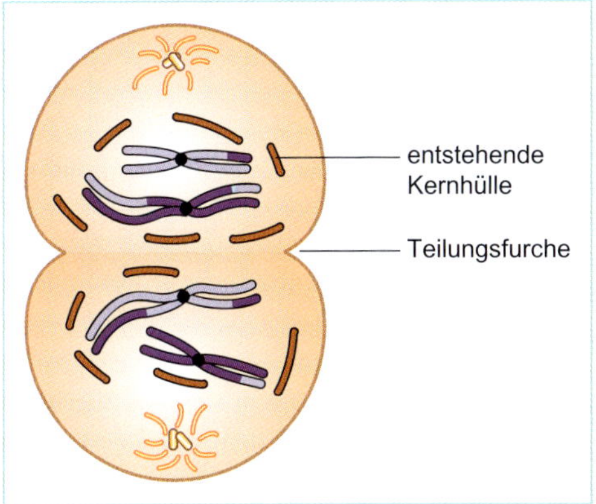

Abb. 3.17 Meiose – Telophase I [L253]

3.4.2 2. Reifeteilung

Auf die 1. Reifeteilung folgt die 2. Reifeteilung, ohne dass die DNA noch einmal verdoppelt wird. Die 2. Reifeteilung läuft dabei genauso ab wie eine normale Mitose (➢ Abb. 3.18, ➢ Abb. 3.19, ➢ Abb. 3.20, ➢ Abb. 3.21; nur eben mit 23 2-Chromatid-Chromosomen und nicht 46). In der Anaphase werden die

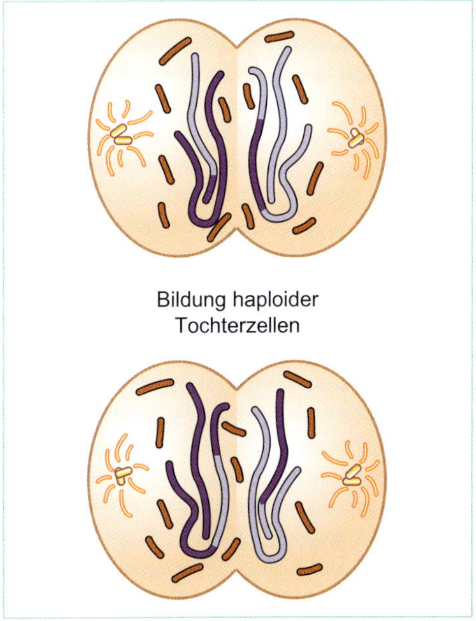

Abb. 3.18 Meiose – Telophase II [L253]

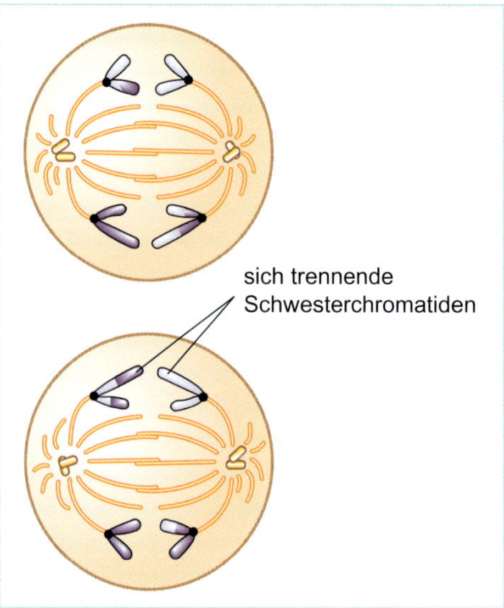

Abb. 3.19 Meiose – Anaphase II [L253]

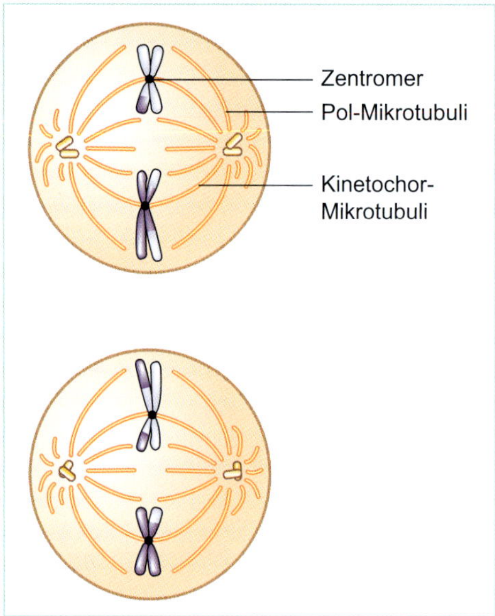

Abb. 3.20 Meiose – Metaphase II [L253]

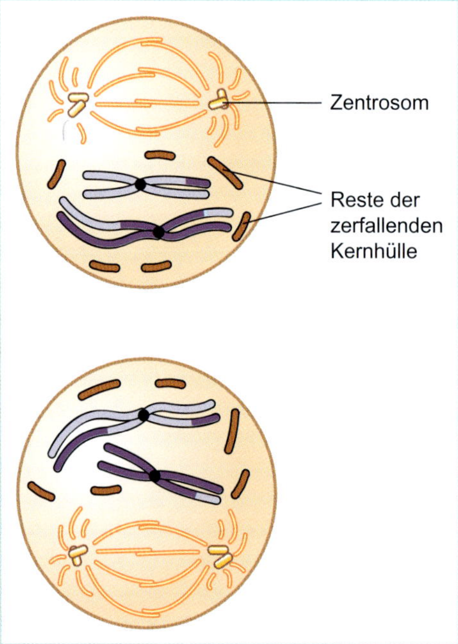

Abb. 3.21 Meiose – Prophase II [L253]

Schwesterchromatiden getrennt und die entstehenden Tochterzellen haben den DNA-Gehalt **1n1c.** Nach der 2. Reifeteilung, die auch **Äquationsteilung** genannt wird, ist die Meiose abgeschlossen. Wir wollen nun noch auf einige Unterschiede zwischen Spermato- und Oogenese eingehen. Die Erzeugung der Keimzellen im Allgemeinen wird übrigens **Gametogenese** genannt

3.4.3 Oogenese

Die Zellen, aus denen die Eizellen entstehen, heißen **Oozyten 1. Ordnung.** Die Reifeteilung sämtlicher Oozyten 1. Ordnung beginnt zwar schon in der Embryonalzeit, wird aber direkt in der **Prophase** angehalten (Diktyotän). Mit der Pubertät dürfen dann einige Eizellen weitermachen und treten als **Oozyte 2. Ordnung** in die 2. Reifeteilung ein. Die 2. Reifeteilung wird ebenfalls angehalten (diesmal aber in der **Metaphase**) und erst **nach der Befruchtung** vollendet. Entsprechend durchlaufen nur sehr wenige Eizellen tatsächlich die komplette Meiose (➢ Abb. 3.22).

Eine weitere Besonderheit der Oogenese: Normalerweise müssten aus einer Zelle bei zwei Reifeteilungen vier Zellen entstehen. Bei der Oogenese entsteht jedoch nur eine Zelle. Die übrigen drei Tochterzellen degenerieren und werden zu **Polkörpern.**

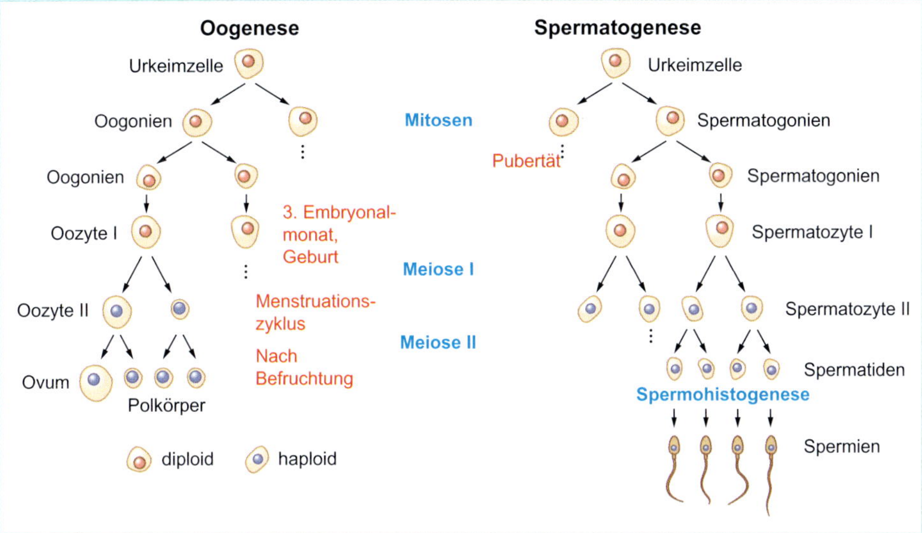

Abb. 3.22 Schematischer Ablauf von Oogenese und Spermatogenese [L253]

3.4.4 Spermatogenese

Die Zellen, die in die Spermatogenese eintreten, heißen, analog zur Oogenese, **Spermatozyten 1. Ordnung.** Die Produkte der 1. Reifeteilung werden **Spermatozyten 2. Ordnung** genannt, denn sie treten in die 2. Reifeteilung ein. Anders als bei der Oogenese entstehen aus einem Spermatozyten 1. Ordnung tatsächlich **vier Spermatiden** (➢ Abb. 3.22).

> **DEFINITION** Sind Spermatiden und Spermien das Gleiche? Nein, die Spermatiden reifen in den Hoden zu Spermien heran.

Die wichtigsten Strukturen der reifen Spermien solltet ihr kennen:

- **Kopf:** Der Kopf des Spermiums enthält den haploiden Chromosomensatz und das **Akrosom** (eine Art Lysosom), das das Durchdringen der **Zona pellucida** der Eizelle ermöglicht.
- **Mittelstück:** Im Mittelstück finden sich viele **Mitochondrien**, die ATP produzieren und so den Energiebedarf für die Fortbewegung des Spermiums decken.
- **Schwanzteil:** Im Schwanz des Spermiums finden sich **Mikrotubuli**, die dessen Fortbewegung ermöglichen.

Die Reifung der Spermien endet übrigens erst im weiblichen Genitaltrakt mit einem Vorgang, der **Kapazitation** genannt wird. Bei diesem Prozess wird der Glykoproteinüberzug vom Kopf entfernt und einige Proteine werden aktiviert, was die Verschmelzung von Ei- und Samenzelle ermöglicht.

Zum Abschluss noch ein zumindest im Studium schon einmal gefragter Fakt: Tritt während der Bildung der Keimzellen eine Mutation auf, betrifft diese nur die Nachkommen dieser Vorläuferzelle und nicht zwingend alle fertigen Keimzellen. Es entsteht ein sogenanntes **Keimzellmosaik** aus mutierten und nicht-mutierten Keimzellen.

3.5 Chromosomenaberrationen

Wie überall in der Natur, kann auch bei der Meiose etwas schief laufen. Probleme bei der Meiose können z. B. dazu führen, dass die Nachkommen, die aus fehlerhaften Eizellen/Spermien hervorgehen, nicht 23 Chromosomenpaare besitzen, sondern dass von manchen Chromosomen mehr oder weniger Kopien vorhanden sind. Besitzt eine Zelle einen normalen diploiden Chromosomensatz (23 homologe Chromosomenpaare), bezeichnet man sie als **euploid.** Gibt es in einer Zelle zu wenige oder zu viele Chromosomen, spricht man von einer **Aneuploidie** oder **numerischen Chromosomenaberration.** Schäden und Veränderungen an den Chromosomen selbst werden als **strukturelle Chromosomenaberrationen** bezeichnet.

3.5.1 Non-Disjunction

Eine häufige Ursache für Aneuploidien stellen **Non-Disjunctions,** also Fehl- oder Nichttrennungen der Chromosomen, während der Meiose dar.

Diese Nichttrennungen können prinzipiell bei beiden meiotischen Teilungen auftreten und sowohl Spermato- als auch Oogenese betreffen. Entweder schaffen es in der ersten meiotischen Teilung die homologen Chromosomen nicht, sich nach dem Crossing Over zu trennen und zu unterschiedlichen Zellpolen zu wandern, oder es kommt nicht zur Trennung der Schwesterchromatiden im Rahmen der zweiten meiotischen Teilung. Das Ganze ist soweit eigentlich einfach, aber man darf sich nicht verwirren lassen:

- Eine Non-Disjunction von zwei X-Chromosomen ist während der ersten meiotischen Teilung beim Mann unmöglich, denn der Mann besitzt schließlich nur ein X-Chromosom. Bei der zweiten meiotischen Teilung können allerdings, wie bei der Frau auch, beide Schwesterchromatiden des X-Chromosoms getrennt werden.
- Die Non-Disjunction von zwei Y-Chromosomen ist dagegen nur beim Mann möglich und zwar nur während der zweiten meiotischen Teilung. Denn nur dort werden beim Mann die zwei Schwesterchromatiden des Y-Chromosoms getrennt.

3.5.2 Numerische Chromosomenaberrationen

Im Zuge einer Non-Disjunction kommt es nun also zu einer Aneuploidie. Viele Aneuploidien sind dabei nicht mit dem Leben vereinbar, sodass für diese Erkrankungen gar kein Phänotyp beschrieben ist. Eine wichtige Trisomie kennt ihr mit Sicherheit: Das Down-Syndrom – die Trisomie 21.

DEFINITION Kann eine numerische Chromosomenaberration auch nur einen Teil der Körperzellen betreffen? Ja, das ist möglich, allerdings nicht, wenn die ursächliche Non-Disjunction während der Meiose stattfindet. Stattdessen muss bei einer der ersten Teilungen nach dem Verschmelzen von Spermium und Eizelle zur Zygote etwas schiefgehen. Die Nachkommen der Zelle mit der Aneuploidie haben dann alle ebenfalls eine Aneuploidie. Das Vorliegen mehrerer Karyotypen in einem Organismus bezeichnet man als **Mosaik.**

Übrigens: Stammen bei einem Individuum aus welchem Grund auch immer beide Chromosomen eines Chromosomenpaares vom gleichen Elternteil, spricht man von einer uniparentalen Disomie.

3.5.3 Strukturelle Chromosomenaberrationen

Eine **strukturelle Chromosomenaberration** entsteht, wenn es zu einem Bruch des Chromosoms kommt und es bei der anschließenden Reparatur nicht gelingt, den Ausgangszustand wiederherzustellen. Im Karyogramm lassen sich strukturelle Chromosomenaberrationen in der Regel nur mittels bestimmter Färbungen bzw. **Fluorescence in situ Hybridization (FISH)** nachweisen (➤ Abb. 3.23). Ihr solltet einige allgemeine Aberrationen und die jeweils genannten Beispiele kennen:

- **Deletionen:** Bei der Deletion geht ein Fragment des Chromosoms verloren. Neben der terminalen Deletion, die die Enden des Chromosoms betrifft, kann es auch dazu kommen, dass ein Fragment im Inneren der Deletion zum Opfer fällt. Dabei bricht das Chromosom in drei Teile und nur die beiden äußeren werden verknüpft. Ein bekanntes Beispiel ist das **Cri-du-chat-(Katzenschrei-)Syndrom**, das durch eine Deletion am kurzen Arm (p) von Chromosom 5 hervorgerufen wird. Namensgebend sind katzenschreiartige Laute, die die Betroffenen vor allem in den frühen Lebensjahren von sich geben.
- **Duplikation:** Zu einer Duplikation kommt es bei einem fehlerhaften Crossing-over, oder wenn ein Fragment eines Chromosoms fälschlicherweise im anderen Chromosom des homologen Chromosomenpaares eingebaut wird. Die betroffene Erbinformation liegt dann auf einem Chromosom doppelt vor, während sie auf dem anderen fehlt.

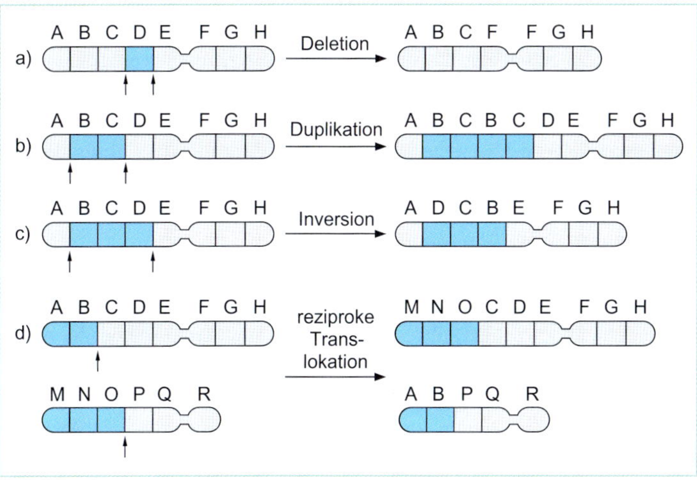

Abb. 3.23 Strukturelle Chromosomenaberrationen [L253]

- **Inversion:** Bei einer Inversion wird ein Chromosomenfragment zwar wieder in das richtige Chromosom eingebaut – allerdings falsch herum, also um 180° gedreht. Da dabei nicht zwingend genetische Information verloren geht, verlaufen Inversionen sogar oftmals unbemerkt. Man unterscheidet Inversionen, bei denen sich beide Bruchstellen auf einer Seite des Zentromers befinden **(parazentrisch)** von Inversionen, bei denen das Fragment das Zentromer enthält **(perizentrisch).**
- **Translokation:** Bei Translokationen werden Fragmente von einem Chromosom auf ein anderes oder auf eine andere Stelle am selben Chromosom übertragen. Genau wie die Inversion kann diese Aberration symptomlos bleiben, es sind jedoch auch schwerste Phänotypen möglich. Die **reziproke Translokation** klingt vergleichsweise fair: Dabei tauschen zwei Chromosomen (die aber nicht zu einem homologen Chromosomenpaar gehören) Fragmente aus. Bei der **nichtreziproken Translokation** wird dagegen nur von einem Chromosom ein Fragment auf ein anderes übertragen. Zu guter Letzt solltet ihr auch die **Robertson-Translokation** kennen. Dabei verlieren zwei akrozentrische Chromosomen ihre kurzen Arme und fusionieren zu einem metazentrischen Chromosom. Träger einer Robertson Translokation haben also nur 45 Chromosomen. Auch diese Aberration kann unauffällig bleiben, es besteht allerdings die Gefahr, dass es bei den **Nachkommen zu Trisomien** oder **Monosomien** kommt.

3.6 X-Inaktivierung

Wir wissen, dass Männer ein X- und ein Y-Chromosom besitzen, während Frauen über zwei X-Chromosomen verfügen. Durch die zwei, verglichen mit dem Y-Chromosom sehr großen X-Chromosomen besitzt die Frau sehr viel mehr genetisches Material. Die These, dass diese höhere Gendosis ausgeglichen werden muss, wird **Lyon-Hypothese** genannt. Das Ganze geschieht, indem eines der beiden **X-Chromosomen inaktiviert** wird. Das X-Chromosom, das inaktiviert werden soll, wird dabei zufällig ausgewählt. „Inaktivierung" bedeutet, dass das X-Chromosom durch epigenetische Modifikationen als Heterochromatin eng verpackt wird. Die RNA, die für die Inaktivierung des überschüssigen X-Chromosoms zuständig ist, heißt **Xist (X inactive specific transcript).**

Das inaktivierte X-Chromosom wird als **Barr-Körperchen** im Zellkern sichtbar. Besonders gut lässt es sich mit dem Lichtmikroskop in Granulozyten erkennen, wo man es als **Drumstick** bezeichnet. Inaktivierte X-Chromosomen finden sich natürlich nicht nur bei Frauen, sondern z. B. auch beim **Klinefelter-Syndrom.** Schließlich sind hier neben einem Y-Chromosom auch zwei X-Chromosomen pro Zelle vorhanden (obwohl die Patienten männlich sind), sodass eines von beiden zu Heterochromatin wird.

3.7 Zelltod

Alles hat ein Ende, auch unsere Zelle. Dabei gibt es zwei Möglichkeiten: Entweder stirbt die Zelle durch eine ungeplante Schädigung und zwingt den Körper dazu aufzuräumen, oder unsere Zelle scheidet geplant aus dem Leben und sorgt dafür, dass alles vergleichsweise problemlos abläuft. Die Unterschiede zwischen beiden Vorgängen solltet ihr sicher beherrschen!

3.7.1 Nekrose

Es gibt viele Wege, eine Zelle irreparabel zu schädigen – von der simplen mechanischen Schädigung, die die Membran zerstört, über Toxine (z. B. von Bakterien) bis hin zur Ischämie. Der wichtigste Unterschied zum geplanten Zelltod: Die Zelle kann anschwellen und platzt regelrecht auf (die **Membran rupturiert**). Enzyme treten aus und richten im umliegenden Gewebe Schaden an. Um diesen Prozess zu stoppen, reagiert der Körper mit einer **Entzündung,** in deren Verlauf die Zellbestandteile sicher entsorgt werden. Bei der **Nekrose** kommt es zudem zu Veränderungen des Zellkerns: Er verdichtet sich **(Pyknose),** löst sich auf **(Karyolyse)** und zerfällt in seine Einzelteile **(Karyorrhexis).**

3.7.2 Apoptose

Damit nicht jeder Zelltod in einer Entzündung endet, gibt es mit dem programmierten Zelltod, der **Apoptose,** noch einen anderen Weg. Apoptose spielt bereits während der Embryonalentwicklung eine wichtige Rolle und bleibt bis zum Tod des gesamten Organismus ein wichtiges Mittel, um Zellen zu beseitigen, die sich zu einer Gefahr für den Körper entwickeln könnten oder nicht mehr benötigt werden. Die Apoptose beginnt mit der **Initiation:** Sie kann sowohl von außen als auch durch ein Signal in der Zelle selbst ausgelöst werden. Ein Auslösen der Apoptose von außen wird z. B. notwendig, wenn die Zelle mit einem Virus infiziert ist und von diesem zur Vermehrung genutzt wird. An der Auslösung dieses **extrinsischen Wegs** sind vor allem Zellen des Immunsystems, wie **natürliche Killerzellen,** beteiligt.

Als Ursache für die Auslösung des **intrinsischen Wegs** kommt z. B. eine irreparable Schädigung der DNA infrage. Eine zentrale Rolle bei der Apoptose spielen dabei die Mitochondrien. Ihre Membran wird durchlässig **(Mitochondrial Outer Membrane Permeabilization – MOMP)** und diverse Proteine gelangen ins Zytosol.

Ob die Apoptose eingeleitet wird oder nicht, hängt von dem Gleichgewicht zwischen Stoffen ab, die die Apoptose fördern, also proapoptotisch wirken, und den anti-apoptotischen Substanzen.

Vor allem **p53,** der Wächter des Genoms, ist in der Lage, auf intrinsischem Weg die Apoptose auszulösen. Als wichtiger Stimulator des extrinsischen Wegs schadet es nicht, den **Tumor-Nekrose-Faktor** α zu kennen.

Stammzellen und Anpassungsmechanismen

Stammzellen sind Zellen, die sich dauerhaft teilen können. Dafür besitzen sie eine aktive Telomerase, die die Telomere an den Enden der Chromosomen wiederherstellt. Solange ein Gewebe Stammzellen besitzt, können immer neue Zellen gebildet werden, falls bestehende Zellen, aus welchen Gründen auch immer, zugrunde gehen. Stammzellen haben prinzipiell zwei Möglichkeiten, sich zu teilen:

- **Asymmetrische Teilung:** Wie bei jeder anderen Zellteilung auch entstehen zwei Tochterzellen. Eine dieser beiden Zellen behält die Stammzelleigenschaften (sonst wäre unser Stammzellvorrat auch ziemlich schnell erschöpft), während die andere sich zu einer Zelle des jeweiligen Gewebes differenziert und dabei ihre Fähigkeit zur Teilung verliert.
- **Symmetrische Teilung:** Bei der symmetrischen Teilung behalten beide Tochterzellen ihre Stammzelleigenschaften. Diese Teilung dient dazu, die Menge an Stammzellen in einem Gewebe zu erhöhen, z. B. wenn der Stammzellenvorrat geschädigt wurde.

Neben der Fähigkeit, mehr Zellen zu bilden, besitzt ein Gewebe in der Regel noch weitere **Anpassungs- bzw. Adaptationsmechanismen** (➤ Abb. 3.24), um verschiedenen Anforderungen begegnen zu können:

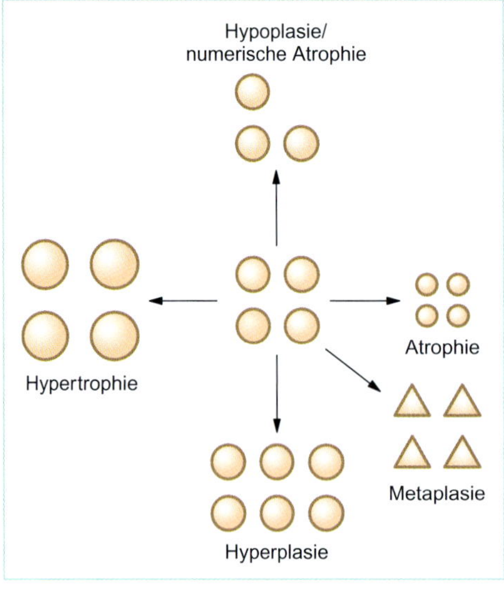

Abb. 3.24 Anpassungsmechanismen [L253]

60-TAGE LERNPLAN Die Anpassungsmöglichkeiten sind mit Sicherheit kein Basiswissen, begegnen einem im Medizinstudium aber ständig!

- **Hypertrophie:** Dieser Begriff bezeichnet die Volumenzunahme der Zellen (und damit auch des Gewebes), bei gleichbleibender Zellzahl. Diesen Begriff solltet ihr vor allem im Zusammenhang mit Muskelfasern kennen.
- **Hyperplasie:** Zunahme der Zellzahl bei gleichbleibendem Zellvolumen. Auch dieser Vorgang führt zu einer Zunahme des Gewebsvolumens.
- **Einfache Atrophie:** Volumenabnahme der Zellen und damit auch des Gewebes
- **Hypoplasie (numerische Atrophie):** Abnahme der Zellzahl bei gleichbleibendem Zellvolumen. Folglich nimmt auch das Gewebsvolumen ab.
- **Metaplasie:** Übergang einer differenzierten Gewebeart in eine andere. Beim Übergang in ein weniger differenziertes Gewebe spricht man von **Anaplasie.** In jedem Fall solltet ihr den **Barrett-Ösophagus** als Beispiel für eine Metaplasie (aufgrund von Magensäure-Reflux in die Speiseröhre) nennen können.

ZUSAMMENFASSUNG

- Bei der Mitose (Prophase, Prometaphase, Metaphase, Anaphase und Telophase) entstehen diploide Tochterzellen.
- In der Meiose entstehen haploide Keimzellen.
- Die Trisomie 21 ist eine numerische Chromosomenaberration.

KAPITEL

4 Genetik – Regeln der Vererbung

Paul Windisch

4.1 Mendel-Regeln

Die **Mendel-Regeln** eignen sich gut, um sich ein solides Vokabular an genetischen Fachbegriffen anzueignen.

Wir wissen bereits, dass ein **Gen** ein Abschnitt der DNA ist, der für aktive RNAs oder Proteine codiert. Ein Gen sitzt immer an einem bestimmten Ort auf dem Chromosom, den man in der Genetik als **Locus** bezeichnet.

Nun kann ein Gen aber verschiedene Zustandsformen bzw. Ausprägungen haben. Nehmen wir an, dass sich an einem bestimmten Locus ein Gen für eure Haarfarbe befindet. Da wir Menschen über einen diploiden Chromosomensatz verfügen, ist dieses Gen zweimal vorhanden, einmal von eurer Mutter und einmal von eurem Vater. Diese zwei Gene sind allerdings nicht völlig identisch. Sie codieren zwar beide für das Merkmal Haarfarbe, unterscheiden sich aber geringfügig in ihrer Basensequenz. Diese Unterschiede führen zu unterschiedlichen Ausprägungen des Merkmals, z. B. blond und schwarz. Diese Ausprägungen eines Gens bezeichnet man als **Allele.** Welche Allele wir in unseren Zellen haben (also unser **Genotyp),** bestimmt, wie wir aussehen **(Phänotyp).**

Wenn wir für ein Gen zwei identische Allele haben (z. B. zweimal blond), bezeichnet man das als **homozygot.** Der entstehende Phänotyp ist klar: blond!

Besitzen wir allerdings ein Allel für schwarze und ein anderes für blonde Haare **(heterozygot),** ist die Sache schwieriger. Es gibt Allele, die so durchsetzungsstark sind, dass nur ihr Merkmal zur Ausprägung kommt. Man bezeichnet sie als **dominant.** Wäre in unserem Fall Schwarz das dominante Allel, würden sich schwarze Haare als Phänotyp zeigen. Das **rezessive** Allel (blond) könnte keinen Einfluss auf den Phänotyp nehmen.

Dieser **dominant-rezessive Erbgang** sollte euch auf jeden Fall ein Begriff sein.

Manche Merkmale vererben sich allerdings **intermediär.** Dabei dominiert kein Allel das andere und es entstehen Mischformen. Angenommen die Haarfarbe würde einer intermediären Vererbung folgen, so läge beim Vorhandensein der Allele für blond und schwarz der Phänotyp irgendwo dazwischen (braun).

Bei einem **kodominanten** Erbgang haben ebenfalls beide Merkmale Einfluss auf den Phänotyp. Dabei entsteht allerdings keine Mischform, sondern es kommt zur Ausprägung beider Merkmale. Das wäre quasi so, als hätte man in gleichem Maß schwarze und blonde Haare auf der Kopfhaut. Den kodominanten Erbgang werden wir vor allem im Zusammenhang mit der Vererbung der **Blutgruppenantigene** kennenlernen.

Wir wollen uns nun mit der Vererbung von Merkmalen nach den Mendel-Regeln befassen. Dafür müssen wir allerdings noch ein paar Dinge klären:

- Anstelle von Eltern und Kindern bzw. Nachkommen sprechen wir von der Parentalgeneration und der Filialgeneration.
- In den Kreuzungsschemata, die wir für unsere Erbgänge verwenden, werden die Merkmale durch Buchstaben repräsentiert. Zum Beispiel erhält das Merkmal Haarfarbe den Buchstaben A. Handelt es sich um einen dominant/rezessiven Erbgang, erhält das dominante Allel (schwarz) einen **Großbuchstaben** und der Buchstabe des rezessiven Allels wird **kleingeschrieben.** Ein Individuum, das heterozygot für diese Merkmale ist (also Allele für schwarz und blond besitzt), hätte entsprechend den Genotyp Aa.
- In den Keimzellen finden sich keine zwei Allele, sondern nur eins. Warum? Im Rahmen der Meiose werden die homologen Chromosomenpaare getrennt, sodass die Keimzellen nur **haploid** sind. Entsprechend produziert unser Individuum mit dem Genotyp Aa entweder Keimzellen mit dem Allel für schwarz (A) oder mit dem Allel für blond (a).

4.1.1 Kreuzungsschemata

Bevor wir uns mit den Regeln, die Mendel aufgestellt hat, auseinandersetzen, müssen wir zunächst die Kreuzungsschemata verstehen. Nehmen wir an, in unserer Parentalgeneration gibt es zwei Elternteile mit den Genotypen Aa und AA. Um das Kreuzungsschema aufzustellen, müssen wir uns nun anschauen, welche Keimzellen die Eltern bilden können. Elternteil Aa kann sowohl Keimzellen vom Typ A als auch vom Typ a bilden, wohingegen Elternteil AA nur Keimzellen vom Typ A bilden kann. Das Kreuzungsschema lautet entsprechend (➢ Tab. 4.1, ➢ Tab. 4.2):

Tab. 4.1 Kreuzungsschema zwischen Aa und AA

	A	A
A	?	?
a	?	?

Tab. 4.2 Vervollständigtes Kreuzungsschema zwischen Aa und AA

	A	A
A	AA	AA
a	Aa	Aa

Indem wir das Kreuzungsschema vervollständigen, erhalten wir die möglichen Genotypen, die sich bei den Kindern, also in der Filialgeneration, finden könnten:

HAM-Nat-GEHEIMTIPP Ihr solltet auf jeden Fall Kreuzungsschemata aufstellen und daraus Schlüsse ziehen können. In unserem Fall ist z. B. die Wahrscheinlichkeit, dass ein Kind den Genotyp AA aufweist genauso hoch wie die Wahrscheinlichkeit für den Genotyp Aa. Was das für den Phänotyp bedeutet, hängt davon ab, ob es sich um einen dominant/rezessiven, intermediären oder kodominanten Erbgang handelt.

4.1.2 1. Regel (Uniformitätsregel)

Was für Nachkommen entstehen bei der Kreuzung von Eltern, die **für ein Merkmal homozygot** sind, sich aber in den Allelen voneinander unterscheiden? Ein Elternteil hat also den Genotyp AA, der andere den Genotyp aa.

Wir betrachten das Kreuzungsschema (➢ Tab. 4.3):
Wir sehen: Egal, wie viele Nachkommen es gibt – sie haben alle den gleichen Genotyp (natürlich auch Phänotyp), sind also **uniform.**

Tab. 4.3 Kreuzungsschema der Uniformitätsregel AA × aa

	a	a
A	Aa	Aa
A	Aa	Aa

4.1.3 2. Regel (Spaltungsregel)

Für die 2. Mendel-Regel kreuzen wir die **Individuen unserer ersten Filialgeneration** (F1) untereinander und betrachten, was in der F2-Generation passiert (➢ Tab. 4.4).

Wir sehen: Die F2-Generation ist nicht uniform. Stattdessen finden sich alle möglichen Merkmalskombinationen. Sie spalten sich in ein ganz bestimmtes Verhältnis nämlich Aa : AA : aa = 2 : 1 : 1.

Tab. 4.4 Kreuzungsschema der Spaltungsregel Aa × Aa

	A	a
A	AA	Aa
a	Aa	aa

4.1.4 3. Regel (Unabhängigkeits-/Neukombinationsregel)

Die 3. Mendel-Regel ist nur bedingt gültig. Betrachtet man verschiedene Merkmale (z.B. Haut und Augenfarbe) und ihre Allele, so stellt man fest, dass diese Merkmale unabhängig voneinander vererbt werden. Das Ganze gilt allerdings nur, wenn sich die **Merkmale nicht auf demselben Chromosom** befinden, denn dann kommen sie natürlich immer gemeinsam in eine Keimzelle (das wusste Mendel aber noch nicht). Damit ihr mal gesehen habt, wie ein Kreuzungsschema für zwei Merkmale aussieht, werfen wir noch schnell einen Blick darauf, bevor wir unser erworbenes Wissen auf Stammbäume anwenden. Die Genotypen der Parentalgeneration wurden dabei zufällig ausgewählt (➢ Tab. 4.5).

Tab. 4.5 Kreuzungsschema der Unabhängigkeitsregel AaBb × AAbb

	Ab	Ab
AB	AABb	AABb
Ab	AAbb	AAbb
aB	AaBb	AaBb
ab	Aabb	Aabb

4.2 Autosomale und gonosomale Erbgänge

Auch die Vererbung von Krankheiten hält sich mehr oder weniger stark an die Prozesse, die wir bei den Mendel-Regeln kennengelernt haben. Ihr seht: So langsam bekommt das Ganze Praxisbezug!

Außerdem werden wir uns viel mit Stammbäumen beschäftigen, denn sie sind nicht nur hochgradig prüfungsrelevant, sondern lassen auch Rückschlüsse darauf zu, wie genau eine Krankheit vererbt wird.

Die in diesem Kapitel für die Stammbäume verwendeten Symbole findet ihr in ➤ Abb. 4.1.

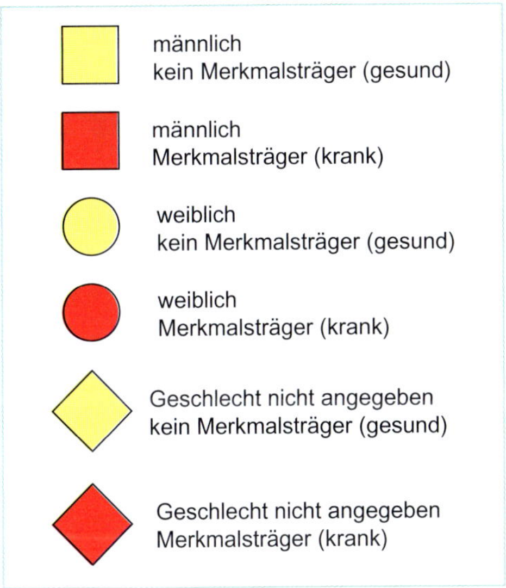

Abb. 4.1 Symbole für die Stammbäume [L253]

4.2.1 Autosomal-dominanter Erbgang

Bei **autosomalen Erbgängen** geht es um Allele, die sich auf den Autosomen (also den Chromosomen 1–22) befinden. Alle Gesetzmäßigkeiten, die wir für autosomale Erbgänge aufstellen, sind also völlig unabhängig vom Geschlecht der Eltern oder der Kinder. Wir befassen uns im Folgenden nicht mehr mit Merkmalen wie der Haarfarbe, sondern mit Allelen, von denen eines fehlerhaft (sprich krank) und das andere gesund ist.

Grundsätzlich entwickeln bei einer autosomal-dominant vererbten Krankheit sowohl Personen, die für das Allel homozygot sind, als auch solche, die für das Allel heterozygot sind, die Krankheit (➤ Tab. 4.6, ➤ Tab. 4.7, ➤ Tab. 4.8). Dabei kommt es **bei Homozygoten oft zu einer schwereren Symptomatik.**

Tab. 4.6 Kreuzungsschema für autosomal-dominanten Erbgang Aa × aa

	a	a
A	Aa (krank)	Aa (krank)
a	aa	aa

Tab. 4.7 Kreuzungsschema für autosomal-dominanten Erbgang AA × aa

	a	a
A	Aa (krank)	Aa (krank)
A	Aa (krank)	Aa (krank)

Tab. 4.8 Kreuzungsschema für autosomal-dominanten Erbgang Aa × Aa

	A	a
A	AA (krank)	Aa (krank)
a	Aa (krank)	aa

In unseren Beispielen betrachten wir nun ein krankes Allel A und ein gesundes Allel a. Es gibt vier wichtige Erkenntnisse, die ihr aber nicht auswendig lernen müsst, wenn ihr sie nachvollziehen könnt:

- Ist ein Elternteil heterozygot (Aa und damit krank) und der andere homozygot rezessiv (aa, also gesund), beträgt die Wahrscheinlichkeit für kranken Nachwuchs 50% (➤ Tab. 4.6). Um das nachzuvollziehen, werft ihr am besten einen Blick in das Kreuzungsschema (➤ Abb. 4.2).
- Ist ein Elternteil homozygot krank (AA), sind alle Nachkommen ebenfalls krank.
- Sind beide Eltern heterozygot krank (Aa), beträgt die Wahrscheinlichkeit für kranke Nachkommen 75 %. Von den Erkrankten sind ⅓ homozygot und ⅔ heterozygot betroffen (➤ Tab. 4.8).
- Wenn beide Eltern phänotypisch gesund sind, müssen sie auch genotypisch gesund sein (aa). Entsprechend sind auch die Nachkommen alle gesund, solange es nicht zu einer Neumutation kommt. Ein autosomal-dominanter Erbgang weißt folglich **keine Generationensprünge** auf (➤ Abb. 4.3).

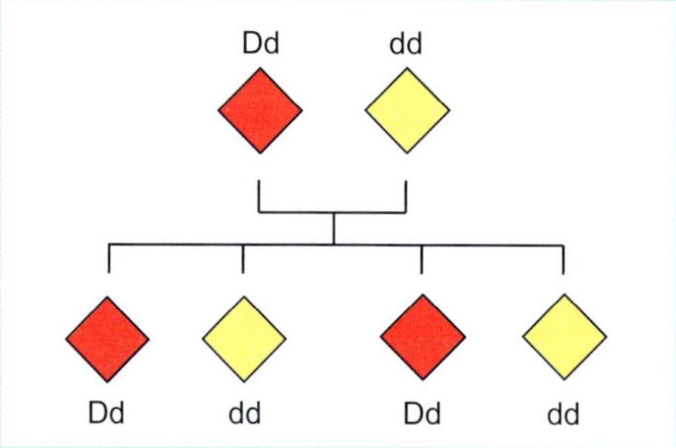

Abb. 4.2 Autosomal-dominanter Erbgang mit einem heterozygot kranken Elternteil. In diesem Fall ist das kranke Allel „D" [L253]

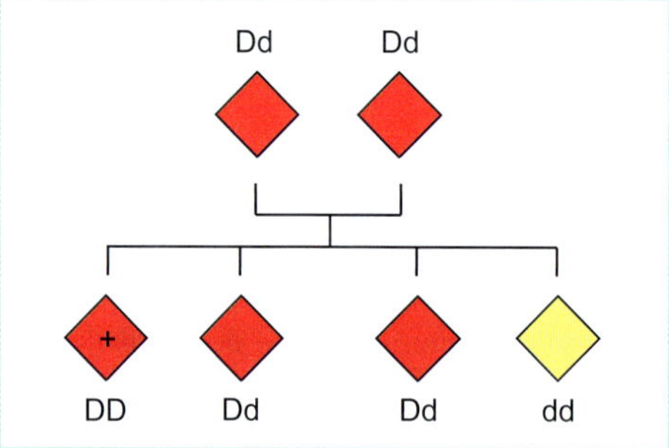

Abb. 4.3 Autosomal-dominanter Erbgang mit zwei heterozygot kranken Eltern. Das homozygot kranke Kind (DD) zeigt unter Umständen eine schwere Symptomatik [L253]

DEFINITION In Zusammenhang mit dominanten Erbgängen solltet ihr die Begriffe **Penetranz** und **Expressivität** kennen. Manchmal kommt es dazu, dass sich, obwohl ein krankes Allel vorhanden ist, kein Phänotyp entwickelt. Man spricht dann von **unvollständiger Penetranz.** Die Expressivität gibt an, wie stark ein vorhandener Phänotyp ausgeprägt ist. Unvollständige Penetranz kann einen dominanten Erbgang verschleiern.

4.2.2 Autosomal-rezessiver Erbgang

Autosomal-rezessive Erkrankungen können auch Kinder bekommen, die phänotypisch gesunde Eltern haben. Bevor wir uns mit den wichtigen Erkenntnissen befassen, solltet ihr euch noch ein Beispiel einprägen. Aus der Vielfalt an autosomal-rezessiven Erbkrankheiten könnte das z.B. die **Mukoviszidose** oder die **Phenylketonurie** sein.

VERSTÄNDNIS⁺ Bei autosomal-rezessiven Erbgängen ist der kleine Buchstabe (a) das kranke Allel!

- Bei heterozygoten, also gesunden, Eltern (Aa) sind die Nachkommen mit einer Wahrscheinlichkeit von 25% krank (➢ Abb. 4.4). Von den gesunden Nachkommen sind ⅔ heterozygot und haben somit das Potenzial, das kranke Allel an ihre Nachkommen weiterzugeben (➢ Tab. 4.9).
- Ist ein Elternteil homozygot gesund (AA), sind alle Nachkommen gesund (➢ Abb. 4.5).
- Sind beide Elternteile homozygot krank (aa), sind alle Nachkommen krank.
- Ist ein Elternteil krank (aa) und der andere heterozygot gesund (Aa, ➢ Abb. 4.6), beträgt die Wahrscheinlichkeit, dass die Nachkommen erkranken, 50 % (➢ Tab. 4.10). Diese Situation ist phänotypisch nicht von einem autosomal-dominanten Erbgang zu unterscheiden, bei dem ein Elternteil gesund (aa) und der andere heterozygot krank (Aa) ist, da auch hier die Erkrankungswahrscheinlichkeit für Nachkommen bei 50 % liegt. Man spricht deshalb auch von **Pseudodominanz.**

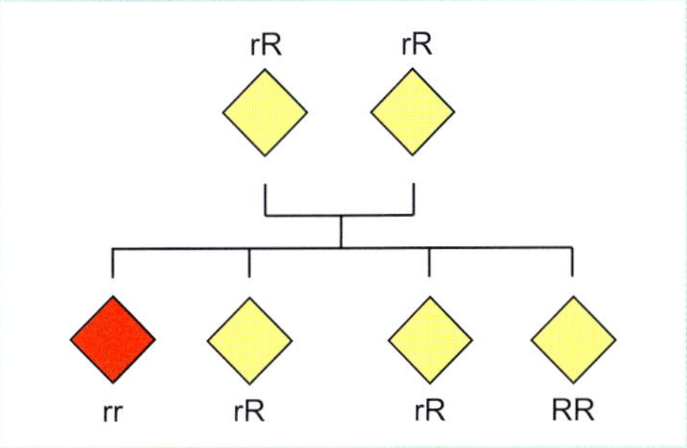

Abb. 4.4 Autosomal-rezessiver Erbgang mit zwei heterozygot gesunden (Rr) Eltern [L253]

Tab. 4.9 Kreuzungsschema für autosomal-rezessive Erbgänge Aa × Aa

	A	a
A	AA	Aa
a	Aa	aa (krank)

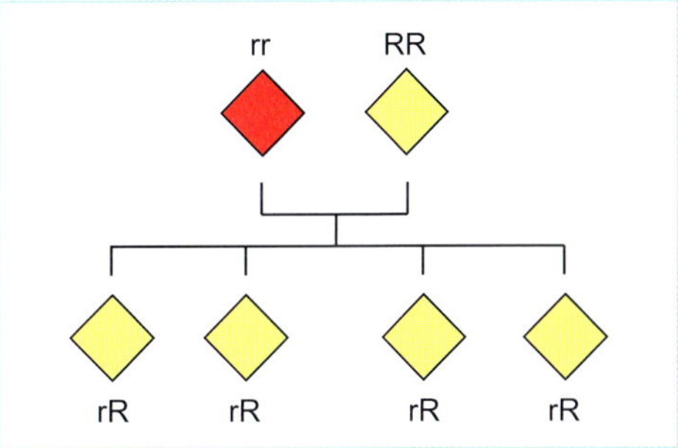

Abb. 4.5 Autosomal-rezessiver Erbgang mit einem kranken (rr) und einem gesunden (RR) Elternteil [L253]

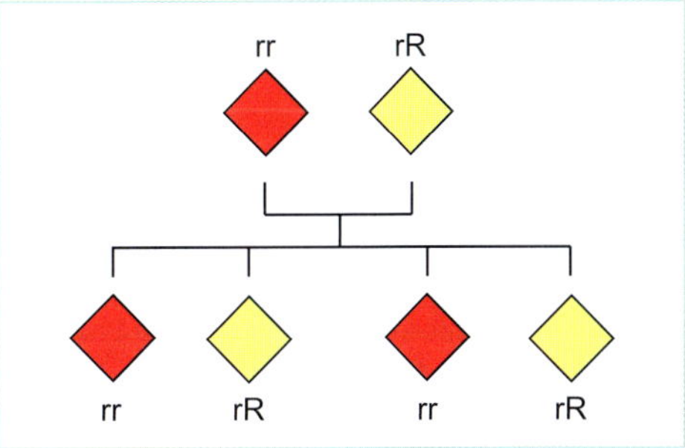

Abb. 4.6 Autosomal-rezessiver Erbgang mit einem kranken (rr) und einem heterozygot gesunden (Rr) Elternteil [L253]

Tab. 4.10 Kreuzungsschema für autosomal-rezessive Erbgänge aa × Aa

	A	a
a	Aa	aa (krank)
a	Aa	aa (krank)

Notizen

DEFINITION Personen, die heterozygot gesund sind, also das rezessive Allel in sich tragen ohne einen Phänotyp zu entwickeln, werden auch als **Konduktoren (Überträger)** bezeichnet.

4.2.3 X-chromosomal-dominanter Erbgang

Bei Erbkrankheiten, die die Geschlechtschromosomen betreffen, den **gonosomalen Erbgängen,** müssen wir zwischen den Genotypen von Vater und Mutter unterscheiden. Dafür müssen wir uns zunächst ein paar grundsätzliche Dinge klarmachen:

- Eine Tochter hat zwei X-Chromosomen. Eines dieser X-Chromosomen bekommt sie von ihrem Vater, der nur ein X-Chromosom hat, das andere stammt von ihrer Mutter. Da die Mutter über zwei X-Chromosomen verfügt, wird das Chromosom, das vererbt wird, zufällig ausgewählt.
- Ein Sohn bekommt zufällig eines der beiden X-Chromosomen seiner Mutter und das Y-Chromosom seines Vaters.

Mit diesem Wissen können wir uns nun den Erkenntnissen für X-chromosomal-dominante Erbgänge widmen. Diese sind besonders wichtig, um sie in Stammbäumen eindeutig zu identifizieren.

- Ein erkrankter Mann (Xy) gibt das kranke X-Chromosom zwangsläufig an seine Töchter weiter, die dann ebenfalls erkranken. Die Söhne eines kranken Mannes erhalten das Y-Chromosom und werden folglich nicht beeinträchtigt (➤ Abb. 4.7).
- Ist die Mutter heterozygot krank (Xx) und der Vater gesund (xy), sind 50 % der Töchter und 50 % der Söhne krank, je nachdem, ob sie das kranke oder das gesunde mütterliche X-Chromosom erhalten (➤ Abb. 4.7).
- Ist die Mutter homozygot krank (XX) sind alle Nachkommen krank.

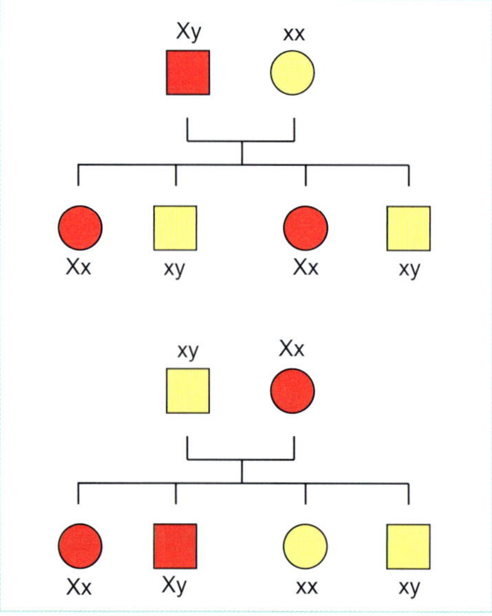

Abb. 4.7 X-chromosomal-dominanter Erbgang mit krankem Vater (Xy) bzw. kranker Mutter (Xx) [L253]

4.2.4 X-chromosomal-rezessiver Erbgang

Bei X-chromosomal-rezessiven Erbgängen müssen wir eine Besonderheit beachten: Wenn ein Mann ein krankes X-Chromosom besitzt, kann das kleine Y-Chromosom dem nichts entgegensetzen und er ist **phänotypisch krank.** Frauen brauchen dagegen zwei kranke X-Chromosomen, damit sich ein Phänotyp entwickelt. Sonst dominiert das gesunde X. Entsprechend betreffen **X-chromosomal-rezessive Erkrankungen häufig Männer.**

X-chromosomal-rezessive Erkrankungen sind klinisch sehr relevant. Zwei wichtige Beispiele sind die **Hämophilie** (Bluterkrankheit) und die **Rot-Grün-Sehschwäche.**

- Ein kranker Vater und eine homozygot gesunde Mutter haben nur gesunde Kinder, da das gesunde X-Chromosom der Mutter dominiert. Da aber sämtliche Töchter auch das kranke X des Vaters erhalten, sind sie alle Konduktorinnen (➤ Abb. 4.8).
- Ist der Vater krank und die Mutter heterozygot gesund, erkranken sowohl die Hälfte der Töchter als auch die Hälfte der Söhne.
- Eine kranke Mutter und ein gesunder Vater haben nur kranke Söhne. Die Töchter sind dagegen, aufgrund des gesunden väterlichen X-Chromosoms, alle phänotypisch gesund, aber Konduktorinnen.

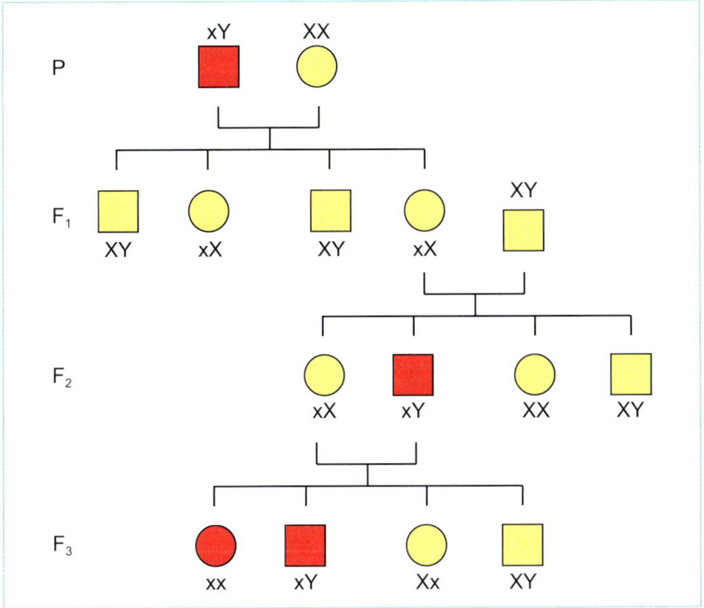

Abb. 4.8 X-chromosomal-rezessiver Erbgang mit krankem Vater (xY) und homozygot gesunder Mutter [L253]

- Ein gesunder Vater und eine heterozygot gesunde Mutter haben gesunde Töchter (von denen die Hälfte Konduktorinnen sind). Die Wahrscheinlichkeit für kranke Söhne liegt bei 50%.

4.2.5 Y-chromosomaler Erbgang

Y-chromosomale Erbkrankheiten vererben sich von kranken Vätern auf ihre Söhne – wenn es sie denn gäbe. Bisher sind nämlich **keine Krankheiten, die diesem Erbgang folgen,** bekannt.

DEFINTION Es gibt auch Gene, die sowohl auf X- als auch auf Y-Chromosomen vorkommen. Sie vererben sich entsprechend wie Gene auf den Autosomen, es gibt keine geschlechtsspezifischen Unterschiede bei der Vererbung. Die Orte, an denen sie vorkommen, nennt man **pseudoautosomale Regionen.**

4.2.6 Mitochondrialer Erbgang

Wir haben bereits gelernt, dass alle unsere Mitochondrien von unserer Mutter stammen, also **maternal vererbt** werden. Zwar enthält auch das Spermium Mitochondrien (sogar ganz schön viele, damit Energie für die Fortbewegung produziert wird), diese schaffen es jedoch nicht in die Eizelle oder werden nach der Verschmelzung abgebaut. Dementsprechend vererben sich **mitochondriale Erkrankungen** ebenfalls von der Mutter auf die Kinder.

Mitochondriale Erkrankungen betreffen besonders die Muskulatur (dort sind schließlich auch sehr viele Mitochondrien vorhanden) und das Nervensystem.

Nun haben wir schon einiges zur Vererbung gelernt. Ein paar Definitionen solltet ihr auf jeden Fall auch noch kennen, um wirklich alle Punkte in der Prüfung mitzunehmen.

EPISCHE ESELSBRÜCKE Gerade bei Pleiotropie und Heterogenie gerät man gerne mal durcheinander (➤ Tab. 4.11). Merkt euch **Hetero**genie deshalb als **„verschiedene** Gene“!

4.3 Hardy-Weinberg-Gesetz

Die Populationsgenetik befasst sich damit, wie häufig bestimmte Allele im Genpool einer Population vorkommen. Nahezu sämtliche Prüfungsfragen zu diesem Thema drehen sich um das **Hardy-Weinberg-Gesetz**. Dieses Gesetz gilt zwar nur für eine **„ideale Population“**, die es in der Realität nicht gibt, trotzdem kann man es, gerade wenn man große Populationen betrachtet, mit Abstrichen anwenden.

Ihr solltet die Kriterien der idealen Population mal gehört haben:

- Es existiert **keine Zu- oder Abwanderung** (Genfluss)
- Es gibt keine Genotypen, die einen **Selektionsvorteil** haben. Diese Voraussetzung wird spätestens dann quasi unerfüllbar, wenn man sich mit Erbkrankheiten befasst.

Tab. 4.11 Genetik-Glossar

Pleiotropie	Unter Pleiotropie versteht man, dass eine Veränderung in einem Gen mehrere Merkmale beeinflussen kann. Das ist z.B. der Fall, wenn das Gen für einen Ionenkanal codiert, der in verschiedenen Geweben von Bedeutung ist. Beim Marfan-Syndrom führt eine Mutation im Fibrillin-Gen zu den verschiedenen Symptomen.
Heterogenie	Als Heterogenie bezeichnet man das Phänomen, dass eine Krankheit (ein Phänotyp) durch Mutationen in verschiedenen Genen hervorgerufen werden kann. So gibt es z.B. viele Gendefekte, die zur Gehörlosigkeit führen können.
Multifaktorielle Vererbung	Manche Merkmale werden sowohl von den Genen als auch von der Umwelt beeinflusst. Wenn in euren Genen vorgesehen ist, dass ihr zwei Meter groß werdet, werdet ihr diese Größe trotzdem nicht erreichen, wenn ihr nicht genug zu essen habt.
Multiple Allelie/Polymorphismus	Kommen in einer Bevölkerung mehr als zwei Allele für ein Gen vor, spricht man von multipler Allelie. Beachtet: Ein einzelner Mensch mit diploidem Chromosomensatz, kann prinzipiell nur zwei Allele für ein Gen haben. Der Begriff Polymorphismus kann sich sowohl auf das Auftreten unterschiedlicher Phänotypen in einer Population, als auch auf eine Variation der Basensequenz der DNA beziehen.
Imprinting	Unter Imprinting oder Prägung versteht man, dass die Expression mancher Allele davon abhängt, ob ihr dieses Allel von Mutter oder Vater erhalten habt. Eine Krankheit, von der ihr in diesem Zusammenhang gehört haben solltet, ist das Prader-Willi-Syndrom.
Hemizygotie	Von Hemizygotie spricht man, wenn in einer Zelle für ein Gen nur ein Allel existiert, obwohl der Chromosomensatz diploid ist. Bei Männern trifft dies für die Gene auf den Geschlechtschromosomen (mit Ausnahme der pseudoautosomalen Regionen) zu. Denn schließlich besitzen sie nur ein Y- und ein X-Chromosom. Hemizygotie kann auch mit Krankheiten assoziiert sein: Reicht bei einem normalerweise doppelt vorhandenen Gen eine Kopie nicht aus, um eine ausreichende Menge des Genprodukts herzustellen, kommt es zu unerwünschten Symptomen und man spricht von **Haploinsuffizienz**.
Polygenie	Hängt die Ausprägung eines Phänotyps (z.B. einer Erbkrankheit) von mehr als einem Gen ab, spricht man von Polygenie.

- Die Individuen der Population paaren sich **zufällig**, man spricht auch von **Panmixie** oder **Random Mating**. In der Realität sind sich Partner allerdings meistens in Bezug auf bestimmte Merkmale ähnlicher, als man es bei einer zufälligen Partnerwahl erwarten würde. Man spricht von **Paarungssiebung** oder **Assortative Mating**.

Viel wichtiger ist allerdings, dass ihr euch die folgenden Gleichungen gut einprägt:

$$p^2 + 2pq + q^2 = 1$$

und

$$p + q = 1$$

VERSTÄNDNIS+ Muss ich das verstehen? Ein bisschen zumindest! p ist die Wahrscheinlichkeit, mit der ein Allel (A) in der Bevölkerung auftritt. q ist die Wahrscheinlichkeit für das Auftreten des anderen Allels (a). Da es keine anderen Allele für dieses Merkmal gibt (wir lassen die Multiple Allelie bewusst außen vor), beträgt die Wahrscheinlichkeit beider Allele zusammen 100%. Deshalb gilt $p + q = 1$!
Auch die andere Gleichung ist nicht extrem schwer nachzuvollziehen, aber da deren Verständnis für die Klausurfragen nicht nötig ist, entnehmt ihr deren Herleitung besser weiterführenden Lehrbüchern. Im Anschluss findet ihr nur ein Beispiel, wie damit gerechnet wird.

p^2 ist dabei die Frequenz der Homozygoten des einen Allels in der Bevölkerung (AA). q^2 steht für die Homozygotenfrequenz des anderen Allels (aa). Ihr könnt euch schon denken, dass 2pq entsprechend die Heterozygotenfrequenz darstellt (Aa).

Ein Standardbeispiel für die Anwendung des Hardy-Weinberg-Gesetz ist die Phenylketonurie (PKU). Allein aus der Angabe, dass sie mit einer Häufigkeit von 1:10.000 in der Bevölkerung auftritt, können wir uns alle anderen Angaben errechnen. Da man, um die autosomal rezessive PKU zu bekommen, homozygot für das PKU-Allel sein muss, können wir 1:10.000 beziehungsweise 0,0001 für p^2 einsetzen. Um p zu erhalten, müssen wir die Wurzel ziehen und erhalten 1:100 beziehungsweise 0,01. Da wir wissen, dass $p + q = 1$ sein muss, können wir nun q ausrechnen:

$$q = 1 - p = 0{,}99$$

Jetzt ist es eigentlich schon geschafft! Wir haben p und q – für die Heterozygotenfrequenz müssen wir 2 × p × q rechnen (0,0198) und für die homozygot-gesunden Personen noch q quadrieren (0,9801). Nun rechnen wir zur Sicherheit nochmal nach, ob die Gleichung auch wirklich erfüllt ist:

$$\begin{aligned} p^2+2pq+q^2 &= 1 \\ 0{,}9801+0{,}0198+0{,}0001 &= 1 \\ 1 &= 1 \end{aligned}$$

Die Sache ist also eigentlich ganz einfach. Um die absoluten Werte (also die Patientenzahlen) zu erhalten, müssen wir unsere Frequenzen einfach mit der Größe unserer Population (für Deutschland also 82 Millionen) multiplizieren.

Ein kleines Problem ergibt sich allerdings, wenn wir nur die Heterozygotenfrequenz gegeben haben: Angenommen, sie beträgt für eine Erkrankung 1:500 oder 0,002, dann wissen wir:

$$2pq = 0{,}002$$

Nun wissen wir aber immer noch nicht, wie groß p und q sind. Wenn wir an die Rechnung zur PKU zurückdenken, wissen wir allerdings, dass die Frequenz des kranken Allels (q) in der Bevölkerung normalerweise sehr klein ist. Deswegen können wir uns eine kleine Ungenauigkeit erlauben und q vorerst vernachlässigen. Aus

$$p+q=1$$

wird dann plötzlich:

$$p=1$$

und mit diesem Wissen wird:

$$2pq = 0{,}002$$

zu:

$$2 \times 1 \times q = 0{,}002$$

Wir lösen auf:

$$q = 0{,}001$$

Nun können wir durch Quadrieren dieses Werts die Homozygotenfrequenz (q^2) berechnen:

$$0{,}001^2 = 0{,}000001 = 1:1.000.000$$

Wenn ihr diese beiden Rechnungen nachvollzogen habt, solltet ihr für den HAM-Nat (und im Anschluss dann auch für das Studium) gut gerüstet sein!

4.4 Vererbung der Blutgruppen

Die Vererbung der Blutgruppenantigene ist quasi ein Klassiker. Bevor wir uns auf das AB0- und das Rhesus-System stürzen, solltet ihr wissen, dass es auf der Oberfläche eines Erythrozyten eine Vielzahl von Antigensystemen gibt, von denen allerdings nur die besprochen werden, die bei Bluttransfusionen am relevantesten sind.

4.4.1 AB0-System

Ihr wisst, dass Menschen unterschiedliche Blutgruppen haben, die bestimmen, ob bei einer Blutspende Spender- und Empfängerblut kompatibel sind. Beim **AB0-System** geht es um **Glykoproteine** auf der Oberfläche der Erythrozyten. Menschen mit dem Allel A tragen andere Glykoproteine auf ihrer Oberfläche als Menschen mit Allel B. Verfügt jemand über beide Allele (AB), so werden auch beide Glykoproteine exprimiert. Es handelt sich also um einen **kodominanten Erbgang.** 0 ist die inaktive Variante unserer Allele. Träger der Blutgruppe 0 haben weder Glykoproteine von Typ A noch von Typ B (➤ Tab. 4.12).

Tab. 4.12 Blutgruppen: Antigene und Antikörper

Eigene Blutgruppe	Antikörper gegen
A (40%)	B
B (15%)	A
AB (5%)	Keine
0 (40%)	A und B

Normalerweise müssen zwei Voraussetzungen erfüllt sein, damit unser Körper Antikörper (die unter anderem dafür sorgen können, dass die Erythrozyten **agglutinieren,** also verklumpen) gegen bestimmte Strukturen bildet:

- Sie müssen **körperfremd** sein, der Körper darf sie also nicht selbst besitzen bzw. produzieren.
- Der Körper muss auf irgendeine Weise mit ihnen **in Kontakt kommen**.

Bei den Blutgruppenantigenen des AB0-Systems finden sich aber bereits bei Patienten, die noch nie eine Bluttransfusion bekommen haben, Antikörper gegen fremde Antigene. Wie diese **Sensibilisierung** zustande kommt, ist noch nicht abschließend geklärt. Es wird aber vermutet, dass sie durch **Darmbakterien und virale Strukturen** ausgelöst wird, die Ähnlichkeit mit den Blutgruppenantigenen besitzen.

Man besitzt also Antikörper gegen die Antigene, die die eigenen Erys nicht haben. Die Prozente in der Tabelle geben an, wie häufig die Blutgruppe ist. Die Angaben beziehen sich auf Deutschland (in einigen Regionen Asiens ist z.B. die Blutgruppe B wesentlich häufiger).

Eine Person mit Blutgruppe 0 kann also nur Blut von Personen bekommen, die ebenfalls die Blutgruppe 0 haben. Allerdings kann sie dafür Blut an jede andere Person spenden **(Universalspender).**

Das Gegenteil ist bei der Blutgruppe AB der Fall: Personen mit AB sind **Universalempfänger,** können aber nur an Menschen mit der gleichen Blutgruppe spenden.

VERSTÄNDNIS+ Inwiefern können Personen mit der Blutgruppe 0 Universalspender sein? Würden nicht die Antikörper, die sie gegen A und B besitzen, mit übertragen werden und die Erythrozyten des Empfängers agglutinieren?
Das kann tatsächlich zum Problem werden, wird aber heutzutage vermieden, indem man kein Vollblut für Transfusionen einsetzt, sondern das **Plasma** (mit den Antikörpern) vom **Erythrozytenkonzentrat** trennt.

Was das alles mit Genetik zu tun hat? Auch die Antigene des AB0-Systems werden vererbt und können sogar als primitiver Vaterschaftstest dienen. Jeder Mensch verfügt über zwei Allele und die Kreuzungsschemata funktionieren wie bei den Mendel-Regeln … ihr müsst euch eigentlich nur merken:

- Besitzt jemand A und B, werden beide Antigene exprimiert.
- Besitzt jemand A oder B und 0, wird A oder B exprimiert.
- Besitzt jemand A und A, wird natürlich A exprimiert.

Wann kann man dieses Wissen nun als Vaterschaftstest anwenden? Wenn ihr ins folgende Kreuzungsschema schaut, erkennt ihr, dass die Nachkommen nicht die Blutgruppe 0 haben können, wenn ein Elternteil die Blutgruppe AB besitzt (in Klammern steht der Phänotyp, ➤ Tab. 4.13, ➤ Tab. 4.14).

Tab. 4.13 Blutgruppen: Genotyp vs. Phänotyp im AB0-System

AA oder A0	A
BB oder B0	B
AB	AB
00	0

Tab. 4.14 Kreuzungsschema: A0 × AB

	A	B
A	AA (A)	AB (AB)
0	A0 (A)	B0 (B)

4.4.2 Rhesussystem

Wenn es in Klausuren um das Rhesussystem geht, dann ist in der Regel das **D-Antigen** gemeint, und aus diesem Grund wollen wir uns auch darauf beschränken. Beim D-Antigen gibt es zwei Möglichkeiten: Entweder man hat es oder man hat es nicht!

Personen, deren Erythrozyten das D-Antigen tragen, heißen **Rhesus-positiv (Rh+).** Alle anderen sind **Rhesus-negativ (Rh–).** In Mitteleuropa sind weitaus mehr Personen Rhesus-positiv (85%) als -negativ (15%).

Der wesentliche Unterschied zwischen Rhesus- und AB0-System: Auch bei Rhesus-negativen Personen kommen **normalerweise im Blut keine Antikörper** gegen das D-Antigen vor. Die Bildung von Antikörpern erfolgt erst nach Kontakt mit Rhesus-positivem Blut, z. B. im Rahmen einer Transfusion. Während die erste Transfusion noch problemlos verlaufen kann, sind bei der zweiten Transfusion, wenn die Antikörper schon produziert sind, Komplikationen vorprogrammiert.

Hochgradig prüfungsrelevant ist das Rhesussystem vor allem in Zusammenhang mit **Schwangerschaften,** genauer gesagt bei einer **Rhesus-negativen Mutter und einem Rhesus-positiven Vater.** Bei dieser Konstellation besteht die Möglichkeit, dass die Rhesus-negative Mutter mit einem Rhesus-positiven Kind schwanger wird (der genaue Erbgang darf uns ausnahmsweise egal sein).

Eine Vielzahl von Ursachen (gerade bei der Geburt) kann nun dazu führen, dass Erythrozyten des Kindes in den Blutkreislauf der Mutter gelangen, sodass es zur Bildung von **IgG-Antikörpern** kommt. Bei einer zweiten Schwangerschaft mit einem Rhesus-positiven Kind würde das zum Problem werden, denn die IgG-Antikörper können die Plazentaschranke überwinden und im Kreislauf des Kindes Erythrozyten agglutinieren. Das resultierende Krankheitsbild heißt **Morbus haemolyticus neonatorum** und stellt für das ungeborene Kind eine große Gefahr dar.

Um bei einer solchen Schwangerschaftskonstellation die Bildung von Antikörpern zu vermeiden, führt man eine **Anti-D-Prophylaxe** durch. Dabei gibt man der Rhesus-negativen Mutter nach der Geburt des Rhesus-positiven Kindes Antikörper gegen das Rhesusantigen. Diese Antikörper eliminieren die Erythrozyten des Kindes im mütterlichen Blut, sodass sie das mütterliche Immunsystem nicht zur Antikörperbildung stimulieren können. Im Regelfall ist auf diese Weise auch eine zweite Schwangerschaft mit einem Rhesus-positiven Kind möglich.

4.5 Mutationen

Bei all den Erbgängen, Kreuzungsschemata und Stammbäumen vergisst man schnell, dass viele Krankheiten auch durch spontane **Mutationen,** also Veränderungen der DNA, entstehen können.

Wir haben bereits einige Mutationen kennengelernt und zwar bei den Chromosomenaberrationen. In diesem Kapitel soll es nun um subtilere Veränderungen gehen, was aber nicht heißt, dass die Auswirkungen einer solchen Mutation nicht ebenso gravierend sein können.

Es gibt viele verschiedene Wege, Mutationen zu gruppieren:

- **Spontan vs. induziert:** Mutationen sind an sich etwas ganz Normales. Manchmal zerfällt ein Nucleotid ohne erkennbaren Grund, was aber in der Regel nicht weiter schlimm ist, da unsere Zelle, wie wir wissen, über Reparaturmechanismen verfügt. Wird die Mutation nicht erkannt, kann sie aber natürlich zum Problem werden. Andere Mutationen entstehen durch Kontakt mit **Mutagenen,** also Substanzen, die Mutationen auslösen können – man erntet gewissermaßen, was man sät. Bekannte Mutagene sind z. B. Chemikalien wie **Ethidiumbromid** (das im Labor Verwendung findet), **Aflatoxine** (Schimmelpilzgifte), **ionisierende Strahlung** (Röntgen) oder bestimmte **Viren** (wie humane Papillomaviren).
- Mutationen der somatischen Zellen vs. Mutationen der Keimbahn: Wenn Zellen der Keimbahn mutieren, bemerkt das der Organismus, in dem die Mutation stattfindet, wahrscheinlich noch nicht einmal. Da sich aus den Zellen der Keimbahn dann aber irgendwann die Nachkommen entwickeln, wird sich spätestens dann zeigen, ob die Mutation mit dem Leben vereinbar ist, gar keine Auswirkungen hat oder vielleicht sogar einen Selektionsvorteil darstellt. Ihr ahnt wahrscheinlich schon, dass Keimbahnmutationen für die Evolution wichtig sind. Betrifft eine Mutation dagegen eine „normale" Körperzelle, wird sie hoffentlich erkannt und repariert. Eine andere Option besteht darin, die Zelle in die Apoptose zu schicken. Im schlimmsten Fall kann es nach einiger Zeit dazu kommen, dass sich die Zelle unkontrolliert zu teilen beginnt und damit das Überleben des gesamten Organismus gefährdet.

Bereits die Mutation einer einzigen Base **(Punktmutation)** kann dazu führen, dass das Genprodukt seine ursprüngliche Funktion nicht mehr ausüben kann.

- **Substitution:** Wird eine Base gegen eine andere ausgetauscht, spricht man von Substitution. Aber es geht noch genauer: Wird eine Purinbase gegen eine andere Purinbase ausgetauscht, z.B. A gegen G (das Ganze funktioniert natürlich auch mit zwei Pyrimidinbasen), nennt man das **Transition.** Bei einem Austausch von Purinbase gegen Pyrimidinbase (und umgekehrt), lautet der Fachbegriff **Transversion.**

EPISCHE ESELSBRÜCKE Bei der Trans**V**ersion geht es um den Austausch **V**erschiedener Basentypen (Pyrimidin gegen Purin und umgekehrt)!

Der Austausch einer Base bedeutet aber nicht zwangsläufig, dass auch eine andere Aminosäure in das Protein eingebaut wird. Schließlich kann das mutierte Codon immer noch für die ursprüngliche Aminosäure codieren. Ist dies der Fall bleibt die Mutation „still“ und man spricht von einer **Silent-Mutation.** Wird durch unsere Mutation allerdings eine andere Aminosäure ins Protein eingebaut, ist von einer **Missense-Mutation** die Rede. Es ist auch möglich, dass durch die Substitution ein Stoppcodon entsteht (wie hießen die noch gleich?), sodass die Translation der entstehenden mRNA zu früh abgebrochen wird, was als **Nonsense-Mutation** bezeichnet wird. Zu guter Letzt gibt es noch die **Readthrough-Mutation,** bei der aus einem Stoppcodon durch Mutation ein normales Codon wird, sodass die Translation einfach weiterläuft.

- **Deletion:** Bei der Deletion (engl. *delete* = löschen) geht eine Base verloren.
- **Insertion:** Bei der Insertion wird eine zusätzliche Base in das Gen eingefügt.

Bei Deletion und Insertion kann es zu einem besonders ungünstigen Ereignis kommen? der **Verschiebung des Leserasters** bzw. einem **Frameshift.**

Bei einem Frameshift geht durch das Hinzukommen/Wegfallen einer einzigen Base der Sinn des gesamten Gens verloren. Das kann passieren, weil unsere mRNA in Tripletts abgelesen wird und das Ribosom keine andere Möglichkeit hat, sich zu orientieren. Kommt eine Base hinzu, verschiebt sich deshalb das gesamte Leseraster ab der Mutation. Um das zu verdeutlichen, gibt es ein einfaches Beispiel:

ICH ESS EIN EIS

In diesem Satz ist die Information in Tripletts verpackt. Wird nun ein Buchstabe substituiert, ist zwar das betroffene Wort möglicherweise unverständlich, aber der Rest des Satzes bleibt unbeeinträchtigt.

ICY ESS EIN EIS

Geht stattdessen ein Buchstabe verloren (Deletion), sieht das schon anders aus, denn dann rutschen die Tripletts sozusagen weiter.

IHE SSE INE IS

Das Gleiche gilt, wenn ein Buchstabe dazukommt (Insertion).

IZC HES SEI NEI S

Anhand dieser Beispiele sollte klar sein, warum Frameshift-Mutationen ein großes Problem sind und warum Substitutionen keinen Frameshift verursachen.

Zu den Mutationen gibt es ein paar Beispiele, die man kennen könnte. Das wahrscheinlich bekannteste Beispiel für einen Frameshift mit fatalen Folgen ist die **Muskeldystrophie Duchenne.**

Bei der **Sichelzellenanämie** führt eine Substitution dazu, dass eine falsche Aminosäure (Valin statt Glutaminsäure) ins Protein eingebaut wird. Das Leseraster wird dagegen nicht beeinträchtigt.

Betrifft eine Mutation den Promotorbereich eines Gens, kann es passieren, dass das Gen nicht mehr abgelesen wird. Man spricht dann von einem **Pseudogen.** Außerdem solltet ihr die Begriffe **Gain-of-Function** bzw. **Loss-of-Function** kennen, die den Umstand beschreiben, dass ein Genprodukt durch Mutationen neue Funktionen erhalten (Gain-of-Function) oder alte Funktionen verlieren (Loss-of-Function) kann. Beide Begriffe können sich aber auch auf die Aktivität des Gens beziehen.

Eine Mutation kann aber auch ohne Folgen bleiben, wenn sie einen nicht codierenden Abschnitt der DNA, wie etwa die hochrepetitiven Sequenzen am Zentromer betrifft.

ZUSAMMENFASSUNG

- Uniformitäts-, Spaltungs- und Unabhängigkeitsregel solltet ihr kennen.
- Konduktoren besitzen Allele für bestimmte Eigenschaften, ohne diese auszuprägen.
- Menschen mit Blutgruppe 0 sind Universalspender. Menschen mit Blutgruppe AB Universalempfänger.
- Das Hardy-Weinberg-Gesetz ermöglicht die Berechnung von Allelfrequenzen in einer (idealen) Population.

Notizen

KAPITEL

5 Mikrobiologie

Paul Windisch

5.1 Bakterien

Bakterien gehören zu den **Prokaryoten,** die wir ganz am Anfang dieses Buchs kurz kennengelernt haben. Wir Menschen gehören zu den Eukaryoten; bei den Prokaryoten gibt es im Vergleich dazu einige wichtige Besonderheiten im Aufbau der Zellen, auf die wir als Erstes eingehen wollen. Mit diesem Wissen zur Struktur der Bakterienzellen werdet ihr euch die weiteren Fakten leicht einprägen können.

5.1.1 Aufbau

Das wichtigste Merkmal der Prokaryoten: Sie besitzen keinen Zellkern, sondern ein Kernäquivalent (Nucleoid), d. h. ein geschlossenes, auf engen Raum gepacktes, Bakterienchromosom. Wir haben bereits diverse Merkmale der Bakterienzelle kennengelernt, von denen einige jetzt nochmal aufgegriffen werden.

VERSTÄNDNIS+ Kann man die Begriffe „Bakterien" und „Prokaryoten" synonym verwenden? Der Begriff Prokaryoten beinhaltet die Bakterien, aber er umfasst zusätzlich noch die **Archaeen.** Da diese im Medizinstudium nicht relevant sind (es sind auch keine humanpathogenen Arten bekannt), wollen wir an dieser Stelle nicht weiter auf sie eingehen. Nur so viel: Auch wenn ihr noch nie von ihnen gehört habt, habt ihr wahrscheinlich gerade welche im Mund.

- **DNA:** Das Kernäquivalent ist nicht von einer Membran umgeben und besitzt keine Histone. Da Bakterien nur ein Chromosom besitzen, ist die DNA zwar **doppelsträngig,** aber der Chromosomensatz selbstverständlich **haploid**. Da das Chromosom **ringförmig** ist, reicht ein einzelner Origin of Replication (ORI) aus, um die gesamte DNA zu replizieren. Eine weitere Besonderheit der Bakterien-DNA: Es gibt **keine Introns,** und entsprechend muss auch nicht gespleißt werden! Die Gene sind in Form von Funktionseinheiten organisiert, die **Operons** genannt werden. Auf diese Weise wird die Aktivität des Gens reguliert. Wie funktioniert so ein Operon? Die Details zu diesem Thema werden euch noch in der Biochemie begegnen, deswegen nur das Wichtigste: Die RNA-Polymerase bindet an den Promotor. Zwischen dem Promotor des Gens und den Bereichen, die die Proteine codieren, liegt ein DNA-Abschnitt, der **Operator** genannt wird. An diesen Bereich kann ein sogenannter **Repressor** binden und auf diese Weise die Arbeit der RNA-Polymerase blockieren. Der Repressor kann natürlich gehemmt werden, sonst könnte keine Transkription stattfinden. Beispielsweise kann der Zucker Lactose den Repressor für die Enzyme, die zum Lactoseabbau notwendig sind, hemmen. Diese werden dann synthetisiert und die Lactose kann abgebaut werden. Das hat natürlich den Vorteil, dass die Zelle in Abwesenheit von Lactose diese Enzyme nicht synthetisiert und keine Ressourcen verschwendet (➤ Abb. 5.1). Operons sind in einigen Bakterien auch für die Resistenz gegen bestimmte Antibiotika bedeutsam: Sie besitzen ein Resistenzgen gegen das Antibiotikum Tetracyclin. Die Translation dieses Gens in ein Protein wird aber normalerweise von einem Repressor (der an die Operator-DNA bindet) unterdrückt. Gelangt nun aber Tetracyclin in die Zelle, bindet es an den Repressor und die Resistenzgene werden synthetisiert, sodass das Bakterium die Antibiotikatherapie übersteht.
  Zum Abschluss: Bei Bakterien enthält eine mRNA häufig Informationen für mehrere verschieden Proteine. Man bezeichnet sie dann als **polycistronisch.**
- **Plasmide:** Bakterien besitzen nicht nur DNA in ihrem Kernäquivalent, sondern verfügen zusätzlich über **extrachromosomale, ringförmige DNA,** die im Zytoplasma schwimmt. Diese sogenannten **Plasmide** (es kann durchaus auch mehrere geben) werden unabhängig vom restlichen Genom repliziert und dann zufällig auf die Tochterzellen verteilt. Wofür codieren Plasmide? Sie enthalten z. B. Resistenzen gegen Antibiotika **(R-Plasmid).** Außerdem können Proteine produziert werden, die die Virulenz des Bakteriums steigern oder es dem Bakterium ermöglichen, seine Plasmide an andere Bakterien weiterzugeben **(Fertilitätsplasmid, F-Plasmid).** Wie Plasmide von einem Bakterium zum

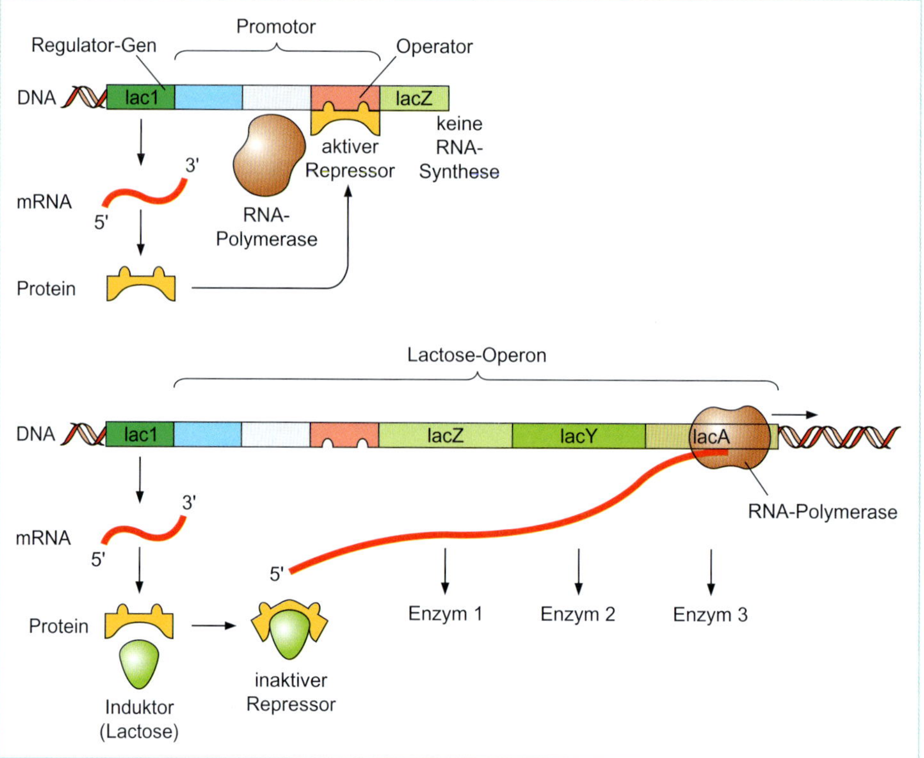

Abb. 5.1 Das Lactose-Operon: die drei Enzyme lacZ, lacY und lacA werden nur in Anwesenheit von Lactose transkribiert. [L253]

anderen gelangen, sodass sich Antibiotikaresistenzen ausbreiten können, werden wir später im Kapitel besprechen.

- **Organellen:** Dieser Abschnitt fällt im Vergleich zu den Eukaryoten wesentlich kürzer aus. In der **Prokaryotenzelle** ist nämlich die Kompartimentierung, also die Untergliederung der Zelle in Reaktionsräume, wesentlich geringer ausgeprägt – Mitochondrien, Golgi-Apparat und ER fehlen. Findet in Bakterien dann keine **Atmungskette** statt? Doch, denn die Enzyme der Atmungskette können in der Membran der Bakterienzelle lokalisiert sein, über die dann auch der Protonengradient aufgebaut wird.
- **Ribosomen:** Wir haben bereits gelernt, dass sich die bakteriellen Ribosomen von denen der Eukaryoten unterscheiden. Bakterien besitzen (wie die Mitochondrien) **70S-Ribosomen**, die aus einer **50S**- und einer **30S**-Untereinheit bestehen. Diesen Unterschied macht man sich bei der Antibiotikatherapie zunutze.
- **Zellmembran und Zellwand:** Bakterien besitzen wie die Eukaryoten eine Zellmembran, die aber, genau wie die innere Mitochondrienmembran, **kein Cholesterin** enthält. Zusätzlich aber besitzen Bakterien noch eine **Zellwand,** die der Zelle eine feste Form gibt. Da dieses Thema sehr prüfungsrelevant ist, werden wir darauf nochmal separat eingehen.
- **Flagellen:** Viele Bakterien sind in der Lage, sich aktiv fortzubewegen und nutzen dafür Flagellen, die ihr euch wie eine Schiffsschraube an der Bakterienoberfläche vorstellen könnt. Das Flagellum selbst wird dabei nicht verformt, sondern gedreht. Manche Autoren verwenden den Begriff „Flagellen" ausschließlich für Bakterien und unterscheiden davon die „Geißeln" der Eukaryoten. In vielen Lehrbüchern werden beide Begriffe allerdings synonym verwendet.
- **Pili:** Pili, die auch **Fimbrien** genannt werden, sind ebenfalls Strukturen auf der Bakterienoberfläche, die aber im Gegensatz zu den Flagellen nicht der Fortbewegung dienen. Sogenannte **Haftpili** dienen der Adhäsion des Bakteriums an Strukturen in der Umgebung während die **Konjugations- oder Sexpili** genutzt werden, um Plasmide zwischen den Bakterien zu übertragen.
- **Kapsel:** Manche Bakterien umgeben sich mit einer **Kapsel aus Polysacchariden,** die Wassermoleküle binden und so einen zähen Schleim bilden. Die Kapsel schützt die Bakterien vor der Phagozytose z. B. durch Zellen des Immunsystems.

In ➢ Abb. 5.2 sind zum Vergleich die Bestandteile einer Prokaryoten- und einer Eukaryotenzelle dargestellt.

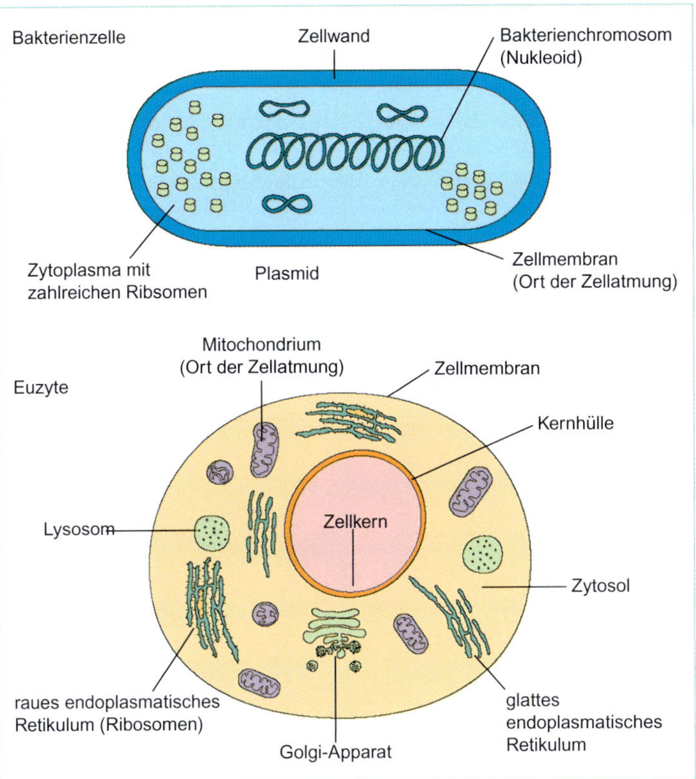

Abb. 5.2 Bakterienzelle und eukaryotische Zelle im Vergleich [G157]

5.1.2 Bakterielle Zellwand und Zellmembran

Bakterien besitzen zusätzlich zur Zellmembran eine Zellwand, die für verbesserten Schutz sorgt. Da sie zudem die Zielstruktur für einige Antibiotika ist, sollten wir uns mit ihrem Aufbau vertraut machen.

Der wichtigste Bestandteil der Bakterienzellwand ist das **Murein,** ein **Pepitdoglycan,** das zu einer vielschichtigen Struktur, dem sogenannten **Mureinsacculus,** vernetzt ist.

VERSTÄNDNIS+ Was ist ein Peptidoglykan? Aus dem Namen kann man es schon erahnen: Ein Peptidoglykan besteht aus Protein und Zucker. Beim Murein besteht der Zuckeranteil aus langen Ketten, in denen sich Moleküle von **N-Acetylmuraminsäure (NAM)** und **N-Acetylglucosamin (NAG)** abwechseln. Diese werden von Peptiden quervernetzt, sodass ein festes Geflecht entsteht.

Die bakterielle Zellwand ist nicht nur das Ziel von diversen Antibiotika, sondern auch von **Lysozym,** einem Enzym, das von diversen Organismen zur Abwehr von Bakterien abgegeben wird (z. B. im Speichel oder in der Tränenflüssigkeit) und die **glykosidischen Bindungen zwischen NAM und NAG** spaltet.

Es gibt allerdings auch Bakterien, die ohne Zellwand auskommen.

Zwar besitzen fast alle Bakterien eine Zellwand, aber diese ist nicht bei allen gleich ausgeprägt. Man kann die Bakterien sogar anhand der Unterschiede im Aufbau ihrer Zellwand unterteilen und zwar in **grampositive** und **gramnegative** Arten.

Die Begriffe grampositiv und gramnegativ leiten sich von der Gramfärbung ab, deren Ablauf ihr grob kennen solltet:

1. Die Zellen werden mit einem violetten Farbstoff (Karbol-Gentianaviolett) gefärbt.
2. Dann versucht man die Färbung mit hochprozentigem Alkohol auszuwaschen und
3. die Zellen mit einem Farbstoff namens Karbolfuchsin rot zu färben.

Gramnegative Bakterien durchlaufen diesen Prozess und sind folglich am Ende rot gefärbt. Grampositive Bakterien sind dagegen durch eine Zellwand gekennzeichnet, die aus wesentlich mehr Mureinschichten besteht als die der gramnegativen. Bei ihnen wird die blaue Färbung durch den Alkohol nicht ausgewaschen, sodass die Zellen trotz der anschließenden Behandlung mit dem roten Farbstoff violett/blau bleiben.

EPISCHE ESELSBRÜCKE gram**p**ositiv = **p**(b)lau

Wenn man sich die Zellwände von grampositiven und gramnegativen Bakterien genauer ansieht, erkennt man noch weitere Unterschiede (➤ Abb. 5.3):

- Bei den grampositiven Bakterien schließt sich außen an die Zellmembran die stark ausgeprägte Zellwand an. In der Zellmembran sind **Teichonsäuren** verankert, die durch die Zellwand hindurchlaufen und nach extrazellulär ragen. Die Teichonsäuren fungieren als **Chelatoren,** halten also Ionen fest, und erhöhen dabei die Stabilität der Zellwand. Übrigens: Die ebenfalls verwendete Bezeichnung **Lipoteichonsäure** macht nur deutlich, dass die Teichonsäuren in Lipiden verankert sind.
- Bei gramnegativen Bakterien schließt sich an die Zellmembran ebenfalls die Zellwand an. Diese ist allerdings wesentlich dünner und nochmal von einer **äußeren Membran** umgeben. In dieser Membran sind **Lipopolysaccharide** verankert, die wiederum als **Endotoxine** von Bedeutung sind.

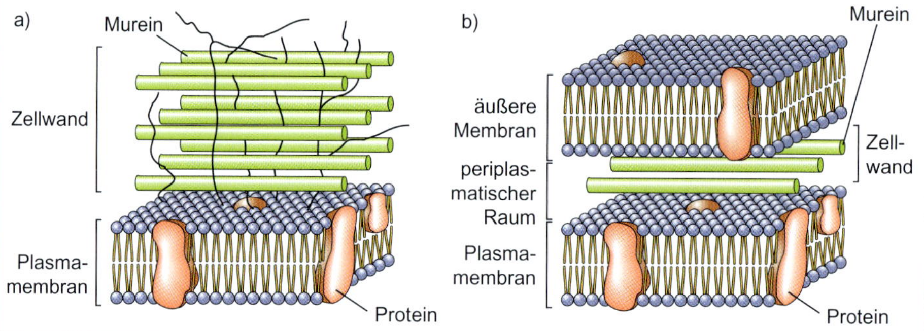

Abb. 5.3 Zellwand und Zellmembran bei grampositiven (a) und gramnegativen (b) Bakterien [L253]

VERSTÄNDNIS⁺ Was sind Endotoxine? Endotoxine werden von Bakterien nicht aktiv abgegeben (dann würde man von Exotoxinen sprechen), sondern werden z. B. beim Zerfall der Bakterien frei. Sie können dann beim Kontakt mit dem Immunsystem zu Fieber führen, wirken also **pyrogen.** Besonders fies: Einige Endotoxine sind sehr hitzestabil, sodass man sie nicht einfach durch Abkochen zerstören kann.

5.1.3 Besonderheiten (Gentransfer, Klonierung, Sporen)

In diesem Kapitel wollen wir nun auf einige Dinge eingehen, die die Bakterien so effizient machen.

Wir haben bereits gelernt, dass Bakterien Plasmide, also extrachromosomale DNA besitzen, die sie an andere Bakterien weitergeben können. Angenommen, auf einem Plasmid kommt es zu einer Mutation, sodass ein Gen entsteht, das dem Bakterium hilft, mit seiner Umwelt fertig zu werden, z. B. weil das Produkt des Gens zu einer Antibiotikaresistenz führt. Das Bakterium gibt nun Kopien dieses Plasmids an seine Artgenossen weiter, die durch die neue Antibiotikaresistenz eine höhere Überlebenswahrscheinlichkeit haben als die Bakterien ohne das Plasmid. Richtig hilfreich wird das Plasmid aber erst, wenn die Bakterien auch tatsächlich mit dem Antibiotikum in Kontakt kommen. Dieser **Selektionsdruck** führt dazu, dass Bakterien ohne das Plasmid sterben. Unsere Bakterien mit Antibiotikaresistenz müssen nun nicht mehr mit den anderen Bakterien um die begrenzten Ressourcen (Platz, Nährstoffe etc.) konkurrieren und können sich stark vermehren, sodass sehr viele Bakterien mit Antibiotikaresistenz entstehen.

Ihr seht: Die Fähigkeit zur Weitergabe von Plasmiden ist für Bakterien extrem nützlich. Da es sich gewissermaßen um eine Art der Fortpflanzung (wenn auch ohne die Entstehung von Keimzellen) handelt, spricht man wahlweise von **Parasexualität oder horizontalem Gentransfer.** Den Bakterien stehen dafür drei sehr gern geprüfte Möglichkeiten zur Verfügung:

- **Transformation:** Bakterien können unter bestimmten Bedingungen **freie DNA** aufnehmen. Im Labor kann man die Bakterien auch dazu „zwingen", freie DNA aufzunehmen, damit sie sich danach zusammen mit dem aufgenommenen Plasmid vermehren. Abschließend isoliert man die Plasmide wieder und hat die Bakterien gewissermaßen als biologischen Kopierer genutzt.
- **Konjugation:** Die Konjugation kommt unserer Vorstellung von Fortpflanzung noch am nächsten. Dabei bilden Bakterien, die über einen Fertilitätsfaktor verfügen (man bezeichnet sie auch als F^+), einen **Fertilitäts- bzw. Sexpilus** aus, über den die Plasmide direkt von einem Bakterium zum nächsten gelangen können.

- **Transduktion:** Bei der Transduktion wird die Bakterien-DNA durch Viren übertragen. Dabei ist der **Bakteriophage** (so bezeichnet man Viren, die sich auf Prokaryoten spezialisiert haben) in erster Linie darauf aus, seine eigene Erbinformation in das bakterielle Genom zu integrieren. Dass dabei gelegentlich auch Teile der bakteriellen DNA mitgenommen werden, ist ein eher für die Bakterien nützlicher Nebeneffekt.

EPISCHE ESELSBRÜCKEN
- Bei der **K**onjugation sind die Bakterien (**K**)onnected, also über einen Fertilitätspilus verbunden.
- Bei der Trans**F**ormation geht es um die Aufnahme **F**reier DNA.
- Übrig bleibt die Transduktion, die mithilfe von Viren stattfindet.

Die Fähigkeit, DNA aufzunehmen, ist allerdings nicht ganz ohne Risiko: Wenn z. B. fremde DNA – also die einer anderen Spezies – in die Zelle gelangt, kann diese zum Problem werden. Aus diesem Grund besitzen Bakterien in ihrem Zytoplasma Enzyme namens **Restriktionsendonucleasen.**

VERSTÄNDNIS+ Was verrät uns der Name „Restriktionsendonuclease"? Nucleasen sind Enzyme, die DNA oder RNA spalten. Die Silbe „endo" macht deutlich, dass die Spaltung mitten im Molekül und nicht nur an den Rändern stattfindet, was auch sinnvoll ist, wenn man die DNA zerstören möchte.

Die Restriktionsendonucleasen spalten die DNA an **palindromischen Sequenzen.** Palindromische Sequenzen sind Abschnitte der DNA, die sich auf beiden Strängen des Doppelstrangs gleich lesen.

Bei der Spaltung eines Doppelstrangs durch Restriktionsendonucleasen können **Blunt** oder **Sticky Ends** entstehen (➢ Abb. 5.4).

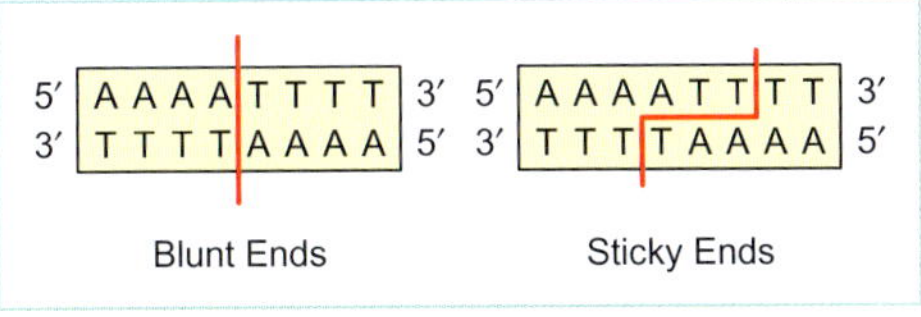

Abb. 5.4 Blunt Ends und Sticky Ends [L253]

- Blunt Ends: Bei der Entstehung von Blunt Ends schneidet das Enzym auf dem kürzesten Weg einmal durch den Doppelstrang. Die Chance, dass die zwei Fragmente wieder zusammenfinden, ist relativ gering.
- Sticky Ends: Schneidet das Enzym Sticky Ends, entstehen an den Enden der Doppelstrangfragmente kleine Einzelstränge, die zueinander komplementär sind. Da sich zwischen ihnen erneut Wasserstoffbrückenbindungen ausbilden können, besteht die Chance, dass sich die Stränge wieder zusammenlagern. Dann muss nur noch eine DNA-Ligase das Zucker-Phosphat-Rückgrat verbinden und der Doppelstrang ist so gut wie neu. Schneidet man ein Gen und ein Plasmid mit den gleichen Restriktionsenzymen, kann man das Gen in das Plasmid einbauen (**Klonierung**), weshalb diese Enzyme auch im Labor von großer Bedeutung sind. Übrigens: Solche im Labor modifizierten Plasmide sind ein Beispiel für **rekombinante DNA**, also Erbinformation, die mittels gentechnischer Methoden erzeugt wurde.

So weit so gut – aber was macht das Bakterium, wenn mal schlechtere Zeiten kommen? Manche Bakterienarten können sich mittels **Sporulation** helfen. Das Bakterium bildet (Endo)Sporen, die durch einen stark reduzierten bzw. nicht existenten Stoffwechsel auch mit wenig Nährstoffen und ungünstigen Temperaturen kein Problem haben. Die Sporen enthalten DNA und ein wenig Wasser, gut geschützt von einer soliden Wand. Wenn die Umweltbedingungen wieder besser werden, kann aus einer Spore wieder die aktive **(vegetative)** Form des Bakteriums entstehen.

Übrigens: Der Aufbau von Sporen macht sie nicht nur resistent gegen Nährstoffmangel und ungünstige Temperaturen, sondern stellt auch viele Desinfektionsverfahren vor große Probleme.

5.1.4 Wachstumsverhalten

Welche Bedingungen müssen erfüllt sein, damit Bakterien wachsen und wie gestaltet sich dieses Wachstum? Natürlich unterscheiden sich die Bakteriengattungen in ihren Anforderungen, aber nichtsdestotrotz kann man einige Gemeinsamkeiten finden:

1. **Temperatur:** Die Bakterien, die ihr im Rahmen eures Medizinstudiums kennenlernen werdet, sind in der Regel an den Menschen als Wirt angepasst und z. T. sogar humanpathogen. Entsprechend liegt ihr Temperaturoptimum, also die Temperatur, bei der sie am besten wachsen, bei 37 °C.

2. **pH-Wert:** Beim pH-Wert gibt es kein einheitliches pH-Optimum, denn schließlich gibt es auch verschiedene pH-Werte im menschlichen Körper. Ein Großteil der Bakterien mag es eher neutral, während z. B. *Helicobacter pylori* an den sauren pH des Magens angepasst ist und dort Entzündungen der Magenschleimhaut (Gastritis) auslösen kann.
3. **Nährstoffe:** Auch Bakterien brauchen Nährstoffe, aber die sind im menschlichen Körper natürlich reichlich vorhanden. Im Labor werden die Bakterien in der Regel mit **Glucose und Pepton** (einem Gemisch aus verschiedenen Peptiden) versorgt. Die Anzucht der Bakterien kann dabei in flüssigen Nährlösungen oder auf Nährböden stattfinden. Der Hauptbestandteil der Nährböden ist in der Regel **Agar** (ein Polysaccharid).
4. **Sauerstoff:** Da sich die Menge an verfügbarem Sauerstoff zwischen Mundhöhle, Darm, Haut und Urogenitaltrakt offensichtlich stark unterscheidet, ist es nur logisch, dass es auch bei den Bakterien unterschiedliche Präferenzen hinsichtlich der Sauerstoffkonzentration gibt. Man unterscheidet **obligat aerobe Bakterien**, die auf Sauerstoff angewiesen sind, von **fakultativ aeroben Bakterien,** die auch ohne Sauerstoff überleben können. Dafür setzen sie wahlweise auf **Gärung** oder **anaerobe Atmung**, die euch in der Biochemie im Detail beschäftigen werden. Es gibt allerdings auch Bakterien, die nur in Abwesenheit von Sauerstoff überleben können, man spricht von **obligat anaeroben** Arten. Kann ein Bakterium zwar in Anwesenheit von Sauerstoff überleben, aber diesen nicht verstoffwechseln, ist es **aerotolerant**. Bakterien, die die Abwesenheit von Sauerstoff bevorzugen, aber auch in Anwesenheit von Sauerstoff wachsen, sind **fakultativ anaerob**. Bakterien die grundsätzlich CO_2 bevorzugen, werden allgemein als **capnophil** bezeichnet.

Wenn nun die Voraussetzungen, damit unser Bakterium wachsen kann, erfüllt sind, ergibt sich eine charakteristische Wachstumskurve (➤ Abb. 5.5):

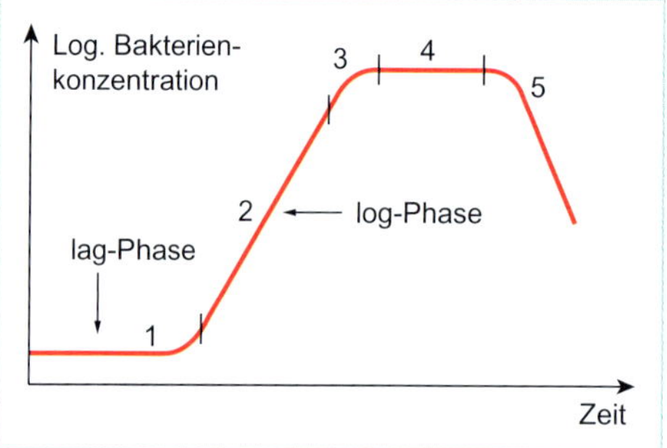

Abb. 5.5 Wachstumskurve von Bakterien [L253]:
1. Lag Phase
2. Log Phase
3. Retardationsphase
4. Stationäre Phase
5. Absterbephase

1. **Latenzphase (Lag Phase):** Während dieser Zeit passt sich das Bakterium an die ihm zur Verfügung stehenden Nährstoffe an. Da die Bakterien, was die Zellteilung angeht, in dieser Zeit noch nicht „Vollgas" geben können, steigt die Kurve zunächst noch nicht so steil an.
2. **Exponentielle Phase (Log Phase):** Hier teilen sich die Bakterien mit maximaler Geschwindigkeit. Da aus jedem Bakterium zwei neue entstehen, verläuft die Kurve exponentiell (dieser Fakt wird allerdings in der Grafik durch die logarithmische Y-Achse verschleiert).
3. **Stationäre Phase:** Das enorme Wachstum der Bakterien verbraucht natürlich die vorhandenen Nährstoffe. Mit Beginn des Nährstoffmangels verlangsamt sich das Wachstum (manche Autoren sprechen von der **Retardationsphase**) so lange, bis genauso viele Bakterien sterben, wie neue entstehen. Die Zahl der Bakterien bleibt dann konstant.
4. **Absterbephase:** Wenn die Nährstoffe aufgebraucht sind oder die Ausscheidungsprodukte der Bakterien toxische Konzentrationen erreichen, sterben die Bakterien und die Wachstumskurve beginnt zu fallen.

Wie schnell Bakterien wachsen können, hängt neben den Bedingungen natürlich auch von der Bakteriengattung ab. Während *Escherichia coli* sich alle 20 Min. teilen kann, also eine Generations- bzw. Reduplikationszeit von nur 20 Min. besitzt, brauchen andere Arten, wie die Mykobakterien, aufgrund ihrer aufwendigen Zellwandsynthese wesentlich länger.

5.1.5 Antibiotika

Man unterscheidet bei den Antibiotika, die wir zur Bekämpfung von Bakterien einsetzen, zwischen **bakteriziden** und **bakteriostatischen** Mitteln. Bakterizide Antibiotika töten Bakterien, wohingegen bakteriostatische Stoffe lediglich ihr Wachstum hemmen. Wir wollen beispielhaft auf Penicillin eingehen:

Penicillin hemmt die Zellwandsynthese. Genauer gesagt, hemmt es die Aktivität der **Transpeptidase,** die bei grampositiven Zellen das Murein vernetzt. Damit die Hemmung der Transpeptidase tatsächlich einen Effekt auf die Bakterienpopulation hat, müssen sich die Zellen allerdings teilen – sonst findet quasi keine Zellwandsynthese statt. Da sich bei einer akuten Infektion die Bakterien aber meistens stärker teilen, als dem Patienten lieb ist, stellt dieser Faktor in der Regel kein Problem dar.

Übrigens: Penicillin gehört zu den **β-Lactam-Antibiotika.** Genau dieser β-Lactam-Ring wird von den **β-Lactamasen,** die einige Bakterien als Resistenz besitzen, gespalten.

5.1.6 Klassifikation

60-TAGE-LERNPLAN Auch für dieses Unterkapitel gilt: Wenn die Zeit knapp ist, überspringen!

Wir haben bereits gelernt, dass die Einteilung in grampositive und gramnegative Arten eine Möglichkeit darstellt, um Bakterien zu klassifizieren. Da Bakterien zudem über eine relativ starre Zellwand verfügen, besitzen sie eine definierte Form. Am relevantesten sind dabei die Kugelbakterien **(Kokken),** die **Stäbchen** und die helix- bzw. wendelförmigen **Spirochäten.** Außerdem sind manche Bakterienarten nicht gern allein. Gerade bei den Kugelbakterien gibt es Arten, die grundsätzlich nur paarweise **(Diplokokken),** in Haufen **(Staphylokokken)** oder zu langen Ketten aneinandergereiht **(Streptokokken)** vorkommen (➤ Abb. 5.6).

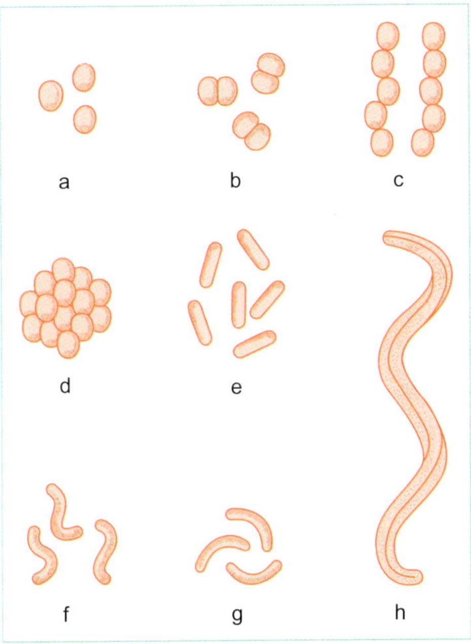

Abb. 5.6 Morphologie der Bakterien [L231]:
a Kokken
b Diplokokken
c Streptokokken
d Staphylokokken
e Stäbchen
f Spirillen
g Vibrionen (gekrümmte Stäbchen)
h Spirochäten

5.2 Viren

Viren sind im Gegensatz zu den Bakterien keine Lebewesen, sondern **infektiöse Partikel.** Wenn man es ganz genau nimmt, bezeichnet man die Form des Virus, die außerhalb von Zellen umherschwirrt, um einen neuen Wirt zu infizieren, als **Virion.** Da die Viren keine Lebewesen sind und entsprechend über **keinen eigenen Stoffwechsel** verfügen, sind sie zur Vermehrung auf andere Organismen angewiesen. In der Regel schaden sie diesen und man könnte sie daher als Parasiten bezeichnen, was aber umstritten ist, da Parasiten in der Regel als Lebewesen definiert sind. Wenn ihr den Begriff „parasitär" im Sinne von „den Parasiten ähnlich" verwendet, solltet ihr auf der sicheren Seite sein!

Da Viren normalerweise nur wenige hundert Nanometer groß sind, könnt ihr sie mit dem Lichtmikroskop (im Gegensatz zu den Bakterien) nicht erkennen. Es gibt allerdings Ausnahmen, wie die Megaviren oder die erst vor wenigen Jahren entdeckten **Pandoraviren,** die, was ihre Größe angeht, schon an kleine Bakterien heranreichen.

5.2.1 Aufbau

Im Inneren eines Virus findet sich dessen Erbinformation. Dabei handelt es sich entweder um **RNA oder DNA.** Da das Genom geschützt werden muss, ist es von einer **Proteinhülle,** dem **Capsid,** umgeben. Erbinformation und Capsid werden auch als Nucleocapsid zusammengefasst. Einige Viren haben zusätzlich zum Capsid noch eine **Lipidhülle.** Als Beispiel ist in ➤ Abb. 5.7 der Aufbau eines HI-Virus dargestellt.

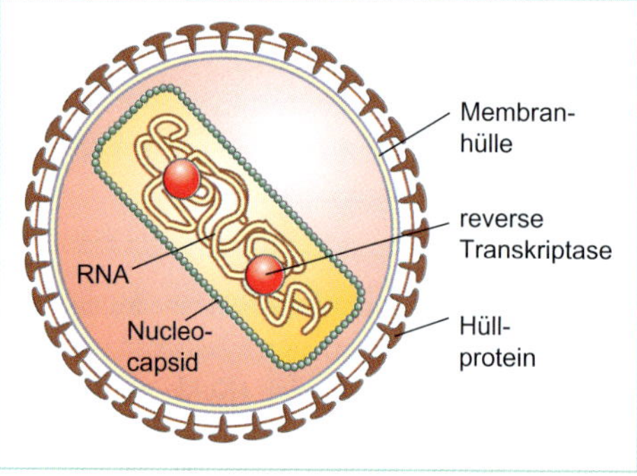

Abb. 5.7 Das HI-Virus und seine Struktur [L253]

5.2.2 Klassifikation

Es gibt sehr viele Möglichkeiten, Viren zu klassifizieren. Am weitesten verbreitet ist die Unterteilung in **behüllte** und **unbehüllte** Viren oder die Klassifizierung anhand der viralen Erbinformation **(einzelsträngig** vs. **doppelsträngig, RNA** vs. **DNA).** Bei den RNA-Viren kann es eine wissenswerte Besonderheit im Vermehrungszyklus geben: Manche RNA-Viren enthalten RNA, die direkt als **mRNA** fungieren kann. Das heißt, mit der Translation kann direkt begonnen werden, sobald die virale RNA in der Zelle freigesetzt worden ist. Andere Viren tragen RNA in sich, die komplementär zur mRNA ist. Das heißt, das Virus benötigt zunächst eine **RNA-abhängige RNA-Polymerase** (die es in der Regel selbst mitbringt), um die mRNA zu synthetisieren, sodass die Translation beginnen kann.

Außerdem gibt es Viren, deren Erbinformation zwar aus RNA besteht, die aber, sobald die Viren in der Wirtszelle angelangt sind, in DNA umgeschrieben wird. Diese wird ins Genom der Wirtszelle integriert und die wiederum synthetisiert dann die mRNAs. Man bezeichnet solche Viren als **Retroviren,** und einer der bekanntesten Vertreter dieser Familie ist das **HI-Virus.**

Die Enzyme, die aus der RNA die DNA herstellen, sind **RNA-abhängige DNA-Polymerasen** und werden auch als **reverse Transkriptasen** bezeichnet. Eine nichtvirale Reverse Transkriptase kennt ihr bereits: Die **Telomerase!**

Man kann sich denken, dass es für die Wirtszelle zum Problem werden kann, wenn plötzlich ein Virus seine DNA in ihr Genom integriert. Dabei können Gene zerstört oder ihre Aktivität verändert werden. Im besten Fall stirbt die Zelle, im schlimmsten Fall entsteht ein Tumor, der zur Gefahr für den gesamten Organismus wird.

Reverse Transkriptasen werden auch im Labor genutzt, um aus der fragilen RNA vergleichsweise stabile **cDNA (copy-DNA)** herzustellen. Außerdem hat die Erstellung von cDNA mithilfe der mRNA eines bestimmten Gens einen weiteren Vorteil gegenüber der genomischen DNA: Sie besitzt **keine Introns,** da die mRNA bereits gespleißt wurde.

5.2.3 Übertragung

Wie sich Viren im Körper vermehren, wissen wir bereits. Nun müssen wir noch einen Blick darauf werfen, wie sie von Mensch zu Mensch gelangen. Bei der Einteilung der Übertragungswege kann man sich sehr in den Details und Kriterien verlieren. Deswegen gibt es an dieser Stelle nur ein grundlegendes Schema:

1. **Tröpfcheninfektion:** Bei der Tröpfcheninfektion verbreitet sich das Virus quasi über die Luft, genauer gesagt über kleine virushaltige Tröpfchen, die beim Sprechen, Niesen oder Husten entstehen. Kleinste Partikel können als Aerosol auch größere Distanzen überwinden, da sie kaum absinken. Klassisches Beispiel: das Influenzavirus.
2. **Kontakt- bzw. Schmierinfektion:** Wie der Name schon sagt, muss es bei diesem Übertragungsweg zu einer Form von Kontakt kommen, damit sich eine Person infiziert. Wird der Infizierte selbst berührt, spricht man von einer direkten **Kontaktinfektion.** Infiziert man sich dagegen beim Kontakt mit einem kontaminierten Gegenstand, handelt es sich um eine **indirekte Kontaktinfektion.** Beispiel: das Hepatitis-A-Virus (aber auch einige Bakterienarten).

Notizen

3. **Austausch von Körperflüssigkeiten:** Manche Viren sind nur in bestimmten Körperflüssigkeiten in ausreichend hohen Konzentrationen vorhanden, um eine Infektion zu verursachen, oder können an der Luft nicht lange überleben. Damit sie übertragen werden, muss es zur direkten Aufnahme von Körperflüssigkeiten wie Blut, Speichel, Ejakulat etc. kommen. Beispiel: HIV.

Beim Thema Infektionskrankheiten gibt es noch ein paar andere Begriffe, die wir klären sollten – sie beziehen sich allerdings nicht nur auf Viren, sondern sind z. B. auch auf Bakterien anwendbar:

- **Epidemie:** Tritt eine Infektionskrankheit innerhalb einer Population örtlich und zeitlich gehäuft auf, spricht man von einer Epidemie. Ein Beispiel ist ein Choleraausbruch nach einem Erdbeben. Dieser beschränkt sich auf das Gebiet, in dem die hygienischen Bedingungen aufgrund der Folgen des Bebens schlecht sind.
- **Pandemie:** Breitet sich eine Infektionskrankheit über Landesgrenzen oder gar Kontinente hinweg aus, spricht man von einer Pandemie. Ein inzwischen weitaus bekanntes Beispiel ist COVID-19.
- **Endemie:** Ist eine Infektionskrankheit auf ein Gebiet beschränkt, tritt dort aber dauerhaft und nicht zeitlich begrenzt auf, spricht man von einer Endemie. Malaria ist beispielsweise in einigen Regionen der Welt endemisch.

5.3 Prionen

Es gibt Infektionskrankheiten, die weder von Proteinen noch Viren hervorgerufen werden. Die **Creutzfeldt-Jakob-Krankheit** (beim Rind auch BSE oder Rinderwahn genannt) ist ein Beispiel für eine Erkrankung, die von infektiösen Proteinen, sogenannten **Prionen**, hervorgerufen wird. Der Name Prion stammt dabei tatsächlich von den Begriffen „**Pr**otein" und „Infect**ion**" ab. Prionen enthalten dementsprechend weder DNA noch RNA und sind auch keinen Lebewesen.

Prionenerkrankungen stellen die Wissenschaft noch vor eine Vielzahl an Rätseln, und es gibt nach wie vor keine kurative (heilende) Behandlung.

ZUSAMMENFASSUNG

- Bakterien besitzen weder Kern noch Mitochondrien.
- Sie besitzen die Fähigkeit zu horizontalem Gentransfer.
- Man unterscheidet grampositive von gramnegativen Arten.

Notizen

KAPITEL

6 Stoffwechsel-Grundkurs

Paul Windisch

6.1 Allgemeines

Wir haben im Abschnitt zur Biologie schon viele Fähigkeiten von Zellen kennengelernt, müssen uns aber noch mit einer Sache befassen, die die Zellen benötigen, um diese Fähigkeiten ausüben zu können: Energie. Dabei reicht es zur HAM-Nat-Vorbereitung erfreulicherweise aus, den Fokus auf bestimmte Elemente des Kohlenhydratstoffwechsels zu legen, obwohl grundsätzlich sämtliche Nährstoffe (Kohlenhydrate, Proteine, Lipide) zur Energiegewinnung herangezogen werden können. Den Anfang machen die Enzyme, die an jedem Stoffwechselweg beteiligt sind.

DEFINITION Unter **Stoffwechsel** versteht man die Gesamtheit der (bio-)chemischen Prozesse in unserem Körper. Prinzipiell können sie zwei Funktionen haben:

1. Den Aufbau oder den Erhalt des Körpers **(Baustoffwechsel)**
2. Das Bereitstellen von Energie für Energie verbrauchende Prozesse wie Bewegung, die Synthese bestimmter Stoffe, die Erzeugung von Membranpotenzialen etc. **(Energiestoffwechsel)**

6.2 Enzyme

6.2.1 Grundlagen

„Enzyme sind **Biokatalysatoren**" – wer Biologie in der Schule hatte, wird sich mit Sicherheit an diesen Satz erinnern. Katalysatoren setzen die Aktivierungsenergie einer chemischen Reaktion herab und sorgen so dafür, dass sich das Gleichgewicht schneller einstellt (die Lage des Gleichgewichts bleibt unverändert), d. h., dass die **Reaktion schneller abläuft.** Zudem gehen sie unverändert aus der Reaktion hervor. Weil ein Enzym eben genau das kann und an biochemischen Reaktionen beteiligt ist, spricht man von Biokatalysatoren.

In der chemischen Industrie spart man mit Katalysatoren Energie und damit letztlich Zeit und Geld; in unserem Körper ist das sogar noch wichtiger, denn dort kann die Temperatur nicht beliebig erhöht werden. Proteine entfalten sich nämlich ab ca. 42 °C – sie **denaturieren.** Nicht umsonst beginnt man spätestens, wenn sich ein Patient diesem Temperaturbereich nähert, mit fiebersenkenden (antipyretischen) Maßnahmen. Enzyme sind folglich absolut essenziell, um die Reaktionen in unserem Körper ablaufen zu lassen, und ein Enzymdefekt in einem wichtigen Stoffwechselweg hat verheerende Folgen.

Ein Enzym könnt ihr gewöhnlich schon daran erkennen, dass sein Name auf „**ase**" endet. Der Teil davor richtet sich meistens nach dem Stoff, den es verarbeitet (Substrat, z. B. Maltase), oder der Reaktion, an der es beteiligt ist (z. B. DNA-Polymerase).

Struktur

Enzyme sind Proteine und da diese sich, wie wir wissen, in verschiedene Strukturen falten können, gibt es auch innerhalb eines Enzyms zumeist einige Domänen mit unterschiedlichen Funktionen. Den Ort im Enzym, an dem das Substrat bindet und die Reaktion katalysiert wird, bezeichnet man als **aktives Zentrum** (gelegentlich werden auch „Binding Site" und „Catalytic Site" unterschieden).

Manche Enzyme benötigen, um eine Reaktion zu katalysieren, einen **Cofaktor,** also einen Stoff, bei dem es sich nicht um ein Protein handelt. Merkt euch schon einmal, dass ein Enzym, das einen Cofaktor besitzt, als **Holoenzym** bezeichnet wird. Der Proteinanteil eines Holoenzyms (also ohne Cofaktor) wird **Apoenzym** genannt. Im Gegensatz zu Holoenzymen kommen reine Proteinenzyme ohne Cofaktor aus.

EPISCHE ESELSBRÜCKE Wenn ihr mit apo und holo Schwierigkeiten habt, denkt einfach an **h**olo als „**wh**ole" (ganz), also mit Cofaktor!

6.2.2 Enzymkatalysierte Reaktionen

Enzym und Substrat

Damit ein Enzym eine Reaktion katalysieren kann, muss es sein Substrat zunächst einmal binden. Ein **Enzym-Substrat-Komplex** entsteht. Nun kommt es zur Reaktion; aus dem Substrat wird das Produkt, und das Enzym dissoziiert ab.

Aus der Biologie kennt ihr wahrscheinlich schon das **Schlüssel-Schloss-Prinzip,** das besagt, dass zwei Strukturen zueinander passen müssen (wie der Schlüssel zum Schloss), um z. B. reagieren zu können (➤ Abb. 6.1). Und in der Tat muss das Substrat zum Enzym passen, damit es zu einer Reaktion kommen kann. Mittlerweile hat man das Schlüssel-Schloss-Prinzip noch um das **Induced-fit-Konzept** erweitert (➤ Abb. 6.1). Dabei geht man davon aus, dass Enzym und Substrat anfangs gar nicht zu 100% zueinander passen. Wenn sich beide annähern, kommt es allerdings zu Wechselwirkungen, sodass beide ihre Strukturen leicht verändern, bis sich schließlich der Enzym-Substrat-Komplex bilden kann. Im deutschsprachigen Raum ist manchmal statt von Induced-fit- auch vom Hand-im-Handschuh-Prinzip die Rede: Beide passen zwar prinzipiell zueinander, aber erst, wenn sie sich nah genug angenähert haben (die Hand im Handschuh steckt), nehmen beide ihre endgültige Form an.

Nachdem das Substrat reagiert hat und der Komplex wieder zerfällt, geht das Enzym natürlich in seine Ausgangsform zurück. Die Veränderung der Form nennt man auch Konformationsänderung.

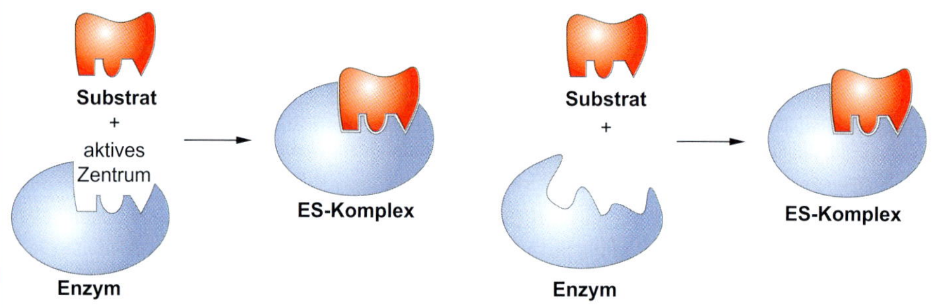

Abb. 6.1 Schlüssel-Schloss-Prinzip (links) und Induced-fit (rechts) [L253]

Spezifitäten

Wenn man das Schlüssel-Schloss-Prinzip kennt, kann man sich schon denken, dass ein Enzym nicht jedes Substrat umsetzen kann. Enzyme sind sogar ziemlich wählerisch! Sie besitzen:

- **Substratspezifität:** Manche Enzyme können nur eine einzige Substanz umsetzen, bei anderen gibt es auch ein paar mögliche Substrate.
- **Gruppenspezifität**: Manchen Enzymen ist ihr Substrat vergleichsweise egal – es muss nur eine bestimmte funktionelle Gruppe besitzen. Die Alkoholdehydrogenase setzt z. B. sowohl Methanol, Ethanol, aber auch höhere Alkanole um. Das Substrat ist allerdings nicht völlig egal, denn obwohl gruppenspezifische Enzyme prinzipiell alle Moleküle mit der jeweiligen funktionellen Gruppe umsetzen können, binden sie verschiedene Substrate verschieden stark.

VERSTÄNDNIS[+] Wie kann es sein, dass ein Enzym so viele verschiedene Substrate binden kann, wenn doch Enzym und Substrat hinsichtlich ihrer Form zueinander passen müssen? Das Enzym bindet wahrscheinlich an seinem aktiven Zentrum nur die funktionelle Gruppe und nicht das ganze Molekül. Solange diese frei zugänglich ist und nicht durch andere Molekülbereiche abgeschirmt wird, sind auch verschiedene Substrate kein Problem.

- **Wirkungs- bzw. Reaktionsspezifität:** Ein Substrat, das von einem Enzym gebunden wird, könnte theoretisch eine Vielzahl unterschiedlicher Reaktionen eingehen, vor allem, wenn es sich um ein großes Molekül handelt. Von dieser großen Zahl von Reaktionen katalysiert das Enzym aber in der Regel nur eine einzige. Auf diese Weise wird gewährleistet, dass sich ein Substrat im Rahmen eines Stoffwechselwegs in die „richtige Richtung entwickelt".

Abhängigkeiten der Enzymaktivität

- **Temperaturabhängigkeit:** Die meisten Proteine denaturieren (d. h. sie verlieren ihre Form ab 42 °C). Da es sich auch bei den Enzymen unseres Körpers um Proteine handelt, sieht es mit der Enzymaktivität bei Temperaturen jenseits dieses Werts schlecht aus. Und darunter? Das Optimum der Enzymaktivität liegt bei 37 °C, was passenderweise der Temperatur entspricht, die in unserem Körper normalerweise vorherrscht (➤ Abb. 6.2). Bei Temperaturen darunter ist die Reaktionsgeschwindigkeit geringer, auch weil es weniger Teilchenbewegung gibt (die Teilchen schwingen nicht so stark), sodass die Wahrscheinlichkeit sinkt, dass Enzym und Substrat sich treffen und die notwendige Aktivierungsenergie zugeführt wird.

- **pH-Abhängigkeit**: Auch der pH-Wert bestimmt, wie gut ein Enzym arbeitet. Das hat gleich mehrere Gründe: Angenommen, unser Enzym schwimmt in einer sehr sauren Lösung mit vielen Protonen. Nun kann es passieren, dass das Enzym aufgrund des Protonenüberschusses in der Lösung viele dieser positiv geladenen Teilchen bindet, was zu einer Ladungsverschiebung am Enzym führt und damit auch dessen Form verändert. Eventuell passt nun das ursprünglich gewünschte Substrat nicht mehr an das aktive Zentrum. Enzyme müssen also gewissermaßen für einen bestimmten pH-Wert „designed" werden. In ➤ Abb. 6.2 erkennt ihr, dass sich die bevorzugten pH-Bereiche der Enzyme unseres Körpers deutlich unterscheiden … und das ist auch gut so! Stellt euch vor, das **Pepsin**, das im Magen für den Abbau von Proteinen zuständig ist, gelangt aus irgendeinem Grund aus dem Magen in die Bauchhöhle. Wäre es dann nicht beruhigend, zu wissen, dass es nun nicht mehr seinen idealen pH-Wert vorfindet (den der Magensäure) und somit nicht mit vollem Tempo die anderen Strukturen der Bauchhöhle verdauen kann?

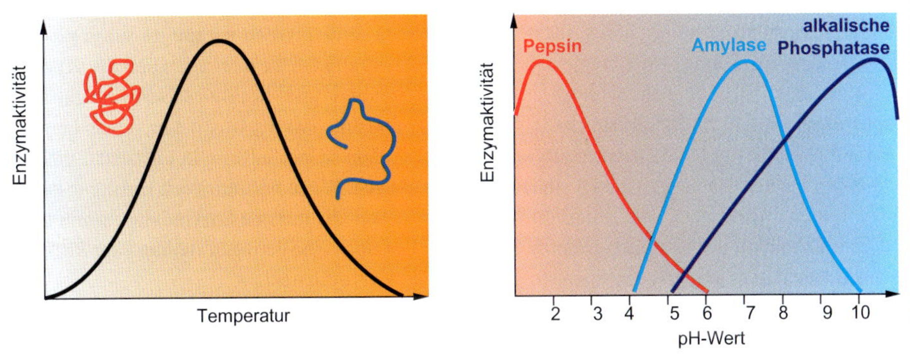

Abb. 6.2 Abhängigkeit der Enzymaktivität von Temperatur und pH-Wert [L253]

6.2.3 Multienzymkomplex und multifunktionelle Enzyme

Wenn ein Enzym im Rahmen eines Stoffwechselwegs eine chemische Reaktion katalysiert, wäre es doch praktisch, wenn das Enzym, das den nächsten Schritt dieses Stoffwechselwegs katalysiert, direkt daneben sitzen würde. Auf diese Weise könnte der entstehende Stoff quasi direkt „weitergegeben" werden und müsste nicht erst blind durch die Zelle diffundieren. Aus diesem Grund gibt es aus mehreren Enzymen zusammengesetzte **Multienzymkomplexe,** die eine Reihe von Reaktionsschritten katalysieren können. Als wichtigstes Beispiel könnt ihr euch schon einmal den **Pyruvat-Dehydrogenase-Komplex** merken.

Nicht zu verwechseln ist der Multienzymkomplex mit einem **multifunktionellen Enzym.** Hierbei handelt es sich nicht um mehrere zusammengelagerte, sondern um ein einzelnes Enzym, das aber mehrere aktive Zentren besitzt und deshalb auch verschiedene Reaktionen katalysieren kann.

6.2.4 Enzymkinetik

Nun geht es ans Eingemachte! Fragen zur Enzymkinetik sind spätestens im Studium Alltag. Grund genug, sie auch für den HAM-Nat im Blick zu haben. Bei Studierenden stößt dieses Thema aufgrund von Formeln und Diagrammen meist auf wenig Gegenliebe – ist aber eigentlich harmlos.

Maximalgeschwindigkeit (v_{max})

Bevor wir uns mit der Maximalgeschwindigkeit befassen, sollten wir zuerst klären, wie wir die Geschwindigkeit v (engl. *velocity*) einer chemischen Reaktion überhaupt definieren können. Auch hier gibt es zwei Möglichkeiten (➤ Kap. 17.2):

- Abnahme der Edukt- bzw. Substratkonzentration
- Zunahme der Produktkonzentration

Nun stellen wir uns ein Experiment vor: Wir haben 100 Enzyme, aber kein Substrat in einem Gefäß. Die Reaktionsgeschwindigkeit ist zunächst natürlich gleich 0, denn wo kein Substrat ist, kann auch kein Substrat umgesetzt werden. Wir tragen diesen Wert in ein Diagramm ein, das die Reaktionsgeschwindigkeit (y-Achse) in Abhängigkeit von der Substratkonzentration (x-Achse) darstellt (➤ Abb. 6.3). Dieses Diagramm wird euch in diesem Kapitel noch mehrmals begegnen.

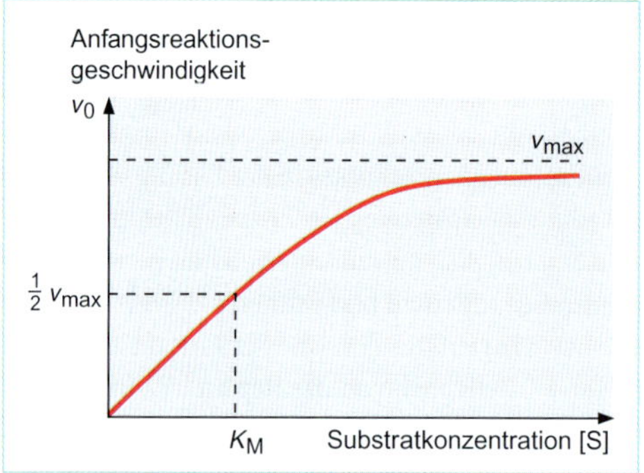

Abb. 6.3 Reaktionsgeschwindigkeit in Abhängigkeit von der Substratkonzentration [L253]

Nun geben wir einzelne Substratmoleküle hinzu. Da wir wesentlich mehr Enzyme als Substratmoleküle haben, wird jedes hinzugegebene Substratmolekül quasi sofort umgesetzt. Entsprechend wird unsere Reaktionsgeschwindigkeit immer höher, je mehr Substrat wir zugeben. Wenn wir unsere Substratkonzentration verdoppeln, können die Enzyme doppelt so viele Substratmoleküle umsetzten und die Reaktionsgeschwindigkeit wird doppelt so hoch. Substratkonzentration und Reaktionsgeschwindigkeit sind **proportional,** was ihr im Diagramm (➤ Abb. 6.3) daran erkennt, dass der Graph eine gerade Linie ist.

Wir erhöhen die Substratkonzentration weiter. Nun ist schon so viel Substrat in unserem Gefäß, dass die meisten Enzyme damit beschäftigt sind, dieses umzusetzen. Wenn wir nun noch mehr Substrat zugeben, werden nur einige Moleküle unmittelbar umgesetzt, weil die meisten Enzyme eben schon besetzt sind. Eine Erhöhung der Substratkonzentration bewirkt nur noch eine geringe Erhöhung der Reaktionsgeschwindigkeit, was sich im zunehmenden Abflachen der Kurve darstellt.

Angenommen, wir erhöhen die Substratkonzentration immer weiter. Irgendwann kommt der Punkt, an dem jedes unserer 100 Enzyme mit einem Substratmolekül besetzt ist. Nun können wir noch so viel Substrat zugeben, die Reaktionsgeschwindigkeit wird sich nicht mehr erhöhen, weil jedes Enzym bereits beschäftigt ist und schon so schnell arbeitet, wie es kann. Das zusätzliche Substrat landet in der Warteschleife **(Substratsättigung).** Wenn die maximale Reaktionsgeschwindigkeit erreicht ist, erkennen wir das daran, dass unser Graph nun parallel zur x-Achse verläuft. Wie könnte man die maximale Reaktionsgeschwindigkeit jetzt noch steigern? Entweder man kann die Enzyme irgendwie dazu bringen, schneller zu arbeiten, oder man erhöht die Zahl der Enzyme.

Halbmaximale Reaktionsgeschwindigkeit ($\frac{1}{2}v_{max}$)

Ein Begriff, den man in der Enzymkinetik häufiger hört, ist die **halbmaximale Reaktionsgeschwindigkeit** ($\frac{1}{2}v_{max}$), also die Hälfte der maximalen Reaktionsgeschwindigkeit. Warum sollte man statt mit der maximalen Reaktionsgeschwindigkeit lieber mit der halbmaximalen arbeiten? Die Maximalgeschwindigkeit kann man bestimmen, indem man zu einer bestimmten Enzymmenge wesentlich mehr Substrat gibt, sodass auf jeden Fall Substratsättigung erreicht wird und die Reaktion mit größtmöglicher Geschwindigkeit abläuft. Jetzt nehmen wir allerdings an, wir beginnen eine Reaktion, indem wir ganz langsam Substrat zu einer bestimmten Enzymmenge geben. Irgendwann wird sich auch hier die maximale Reaktionsgeschwindigkeit einstellen, aber den genauen Punkt zu erkennen, an dem sie erreicht wird, ist schwierig, da sich die Reaktionsgeschwindigkeit am Ende nur noch ganz leicht erhöht. Den Punkt, an dem die halbmaximale Reaktionsgeschwindigkeit erreicht ist, zu erkennen, ist dagegen leichter, da hier der Graph noch relativ steil verläuft.

Wie sieht es mit der Sättigung der Enzyme am Punkt der halbmaximalen Reaktionsgeschwindigkeit aus? Ganz klar: Die Hälfte der Enzyme hat Substrat gebunden, liegt also als Enzym-Substrat-Komplex vor, während die andere Hälfte noch auf ein Substratmolekül wartet.

Michaelis-Menten-Konstante

Die Substratkonzentration, bei der die halbmaximale Reaktionsgeschwindigkeit erreicht ist, wird auch als **Michaelis-Menten-Konstante** (K_M) bezeichnet. Die Einheit der Michaelis-Menten-Konstante ist dementsprechend auch die Einheit einer Konzentration – z. B. **mol/l.**

HAM-Nat-GEHEIMTIPP Lasst euch nicht verwirren: Nur weil bei der Substratkonzentration, die der Michaelis-Menten-Konstante entspricht, eine Reaktion mit halbmaximaler Geschwindigkeit abläuft, heißt das nicht, dass eine Verdopplung der Substratkonzentration zur Maximalgeschwindigkeit führt! Wenn ihr unseren Graph betrachtet, seht ihr, dass im Verlauf der Kurve eine starke Erhöhung der Substratkonzentration nur noch eine kleine Zunahme der Reaktionsgeschwindigkeit bewirkt. Entsprechend muss man die Substratkonzentration mehr als verdoppeln, um von der halbmaximalen zur maximalen Geschwindigkeit zu kommen.

K_M hängt natürlich davon ab, welches Enzym man betrachtet und welches Substrat dem Enzym zur Verfügung gestellt wird. Angenommen, wir haben ein Enzym sowie ein Substrat A und ein Substrat B. In einem Experiment geben wir nach und nach mehr von Substrat A zu einer bestimmten Menge unseres Enzyms; in einem anderen Experiment wiederholen wir dasselbe mit Substrat B. Wir messen jedes Mal, bei welcher Substratkonzentration die halbmaximale Reaktionsgeschwindigkeit erreicht ist, bestimmen also die K_M-Werte unseres Enzyms für Substrat A und Substrat B. Wenn unser Enzym nun einen kleineren K_M-Wert für Substrat B hat, was bedeutet das dann für die Affinität des Enzyms zu den Substraten? Es bedeutet, dass die Affinität unseres Enzyms zu Substrat B höher ist! Stellt es euch so vor: Das Enzym wird so sehr zu Substrat B hingezogen, dass bereits bei einer geringen Substratkonzentration (kleiner K_M) die Hälfte der Enzyme mit Substrat besetzt ist, sodass die Reaktion mit halbmaximaler Geschwindigkeit abläuft. Bei Substrat A muss man schon mehr zugeben, bis die Enzyme genauso viele Substratmoleküle gebunden haben. Würde man beide Substrate gleichzeitig zu unseren Enzymen geben, würde natürlich auch mehr von Substrat B umgesetzt werden.

Wie fast alles in der Chemie ist auch K_M nicht in Stein gemeißelt, sondern hängt neben dem betrachteten Enzym/Substrat auch von der Temperatur und dem pH-Wert ab.

Übrigens: Manche Studierenden sind der Meinung, dass die Konstante, von der in diesem Abschnitt die Rede ist, nach einem Forscher namens Michaelis Menten benannt ist. Es handelt sich aber eigentlich um die Nachnamen von Leonor Michaelis und Maud Menten.

Enzyminhibition

Unser Körper hat eine Vielzahl verschiedener Stoffwechselwege zur Verfügung, die natürlich nicht alle zu jedem Zeitpunkt gebraucht werden. Eine effektive Möglichkeit, die Aktivität von Stoffwechselwegen zu regulieren, ist es, ihre Enzyme zu hemmen oder bei Bedarf zu aktivieren. Die Enzyme unseres Körpers können allerdings auch durch **Toxine** gehemmt werden, was natürlich weniger erwünscht ist. Allemal Grund genug, uns dieses Thema genauer anzuschauen!

Wie immer lohnt es sich, das Ganze mit System anzugehen: Man unterscheidet Inhibitoren, die ein Enzym nur für eine bestimmte Zeit hemmen **(reversibel)**, von solchen, deren Wirkung dauerhaft ist **(irreversibel).**

Reversible Inhibitoren binden häufig nicht kovalent (also über eine Atombindung) an das Enzym, sondern bilden schwächere Wechselwirkungen aus. Man unterscheidet mehrere Typen der reversiblen Inhibition:

- **Kompetitive Hemmung:** Ein kompetitiver Inhibitor will, wie das Substrat auch, **am aktiven Zentrum des Enzyms** binden (➤ Abb. 6.4). Er tritt also mit dem Substrat in einen Wettkampf (Competition) um diese Bindungsstelle. Da ein Enzym nicht jedes Molekül an sein aktives Zentrum lässt, könnt ihr euch schon vorstellen, dass sich das Substrat und der kompetitive Inhibitor in ihrer Struktur meist ähneln.
- Wie sieht es mit der Maximalgeschwindigkeit und K_M im Beisein eines kompetitiven Inhibitors aus? Der kompetitive Inhibitor konkurriert mit dem Substrat um das aktive Zentrum des Enzyms, sodass

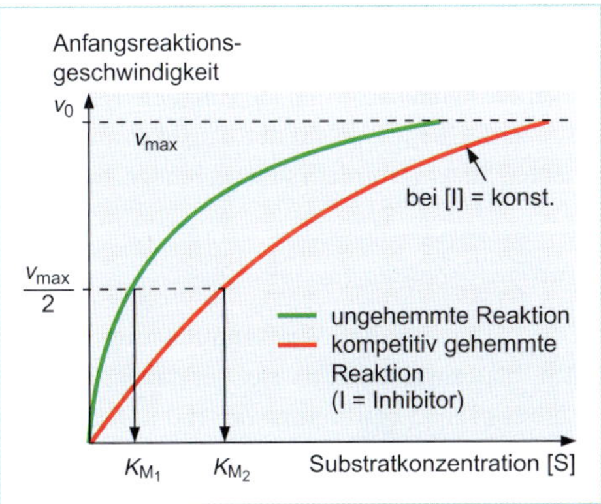

Abb. 6.4 Kompetitive Enzymhemmung [L253]

die maximale Reaktionsgeschwindigkeit eigentlich sinken müsste, oder? Aber wenn wir so viel Substrat zugeben, dass die Chance, dass ein Enzym ein Inhibitormolekül bindet, quasi gleich null ist, dann läuft die Reaktion wieder genauso schnell wie vorher! Ein kompetitiver Inhibitor hat also **keinen Einfluss auf die maximale Reaktionsgeschwindigkeit**. Wir haben allerdings gesagt, dass wir eine höhere Substratkonzentration brauchen, um auf die maximale Reaktionsgeschwindigkeit zu kommen. Dasselbe gilt auch für die halbmaximale Reaktionsgeschwindigkeit, sodass **K_M steigt**.

- **Nichtkompetitive Hemmung:** Bei der nichtkompetitiven Hemmung bindet der Inhibitor nicht ans aktive Zentrum des Enzyms, sondern an eine andere regulatorische Untereinheit (➤ Abb. 6.5). Wir stellen uns das Ganze einmal mit 100 Enzymen und 20 Inhibitormolekülen vor: Angenommen, wir setzen eine unfassbare Menge Substrat ein, kommen wir wieder auf die maximale Reaktionsgeschwindigkeit, die ohne Inhibitor möglich war? Nein, denn 20 Enzyme sind mit Inhibitormolekülen besetzt und die können nicht durch eine Erhöhung der Substratkonzentration verdrängt werden, da sie ja gar nicht um dasselbe Zentrum konkurrieren. Es bleiben also nur noch 80 Enzyme, die Substrat umsetzen können, sodass **v_{max} sinkt**. Wie sieht es mit K_M aus? Die Substratbindung an den funktionierenden Enzymen findet noch ungehindert statt und es gibt keine Konkurrenzsituation – **K_M bleibt also gleich**!

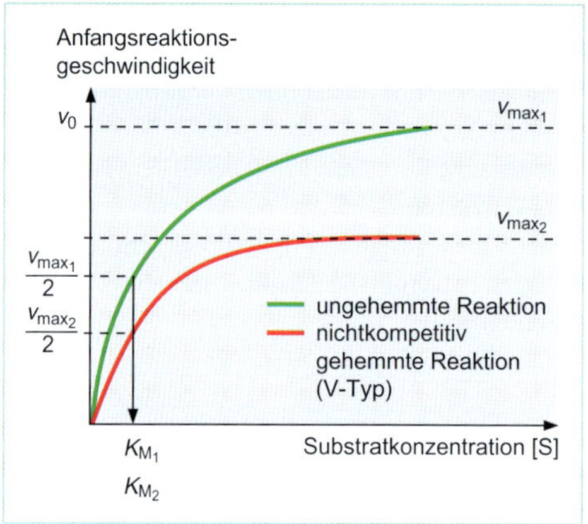

Abb. 6.5 Nichtkompetitive Hemmung [L253]

- **Unkompetitive Hemmung**: Gelegentlich wird auch noch eine unkompetitive Hemmung unterschieden. Bei dieser kann der Inhibitor erst binden, **wenn sich ein Enzym-Substrat-Komplex gebildet hat** (➤ Abb. 6.6). Er hemmt nicht bereits das freie Enzym. Diese Form der Hemmung ist zwar normalerweise weniger prüfungsrelevant, ihr könnt euch aber merken, dass **sowohl v_{max} als auch K_M sinken.**

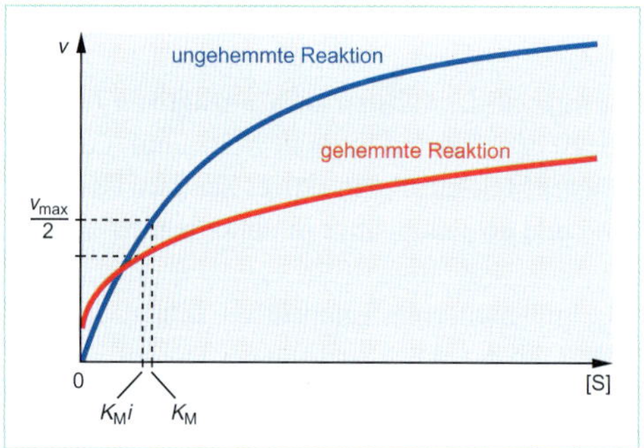

Abb. 6.6 Unkompetitive Hemmung [L253]

Im Unterschied zu den reversiblen Inhibitoren, die wir gerade kennengelernt haben, binden irreversible Inhibitoren ihr Enzym meist kovalent. Die Trennung ist allerdings nicht so strikt, z. B. gibt es auch Inhibitoren, die zwar keine kovalente Bindung ausbilden, aber ein Enzym trotzdem so stark binden, dass es de facto zu einer irreversiblen Hemmung kommt.

Wechselzahl und Enzymeinheit (U)

Zum Abschluss noch ein paar Infos zu den Einheiten der Enzymaktivität. Wie kann man messen, wie schnell ein einzelnes Enzym arbeiten kann? Ganz einfach, man sorgt dafür, dass es permanent Substrat zur Verfügung hat, und schaut, wie viele Substratmoleküle es in einer bestimmten Zeit (i.d.R. 1 Sekunde) umsetzt **(Wechselzahl).** Setzt das Enzym innerhalb einer Sekunde 3 mol Substrat um, hat es die Enzymaktivität 3 kat. „kat" steht für **Katal,** die Einheit der katalytischen Aktivität.

Bevor es Katal gab, wurde die Enzymaktivität als **Enzymeinheit (U)** angegeben. Da sich diese Angabe bis heute vor allem in der klinischen Chemie gehalten hat, sollte man sie einmal gehört haben: Ein U ist die Menge eines Enzyms, die benötigt wird, um **ein µmol eines Substrats in einer Minute** umzusetzen.

6.3 Glykolyse

So detailliert wie im Studium lernt man die Stoffwechselwege in der Schule und für den HAM-Nat erfreulicherweise nicht. Damit ihr euch, wenn ihr dann irgendwann mal wirklich detailliert Stoffwechselwege lernen müsst, nicht in Details verzettelt, bietet es sich an, sich zu jedem Stoffwechselweg ein paar Fragen zu beantworten, die auch schon beim Lernen für den HAM-Nat hilfreich sein können:

- Was geht rein? (Substrate/Edukte)
- Was kommt raus? (Produkte)
- Wo im Körper findet der Prozess statt? (Gewebe, Organellen)
- Warum läuft dieser Prozess ab? (Energiegewinnung etc.)
- Wie ist die Energiebilanz?
- Was sind die wichtigsten Regulationsmechanismen? (Enzyminhibition etc.)
- Gibt es Verbindungen zu anderen Stoffwechselwegen? (gemeinsame Metaboliten)

Die Antworten auf diese Fragen finden sich in jedem der folgenden Unterkapitel in den Stoffwechselsteckbriefen, die ihr kennen solltet.

Wir betrachten als Erstes den Weg eines Zuckermoleküls **(Glucose)** und verfolgen dieses Molekül, bis es vollständig abgebaut ist. Während wir diesen Weg nachverfolgen, werdet ihr auf einige Reaktionen stoßen, bei denen auch andere Metaboliten, die keine Kohlenhydrate sind, z. B. Aminosäuren, dem Stoffwechselweg zugeführt werden können. Lasst euch davon nicht zu sehr verwirren und merkt euch einfach schon einmal, dass die einzelnen Stoffwechselwege nicht so strikt getrennt sind, wie es manchmal scheint. Unser Körper denkt eben ökonomisch: Wenn man verschiedene Moleküle zumindest teilweise über denselben Stoffwechselweg abbauen kann, muss man nicht so viele verschiedene Enzyme produzieren … und Studierende müssen weniger auswendig lernen.

Angenommen, ein Glucosemolekül hat es irgendwie in eine Zelle geschafft, die nun aus diesem Molekül Energie erzeugen will. Da die Energie im Molekül gespeichert ist, wird die Zelle das Molekül in **kleinere Bestandteile** zerlegen und die Energie in irgendeiner Form **speichern** wollen, damit sie sie später noch nutzen kann und diese nicht sofort in Wärme verpufft. Und genau das passiert in der Glykolyse (➤ Tab. 6.1, ➤ Abb. 6.7).

Tab. 6.1 Stoffwechselsteckbrief: Glykolyse

Substrate	• 1 Glucose, 2 NAD^+, 2 ADP + P
Produkte	• Aerob: 2 Pyruvat • Anaerob: 2 Lactat
Lokalisation	• Im **Zytoplasma** aller Zellen des Körpers • Besonders wichtig für Gehirn • Alleiniger Energielieferant für Erythrozyten • Verstärkte Aktivität in vielen Tumoren
Funktion	• Energiegewinnung
Energiebilanz	• Aerob: 2 ATP, 2 NADH+H^+, entspricht insgesamt 7 ATP • Anaerob: 2 ATP
Regulationsmechanismen	• Hexo-/Glucokinase, Phosphofruktokinase 1, Pyruvatkinase • Zusätzlich hormonelle Regulation über Insulin und Glucagon
Verbindung zu anderen Stoffwechselwegen	• Produkt (Pyruvat) ist Substrat für oxidative **Decarboxylierung**
Besonderheit	• Einziger Stoffwechselweg, mit dem ohne Sauerstoff Energie erzeugt werden kann

6.3.1 Reaktionsschritte

60-TAGE-LERNPLAN Nun kommen wir zu den einzelnen Reaktionen. Ihr lernt einen Reaktionsschritt am besten, wenn ihr zunächst den Text lest und dann versucht, diesen anhand der zugehörigen Abbildung nachzuvollziehen! Wenn ihr euch sicher fühlt, versucht, selbst eine Abbildung zu erstellen – die Strukturformeln sind nicht zwingend notwendig, aber zumindest die Namen der Metaboliten und Enzyme solltet ihr wissen. Wenn ihr in Zeitnot seid, merkt euch vor allem die Schritte, an denen

- Cofaktoren beteiligt sind
- Regulationsmechanismen ansetzen (➤ Tab. 6.1)

Wenn ganz wenig Zeit ist, schiebt diesen Teil lieber komplett auf und lernt v. a. den Stoffwechselsteckbrief.

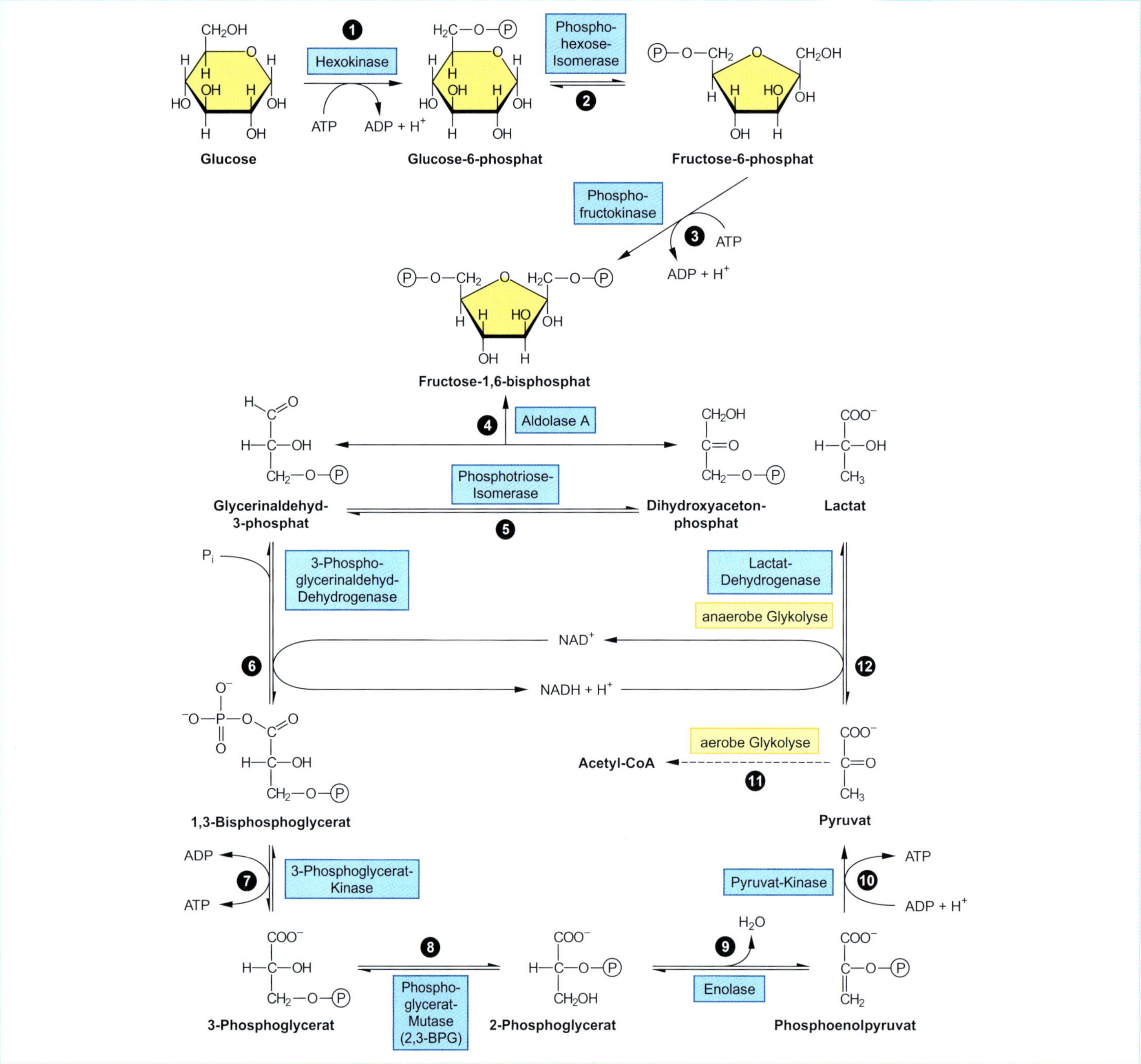

Abb. 6.7 Überblick Glykolyse [L253]

1. Im ersten Schritt wird **Glucose** von der **Hexokinase** phosphoryliert. Es entsteht **Glucose-6-Phosphat.** Dieser Schritt ist ziemlich prüfungsrelevant, denn:
   - Es wird ein Molekül **ATP** (die Energiewährung der Zelle) verbraucht. Um Energie zu erzeugen, müssen wir also zunächst einmal ein bisschen Energie investieren!
   - Die Reaktion hat einen starken Drang abzulaufen (sie ist sehr exergon) und gilt damit als **irreversibel.**
   - Sie ist eine der drei regulierten **Schlüsselreaktionen** (hier wird die Geschwindigkeit der Glykolyse reguliert).
2. Nun wird **Glucose-6-Phosphat** von der **Glucose-6-Phosphat-Isomerase** (die manchmal auch Phospho-Hexose-Isomerase genannt wird) zu **Fructose-6-Phosphat** isomerisiert.
3. Im nächsten Schritt wird **Fructose-6-Phosphat** von der **Phosphofructokinase** zu **Fructose-1,6-Bisphosphat** phosphoryliert. Klingt sehr nach dem ersten Reaktionsschritt, oder? Es gibt noch mehr Gemeinsamkeiten:

- Auch hier wird ein Molekül ATP verbraucht. Nun haben wir schon 2 Moleküle ATP investiert!
- Auch diese Reaktion ist stark exergon und gilt damit als irreversibel.
- Auch diese Reaktion ist eine der regulierten Schlüsselreaktionen. Sie ist sogar besonders stark reguliert, denn sie ist der **geschwindigkeitsbestimmende Schritt.** Was bedeutet das? Die Synthese von Fructose-1,6-Bisphosphat ist die langsamste Reaktion der Glykolyse. Wenn man diesen Reaktionsschritt drosselt, ist es egal, wie schnell die Enzyme, die noch kommen, arbeiten – solange nur wenig Fructose-1,6-Bisphosphat hergestellt wird, läuft die Glykolyse nur langsam!

4. Jetzt wird endlich mal etwas gespalten! **Fructose-1,6-Bisphosphat** wird von der **Aldolase A** in **Glycerinaldehyd-3-Phosphat** und **Dihydroxyacetonphosphat** zerlegt. Aus unserem C_6-Molekül (es bestand aus 6 Kohlenstoff-Atomen) sind zwei C_3-Moleküle entstanden.
5. Schritt 5 löst ein Problem: Nur Glycerinaldehyd-3-Phosphat kann weiterverwendet werden; was macht man also mit dem entstehenden Dihydroxyacetonphosphat? Glücklicherweise haben beide Moleküle zwar unterschiedliche Strukturformeln, aber eine identische Summenformel (Konstitutionsisomere), sodass man sie einfach ineinander isomerisieren kann. Die **Triosephosphat-Isomerase** (oder Phosphotriose) ist das verantwortliche Enzym.
6. Mit der Bildung von Glycerinaldehyd-3-Phosphat ist die Vorbereitungsphase abgeschlossen und wir können mit der Energiegewinnung beginnen. Unser **Glycerinaldehyd-3-Phosphat** wird nun von der **Glycerinaldehyd-3-Phosphat-Dehydrogenase** zu **1,3-Bisphosphoglycerat** phosphoryliert; allerdings nicht wie davor unter ATP-Verbrauch, sondern mithilfe von anorganischem Phosphat. Dabei wird zudem Wasserstoff abgespalten (daher der Name „Dehydrogenase"), und wie wir wissen, entspricht das in der Organik einer Oxidation. Die frei werdende Energie wird genutzt, um den Cofaktor **NAD^+ in $NADH+H^+$ umzuwandeln,** das später zur Herstellung von ATP genutzt werden kann – wir haben also endlich Energie erzeugt!

VERSTÄNDNIS+ Da aus unserem C_6-Körper Glucose 2 C_3-Körper entstanden sind, läuft diese Reaktion quasi doppelt ab. Wir erhalten also pro Molekül Glucose **2** Moleküle $NADH+H^+$!

7. Nun wird direkt wieder eine Phosphatgruppe abgespalten: Die **Phosphoglycerat-Kinase** überträgt eine Phosphatgruppe des **1,3-Bisphosphoglycerat** auf ADP, sodass **ATP** entsteht. Aus 1,3-Bisphosphoglycerat wird **3-Phosphoglycerat.** Wir haben also schon wieder Energie erzeugt. Da hier direkt in einem Stoffwechselweg ATP erzeugt wird, spricht man auch von einer **Substratkettenphosphorylierung** im Unterschied zur ATP-Erzeugung im Rahmen der Atmungskette, der oxidativen Phosphorylierung.
8. Der nächste Schritt ist eigentlich eine Reihe von Schritten, die ihr aber nicht genau kennen müsst. Wichtig ist nur: Die Phosphatgruppe wird in eine Position gebracht, von der aus sie besser reagieren kann – die **Phosphoglycerat-Mutase** wandelt **3-Phosphoglycerat** in 2-Phosphoglycerat um.
9. Nun der Endspurt: **2-Phosphoglycerat** wird unter Wasserabspaltung von der **Enolase** in **Phosphoenolpyruvat** umgewandelt. Phosphoenolpyruvat solltet ihr euch merken, weil es eine enorm energiereiche Verbindung ist, die deshalb auch gleich im nächsten Schritt zur Herstellung von ATP genutzt wird!
10. Im letzten Schritt wird das Phosphat vom **Phosphoenolpyruvat** abgespalten und direkt auf ADP übertragen, sodass **ATP** entsteht und **Pyruvat** zurückbleibt (Substratkettenphosphorylierung). Bedenkt dabei wieder, dass pro Molekül Glucose zwei ATP und zwei Pyruvat entstehen! Das beteiligte Enzym ist wieder nach der Rückreaktion benannt: die **Pyruvatkinase.** Auch diese Reaktion ist **irreversibel** und die letzte der drei regulierten Schlüsselreaktionen.

6.3.2 ATP

Bevor wir uns im Detail mit den Regulationsmechanismen der Glykolyse befassen, wollen wir zunächst die Cofaktoren besprechen, die wir im Rahmen dieses Stoffwechselwegs kennengelernt haben. Den Anfang macht dabei das **ATP (Adenosin-Triphosphat),** die Energiewährung unserer Zellen. Egal ob der Aufbau von Stoffen Energie erfordert, der Transport von Teilchen gegen einen Konzentrationsgradienten oder die Bewegung der Filamente in unseren Muskeln – ohne ATP geht meistens nichts.

Wenn ihr euch die Strukturformel von ATP anschaut (➤ Abb. 6.8) und in der Schule verschiedene Zucker kennengelernt habt, erkennt ihr vielleicht bereits die **Ribose.** Mit diesem Zucker ist eine Phosphatgruppe verestert und an dieser Phosphatgruppe hängen im Fall von Adenosin-Di- bzw. -Triphosphat noch eine bzw. zwei weitere Phosphatgruppen. Da Phosphatgruppen die Anionen der Phosphorsäure sind, haben wir hier also wieder Bindungen zwischen zwei Säuren über ein Sauerstoffatom. Dass man diese **Säureanhydridbindungen** nennt, wissen wir bereits, und diese Bindungen sind auch dafür verant-

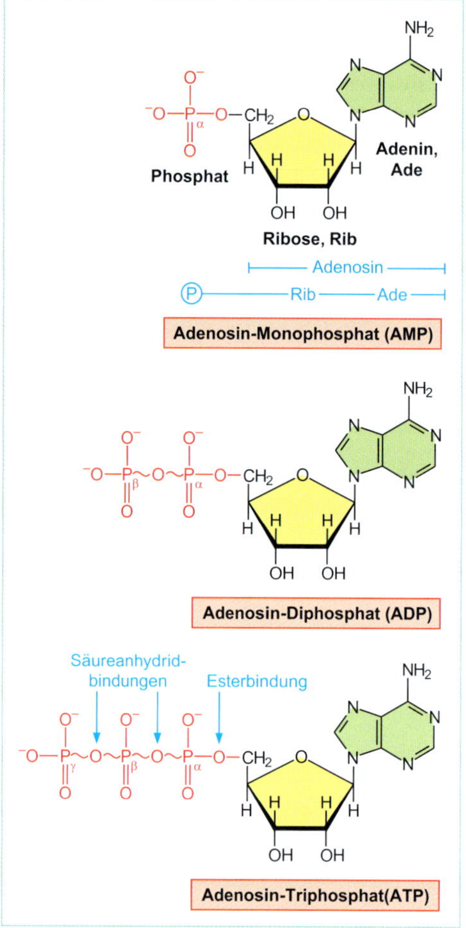

Abb. 6.8 Adenosin-Mono- (AMP), -Di- (ADP) und -Triphosphat (ATP) [L253]

wortlich, dass ATP so viel Energie enthält, denn sie wird bei deren Spaltung frei. Wenn der Körper bei einem Stoffwechselprozess Energie erzeugt, wird er folglich immer Phosphatgruppen an AMP oder ADP anhängen, um die Energie in Form von ATP zumindest vorübergehend zu speichern (tatsächlich passt der Körper natürlich seine ATP-Synthese dem Energiebedarf an). Wird bei einer Energie verbrauchenden Reaktion eine Phosphatgruppe abgespalten, kann das entstehende ADP natürlich wieder zur ATP-Synthese recycelt werden (➤ Abb. 6.9). Zur Abspaltung der Phosphatgruppe wird übrigens Wasser benötigt – ATP wird also **hydrolysiert!**

Und was hängt „am anderen Ende" der Ribose? Es handelt sich um **Adenin,** eine Base, die ein wichtiger Bestandteil unserer DNA.

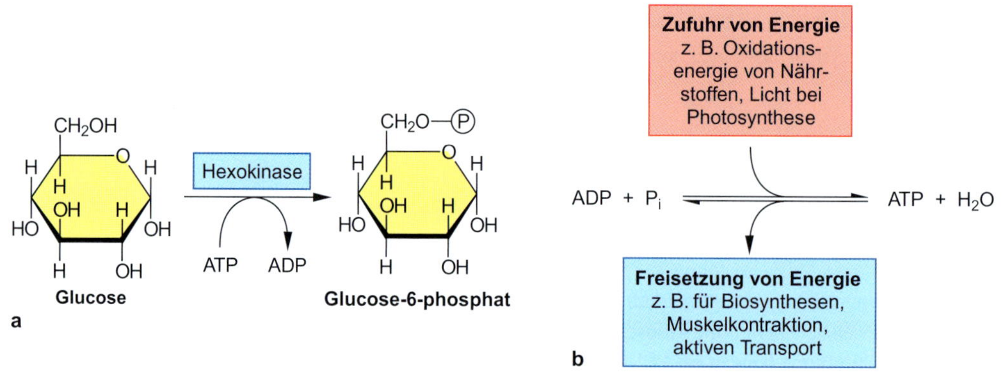

Abb. 6.9 Beispiele zur Funktion von ATP [L253]

6.3.3 NAD^+/NADH+H^+ sowie $NADP^+$/NADPH+H^+

NAD steht für **Nicotinamid-Adenin-Dinucleotid** und NADP für **Nicotinamid-Adenin-Dinucleotid-Phosphat.** Was sich am Namen erahnen lässt, bestätigt sich bei den Strukturformeln: Beide sind ziemlich ähnlich aufgebaut und unterscheiden sich eigentlich nur in einer Phosphatgruppe (➤ Abb. 6.10).

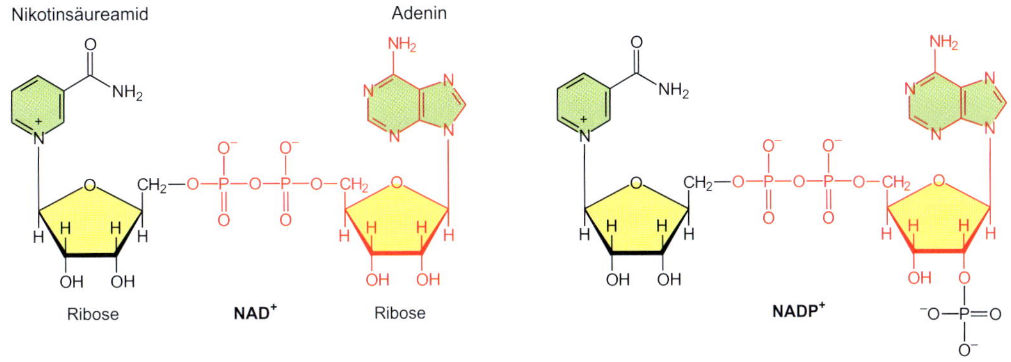

Abb. 6.10 NAD^+ und $NADP^+$ [L253]

Wir haben NAD^+ bereits als Coenzym bei einer Oxidation während der Glykolyse (Glycerinaldehyd-3-Phosphat-Dehydrogenase) kennengelernt. Wie wir wissen, werden bei Oxidationen in der Organik häufig nicht nur Elektronen, sondern gleich ein ganzes Wasserstoffmolekül abgegeben. So kommt es auch, dass NAD^+ im Verlauf so einer Reaktion nicht nur zwei Elektronen, sondern auch noch ein Proton aufnimmt. Man spricht auch von einem **einfach negativ geladenen Hydrid-Ion** (H^--Ion).

Wenn NAD^+ ein Hydrid-Ion aufnimmt, hat das entstehende Produkt NADH keine Ladung mehr, weil sich die positive Ladung des NAD^+ und die negative des Hydrid-Ions aufheben. Wo lagert sich das Hydrid-Ion an? Da sich positive und negative Ladung anziehen, kann man sich denken, dass sich das Hydrid-Ion zum Nicotinamid, dem Ort der positiven Ladung, hingezogen fühlt. Und warum heißt es NADH+H^+? Von unserem bei einer Oxidation abgespaltenen Wasserstoffmolekül (H_2) haben wir bis jetzt zwei Elektronen und ein Proton in Form von NADH untergebracht. Das verbliebene Proton bindet dagegen nicht, sondern geht als (vorübergehend) einsames H^+ in Lösung.

Doch nun zur wichtigsten Frage: Warum das alles? Um später ATP zu erzeugen! NADH wurde im Rahmen einer Reaktion, bei der Energie frei wurde, mit Elektronen beladen und mithilfe dieser Energie wird in der Atmungskette ATP gemacht (genauer gesagt **2,5 mol ATP pro mol NADH**).

Und was ist mit NADPH? Auch NADPH wird durch Anlagerung eines Hydrid-Ions (an $NADP^+$) gebildet, im Unterschied zum NADH allerdings nicht bei vielen verschiedenen Reaktionen, sondern im **Pentosephosphatweg.** Das NADPH wird auch nicht zur Bildung von ATP genutzt, sondern wird in **anabolen** (also Körpersubstanz aufbauenden) Stoffwechselwegen (z. B. der Cholesterinsynthese) verwendet.

6.3.4 Anaerobe Glykolyse

Wenn ihr den Begriff anaerobe Glykolyse lest, fragt ihr euch vielleicht, inwiefern die Glykolyse von Sauerstoff (O_2) abhängt … schließlich könnt ihr mittlerweile ihre Reaktionsschritte auswendig und Sauerstoff spielt dort keine Rolle. Tatsächlich wird Sauerstoff erst in der Atmungskette relevant, wo unter anderem NADH, das auch bei der Glykolyse entsteht, zur ATP-Synthese verwendet wird. Bei Sauerstoffmangel kann diese Atmungskette nicht mehr ablaufen. Die Folge: NADH wird seine Elektronen nicht mehr los und irgendwann gibt es in der Zelle nur noch NADH und kein NAD^+ mehr. Da wir aber NAD^+ in der Glykolyse zwingend brauchen, um Elektronen in Empfang zu nehmen, würde auch die Glykolyse zum Stillstand kommen … und dann sähe es für unseren Energiehaushalt ziemlich düster aus.

Die Lösung: Am Ende der Glykolyse entsteht Pyruvat, das eine Carbonylgruppe besitzt. Die Zelle nutzt nun einfach die **Elektronen des NADH, um diese Carbonylgruppe zu einer Hydroxygruppe zu reduzieren.** NADH wird dabei oxidiert und damit wieder zu NAD^+, sodass die Glykolyse weiter ablaufen kann. Das entstehende Produkt heißt **Lactat** und das beteiligte Enzym ist die **Lactatdehydrogenase** (Schritt 12 in ➤ Abb. 6.7).

Nun sind natürlich einige Fragen zu klären:

- Ist es nicht ziemlich verschwenderisch, das mühsam erzeugte NADH sofort wieder zu verpulvern? Indem wir NAD^+ regenerieren, kann wenigstens die Glykolyse weiterlaufen. Im Rahmen der Glykolyse wird zwar die meiste Energie eigentlich in Form von NADH gespeichert, aber es entsteht auch ein bisschen ATP, das dem Körper sofort zur Verfügung steht (2 ATP pro Molekül Glucose). Da die Atmungskette bei Sauerstoffmangel ohnehin nicht anläuft, kann das NADH auch nicht „besser“ genutzt werden. Das Ganze ist sozusagen eine Notlösung, die es dem Menschen und seinen Geweben erlaubt, etwas länger ohne Sauerstoff auszukommen. Auf Dauer ist das für uns (im Gegensatz zu manchen Bakterien) allerdings keine Option.

- Was passiert mit dem Lactat? Die Zellen, in denen das Lactat anfällt, geben das Lactat an das Blut ab, in der Hoffnung, dass andere Zellen, in denen keine Sauerstoffknappheit herrscht, dieses irgendwann abbauen. Geschieht dies nicht, kommt es mit steigenden Lactatspiegeln irgendwann zu einem Abfall des pH-Werts, den man spüren kann, der **Lactatazidose.** Diese ist allerdings nicht, wie man oft hört, durch das Lactat selbst verursacht. Die genaue Entstehung ist jedoch etwas komplizierter und i. d. R. nicht prüfungsrelevant.

6.3.5 Bilanz der Glykolyse

An dieser Stelle findet ihr noch einmal eine übersichtliche Zusammenstellung hinsichtlich der Energieerzeugung im Rahmen der Glykolyse. Versucht sie am besten noch einmal nachzuvollziehen (➢ Tab. 6.2, ➢ Tab. 6.3).

Tab. 6.2 Energiebilanz der anaeroben Glykolyse

Reaktionsschritt	Gewinn/Verlust
Schritt 1 (Hexokinase)	– 1 ATP
Schritt 3 (Phosphofruktokinase)	– 1 ATP
Schritt 6 (Glycerinaldehyd-3-Phosphat-Dehydrogenase)	+ 2 NADH (wird in der Atmungskette zu + 5 ATP)
Schritt 7 (Phosphoglyceratkinase)	+ 2 ATP
Schritt 10 (Pyruvatkinase)	+ 2 ATP
Lactatdehydrogenase	– 2 NADH
gesamt:	**+ 2 ATP**

Tab. 6.3 Energiebilanz der aeroben Glykolyse

Reaktionsschritt	Gewinn/Verlust
Schritt 1 (Hexokinase)	– 1 ATP
Schritt 3 (Phosphofruktokinase)	– 1 ATP
Schritt 6 (Glycerinaldehyd-3-Phosphat-Dehydrogenase)	+ 2 NADH (wird in der Atmungskette zu + 5 ATP)
Schritt 7 (Phosphoglyceratkinase)	+ 2 ATP
Schritt 10 (Pyruvatkinase)	+ 2 ATP
gesamt:	**+ 7 ATP**

6.3.6 Insulin und Glucagon

Insulin und Glucagon sind zwei Peptidhormone, die als Gegenspieler agieren, aber ein gemeinsames Ziel haben: den Blutzuckerspiegel konstant halten. Angenommen, wir haben uns kein Essen in die Vorlesung mitgenommen und es kommt zu einem **Abfall des Blutzuckerspiegels.** In diesem Fall wird **Glucagon vermehrt** und **Insulin vermindert** ausgeschüttet (➢ Abb. 6.11). Auch wenn wir nicht wissen, was Glucagon macht, können wir uns seine Funktionen herleiten, wenn wir uns fragen, was jetzt für den Körper

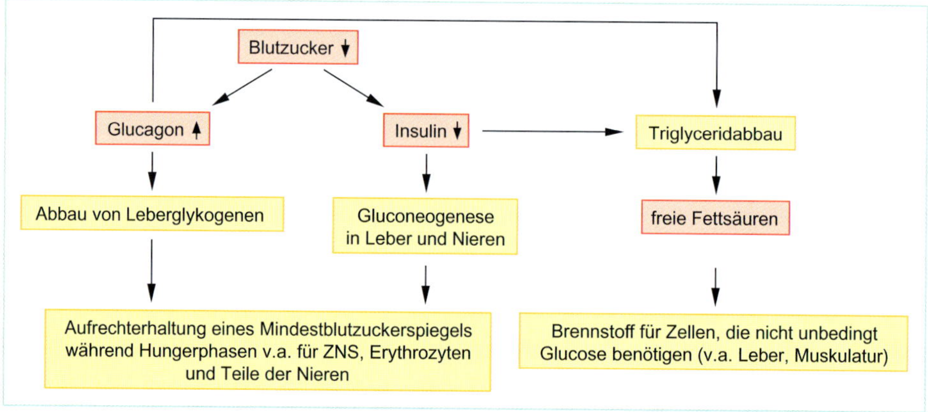

Abb. 6.11 Insulin und Glucagon bei Blutzuckerabfall [L253]

sinnvoll ist. Anders gefragt: Wie kann der Körper sicherstellen, dass die Gewebe, die vorwiegend auf Glucose als Energielieferant angewiesen sind (wie z. B. das ZNS), genug Glucose bekommen?

- **Gespeicherte Glucose freisetzen.** Dies geschieht vor allem in der Leber, wo viel Glucose in Form von Glykogen einlagert.
- **Glucose aus anderen Stoffen synthetisieren** (Gluconeogenese). Auch hier kommt der Leber die größte Bedeutung zu.
- **Glucose verbrauchende Prozesse drosseln** – vorausgesetzt, sie werden nicht zwingend benötigt.
- **Triglyceride (Fette) abbauen,** um die entstehenden Fettsäuren als alternative Energiequelle zu nutzen. Dies funktioniert natürlich nur für Gewebe, die nicht obligat auf Glucose angewiesen sind.

Und wenn nach der Vorlesung der Milchreis aus der Mensa den Blutzuckerspiegel ins Unermessliche steigen lässt? Mehr Insulin, weniger Glucagon! Und was macht das Insulin? Das Gegenteil natürlich!

- **Glucose aus dem Blut aufnehmen und speichern** (wieder vorwiegend Aufgabe der Leber).
- **Gluconeogenese drosseln.**
- **Glucose verbrauchende Prozesse können ungehindert ablaufen.**
- **Triglyceridabbau stoppen,** mit überschüssiger Energie neue Triglyceride synthetisieren.

EPISCHE ESELSBRÜCKE **Glu**cagon = **G**rad **l**eicht **u**nterzuckert: Glucagon wird bei zu geringem Blutzuckerspiegel freigesetzt!

6.4 Pyruvatdehydrogenase (PDH)

Jetzt besprechen wir endlich, wie versprochen, wie es mit dem Pyruvat, das im Rahmen der Glykolyse entstanden ist, weitergeht. Wobei wir einen möglichen Weg sogar schon kennengelernt haben: Die Reduktion zu Lactat im Rahmen der anaeroben Glykolyse. Nun wollen wir uns aber mit dem aeroben Abbau befassen, der hinsichtlich seiner Energiebilanz wesentlich ergiebiger ist.

Zunächst gelangt das Pyruvat über einen Transporter, der auch Protonen transportiert (Pyruvat/H^+-Symport), in die Mitochondrien, wo die Pyruvatdehydrogenase lokalisiert ist (➤ Tab. 6.4, ➤ Abb. 6.12).

Bei der Pyruvatdehydrogenase handelt es sich um einen Multienzymkomplex, der aus **3 Enzymen** besteht, die mithilfe von **5 Cofaktoren** arbeiten. Die 3 Enzyme katalysieren 3 Reaktionen, die alle einen unterschiedlichen Zweck erfüllen, sodass ihr sie nutzen könnt, um ein bisschen System in diesen Stoffwechselweg zu bringen:

1. Abspaltung von CO_2 vom Pyruvat **(Decarboxylierung)**
2. **Übertragung des verbleibenden C2-Körpers auf Coenzym A**, sodass Acetyl-CoA entsteht
3. **Regeneration** der Cofaktoren, sodass die Reaktion erneut stattfinden kann

Tab. 6.4 Stoffwechselsteckbrief: Pyruvatdehydrogenase

Substrate	• Pyruvat (NAD^+, CoA)
Produkte	• Acetyl-CoA (NADH, CO_2)
Lokalisation	• im Inneren der Mitochondrien (Matrix) aller Zellen, die Mitochondrien besitzen (alle außer Erythrozyten)
Funktion	• weiterer Schritt in der Energiegewinnung durch Glucoseabbau
Energiebilanz	• 1 NADH pro Molekül Pyruvat – dementsprechend 2 NADH pro Molekül Glucose
Regulationsmechanismen	• allosterische Regulation und Interkonvertierung (Phosphorylierung/Dephosphorylierung) an der ersten Untereinheit
Verbindung zu anderen Stoffwechselwegen	• Pyruvat ist Produkt der Glykolyse und Substrat der Gluconeogenese • Acetyl-CoA tritt in den Citratzyklus ein, ist Substrat der Fettsäuresynthese und Produkt des Fettsäureabbaus
Besonderheit	• irreversible Reaktion; Acetyl-CoA kann nicht mehr zur Gluconeogenese genutzt werden

6.4.1 Acetyl-CoA

Bevor wir weitermachen, noch ein paar Worte zum Produkt der Pyruvatdehydrogenase, dem Acetyl-CoA. Auch wenn uns diese Substanz zum ersten Mal im Rahmen des Kohlenhydratstoffwechsels begegnet, solltet ihr euch von vornherein merken, dass nicht nur Kohlenhydrate, sondern auch die Lipide und eini-

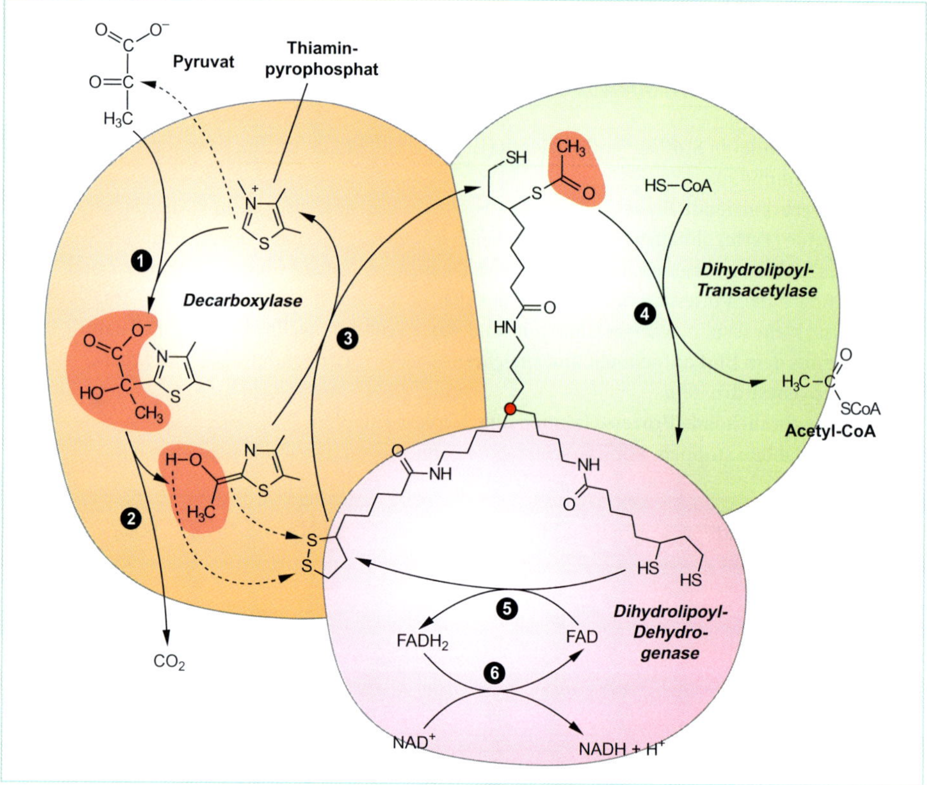

Abb. 6.12 Reaktionen der Pyruvatdehydrogenase [L253]

ge Aminosäuren zu Acetyl-CoA abgebaut werden können. Gleiches gilt für Acetyl-CoA als Substrat: Auch wenn wir uns im Anschluss mit dem Citratzyklus befassen werden, gibt es für Acetyl-CoA eine Vielzahl von Verwendungsmöglichkeiten (➤ Abb. 6.13), vor allem zur Synthese verschiedenster Lipide … **aber nicht zur Gluconeogenese!**

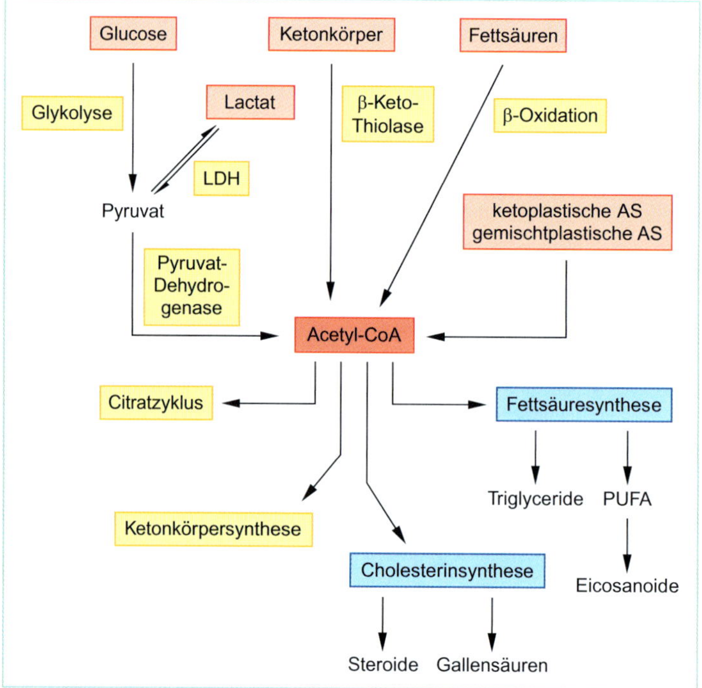

Abb. 6.13 Acetyl-CoA als Substrat und Produkt verschiedener Stoffwechselwege [L253]

6.5 Citratzyklus

Der Stoffwechselsteckbrief für den Citratzyklus findet sich in ➢ Tab. 6.5.

Tab. 6.5 Stoffwechselsteckbrief: Citratzyklus

Substrate	• Acetyl-CoA (+ oxidierte Cofaktoren, H_2O)
Produkte	• CO_2 (+ reduzierte Cofaktoren)
Lokalisation	• im Inneren der Mitochondrien (Matrix) aller Zellen, die Mitochondrien besitzen (alle außer Erythrozyten)
Funktion	• Diverse anabole und katabole Funktionen • Bei kataboler Stoffwechsellage vor allem Abbau von Acetyl-CoA zu CO_2 zur Energiegewinnung
Energiebilanz	• Pro Acetyl-CoA: • 3 NADH • 1 $FADH_2$ • 1 GTP • Entspricht 10 ATP pro Molekül Acetyl-CoA, also 20 ATP pro Molekül Glucose
Regulationsmechanismen	• vor allem über lokale Metaboliten an: • Citratsynthase • Isocitratdehydrogenase • Succinat-Dehydrogenase
Besonderheit	• Drehkreuz für viele verschiedene Stoffwechselwege

Unser ehemaliges Glucosemolekül ist mittlerweile zu Acetyl-CoA abgebaut worden und hat dabei schon einiges an Energie freigesetzt. Wenn das Acetyl-CoA den nächsten Stoffwechselweg, den Citratzyklus, durchlaufen hat, wird nur noch CO_2 (und natürlich gespeicherte Energie) übrig sein, das dann über das Blut zur Lunge gelangt und abgeatmet werden kann. Wie beim Acetyl-CoA müsst ihr euch auch beim Citratzyklus unbedingt klarmachen, dass er nicht nur im Kohlenhydratstoffwechsel relevant ist, sondern sozusagen das **Drehkreuz** für eine Vielzahl von Stoffwechselwegen darstellt. Bei kataboler Stoffwechsellage können an verschiedenen Stellen Substanzen zur Energiegewinnung eingespeist werden, während bei anaboler Stoffwechsellage diverse Metabolite des Citratzyklus zur Synthese anderer Substanzen aus dem Kreislauf entnommen werden können. Der Körper muss natürlich aufpassen, dass sich Reaktionen, die Metabolite des Citratzyklus verbrauchen, und Reaktionen, deren Produkte in den Citratzyklus eintreten, ungefähr die Waage halten. Da der Citratzyklus so wichtig ist, findet er auch in fast allen Zellen (im Mitochondrium) statt … außer natürlich den Erythrozyten, die keine Mitochondrien besitzen.

6.5.1 Reaktionsschritte

Bevor wir in die Reaktionen eintauchen, noch eine Vorüberlegung: Wenn es sich beim Citrat**zyklus,** wie der Name schon sagt, um einen Kreislauf handelt, kann es doch nicht sein, dass Acetyl-CoA einfach zu CO_2 abgebaut wird! Wo ist denn da der Kreislauf? Tatsächlich wird Acetyl-CoA von einer Substanz, dem **Oxalacetat,** bei seinem Eintritt in den Citratzyklus „in Empfang genommen". Diese Substanz soll am Ende des Citratzyklus natürlich wieder herauskommen, sodass sie gleich das nächste Molekül Acetyl-CoA binden kann. Aus diesem Grund besteht der Citratzyklus aus zwei Teilen (➢ Abb. 6.14):

- Im ersten Teil wird das Acetyl-CoA, das vom Oxalacetat in Empfang genommen wird, **zu CO_2** abgebaut. Das Oxalacetat wird dabei verändert.
- Der zweite Teil zielt folglich darauf ab, **Oxalacetat zu regenerieren.** Sowohl der erste als auch der zweite Teil liefern dem Körper Energie.

EPISCHE ESELSBRÜCKEN Sucht im Internet nach Merkhilfen, um euch die Metaboliten des Citratzyklus in der richtigen Reihenfolge einzuprägen, sodass ihr euch beim Lernen an ihnen entlanghangeln könnt. Dabei gibt es vor allem auf Englisch viele gute Eselsbrücken. Grundsätzlich kann man sich viel Lernaufwand ersparen, wenn man einfach mal das Thema, mit dem man sich gerade befasst (auf Englisch), und „mnemonic" bei einer bekannten Suchmaschine eingibt. So stößt man z. B. auf: **C**an **I** **K**eep **S**elling **S**ex **F**or **M**oney, **O**fficer? **C**itrat, **I**socitrat, (α-)**K**etoglutarat, **S**uccinyl-CoA, **S**uccinat, **F**umarat, **M**alat, **O**xalacetat Und wenn ihr nicht wisst, ob Succinyl-CoA oder Succinat zuerst kommt, hilft euch: Succin**ate** is **late**.

1. Wir haben bereits gesagt, dass Oxalacetat das Acetyl-CoA in Empfang nimmt. Genauer gesagt verknüpft die **Citrat-Synthase** den **Acetylrest** und **Oxalacetat** mit Wasser zu Citrat. Coenzym A wird bei dieser Kondensation abgespalten.

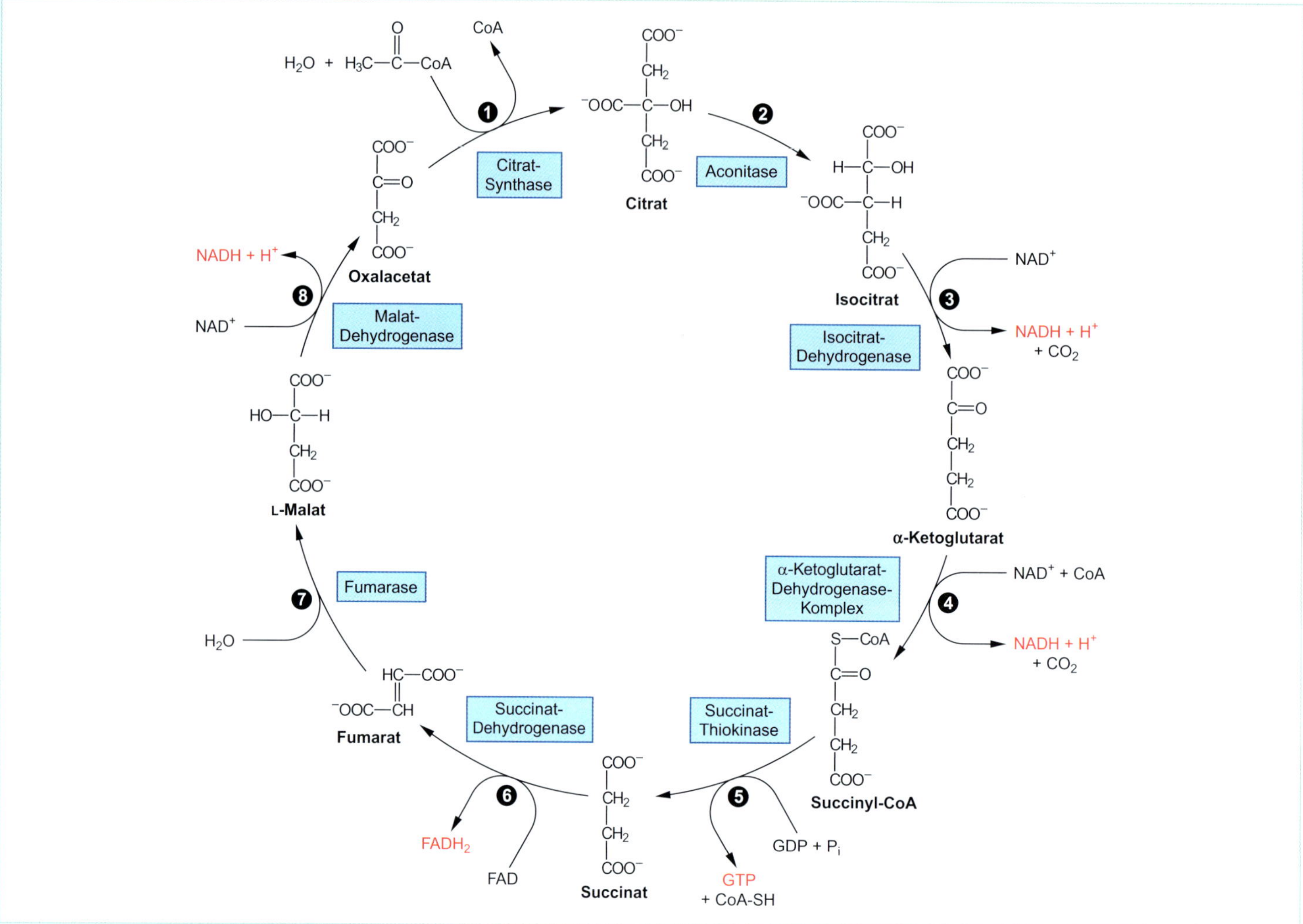

Abb. 6.14 Die Reaktionen des Citratzyklus [L253]

2. Im Anschluss wird **Citrat** von der **Aconitase** zu **Isocitrat** isomerisiert (umgelagert).
3. Das Enzym des nächsten Reaktionsschritts heißt **Isocitratdehydrogenase,** was euch schon ahnen lassen sollte: Jetzt wird etwas oxidiert! Und wo etwas oxidiert wird, darf auch ein Redoxcoenzym nicht fehlen: Die **Isocitratdehydrogenase** oxidiert und decarboxyliert **Isocitrat** zu **α-Ketoglutarat.** Die Elektronen werden dabei auf NAD^+ übertragen, sodass **NADH** entsteht.
4. Schritt Nummer vier ähnelt Schritt Nummer drei ziemlich stark: Wieder wird das Substrat (diesmal **α-Ketoglutarat**) oxidiert und decarboxyliert und wieder werden die Elektronen zur Bildung von **NADH** verwendet. Allerdings wird diesmal das Produkt zusätzlich noch an einen alten Bekannten geknüpft – das Coenzym A. Es entsteht **Succinyl-CoA,** das eine energiereiche Thioestherbindung enthält. Das verantwortliche Enzym ist die **α-Ketoglutarat-Dehydrogenase.** Übrigens: Succinyl-CoA ist **Substrat der Häm-/Hämoglobinsynthese,** der Herstellung des roten Blutfarbstoffs unserer Erythrozyten.
5. Kaum ist Coenzym A zurück, wird es wieder abgespalten. Die Reaktion von **Succinyl-CoA** zu **Succinat** wird von einem Enzym katalysiert, das sowohl als **Succinat-Thiokinase** als auch als Succinyl-CoA-Synthetase (nach der Rückreaktion benannt) bezeichnet wird. Die Energie der Thioesterbindung zwischen Coenzym A und Succinylrest wird dabei genutzt, um GDP in **GTP** umzuwandeln. Es findet also eine **Substratkettenphosphorylierung** statt, nur diesmal eben nicht mit ADP und ATP.

Bevor es mit den Reaktionsschritten weiter geht: Der erste Teil des Citratzyklus ist mit der Synthese von Succinat abgeschlossen. Unser Acetylrest wurde bereits in Form von zwei Molekülen CO_2 abgespalten, und nun geht es darum, aus Succinat wieder Oxalacetat zu regenerieren, sodass der Kreislauf von Neuem beginnen kann. Der zweite Teil des Citratzyklus entspricht übrigens den **ersten Schritten eines Stoffwechselweges der Lipide, der β-Oxidation** – doch dazu später mehr.

6. Die **Succinat-Dehydrogenase** oxidiert **Succinat** zu **Fumarat** und reduziert dabei FAD zu **$FADH_2$.** Die Succinat-Dehydrogenase ist ein besonderes Enzym, denn sie ist nicht nur Teil des Citratzyklus, sondern auch Teil der Atmungskette, wo sie als **Komplex II** bezeichnet wird. Passend zu dieser Sonder-

stellung schwimmt sie auch nicht frei im Mitochondrium umher, sondern ist in der inneren Mitochondrienmembran verankert.

7. Im nächsten Schritt wird **Fumarat** von der **Fumarase** unter Anlagerung von Wasser (Hydratisierung) in **Malat** umgewandelt.
8. Im letzten Schritt oxidiert die **Malat-Dehydrogenase** unter Bildung von **NADH Malat** zu **Oxalacetat**, das nun wieder für das nächste Acetyl-CoA zur Verfügung steht. Zytosolische und mitochondriale Malat-Dehydrogenasen sind übrigens auch am Malat-Shuttle beteiligt, dass wir bei der Gluconeogenese kennengelernt hatten.

6.5.2 Bilanz

Neben dem Abbau von Acetyl-CoA zu CO_2 interessiert uns natürlich vor allem die Energie, die wir in Form von reduzierten Cofaktoren gespeichert haben (➢ Abb. 6.15). Pro Molekül Acetyl-CoA entstehen im Citratzyklus:

- 3 Moleküle NADH, mit deren Hilfe in der Atmungskette ca. 7,5 ATP gebildet werden können.
- 1 Molekül $FADH_2$, mit dessen Hilfe in der Atmungskette ca. 1,5 ATP gebildet werden können.
- 1 GTP, das von seinem Energiegehalt einem ATP entspricht.

Folglich entstehen im Citratzyklus pro Molekül Acetyl-CoA 10 ATP, vorausgesetzt, die Atmungskette funktioniert und kann alle Cofaktoren wieder zur ATP-Synthese oxidieren.

VERSTÄNDNIS+ Auch hier wieder daran denken: Pro Molekül Glucose entstehen 2 Pyruvat und aus 2 Pyruvat entstehen 2 Acetyl-CoA. Der Citratzyklus läuft also pro Molekül Glucose doppelt ab!

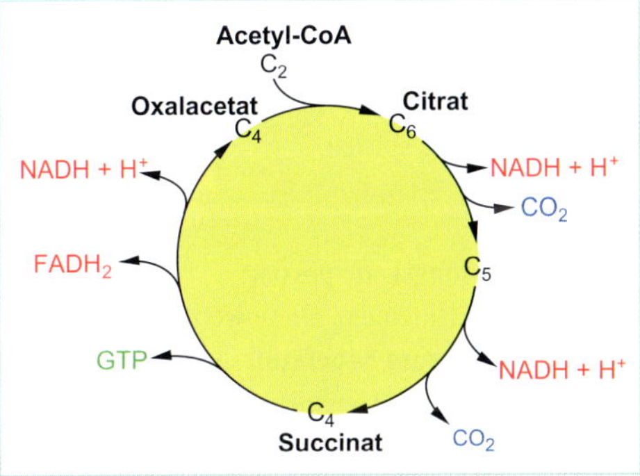

Abb. 6.15 Bilanz des Citratzyklus [L253]

6.6 Atmungskette

➢ Tab. 6.6.

Nun haben wir schon ganz schön viel rund um das Thema Zellatmung gelernt, aber Sauerstoff ist uns nur in Form von Wasser oder als Hydroxygruppen der Glucose begegnet. Im letzten Schritt, der Atmungskette, werden wir sehen, wie der Körper Sauerstoff nutzt, um aus allen reduzierten Redoxcoenzymen, die „weiter vorn" im Stoffwechsel anfallen (NADH, $FADH_2$; ➢ Abb. 6.16), **ATP herzustellen.** Redoxcoenzyme geben dabei ihre Elektronen ab, werden also oxidiert, und stehen in den anderen Stoffwechselwegen wieder zur Verfügung. Merkt euch an dieser Stelle schon einmal, dass die Reaktionen der Atmungskette **entlang der inneren Mitochondrienmembran** stattfinden. Die innere Membran trennt den Innenraum

Tab. 6.6 Stoffwechselsteckbrief: Atmungskette

Substrate	• reduzierte Coenzyme, Sauerstoff
Produkte	• oxidierte Coenzyme, Wasser
Lokalisation	• entlang der inneren Mitochondrienmembran aller Zellen, die Mitochondrien besitzen (alle außer Erythrozyten)
Funktion	• Oxidation der Coenzyme und ATP-Synthese
Energiebilanz	• insgesamt ca. 32 ATP pro Glucose
Regulationsmechanismen	• ADP als wichtigster Regulator
Verbindung zu anderen Stoffwechselwegen	• oxidiert sämtliche reduzierten Redoxcoenzyme (NADH, $FADH_2$) anderer Stoffwechselwege

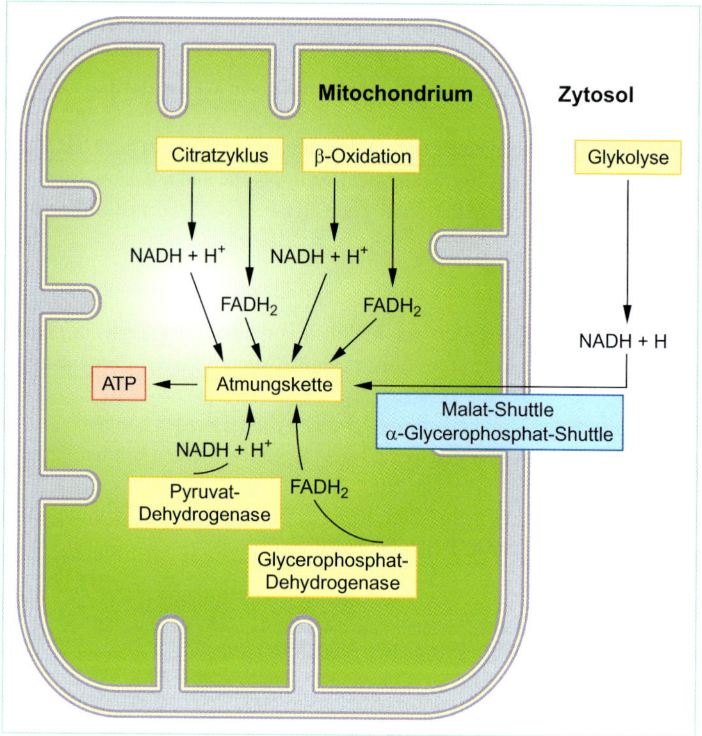

Abb. 6.16 Herkunft der reduzierten Redoxcoenzyme [L253]

der Mitochondrien (Matrix) vom Raum zwischen innerer und äußerer Mitochondrienmembran (Intermembranraum), die bei den folgenden Reaktionen ebenfalls eine Rolle spielen.

6.6.1 Grundprinzipien der Atmungskette

Wir wollen uns zuerst ganz grob vor Augen führen, was in der Atmungskette passiert:

Unsere reduzierten Redoxcoenzyme liefern der Atmungskette Elektronen. Diese werden im Rahmen der Atmungskette schrittweise über verschiedene Komplexe bis hin **zum Sauerstoff** übertragen, der daraufhin reduziert wird und Wasser bildet. Die Energie, die bei den Elektronenübertragungen frei wird, wird von den Komplexen genutzt, um Protonen in den Intermembranraum zu pumpen, sodass ein **Protonengradient** entsteht. Der Protonengradient kann genutzt werden, um **ATP zu erzeugen.**

Die Elektronen würden am liebsten direkt Sauerstoff reduzieren und bei dieser Reaktion würde ebenfalls viel Energie freigesetzt werden **(Knallgasreaktion).** Die Freisetzung der Energie über mehrere Schritte sichert aber einerseits die Unversehrtheit unserer Zellen und ermöglicht es ihnen andererseits, die Energie effizient zu nutzen.

Nun schauen wir uns den Weg der Elektronen etwas genauer an (➢ Abb. 6.17):

1. Die Elektronen der Coenzyme können **sowohl über Komplex I als auch über Komplex II** in die Atmungskette gelangen.
2. Das fettlösliche **Ubichinon** (wird auch Coenzym Q-10 oder einfach Q-10 genannt) übernimmt die Elektronen von Komplex I und II und transportiert sie innerhalb der Mitochondrienmembran **weiter zu Komplex III**. Es kann ebenfalls aus einigen anderen Reaktionen Elektronen übernehmen.
3. **Komplex III** übernimmt die Elektronen und leitet sie weiter an **Cytochrom C**, ein kleines Protein an der Außenseite der Mitochondrienmembran (im Intermembranraum), das die Elektronen dann an Komplex IV übergibt.
4. **Komplex IV** überträgt die Elektronen auf **Sauerstoff**, der anschließend noch Protonen anlagert und so zu Wasser wird.

Wir kennen nun den Weg der Elektronen, aber wie wird der Protonengradient aufgebaut? Die **Komplexe I, III und IV** nutzen die Energie, die bei der Elektronenübertragung frei wird, um Protonen aus der Mitochondrienmatrix in den Intermembranraum zu pumpen. Da die Natur nach Ausgleich strebt, wollen die Protonen zurück auf die andere Seite, und dieses Bestreben wird von der **ATP-Synthase,** die gelegentlich auch als **Komplex V** bezeichnet wird, genutzt, um ATP zu erzeugen.

6.6.2 Reaktionsschritte

➢ Abb. 6.17, ➢ Tab. 6.7.

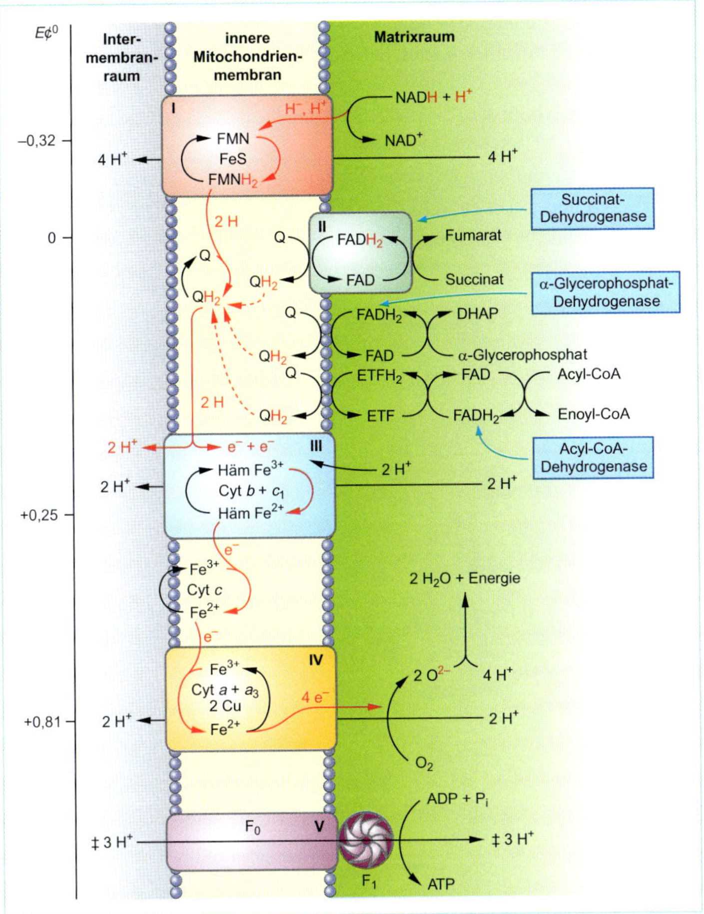

Abb. 6.17 Atmungskette [L253]

Tab. 6.7 Die Komplexe der Atmungskette im Überblick

Komplex	Funktion	Transportiert Protonen?
I (NADH-Dehydrogenase)	• Oxidiert NADH • Überträgt Elektronen auf Ubichinon	ja
II (Succinat-Dehydrogenase)	• Oxidiert $FADH_2$ • Überträgt Elektronen auf Ubichinon	nein
III (Cytochrom-C-Reduktase)	• Übernimmt Elektronen von Ubichinon • Überträgt Elektronen auf Cytochrom C	ja
IV (Cytochrom-C-Oxidase)	• Übernimmt Elektronen von Cytochrom C • Überträgt Elektronen auf O_2	ja

6.6.3 ATP-Synthase

Auch wenn die ATP-Synthase gelegentlich als **Komplex V** bezeichnet wird, wollen wir sie getrennt von den anderen Komplexen behandeln, da sie nicht am Elektronentransport beteiligt ist. Sie wird in der Regel trotzdem zur Atmungskette gezählt … bis jetzt haben wir schließlich noch kein ATP erzeugt!

Die Ausgangssituation der ATP-Synthase sieht folgendermaßen aus: Die Komplexe I, III und IV haben die beim Elektronentransport frei werdende Energie fleißig genutzt, um Protonen in den Intermembranraum zu pumpen. Dieser **elektrochemische Gradient** soll nun genutzt werden, um ATP herzustellen.

VERSTÄNDNIS⁺ Was ist ein elektrochemischer Gradient? Der Begriff impliziert, dass es für das Bestreben der Protonen, aus dem Intermembranraum zurück in die Mitochondrienmatrix zu gelangen, zwei Triebkräfte gibt:

- **Chemischer Gradient:** Stoffe streben nach dem Ausgleich unterschiedlicher Konzentrationen (unabhängig davon, ob es sich um Protonen oder andere Teilchen handelt).
- **Elektrischer Gradient:** Bei den geladenen Protonen kommt noch die Tatsache hinzu, dass sich ungleichnamige Ladungen anziehen und gleichnamige abstoßen. Die Mitochondrienmatrix lädt sich im Verlauf der Atmungskette negativ auf, weil ihr Protonen (also positive Ladungen) entnommen werden, und will diese nun aus dem Intermembranraum wieder zu sich ziehen.

Die ATP-Synthase besteht aus zwei Untereinheiten (➤ Abb. 6.18):

- Bei der **F_0-Untereinheit** handelt es sich um einen **Kanal,** der die innere Mitochondrienmembran durchspannt.
- Die **F_1-Untereinheit** sitzt auf der Matrixseite der F_0-Untereinheit auf. Sie besteht ihrerseits aus 5 Untereinheiten und ist für die eigentliche ATP-Synthese zuständig.

Strömen nun Protonen durch die F_0-Untereinheit, wird deren Energie von der F_1-Untereinheit genutzt, um **ADP zu ATP zu phosphorylieren** und dieses dann freizusetzen (➤ Abb. 6.19). Die F_1-Untereinheit funktioniert dabei ähnlich wie eine Turbine (+ Generator) in einem Wasserkraftwerk.

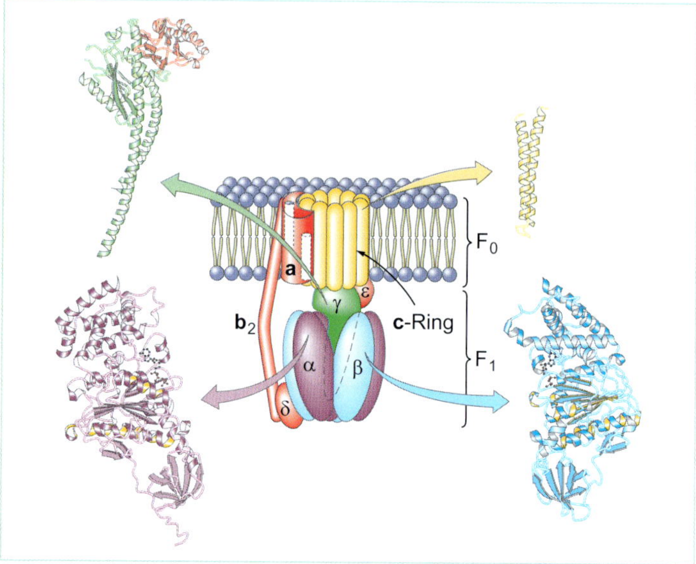

Abb. 6.18 Aufbau der ATP-Synthase [L253]

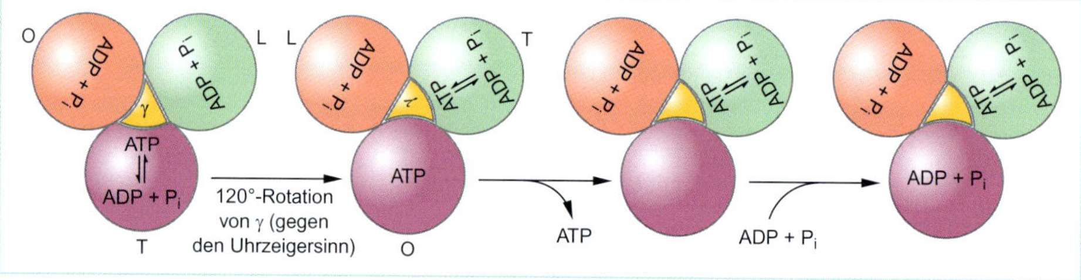

Abb. 6.19 Funktion der ATP-Synthase [L253]

6.6.4 Regulation der Atmungskette

Die Regulation der Atmungskette erfolgt v. a. über **ADP.** Ist der ADP-Spiegel in der Zelle hoch, scheint in der Zelle ein Mangel an Energie zu herrschen und die Atmungskette läuft verstärkt ab. Wenn kein ADP mehr vorhanden ist, weil die Zelle schon alles in ATP umgewandelt hat, kann die ATP-Synthase nicht mehr arbeiten und auch der Elektronentransport der Atmungskette wird blockiert. Das ATP selbst bewirkt allerdings keine Hemmung, sondern diese kommt tatsächlich aufgrund des fehlenden Substrats zustande.

ZUSAMMENFASSUNG

- Enzyme sind Biokatalysatoren.
- Glucose wird in der Glykolyse in Pyruvat umgewandelt.
- Acetyl-CoA wird im Citratzyklus zu CO_2 abgebaut.
- Reduzierte Coenzyme werden in der Atmungskette zur ATP-Synthese genutzt.

KAPITEL 7 Signaltransduktion

Paul Windisch

7.1 Nervenreizleitung

Wir wissen bereits, wie ein Neuron aufgebaut ist, aber wie gelangt Information durch das Neuron? Es handelt sich um eine elektrische Weiterleitung von Information in Form von Aktionspotenzialen.

7.1.1 Ruhepotenzial

In Ruhe finden sich an der Außenseite der Membran unseres Neurons mehr positive Ladungen als an der Innenseite. Man spricht vom Ruhepotenzial, das –70 mV (Millivolt) beträgt. Dieses wird v.a. durch die Aktivität der Natrium-Kalium-ATPase aufrechterhalten, die für viel Natrium extra- und viel Kalium intrazellulär sorgt.

7.1.2 Generatorpotenzial

Über sogenannte Synapsen trifft ein Reiz von einem benachbarten Neuron ein. Dies führt zu einem Anstieg (Depolarisation) oder Abfall (Hyperpolarisation) des Membranpotenzials. Dies heißt aber noch nicht, dass es zwangsläufig zu einem Aktionspotenzial kommt. Man spricht zunächst noch von einem Generatorpotenzial.

7.1.3 Aktionspotenzial

Kommt es durch die Depolarisation zur Überschreitung eines Schwellenwerts, öffnen plötzlich spannungsabhängige Natriumkanäle, sodass es zu einem massiven Natriumeinstrom kommt. Dies führt zu einer Ladungsumkehr. Das Membranpotenzial ist jetzt plötzlich + 20–30 mV. Man spricht von einem Aktionspotenzial, das sich entlang des Neurons fortpflanzt.

7.1.4 Repolarisation

Nach der Depolarisation kommt es zur Repolarisation durch die Öffnung von Kaliumkanälen. Das Membranpotenzial fällt erneut, sogar zeitweise unter den ursprünglichen Weg. Man spricht von Re- bzw. Hyperpolarisation.

7.1.5 Refraktärphase

➤ Abb. 7.1.

Auch wenn nun vermeintlich der Ausgangszustand (was das Membranpotenzial angeht) wiederhergestellt ist, dauert es noch ein bisschen, bis auch die Ionenkonzentration dem Ausgangszustand entsprechen. Daran arbeitet die Natrium-Kalium ATPase. In dieser Zeit kann kein neues Aktionspotenzial ausgelöst werden, was auch gut ist, da sich sonst ein Aktionspotenzial prinzipiell in zwei Richtungen ausbreiten könnte, was in der Praxis i.d.R. nicht sinnvoll wäre.

Übrigens: Damit nicht permanent neue Aktionspotenziale entstehen müssen, sind die Axone unserer Neuronen i.d.R. myelinisiert. Diese Isolierung sorgt dafür, dass nur zwischen den Myelinscheiden Aktionspotenziale entstehen müssen. Das Aktionspotenzial „springt" gewissermaßen, weswegen man von **saltatorischer Reizleitung** spricht.

7.1.6 Synapsen

Soll nun ein Aktionspotenzial von einem Neuron zum anderen geleitet werden, braucht es Synapsen. Trifft ein Aktionspotenzial am sogenannten Endknopf des präsynaptischen Neurons ein, kommt es zur Freisetzung von Vesikeln mit Neurotransmittern in den synaptischen Spalt. Am postsynaptischen Neuron binden diese an Rezeptoren und führen so zu einem Einstrom von positiv oder negativ geladenen Ionen und damit zu einer De- (erregendes postsynaptisches Potenzial EPSP) oder Hyperpolarisation (inhibitorisches postsynaptisches Potenzial IPSP), die dann ihrerseits ein Aktionspotenzial auslösen können. Die Neurotransmitter werden von Enzymen gespalten und recycelt. Bemerkenswert ist zudem, dass sich

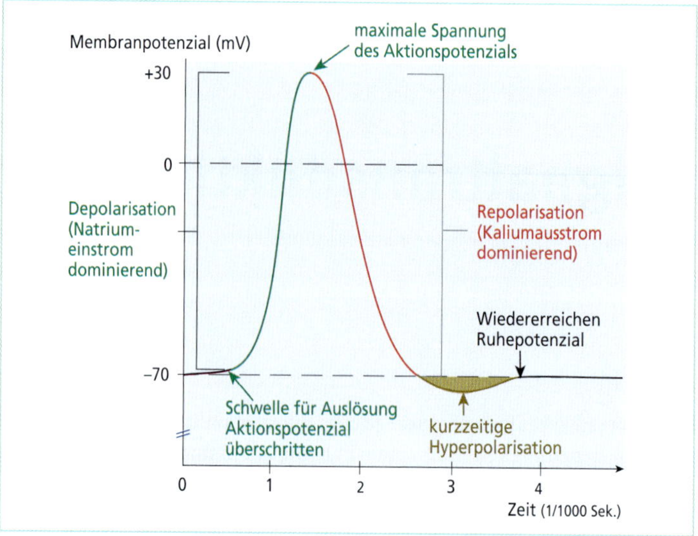

Abb. 7.1 Der Spannungsverlauf an der Zellmembran bei Ablauf eines Aktionspotenzials [L190]

Potenziale von verschiedenen Neuronen oder kurz nacheinander eintreffende Potenziale summieren können. Man spricht von **räumlicher bzw. zeitlicher Summation.** Erwähnenswerte Neurotransmitter sind z. B. Acetylcholin, Glutamat und GABA (➢ Abb. 7.2).

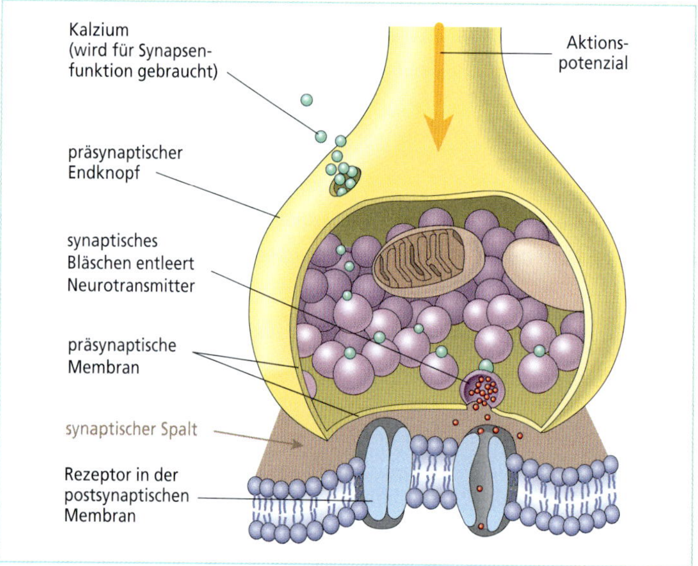

Abb. 7.2 Aufbau einer Synapse. Bei Erregung werden die in den synaptischen Bläschen gespeicherten Neurotransmitter in den synaptischen Spalt freigesetzt. Auf der postsynaptischen Membran befinden sich Rezeptoren, an die sich der Transmitter anheftet. [L190]

7.2 Hormone

Das komplette endokrine System für den HAM-Nat zu lernen, wäre sicherlich unrealistisch. Wir wollen uns stattdessen mit ein paar Grundprinzipien befassen, die euch immer wieder begegnen.

> **DEFINITION** Bei Hormonen handelt es sich zunächst einmal um **Botenstoffe,** die auf irgendeine Weise von Zellen freigesetzt werden, um bestimmte Reaktionen auszulösen.

7.2.1 Klassifikation

Man kann drei Klassen von Hormonen unterscheiden:

- **Aminosäurederivate:** In diese Klasse fallen alle Hormone, die im weitesten Sinne etwas mit Aminosäuren zu tun haben – vom kleinen biogenen Amin bis zum großen Protein. Wenn man möchte, kann man diese Klasse aber auch aufteilen in:
  - Aminosäurederivate im engeren Sinne, also Hormone, die nur aus einer (modifizierten) Aminosäure bestehen, wie etwa die Schilddrüsenhormone **T_3/T_4 und die biogenen Amine.** Während die biogenen Amine in der Regel hydrophil sind, gibt es mit den Schilddrüsenhormonen auch **lipophile Substanzen** in dieser Gruppe.
  - **Peptide und Proteine wie Insulin,** die aus mehreren über Peptidbindungen verknüpften Aminosäuren bestehen. Sie sind grundsätzlich **hydrophil.**
- **Eicosanoide:** Derivate **mehrfach ungesättigter Fettsäuren.** Sie entfalten ihre Wirkung eher lokal. Auch wenn man aufgrund ihrer Herkunft davon ausgehen würde, dass sie **hydrophob** sind, gibt es angesichts der Modifikationen im Rahmen ihrer Synthese auch **hydrophile** Vertreter.
- **Steroide:** Die Steroidhormone leiten sich alle vom **Cholesterin** ab und sind **lipophil.** Wichtige Beispiele sind die **Glucocorticoide** (z. B. Cortisol), aber auch die männlichen und weiblichen **Geschlechtshormone.**

7.2.2 Transport

Wenn ein Hormon ins Blut abgegeben wurde, muss es transportiert werden. Die Art und Weise des Transports richtet sich natürlich nach der Löslichkeit des Hormons. Während hydrophile Stoffe wie die Proteine i. d. R. kein Problem haben, sich im wässrigen Blutplasma zu lösen, und einfach so zu ihrem Zielort schwimmen, brauchen lipophile Hormone Proteine, an die sie binden können. Ein Klassiker ist dabei natürlich das **Albumin,** aber manche Hormone haben sogar extra Transportproteine.

7.2.3 Rezeptoren

Einmal an der Zielzelle angekommen, hat unser Hormon ein Problem: Es braucht einen Rezeptor, der das Signal des Hormons an die Zelle weiterleitet und gewissermaßen als Übersetzer fungiert. Woher soll ein Hepatozyt schließlich wissen, was es bedeutet, wenn plötzlich ein Insulin gegen seine Zellmembran prallt?

- Lipophile Moleküle haben sich beim Transport im Blut schwergetan und waren auf ein Transportprotein angewiesen – an der Zelle angekommen, haben sie es dafür umso einfacher: Da sie lipophil sind, können sie mehr oder weniger unbehelligt durch die Membran diffundieren und quasi „mit der Tür ins Haus fallen". Folglich findet sich der Rezeptor **intrazellulär** (also innerhalb der Zelle). Die Tatsache, dass es so problemlos Membranen überwinden kann, hilft dem lipophilen Hormon aber nicht nur dabei, zu seinem intrazellulären Rezeptor zu gelangen. Es kann auch die Kernmembran überwinden und direkt mit der DNA der Zielzelle interagieren. Auf diese Weise kann es z. B. die Expression bestimmter Proteine erhöhen. Da die Proteinbiosynthese aber natürlich etwas Zeit in Anspruch nimmt, entfaltet ein lipophiles Hormon seine Wirkung natürlich nicht innerhalb von Sekunden. Folglich werden für Befehle des Körpers, die unmittelbar ausgeführt werden müssen, eher hydrophile Hormone verwendet.
- Hydrophile Hormone können die Zellmembran nicht so einfach passieren. Und ein großes Protein mal eben durch die Zellmembran zu zwängen, ist ebenfalls keine Option. Aus diesem Grund besitzen Zellen auch **membranständige Rezeptoren,** die mit ihrer nach extrazellulär ragenden Seite die Hormone binden und mit ihrer intrazellulären Seite das Signal an die Zelle weitergeben.

7.2.4 Hypophyse

Bei Hormonen ist es wie mit fast allen Substanzen: Zu viel ist schlecht, zu wenig aber auch. Der Körper hat ausgeklügelte Systeme, um immer genau die richtige Dosis Hormon im Blut zu haben, was am Beispiel der Hypophyse gut erkennbar ist: Der Hypothalamus, eine Struktur des Zwischenhirns, dient als Steuerzentrum und setzt Releasing- oder Inhibiting-Hormome frei, die die Hypophyse dazu veranlassen, ihrerseits Hormone freizusetzen oder eben nicht (➤ Abb. 7.3). Diese Hormone können nun andere Drüsen aktivieren (glandotrope Hormone, wie z. B. FSH und LH, die auf die Keimdrüsen wirken) oder direkt Effekte entfalten (aglandotrope Hormone). Die letzteren Hormone haben neben den Effekten auf ihre Zielgewebe noch einen weiteren Effekt: Sie hemmen die Freisetzung der „übergeordneten Hormone" (z. B. TSH) und sorgen auf diese Weise dafür, dass nicht zu viel von ihrer Sorte gebildet wird.

Notizen

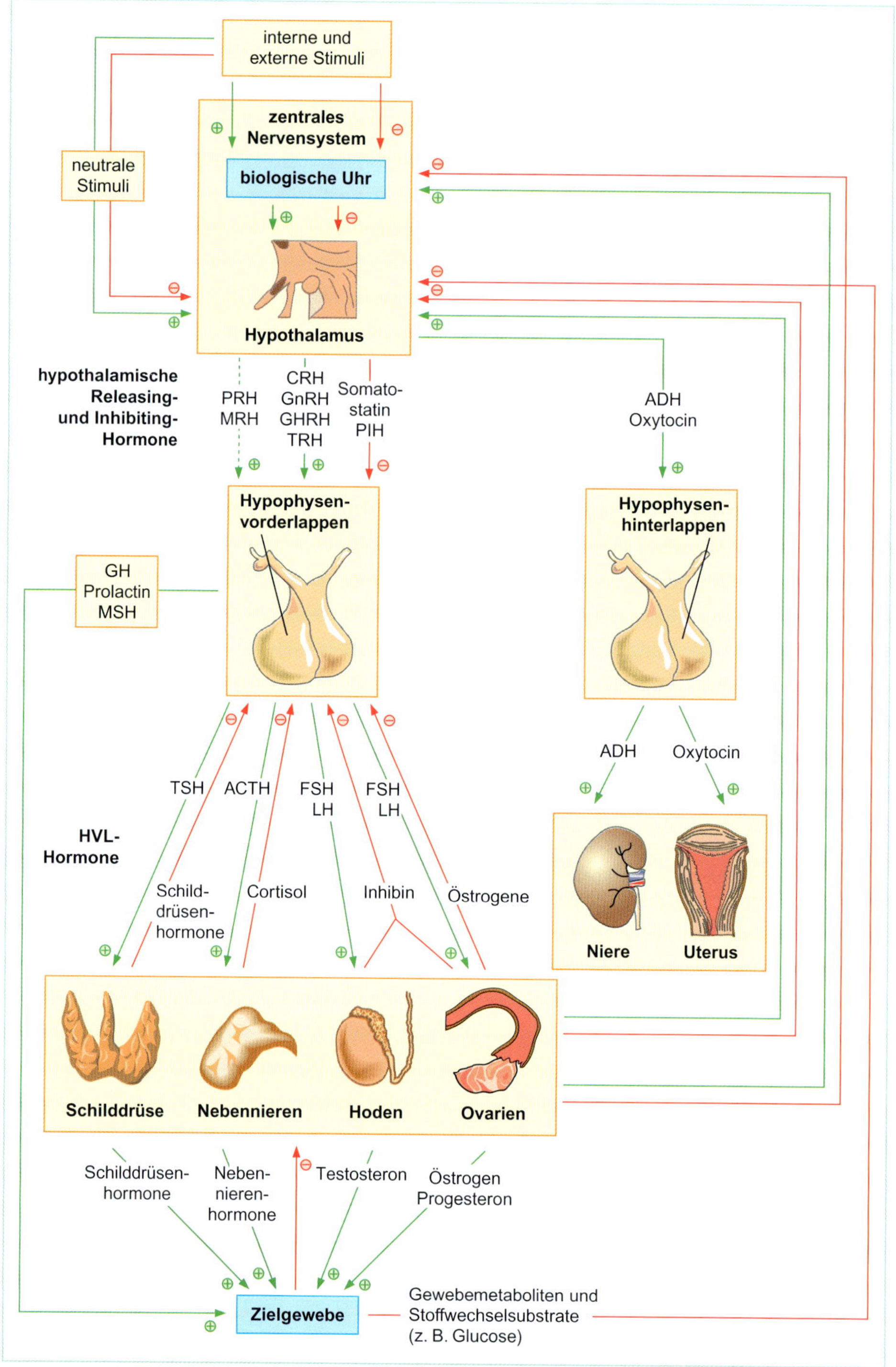

Abb. 7.3 Die Hormone der Hypothalamus-Hypophysen-Achse [L253]

7.3 Sinnesorgane

Nerven dienen dazu, Reize in unserem Körper weiterzuleiten, aber um Reize aus unserer Umwelt wahrzunehmen und in die elektrische Information für unsere Nerven zu „übersetzen“, braucht es Sinnesorgane. Der HAM-Nat-Themenkatalog hebt dabei Auge und Ohr hervor, mit denen wir uns folglich genauer befassen wollen.

7.3.1 Auge

Die physikalische Funktionsweise des Auges begegnet euch in der Physik erneut (36.4). An dieser Stelle soll es vor allem um die Anatomie, also um die an der Funktion beteiligten Strukturen gehen (➤ Abb. 7.4).

Notizen

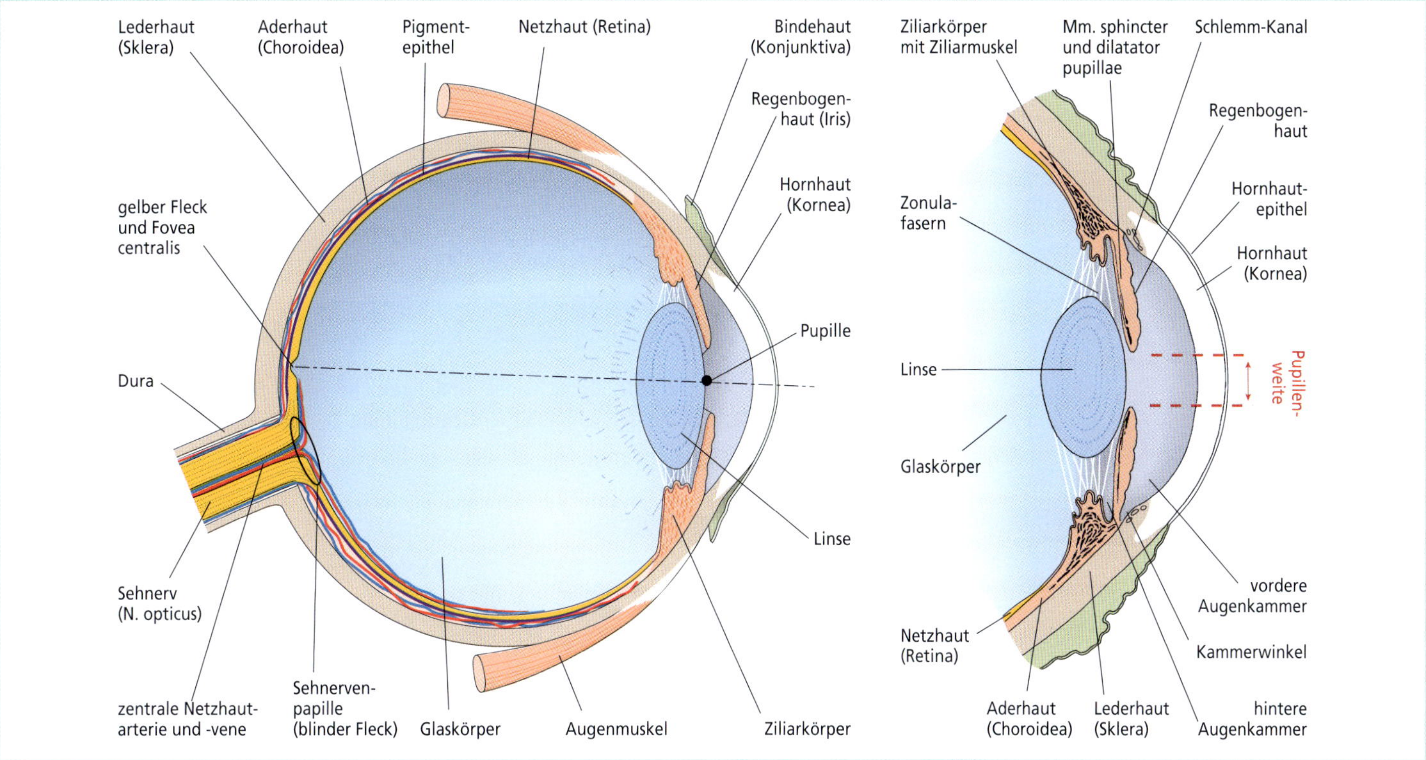

Abb. 7.4 a) Aufbau von Auge und Sehnerv. Die gestrichelte Linie deutet den Weg des einfallenden Lichts an. b) Vordere und hintere Augenkammer sowie Iris und Linse im Detail [L190]

Wenn Licht auf unser Auge trifft, wird es zunächst durch die **Hornhaut** (Cornea) gebrochen. Das Licht fällt dann durch eine Öffnung in der **Regenbogenhaut** (Iris), die **Pupille** genannt wird, auf die **Linse**. Die Linse bricht das Licht erneut. Die Linse bricht das Licht aber nicht immer gleich stark, sondern kann ihre Brechkraft anpassen, sodass sowohl weit entfernte als auch nahe Gegenstände scharf fokussiert werden können … und wenn dieser Vorgang nicht ganz so gut funktioniert, braucht man eine Brille.

Wie funktioniert das? Die Linse ist eigentlich elastisch und will sich zusammenziehen, was zu einer stärkeren Krümmung und damit stärkeren Brechung des Lichts führt. Die Linse ist aber an den sogenannten **Zonulafasern** aufgehängt, die die Linse in die Länge ziehen. Die Zonulafasern hängen wiederum an einem ringförmigen Muskel, dem Ziliarmuskel. Spannt sich dieser nun an (kontrahiert), wird der Durchmesser des Rings kleiner. Die Zonulafasern ziehen weniger stark an der Linse und diese kann sich zusammenziehen.

Ist das die einzige Anpassungsfähigkeit des Auges? Nein, auch die Weite der Pupille kann sich verändern, um bei unterschiedlichen Lichtverhältnissen immer die richtige Menge Licht ins Auge zu lassen. Ist es sehr hell, verengt sie sich (**Miosis**), wohingegen sie sich bei Dunkelheit weitet und viel Licht durchlässt (**Mydriasis**). Diese **Adaptation** wird über das **vegetative Nervensystem** vermittelt.

VERSTÄNDNIS+ Was ist das vegetative Nervensystem? Das vegetative Nervensystem ist der Teil des Nervensystems, der weitgehend autonom arbeitet und nicht direkt willentlich beeinflussbar ist. Demgegenüber steht das **somatische Nervensystem,** mit dem wir zum Beispiel die Muskulatur unserer Beine steuern. Beim vegetativen Nervensystem unterscheidet man die zwei Gegenspieler **Sympathikus** und **Parasympathikus**.
Eine hohe Symphathikusaktivität ist vor allem in Stresssituationen zu beobachten (**„fight or flight"**) – ihr könnt euch die Effekte des Sympathikus ganz einfach merken, indem ihr euch fragt, was für einen Höhlenmenschen sinnvoll wäre, wenn er von einem Säbelzahntiger angegriffen wird (z. B. Weitstellung der Blutgefäße zu den Muskeln, um diese für Kampf oder Flucht optimal zu versorgen etc.).
Der Parasympathikus ist aktiv, wenn wir uns entspannen (**„rest and digest"**). Was könnte in solchen Situationen wichtig sein? Zum Beispiel ein guter Blutfluss zu Magen und Darm, um die Nahrung optimal verdauen zu können.

Am Auge bewirkt ein Überwiegen des Sympathikus die Mydriasis und ein Überwiegen des Parasympathikus die Miosis. Das ist recht sinnvoll, denn schließlich will man, wenn der Sympathikus aktiv ist, natürlich auch *sehen*, wo sich der Säbelzahntiger befindet.

Wenn das Licht die Linse passiert hat, gelangt es durch den **Glaskörper** (Corpus vitreum) zur **Netzhaut** (Retina). Letztere enthält Photorezeptoren namens **Stäbchen** (die für das Hell-Dunkel-Sehen zuständig sind) und **Zapfen** (die für das Farben-Sehen zuständig sind). Mit diesen Photorezeptoren werden die elektrischen Impulse erzeugt, die dann über den **Sehnerv** weitergeleitet werden. An der Stelle, an der der Sehnerv das Auge verlässt, sitzen keine Photorezeptoren. Man spricht deshalb auch vom **blinden Fleck**. Besonders viele Zapfen finden sich dagegen am **gelben Fleck**, dem Ort des schärfsten Sehens.

EPISCHE ESELSBRÜCKE Die Zap**f**en sehen **F**arben.

7.3.2 Ohr

Das Ohr enthält sowohl unser **Hör**- als auch unser **Gleichgewichtsorgan**. Beginnen wir mit dem Hörorgan, also mit dem Weg, den ein Geräusch in unser Gehirn nimmt (> Abb. 7.5).

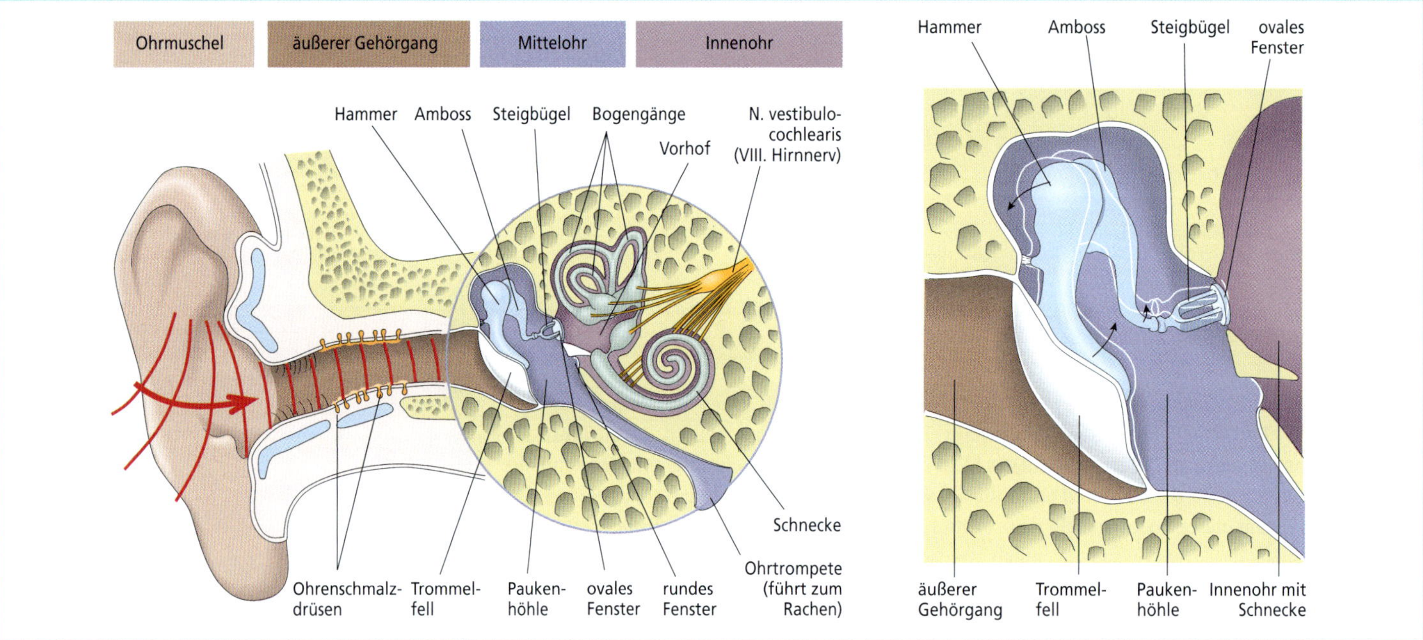

Abb. 7.5 a) Außen-, Mittel- und Innenohr. b) Vergrößerte Darstellung des Mittelohrs [L190]

Zunächst passiert das Geräusch das sogenannte **Außenohr**. Dieses besteht aus der **Ohrmuschel**, die das Geräusch einfängt und in den **äußeren Gehörgang** lenkt, an dessen Ende sich das **Trommelfell** befindet, das wiederum vom Schall in Schwingung versetzt wird.

Das Trommelfell trennt das Außenohr vom **Mittelohr**. Im Mittelohr sitzen die drei **Gehörknöchelchen**. Zunächst nimmt der **Hammer** die Schwingungen auf und gibt sie über den **Amboss** an den **Steigbügel** weiter. Der Raum, in dem die Gehörknöchelchen sitzen, nennt sich **Paukenhöhle**. Diese ist nicht nur mit dem Außenohr verbunden (auch wenn das Trommelfell als Barriere fungiert), sondern hat auch eine Verbindung zum Rachen. Der Verbindungsgang wird **Ohrtrompete** genannt.

VERSTÄNDNIS+ Wofür braucht es gleich drei Gehörknöchelchen, um den Schall zu übertragen? Würde nicht auch einer reichen? Durch die Anordnung der Gehörknöchelchen wird die Schwingung nicht nur übertragen, sondern wie bei einem System aus Hebeln auch verstärkt.

Der Steigbügel überträgt die Schwingungen auf das **ovale Fenster**, das den Beginn des Innenohrs darstellt. Im Innenohr befindet sich die **Gehörschnecke** (**Cochlea**), die wiederum das **Corti-Organ** mit den sogenannten **Haarzellen** beherbergt, die die Schwingungen in elektrische Impulse umwandeln, die dann über den Hör- und Gleichgewichtsnerv an das Gehirn weitergeleitet werden können.

Ebenfalls im Innenohr sitzt das **Gleichgewichtsorgan** (➤ Abb. 7.6). Dieses besteht aus drei **Bogengängen**, die **Drehbeschleunigungen** wahrnehmen. Die zwei sogenannten Makulaorgane (**Sacculus** und **Utriculus**) nehmen dagegen **Linearbeschleunigungen** wahr.

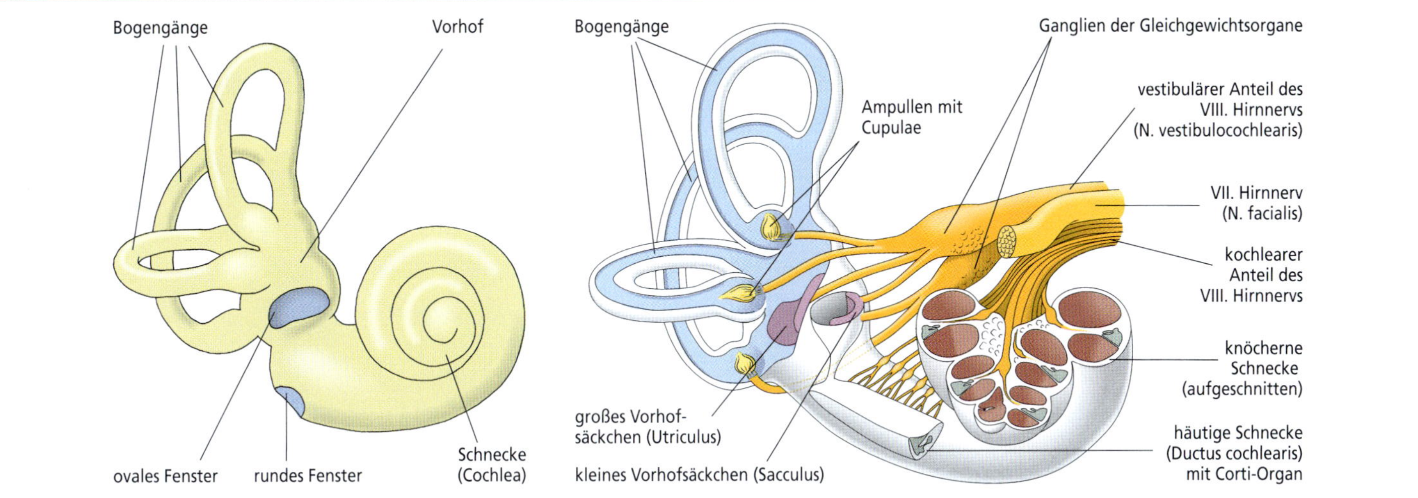

Abb. 7.6 Das Gangsystem des Innenohrs (Labyrinth) a) in der Übersicht, b) angeschnitten [L190]

ZUSAMMENFASSUNG

- Aktionspotenziale und Synapsen sind an der Weiterleitung schneller Reize beteiligt.
- Hormone unterliegen komplexen Regulationsmechanismen und haben eher langfristige Effekte.
- Das Auge kann sich an unterschiedliche Distanzen und Helligkeitsbedingungen anpassen.
- Das Ohr beherbergt sowohl Hör- als auch Gleichgewichtsorgan.

KAPITEL

8 Grundkurs Evolution

Paul Windisch

8.1 Charles Darwin

Im Rahmen der Evolution solltet ihr vor allem die Kernbegriffe mit Wissen füllen können und wissen, dass der britische Naturforscher Charles Darwin mit seiner Forschung und seinem Buch „Über die Entstehung der Arten“ die Grundlage für unser heutiges Verständnis der Evolutionsbiologie geschaffen hat.

8.2 Genpool

Die Gesamtheit der Genvariationen in einer Population bezeichnet man als **Genpool.** Durch Mutationen können neue Variationen eines Gens entstehen, wodurch sich folglich auch der Genpool vergrößert. Kann der Genpool auch kleiner werden? Ja, wenn z. B. eine Situation eintritt, in der bestimmte Genvarianten einen Vorteil darstellen, sodass sich v. a. diese Varianten fortpflanzen. Die sich fortpflanzenden Individuen sind folglich besser an die Situation angepasst („Survival of the fittest“) – man spricht von **Selektion**. Die Allelfrequenz der erfolgreicheren Variante steigt, d. h. sie kommt in der Population öfter vor. Es kann allerdings auch zufällig dazu kommen, dass bestimmte Genvarianten häufiger weitergegeben werden. Man spricht dann von **Gendrift.**

8.3 Konvergenz und Divergenz

Angenommen, wir haben eine Population, die plötzlich beschließt, sich zu teilen und an verschiedenen Orten weiterzuleben. Unterscheiden sich die Umwelteinflüsse an diesen Orten, haben unterschiedliche Genvarianten eine Selektionsvorteil und die Populationen werden immer „unähnlicher“; man spricht von **Divergenz.**

Umgekehrt ist es aber auch möglich, dass zwei Populationen, die nichts miteinander zu tun haben, sich immer ähnlicher werden, da sie gleichen Umweltfaktoren ausgesetzt sind. Man spricht dann von **Konvergenz.** Ein weiterer Begriff, den man kennen sollte: Genetisch völlig identische Organismen bezeichnet man auch als **Klone**.

Es kann auch mal passieren, dass Strukturen im Laufe der Evolution überflüssig werden. Man spricht dann von **Rudimenten**, wie etwa euren Weisheitszähnen.

ZUSAMMENFASSUNG

- Selektion senkt, Mutation erhöht die genetische Variabilität.
- Populationen können konvergieren und divergieren.

Notizen

KAPITEL

9 Glossar Biologie

Veronika Rojacher

Die wichtigsten Fachbegriffe der Biologie zum Nachschlagen, Üben und Lernen!

A

aerober Organismus auf Sauerstoff angewiesen; Gegenteil ↑ anaerober Organismus

Allel mutationsbedingt abweichende/alternative Variante eines ↑ Gens

Allelfrequenz Häufigkeit, mit der ein ↑ Allel innerhalb einer Population auftritt

Aminosäuren (= Amino[carbon]säuren), Grundbausteine der ↑ Proteine; bestehen stets aus einem Kohlenstoffatom, an das ein Wasserstoffatom, eine Carboxy- und eine Aminogruppe sowie ein sog. Rest gebunden sind

Amplifikation (selektive) Vervielfachung eines bestimmten ↑ Gens oder DNA-Abschnitts; (vgl. ↑ DNA, ↑ Polymerase-Kettenreaktion)

anaerober Organismus nicht auf Sauerstoff angewiesen; Gegenteil ↑ aerober Organismus

Aneuploidie Abweichungen vom normalen Chromosomensatz eines Organismus aufgrund einer ↑ numerischen Chromosomenaberration

Antibiotikum Substanz, die Bakterien (schon in geringer Konzentration) tötet (bakterizid) oder ihr Wachstum hemmt (bakteriostatisch); greift u. a. in die ↑ Transkription oder ↑ Translation ein

Anticodon Abfolge von drei ↑ Nukleinbasen (Basentriplett) an einer spezifischen Position der ↑ tRNA; bindet während der ↑ Translation an das komplementäre ↑ Codon der ↑ mRNA

Antigen Substanz/Struktur, die das Immunsystem als fremd erkennt; löst meist eine Gegenreaktion des Körpers, Immunreaktion z. B. durch die Produktion von ↑ Antikörpern, aus, die zur Immunität führt (Immunogen)

Antikörper von Plasmazellen (gereifte B-Lymphozyten) und einigen B-Lymphozyten hergestelltes ↑ Protein (Immunglobulin); bindet spezifisch an das ↑ Antigen und löst die (humorale) Immunreaktion aus

Apoptose programmierter Zelltod

autosomal die ↑ Autosomen betreffend

Autosomen (= Körperchromosomen), alle ↑ Chromosomen eines ↑ Nucleus mit Ausnahme der ↑ Gonosomen

B

Bakteriophagen Viren, die ausschließlich in Bakterien parasitieren (vgl. ↑ Virus)

Barr-Körperchen inaktives, hochkondensiertes X-Chromosom weiblicher Körperzellen (bei Säugetieren); (vgl. ↑ X-Inaktivierung, ↑ Heterochromatin)

Base ↑ Nukleinbasen

C

Chiasma (Plural: Chiasmata), beschreibt den Vorgang der Überkreuzung homologer Nicht-Schwesterchromatiden (vgl. ↑ Schwesterchromatiden), die durch ↑ Crossing-over während der ↑ Meiose genetisches Material austauschen

Chromatid besteht aus DNA-Doppelstrang plus assoziierten Proteinen; nach der ↑ DNA-Replikation liegen eukaryotische ↑ Chromosomen als Zwei-Chromatid-Chromosomen vor (↑ Schwesterchromatiden), verbunden am ↑ Zentromer; nach der Mitose und Meiose II liegen sie als Ein-Chromatid Chromosomen vor

Chromatin Komplex aus dem die ↑ Chromosomen bestehen; aggregierte Masse bestehend aus ↑ DNA und ↑ Proteinen; spezifisch anfärbbar und im Interphasekern von Eukaryotenzellen unter dem Mikroskop sichtbar

Chromosomen fädige Struktur im Eukaryotennucleus, bestehend aus ↑ DNA und ↑ Proteinen; beim Menschen sind sie (außer in ↑ Gameten) paarweise vorhanden (vgl.

	↑ diploid); die stark kondensierten Metaphasenchromosomen sind unter dem Mikroskop sichtbar
Chromosomenaberration	↑ numerische Chromosomenaberration, ↑ strukturelle Chromosomenaberration
Codon	Abfolge von drei ↑ Nukleinbasen (Basentriplett) auf der ↑ mRNA; enthält Code für eine ↑ Aminosäure (z. B. Methionin am Startcodon), ↑ tRNA bindet hier über ↑ Anticodon und liefert ↑ Aminosäure (vgl. ↑ Translation)
Crossing-over	in Folge eines ↑ Chiasmas Austausch genetischer Information zweier Nicht-Schwesterchromatiden in der Prophase I der ↑ Meiose; identische Genorte mütterlicher und väterlicher ↑ Chromatiden werden ausgetauscht; (vgl. ↑ Rekombination, ↑ Schwesterchromatiden)

D

Denaturierung	↑ DNA-Denaturierung
Deletion	Verlust eines Chromosomenabschnitts infolge eines Chromosomenbruchs; fehlende Chromosomenstücke können ↑ Gene enthalten; je größer das Chromosomenbruchstück, desto mehr wird die Überlebensfähigkeit eines Lebewesens beeinträchtigt (vgl. ↑ strukturelle Chromosomenaberration); bei submikroskopischen Deletionen (Verlust eines ↑ Nucleotids oder weniger Nucleotide) spricht man von Mikrodeletionen; (vgl. ↑ Punktmutation)
Desmosom	Zell-Zell-Kontakte zwischen stark mechanisch beanspruchten Zellen; der intrazelluläre Spalt ist erweitert, der Zellkontakt entsteht durch die Assoziation der Transmembranproteine zweier Zellen
Desoxyribonukleinsäure	↑ DNA
diploider Chromosomensatz	(= doppelter Chromosomensatz), gesunde menschliche Zellen enthalten jedes ↑ Autosom zweimal, die weiblichen ↑ Gonosomen XX ebenso; die männlichen ↑ Gonosomen XY je einmal; Achtung: es gibt auch gesunde polyploide menschliche Zellen (z. B. in der Leber); (vgl. ↑ Polyploidie)
DNA	Desoxyribonukleinsäure (deutsch: DNS; das A steht für engl. *acid*); doppelsträngiges, aus ↑ Nucleotiden aufgebautes, schraubig gewundenes Molekül (↑ Doppelhelix), das die Erbinformation enthält; die ↑ Nucleotide enthalten den Zucker Desoxyribose; (vgl. ↑ RNA)
DNA-Denaturierung	Trennung des Doppelstrangs der ↑ DNA durch Erhitzen (oder chemische Substanzen); die Wasserstoffbrücken zwischen den komplementären ↑ Nukleinbasen, die den Doppelstrang zusammenhalten, lösen sich
DNA-Ligase	Enzym, das bei der ↑ DNA-Replikation und Reparatur der ↑ DNA zum Einsatz kommt; verbindet DNA-Moleküle
DNA-Polymerase	↑ Polymerase
DNA-Replikation	Prozess zur Verdoppelung (Vervielfältigung) des ↑ Genoms einer Zelle
dominantes Allel	das ↑ Allel, welches in einem ↑ heterozygoten Organismus im ↑ Phänotyp ausgebildet wird und sich gegenüber einem ↑ rezessiven Allel „durchsetzt“
Doppelhelix	Struktur der ↑ DNA (nach Watson und Crick); doppelsträngige DNA-Kette, die sich helikal windet
Duplikation	1.) ein Chromosomenabschnitt ist zweimal vorhanden, nach Bruchereignissen wird er innerhalb eines ↑ Chromosoms verdoppelt eingebaut; (vgl. ↑ strukturelle Chromosomenaberration); oder 2.) ↑ Mutation, die die Verdoppelung einer oder mehrerer ↑ Nukleinbasen verursacht

E

endoplasmatisches Retikulum	(= ER) großes, die Eukaryotenzelle durchziehendes Kanalsystem aus Röhren und Zisternen, das teilweise mit der Membran des ↑ Nucleus in Verbindung tritt (rER = raues, mit ↑ Ribosomen besetzt, Ort der ↑ Translation, sER = glattes, ohne ↑ Ribosomen); Bildungsort von Zellorganellmembranen und ihrer Bausteine
Endozytose	örtlicher Einstülpungsvorgang der Zytoplasmamembran zur Stoffaufnahme aus dem umgebenden Medium in das Zellinnere; am Ende des Einstülpungsvorgangs wird ein ↑ Vesikel ins Zellinnere abgeschnürt; (vgl. ↑ Phagozytose, ↑ Pinozytose, ↑ Exozytose)
Enzym	meist ein ↑ Protein (sog. Biokatalysator), das die Reaktionsgeschwindigkeit eines bestimmten Stoffwechselprozesses erhöht, indem es die Aktivierungsenergie einer Reaktion senkt; wichtig: es geht unverändert aus einer Reaktion hervor

Epigenetik Fachdisziplin der Biologie, die sich mit der Auswirkung von Umwelteinflüssen (z. B. Alterung, Ernährung) auf die Aktivität von ↑ Genen beschäftigt; z. B. chemische Veränderung am ↑ Chromatin (Methylierung); (vgl. ↑ genomische Prägung)

Euchromatin Chromatinbereich mit hoher genetischer Dichte (hohe ↑ Transkriptionsaktivität); dabei liegt das ↑ Chromatin aufgelockert vor; (vgl. ↑ Heterochromatin)

Eukaryot (auch: Eukaryont), Organismus, der aus einer oder mehreren Eukaryozyten (Euzyten) aufgebaut ist, die einen echten, von einer Doppelmembran (zwei ↑ Phospholipid-Doppelschichten) umschlossenen ↑ Nucleus besitzen; (vgl. ↑ Prokaryot)

Exon kodierender Abschnitt eines Eukaryoten-Gens, der nach dem ↑ Spleißen der ↑ hnRNA in der ↑ mRNA erhalten bleibt und für ein Polypeptid oder ↑ Protein kodiert; benachbarte Exons werden durch ↑ Introns getrennt

Exozytose Verschmelzung eines intrazellulären ↑ Vesikels mit der Zytoplasmamembran zur Stoffabgabe aus dem Zellinneren in das umgebende Medium; (vgl. ↑ Endozytose)

Expressivität Ausprägungsgrad, mit dem ein ↑ Genotyp einen ↑ Phänotyp hervorbringt; (vgl. ↑ Penetranz)

F

Fimbrien ↑ Pili

Flagellum (= Geißel), lange, von der Zelloberfläche abstehende, meist peitschenartige Fortbewegungsorganellen; prokaryotische Flagellen sind rotierende, nicht von der Zytoplasmamembran umschlossene Zellanhänge, eukaryotische sind undulierende (wellenförmig verlaufende), von der Zytoplasmamembran umschlossene Ausstülpungen der Zelle

G

Gamet reife, zur geschlechtlichen Befruchtung befähigte Keimzelle als Endstadium der ↑ Gametogenese; beim Menschen die ↑ haploide Eizelle bzw. das ↑ haploide Spermium

Gametogenese Keimzellenbildung; bei der Frau die Oogenese, beim Mann die Spermatogenese

Gap Junction (= Nexus), porenbildender Komplex aus ↑ Proteinen zur Verbindung von zwei Zellen; die Gap Junctions der Zellen liegen so, dass sie sich im Interzellularraum verbinden und ein Kanal für den Stoffaustausch entsteht

Geißel ↑ Flagellum

Gen (= Erbanlage), ↑ DNA-Abschnitt, der für eine ↑ RNA und/oder ein ↑ Protein kodiert und bei der ↑ Reproduktion an die Tochtergeneration weitervererbt wird; enthält Information zur Entwicklung von Merkmalen und Eigenschaften eines Lebewesens

genetischer Code Anleitung zur Übersetzung einer Basensequenz der ↑ DNA oder ↑ mRNA in eine Sequenz von ↑ Aminosäuren; sozusagen die „Anleitung zur Entschlüsselung"

Genom komplette Gen-Ausstattung eines Lebewesens

genomische Prägung (= engl. *genomic imprinting*), Bezeichnung für den elterlichen Effekt auf die Genexpression; das Auftreten eines Merkmals hängt hierbei nicht davon ab, ob der Vererbung eines ↑ Allels ein ↑ dominanter oder ein ↑ rezessiver Erbgang zugrunde liegt, sondern ob das betreffende Allel vom Vater oder von der Mutter weitergegeben wird; ↑ Gene werden abhängig von ihrer elterlichen Herkunft aktiv oder inaktiv vererbt; (vgl. ↑ Epigenetik)

Genotyp Gesamtheit aller Erbanlagen eines Organismus; die exakte genetische Ausstattung/der individuelle Satz von ↑ Genen

Genpool Innerhalb einer Population bezeichnet man die Summe der Gene als Genpool ↑ glattes endoplasmatisches Retikulum (= sER, s für engl. *smooth*), ↑ endoplasmatisches Retikulum

Glykokalix kohlenhydratreiche Schicht der Zytoplasmamembranoberfläche von ↑ Eukaryoten

Golgi-Apparat Zellorganell eines ↑ Eukaryots; aufgebaut aus gestapelten Membranzisternen (Diktyosomen), die hauptsächlich Produkte des ↑ endoplasmatischen Retikulums in ihrem Inneren modifizieren und abschnüren; (vgl. ↑ Lysosomen)

gonosomal die ↑ Gonosomen betreffend

Gonosomen Geschlechtschromosomen, beim Menschen mit X und Y bezeichnet; ausschlaggebend für die Geschlechtsentwicklung, Männer besitzen XY, Frauen XX; (vgl. ↑ Autosomen)

H

haploider Chromosomensatz	einfacher Chromosomensatz in Zellen, z. B. in menschlichen ↑ Gameten
Hemizygotie	tritt auf, wenn ein ↑ Gen bzw. ein ↑ Allel in einem sonst ↑ diploiden Chromosomensatz nur auf einem ↑ Chromosom vertreten ist; trifft auf die meisten ↑ Gene auf dem Y-Chromosom eines Mannes zu
Heterochromatin	kondensierter Bereich des ↑ Chromatins ohne ↑ Gene (keine ↑ Transkriptionsaktivität); genetisch inaktiv; (vgl. ↑ Euchromatin)
heterozygot	mit zwei verschiedenen ↑ Allelen für ein bestimmtes Merkmal ausgestattet; (vgl. ↑ homozygot)
Histone	↑ Proteine, die bei ↑ Eukaryoten mit der ↑ DNA assoziiert in ↑ Nucleosomen vorliegen
hnRNA	(= engl. *heterogeneous nuclear RNA*, auch prä-mRNA), Vorstufe der ↑ RNA; entsteht im ersten Schritt der ↑ Transkription und wird noch im ↑ Nucleus prozessiert
homologes Chromosomenpaar	Paar von ↑ Chromosomen bestehend aus einem mütterlichen und einem väterlichen im ↑ diploiden Chromosomensatz; enthalten jeweils die gleichen ↑ Gene, möglicherweise in unterschiedlichen Varianten (sog. ↑ Allelen); Achtung: die männlichen ↑ Gonosomen XY sind nur teilweise homolog; (vgl. ↑ Hemizygotie)
homozygot	mit zwei identischen ↑ Allelen für ein bestimmtes Merkmal ausgestattet; (vgl. ↑ heterozygot)
Hormone	chemische Signalstoffe des Körpers, die bereits in sehr kleinen Konzentrationen wirken; physiologisch aktive Substanzen, die vom Organismus selbst produziert werden und ihre Zielorgane/-zellen über Blut- oder Lymphbahn erreichen; beeinflussen Stoffwechsel und ↑ Reproduktion in charakteristischer Weise
Hybridisierung	Bildung eines ↑ DNA-Doppelstrangs aus zwei Einzelsträngen; die komplementären ↑ Nukleinbasen bilden Wasserstoffbrücken aus
hydrophil	in Wasser löslich, Wasser anziehend; Gegenteil ↑ hydrophob
hydrophob	in Wasser nicht löslich, Wasser abstoßend; Gegenteil ↑ hydrophil; oftmals dann ↑ lipophil

I

Interphase	(lange) Phase des Zellzyklus zwischen zwei mitotischen Teilungen und vor der Meiose I; (vgl. ↑ Mitose, ↑ Meiose)
Intermediärfilament	↑ Zytoskelett
Insertion	1.) nach Bruchereignissen wird ein Chromosomenstück eines ↑ Chromosoms fälschlicherweise in ein anderes Chromosom eingebaut (vgl. ↑ strukturelle Chromosomenaberration); oder 2.) ↑ Mutation, durch den Einschub einer oder mehrerer ↑ Nukleinbasen verursacht
Intron	nicht-kodierender Abschnitt eines ↑ Gens von ↑ Eukaryoten, der während des ↑ Spleißens der ↑ hnRNA entfernt wird; Introns trennen benachbarte ↑ Exons
Inversion	Umkehrung der Basenfolge (zweier oder mehrerer ↑ Nukleinbasen) eines Chromosomenabschnitts; Entstehung nach zwei Bruchereignissen am selben Chromosom mit anschließend verdrehtem (invertiertem) Wiedereinbau des Chromosomenstückes; (vgl. ↑ strukturelle Chromosomenaberration)

K

Karyogramm	(= Chromosomenkarte), mikroskopische Darstellung des geordneten Satzes ↑ Chromosomen einer Zelle
Karyokinese	(= Kernteilung), ↑ Mitose
Karyotyp	alle zytologisch erkennbaren Eigenschaften von ↑ Chromosomen (Anzahl, Größe, Gestalt) einer Zelle, eines Individuums oder einer Gruppe/Art
Kinetochor	Teil des ↑ Zentromers von ↑ Schwesterchromatiden, an den sich die Spindelfasern (vgl. ↑ Spindelapparat) während der Meta- und Anaphase von ↑ Mitose und ↑ Meiose anheften
Klone	genetisch völlig identische Organismen
klonierte DNA	↑ DNA-Abschnitt, der (gentechnisch) in einen ↑ Vektor eingebaut, in einen Wirtsorganismus (meist Bakterien) eingeschleust und dort repliziert wird
Kodominanz	die im ↑ Phänotyp des ↑ heterozygoten Organismus voneinander unabhängige Ausprägung von zwei ↑ Allelen, z. B. der Blutgruppengene A und B; (vgl. ↑ multiple Allelie)
komplementäre Basenpaarung	die ↑ Doppelhelix der ↑ DNA ist aus komplementären ↑ Nukleinbasen, also zueinander passenden/sich ergänzenden Nukleinbasen aufgebaut; die Paare

	Adenosin und Thymin sowie Cytosin und Guanin bilden untereinander Wasserstoffbrücken aus
Konduktor	Individuum, das – ohne ein bestimmtes Merkmal in seinem ↑ Phänotyp aufzuweisen – ein ↑ rezessives ↑ Gen besitzt und an seine Nachkommen weitergeben kann
Konjugation	Übertragung von genetischem Material mit direktem Kontakt zwischen zwei Bakterienzellen; erfolgt unidirektional von der Spenderzelle, welche einen Fertilitätsfaktor besitzt, zur Empfängerzelle über sog. ↑ Pili
Kopplungsgruppe	Reihe von ↑ Genen, die auf einem ↑ Chromosom so nahe zusammen liegen, dass die Chance, durch ein ↑ Crossing-over getrennt zu werden, relativ gering ist

L

lipophil	in Fett löslich, mit Affinität zu Fett
lipophob	nicht in Fett löslich, oftmals dann ↑ hydrophil (aber nicht immer!)
Ligase	↑ DNA-Ligase
Lysosomen	vom ↑ Golgi-Apparat abgeschnürte, (einfach-)membranumhüllte ↑ Vesikel in Eukaryotenzellen, die durch ↑ Enzyme wie saure Phosphatase und Hydrolasen für die intrazelluläre Verdauung und die Autolyse, also die Selbstverdauung abgestorbener bzw. absterbender Zellen, verantwortlich sind

M

Meiose	bei Organismen mit geschlechtlicher Fortpflanzung in zwei Phasen (Meiose I und II, je untergliedert in fünf Stadien, Pro-, Prometa-, Meta-, Ana- und Telophase) verlaufende Zellteilung; führt zur Bildung von ↑ Gameten, die nur den ↑ haploiden Chromosomensatz derjenigen Zellen enthalten, aus denen sie hervorgingen
Microbodies	veraltet für ↑ Peroxisomen
Mikrotubuli	↑ Zytoskelett
Mitochondrium	Hauptort der ↑ Zellatmung; Zellorganell mit einer Doppelmembran (zwei ↑ Phospholipid-Doppelschichten) im Zytoplasma von ↑ Eukaryoten
Mitose	Kernteilungsprozess bei ↑ Eukaryoten, der in fünf Stadien (Pro-, Prometa-, Meta-, Ana- und Telophase) untergliedert wird; anschließend bzw. am Ende erfolgt die Plasmateilung und somit die ↑ Zytokinese; die Chromosomenzahl bleibt erhalten, da die ↑ Chromosomen repliziert und gleichmäßig auf die Tochterzellen verteilt werden
mRNA	(= engl. *messenger RNA*), aus dem Nucleus wird die Erbinformation in Form der ↑ mRNA zu den ↑ Ribosomen im ↑ Zytoplasma transportiert, wo die ↑ Translation stattfindet; (vgl. ↑ endoplasmatisches Retikulum)
multiple Allelie	ein ↑ Gen kommt in drei oder mehr ↑ Allelen vor (z. B. Gen für Blutgruppen).
Mutagen	Einflussfaktor, der ↑ Mutationen auslösen kann; z. B. Chemikalien wie Ethidiumbromid, Röntgenstrahlen, bestimmte Viren (↑ Virus, z. B. humane Papillomaviren)
Mutation	Veränderung des Erbguts; spontan auftretend, dauerhaft
Mosaik	bezeichnet das Vorliegen von Zellen mit unterschiedlichen ↑ Karyotypen in einem Organismus

N

Nekrose	lokaler Zell-/Gewebstod in einem lebenden Organismus als schwerste Folge einer örtlichen Stoffwechselstörung, z. B. infolge von Sauerstoffmangel
Non-Disjunction	Fehler bei der ↑ Mitose oder ↑ Meiose, bei dem sich zwei ↑ Schwesterchromatiden oder ↑ homologe Chromosomen nicht korrekt trennen; häufige Ursache für ↑ numerische Chromosomenaberrationen
Nucleoid	Bezeichnung für das Kernäquivalent in Zellen von ↑ Prokaryoten (↑ DNA-haltiger Bereich)
Nucleolus	Struktur im ↑ Nucleus, bestehend aus ↑ Nukleinsäuren, die maßgeblich an der Bildung von ↑ Ribosomen beteiligt ist
Nucleotid	Bestandteil der ↑ Nukleinsäuren, bestehend aus Phosphat und einer Pentose (Zucker mit fünf C-Atomen) sowie einer von fünf ↑ Nukleinbasen (Adenin, Thymin bzw. Uracil, Cytosin, Guanin)
Nucleosom	Grundeinheit des ↑ Chromatins von ↑ Eukaryoten; um ein Oktamer von ↑ Histonen windet sich ein ↑ DNA-Abschnitt
Nucleus	Bezeichnung für den Zellkern der ↑ Eukaryoten
Nukleinbasen	(= kurz Basen), basisch reagierende Heterozyklen; Bestandteile der ↑ Nucleotide, wobei Purinbasen (Adenin/Guanin) und Pyrimidinbasen (Cytosin/Thymin bzw. Uracil) unterschieden werden

Nukleinsäuren	Makromoleküle; lange ↑ Nucleotidketten bilden ↑ DNA und ↑ RNA
numerische Chromosomenaberration	Veränderung der Chromosomenanzahl; aufgrund einer Fehlverteilung ↑ homologer Chromosomen während der ↑ Meiose; kann sowohl ↑ Autosomen als auch ↑ Gonosomen betreffen; (vgl. ↑ Non-Disjunction)

O

Okazaki-Fragmente	während der ↑ DNA-Replikation am Folgestrang gebildete kurze ↑ DNA-Stücke; beim ↑ Eukaryoten zwischen 1000 und 2000 ↑ Nucleotide lang; nach ihren japanischen Entdeckern Tsuneko und Reiji Okazaki benannt
Oogenese	↑ Gametogenese
Operon	Funktionseinheit im ↑ Genom von Bakterien; genetische Steuer- und Regeleinheiten; bestehend aus Promotor, Operator und Strukturgenen; Stoffe treten mit dem Operator in Wechselwirkung, was zu Deaktivierung bzw. Aktivierung des Operons führt, je nachdem, ob die Genprodukte der Strukturgene benötigt werden

P

pathogen	Bezeichnung für die Eigenschaft von z. B. Substanzen, (Mikro-)Organismen, Strahlung, Krankheiten zu verursachen
PCR	↑ Polymerase-Kettenreaktion
Penetranz	die prozentuale Wahrscheinlichkeit, mit der ein bestimmter ↑ Genotyp zu einem bestimmten ↑ Phänotyp führt; besitzen alle Nachkommen diesen Phänotyp, spricht man von vollständiger ↑ Penetranz; (vgl. ↑ Expressivität)
Peroxisomen	(= veraltet: Microbodies), Zellentgiftungsapparate; kleine, einfach-membranumhüllte ↑ Vesikel in Zellen von ↑ Eukaryoten; Vermehrung durch Teilung; ↑ Enzyme wie Oxidase spaltet Wasserstoff von z. B. Ethanol (in Leberzellen) und es entsteht Wasserstoffperoxid (Zellgift!), das wiederum von der Katalase in Wasser und Sauerstoff zerlegt wird; ebenso Abbau von langen Fettsäuren sowie Fettsynthese
Phänotyp	das Erscheinungsbild; die Gesamtheit der physiologischen, physischen und molekularen (sichtbaren und messbaren) Merkmale eines Lebewesens
Phage	↑ Bakteriophagen
Phagozytose	aktive Aufnahme unbelebter oder belebter Partikel in das Innere z. B. einer Fresszelle zur Eliminierung von Fremdelementen; (vgl. ↑ Endozytose)
Phospholipid-Doppelschicht	(= engl. *bilayer*), Hauptbestandteil aller Biomembranen; lipidhaltige Phosphatester von Glycerin lagern sich zu einer Doppelschicht zusammen, wobei die ↑ hydrophilen Pole nach außen und die ↑ hydrophoben Pole zueinander gerichtet sind
Pili	(Singular Pilus), fädige Zellanhänge bestimmter Bakterien, die u. a. die Übertragung von ↑ DNA während der ↑ Konjugation ermöglichen; Fimbrien sind ein bestimmter Typ der Pili und dienen der Zellhaftung auf Oberflächen
Pinozytose	unspezifische Aufnahme gelöster Stoffe in das Zellinnere durch ↑ Endozytose (z. B. Fettresorption in Dünndarm/Leber)
Plasmid	kleine ↑ DNA-Ringe im ↑ Zytoplasma von Bakterien/Hefen, die zusätzlich zum ↑ Nucleoid vorliegen können und selbstständig Replikation betreiben; sie verleihen z. B. Antibiotika-Resistenzen
Polygenie	Beteiligung zweier oder mehrerer ↑ Gene an der Ausbildung einer phänotypischen Eigenschaft; (vgl. ↑ Phänotyp)
Polymerase	verschiedene Typen ↑ Enzyme, die den Aufbau von ↑ DNA und ↑ RNA synthetisieren, wobei sie einzelne ↑ Nukleotide verknüpft (sog. Polymerisation); ebenso im Einsatz bei der Reparatur von DNA
Polymerase-Kettenreaktion	(= PCR, engl. *polymerase chain reaction*), enzymatische Vervielfältigung von ↑ DNA; dient der Gewinnung einer ausreichend großen Menge DNA aus einer kleinen Probe
Polymorphismus	ein ↑ Allel/eine Genveränderung, das/die mit einer Häufigkeit ≥ 1% in einer Population auftritt
Polyploidie	das Vorliegen von mehr als zwei vollständigen Chromosomensätzen in den Zellen eines Organismus; bestimmte (gesunde) Zellen des Menschen sind polyploid (z. B. in der Leber)
Prion	infektiöses Partikel, als aberrante Variante eines natürlich vorkommenden ↑ Proteins
Primer	Oligonucleotide, die als Startsequenz für die ↑ Polymerase bei der ↑ DNA-Replikation dienen; ca. zehn ↑ RNA-Nukleotide lang
Prokaryot	(auch: Prokaryont), Organismus, bestehend aus einer Prokaryozyte (Prozyte), die keinen membranumhüllten ↑ Nucleus besitzt; (vgl. ↑ Eukaryot)

Proteine (= Eiweiße bzw. Eiweißstoffe), bestehend aus (langen) Aminosäureketten ≥ 50–100 ↑ Aminosäuren; (bei kürzeren Aminosäureketten spricht man von Polypeptiden, sehr kurze Ketten zwischen 3–10 Aminosäuren nennt man Oligopeptide)

Punktmutation ↑ Mutation, die zur Veränderung eines ↑ Nucleotids führt

R

raues endoplasmatisches Retikulum (= rER), ↑ endoplasmatisches Retikulum

Rekombination Umlagerung von Erbgut im Rahmen der Zellteilungsvorgänge (vgl. ↑ Meiose); erfolgt frei durch die zufällige Verteilung väterlicher und mütterlicher ↑ Chromosomen sowie durch den Austausch von Bruchstücken während eines ↑ Crossing-over

rekombinante DNA ↑ DNA, die im Reagenzglas durch das künstliche Zusammenführen von DNA-Fragmenten (sogar unterschiedlicher Organsimen) entsteht; gern genutzt werden z. B. ↑ Plasmide, die als ↑ Vektoren dienen

repetitive DNA Sequenzen, die in vielfacher Kopie pro Chromosomensatz vorhanden sind

Replikation ↑ DNA-Replikation

Reproduktion geschlechtliche/ungeschlechtliche Fortpflanzung; Erzeugung von Nachkommen

Restriktionsenzyme (= Restriktionsendonucleasen), ↑ Enzyme in Bakterien, die fremde ↑ DNA erkennen und (meist) an palindromischen Sequenzen zerschneiden (Abschnitte des Doppelstrangs mit identischer Folge von ↑ Nukleinbasen auf beiden Strängen in einer Richtung); wird genutzt in der Gentechnik

Rezeptor Struktur im Organismus, die spezifische Reize empfangen kann und eine darauf beruhende Folgereaktion vermittelt

rezessives Allel ↑ Allel, welches im ↑ Phänotyp eines ↑ heterozygoten Organismus nicht in Erscheinung tritt; (vgl. ↑ dominantes Allel)

Ribonukleinsäure ↑ RNA

Ribosom Zellorganell bestehend aus ↑ Proteinen und ↑ rRNA, an dem die ↑ Translation stattfindet; frei im ↑ Zytoplasma oder gebunden an ↑ endoplasmatisches Retikulum (rER)

RNA Ribonukleinsäure (deutsch RNS; das A steht für engl. *acid*), einzelsträngiges, aus ↑ Nucleotiden aufgebautes Makromolekül; die Nucleotide enthalten als Zucker die Ribose (z. B. ↑ mRNA, ↑ rRNA, ↑ tRNA); (vgl. ↑ DNA)

RNA-Polymerase ↑ Polymerase

rRNA (= ribosomale RNA), Bestandteil der ↑ Ribosomen

S

Schwesterchromatiden (= Zwei-Chromatid-Chromosom), replizierte Form eines ↑ Chromosoms; durch das ↑ Zentromer sind die Schwesterchromatiden verbunden; sie werden während ↑ Mitose und ↑ Meiose II getrennt und liegen dann als Ein-Chromatid-Chromosomen vor; (vgl. ↑ Chromatid)

Spermatogenese ↑ Gametogenese

Spindelapparat spindelförmige Struktur in der Zelle; ausgehend von den ↑ Zentrosomen am Ende der Prophase der ↑ Mitose oder ↑ Meiose; verantwortlich für die Trennung von ↑ Schwesterchromatiden bzw. ↑ homologer Chromosomenpaare

Spleißen Prozess der Entfernung von ↑ Introns und Zusammenfügen der ↑ Exons der ↑ hnRNA durch ↑ Enzyme, sog. Spleißosomen

Sporen Dauerformen von Bakterien zur Überdauerung ungünstiger Umweltbedingungen (z. B. Trockenheit)

strukturelle Chromosomenaberrationen Veränderung der Struktur einzelner ↑ Chromosomen z. B. durch Bruchereignis; betrifft meist größere Chromosomensegmente; Beispiele sind ↑ Deletion, ↑ Duplikation, ↑ Inversion, ↑ Insertion und ↑ Translokation

Substitution (= Nukleinbasensubstitution), ↑ Mutation, bei der ein ↑ Nucleotid durch ein anderes ersetzt wird; (vgl. ↑ Transition, ↑ Transversion)

T

Telomer terminaler Strukturabschnitt von ↑ Chromosomen

tRNA (= engl. *transfer RNA*), liefert ↑ Aminosäuren zum ↑ Ribosom; (vgl. ↑ Anticodon)

Transduktion Gentransfer durch ↑ Bakteriophagen, der der Überführung von ↑ DNA eines Spenderbakteriums in das ↑ Genom eines Empfängerbakteriums durch temperente Phagen dient (vgl. ↑ Bakteriophagen)

Transformation natürliche Fähigkeit mancher Bakterien, freie ↑ DNA aufzunehmen und in ihr Inneres einzuschleusen; u. a. Methode in der Gentechnik, kann künstlich induziert werden

Transition	Austausch einer Pyrimidin- bzw. einer Purinbase gegen eine andere Pyrimidin- bzw. Purinbase als Folge einer ↑ Punktmutation; (vgl. ↑ Substitution, ↑ Nukleinbasen)
Transkription	Synthese eines ↑ RNA-Stranges nach Vorlage einer ↑ DNA-Matrize mittels der ↑ RNA-Polymerase
Translation	Übersetzung der Nucleotidsequenz der ↑ mRNA in die Abfolge von ↑ Aminosäuren eines Polypeptids; Proteinbiosynthese
Translokation	Umlagerung von Chromosomenmaterial zwischen nicht-homologem Chromosomenpaaren durch fehlerhaftes ↑ Crossing-over; (vgl. ↑ strukturelle Chromosomenaberration)
Transversion	Ersetzung einer Pyrimidinbase durch eine Purinbase (oder umgekehrt) als Folge einer ↑ Punktmutation; (vgl. ↑ Substitution, ↑ Nukleinbasen)
Trisomie	ein ↑ Chromosom liegt nicht ↑ diploid in der Zelle vor, sondern triploid, also dreimal; z. B. beim Menschen Trisomie 21 (Down-Syndrom)

V

Vektor	(= Vehikel, „Gentaxi"), zur Einschleusung u. a. ↑ rekombinanter DNA in eine Wirtszelle, in der sie repliziert und exprimiert wird
Vesikel	kleine, membranumschlossene Blasen in der Zelle; u. a. transportieren und lagern sie Substanzen (z. B. ↑ Proteine, Lipide, Neurotransmitter); (vgl. ↑ Endozytose, ↑ Exozytose, ↑ Lysosomen, ↑ Peroxisomen)
Virulenz	Infektionskraft, mit der ein ↑ Virus, Pilz oder Bakterium auf den Wirtsorganismus einwirkt
Virus	infektiöser Partikel (kein Lebewesen!), ↑ Reproduktion nicht ohne Wirtszelle möglich; Bau vereinfacht: das ↑ Genom des Virus (↑ DNA oder ↑ RNA) wird von einem Kapsid (Hülle aus ↑ Proteinen) umschlossen

X

X-Inaktivierung	(= Dosiskompensations-Mechanismus), Abschalten der ↑ Transkription von ↑ Genen auf einem der beiden X-Chromosomen der Frau (↑ Barr-Körperchen)

Z

Zellatmung	intrazelluläre Stoffwechselvorgänge zur Gewinnung von Energie (primär) in Form von Adenosintriphosphat (ATP); aus organischen Stoffen gewonnene Reduktionsäquivalente (Elektronen/Protonen) dienen als Energielieferanten; sie werden schrittweise auf ein energetisch niedrigeres Niveau überführt und zuletzt auf Sauerstoff übertragen
Zellteilung	↑ Zytokinese
Zentriolen	zylinderförmige Strukturen, aufgebaut aus Mikrotubuli (vgl. ↑ Zytoskelett); Teil des ↑ Zentrosoms
Zentromer	Einschnürung des ↑ Chromosoms zwischen dessen beiden „Armen" am Verbindungspunkt der ↑ Schwesterchromatiden; hier liegen die ↑ Kinetochore
Zentrosom	(= Zentralkörperchen), Zellorganell im ↑ Zytoplasma von ↑ Eukaryoten; bestehend aus einem Paar rechtwinklig zueinander angeordneter ↑ Zentriolen und umgebender (perizentriolaren) Matrix; vor der Zellteilung verdoppelt es sich und wandert unter Bildung des ↑ Spindelapparats zu den Zellpolen
Zonula adherens	gürtelförmiger Zell-Zell-Kontakt zur mechanischen Stabilisation; hier sind Transmembranproteine, die Zelladhäsionsmoleküle, zweier Zellen miteinander verknüpft
Zonula occludens	(= Tight junction), Zell-Zell-Verbindung, bei der die Zytoplasmamembranen benachbarter Zellen reißverschlussartig über integrale ↑ Proteine verbunden sind
Zygote	befruchtete Eizelle; aus der Vereinigung zweier ↑ Gameten hervorgehende, ↑ diploide Zelle, die sich zum Embryo entwickelt
Zytokinese	Prozess zum Abschluss der ↑ Mitose; eigentliche Zellteilung im Anschluss an die ↑ Karyokinese
Zytoplasma	gesamter innerer Zellbereich zwischen Plasmamembran und ↑ Nucleus; enthält Zellorganellen und Zytosol (flüssige Phase); Ort zahlreicher Stoffwechselvorgänge
Zytoskelett	Stütz- und Bewegungsapparat im Zytoplasma aller eukaryotischen Zellen; besteht aus verschiedenen Systemen von Strukturproteinen mit der gemeinsamen Fähigkeit zur Selbstassoziation, d. h. durch Aneinanderlagerung von Proteinuntereinheiten, dünne Proteinfasern (Filamente) und feine, das Zytoplasma strukturierende Netzwerke, zu bilden (Mikrofilamente [dünn, Ø 5–7 nm], Intermediärfilamente [mittel; Ø 8–12 nm], Mikrotubuli [dick, Ø 25 nm])

II Chemie

Paul Windisch

Lernplan Chemie

- Denkt daran, **abzuhaken,** was ihr schon geschafft habt – so erkennt ihr euren Lernfortschritt und bleibt motiviert!
- Mit der **Formelsammlung Chemie** (➤ Kap. 27) behaltet ihr beim Durcharbeiten dieses Kapitels stets den Überblick.
- Unsere Gliederung folgt nicht immer dem Themenkatalog, aber keine Sorge: **Alle wichtigen Stichworte sind enthalten.** Die folgende Tabelle zeigt euch, in welchem Kapitel sich das jeweilige Stichwort findet.

Chemie

Buchkapitel	30-Tage-Lernplan	60-Tage-Lernplan	Erledigt?	Stichwort im Themenkatalog
10 Grundlagen des Atombaus	1	2	☐	Atomkern, Elektronenhülle, Ordnungszahlen, Atommasse, Isotope
11 Periodensystem und Orbitalmodell	1	2	☐	Elektronegativität, Periodensystem der Elemente
12 Chemische Bindung	1	2	☐	ionische Bindung, kovalente Bindung, Stoffmenge, molare Masse
13 Intermolekulare Kräfte	1	2	☐	Wasserstoffbrückenbindung, van-der-Waals-Bindungen, hydrophil/hydrophob, Löslichkeit
14 Aggregatzustände **15** Stoffumwandlungen	1	1	☐	Temperatur*, Phasen und -übergänge, Stoffe, Gemische, Lösungen, Formelschreibweise, Stöchiometrie, Massenwirkungsgesetz und Gleichgewichte, Konzentrationen, Molarität, Osmolarität
16 Thermodynamik **17** Kinetik	1	1	☐	exotherm/endotherm und exergon/endergon, Aktivierungsenergie, Katalysator, Reaktionsgeschwindigkeit
18 Säuren und Basen	1	3	☐	Verdünnungen, pH-Wert, Henderson-Hasselbalch-Gleichung, Säuren/Basen nach Brönsted, Autoprotolyse/Ionenprodukt des Wassers, Säurestärke, häufig verwendete Säuren, Basen, Salze, Wasserhärte, Löslichkeitsprodukt, Puffer, Mesomerie
19 Redoxreaktionen	1	2	☐	Redoxreaktionen, Oxidationszahlen, galvanisches Element, Spannungsreihe
20 Grundlagen der organischen Chemie	1	2	☐	Kohlenstoff, Alkane, Alkene, Alkine, Aromaten (Benzol)
21 Funktionelle Gruppen	1	2	☐	Alkohole, Aldehyde, Ketone, Carbonsäuren, Ester
22 Stereochemie **23** Aminosäuren, Peptide und Proteine **24** Lipide	1	3	☐	Isomerie, Proteine, Fette
25 Kohlenhydrate **26** Nucleinsäuren	1	2	☐	Kohlenhydrate
Lerntage gesamt Chemie	**12**	**24**		

* Stichwort bei der Physik im offiziellen Themenkatalog

KAPITEL

10 Grundlagen des Atombaus

Paul Windisch

Alle Materie besteht aus Atomen, von denen man früher dachte, dass sie unteilbar wären. Da dem allerdings nicht so ist, müsst ihr die drei Bestandteile eines Atoms kennen: das **Proton,** das **Neutron** und das **Elektron.** Obwohl es natürlich auch kleinere Elementarteilchen gibt, sind diese für dieses Buch (und das Physikum) nicht relevant.

10.1 Eigenschaften von Protonen, Elektronen und Neutronen

10.1.1 Masse

Wenn man nach der Masse eines derart kleinen Teilchens fragt, ist es normalerweise sinnlos, das Ergebnis in Gramm oder Kilogramm anzugeben, da dieses so klein sein würde, dass man sich darunter wenig vorstellen kann und es schwer sein wird, Teilchen untereinander zu vergleichen. Man nutzt deshalb einen Trick, der sich in den Naturwissenschaften großer Beliebtheit erfreut: Man gibt die Größe, um die es geht, in Relation zu einer bekannten Größe an (dies nennt man **relative Größe**).

Wenn man z. B. sagt, dass ein Passagierflugzeug beim Start ein Gewicht von bis zu 569.000 kg hat, würde man automatisch Bezugsgrößen suchen, um diese Zahl einordnen zu können (500 Kleinwagen, 150 Elefanten etc.).

VERSTÄNDNIS+ Wie war das noch mal mit Gewicht und Masse? Ein Körper hat überall die gleiche **Masse,** egal ob auf der Erde, dem Mond oder sonst irgendwo im Weltall! Im Unterschied dazu variiert das **Gewicht,** je nachdem, wo man sich befindet (es handelt sich nämlich um die Kraft, die ein Feld, wie etwa das der Erde, auf den Körper ausübt). Die Einheit der **Masse** ist dabei **kg, g** etc., die des Gewichts bzw. der Gewichtskraft **Newton (N).**
Wenn ihr also ein „Gewicht" in Kilogramm angebt, ist das streng genommen nicht korrekt. Mehr zu diesem Thema findet ihr in Lehrbüchern der Physik.

Die **relative Atommasse** funktioniert nach dem gleichen Prinzip. In Bezug auf welche Größe sie definiert ist, könnt ihr in umfangreicheren Lehrbüchern nachlesen ($^1/_{12}$ der Masse eines Kohlenstoffatoms). Es ist aber nicht essenziell für den weiteren Verlauf dieses Buches. Da sie relativ zu einer anderen Größe ist, wird keine Einheit benötigt (man spricht von einer **dimensionslosen Größe**). Selbstverständlich kann die Masse eines Atoms auch als **absolute Größe** angegeben werden und hat dann eine Einheit wie etwa Gramm oder Kilogramm. Es gibt zudem eine Einheit, die ebenfalls im Bezug zu $^1/_{12}$ der Masse eines Kohlenstoffatoms definiert ist, nämlich das **u** oder **Dalton.**

Ihr solltet auf jeden Fall wissen, dass **ein Proton und ein Neutron beide die relative Atommasse von etwa 1** haben, während **die Masse eines Elektrons deutlich kleiner** ist (nur ein Zweitausendstel davon).

HAM-Nat-GEHEIMTIPP Viele Studenten fragen sich, wie genau sie Zahlenwerte für den HAM-Nat auswendig lernen müssen. Eine pauschale Aussage darüber ist natürlich schwierig. Allerdings solltet ihr bedenken, dass gerade viele „kleine" Zahlen, also etwa im zellulären Bereich, kontinuierlichen Diskussionen unterworfen sind, sodass es häufig sinnvoll ist, nur eine ungefähre Einordnung vornehmen zu können. Außerdem muss man im HAM-Nat Rechenaufgaben ohne Taschenrechner bewältigen und hat keine Zeit für gigantische Nebenrechnungen! Angaben, die ihr unbedingt kennen müsst, werden natürlich in diesem Buch hervorgehoben.

10.1.2 Ladung

Grundsätzlich müsst ihr wissen, dass Protonen positiv (+), Neutronen neutral und Elektronen negativ (–) geladen sind.

Notizen

Die Größe der Ladung ist allerdings auch hier wieder problematisch. Die Einheit der Ladung ist eigentlich **Coulomb (C).** Da die Ladung eines einzelnen Protons extrem klein ist, hätte man hier wieder das gleiche Problem wie schon bei den Massen. Man nutzt also den gleichen Trick und verwendet **relative Ladungen.** Ein **Proton** hat hier die Ladung **+1** und ein **Elektron** die Ladung **–1.** Man erkennt: Die Ladung von Elektron und Proton ist „gleich groß", hat allerdings **unterschiedliche Vorzeichen. Folglich ziehen sich Elektronen und Protonen an,** während sie Neutronen weder abstoßen noch anziehen.

VERSTÄNDNIS+ Was ist Ladung? Den Begriff Ladung kennt ihr aus dem Alltag. Tatsache ist, dass man Ladung schwer beschreiben kann. Man weiß allerdings:

1. Ladung ist eine Eigenschaft eines Körpers.
2. Es gibt zwei „Arten" (man nennt sie **positiv und negativ**).
3. Ladungen können unterschiedlich groß sein (z. B. –3 oder –7).
4. Geladene Körper üben Kräfte aufeinander aus **(gleichnamige Ladungen stoßen sich ab, ungleichnamige ziehen sich an).**

10.2 Grundlagen zum Atom

Um eure Fantasie nicht zu sehr zu beanspruchen, stellt ihr euch das Atom am besten als Kugel vor. Allerdings ist diese **nicht gleichmäßig von Masse erfüllt,** sondern hat einen Kern und eine Hülle. Im Kern sitzen Protonen und Neutronen. Sie werden deshalb auch **Nukleonen,** also Kernteilchen, genannt. Da die Masse eines Protons bzw. eines Neutrons wesentlich größer ist als die eines Elektrons, ergibt sich daraus, dass sich **fast die gesamte Masse eines Atoms in seinem Kern konzentriert.** Da die Protonen positiv geladen und die Neutronen elektrisch neutral sind, ist der **Kern insgesamt positiv geladen.**

In der Hülle befinden sich die Elektronen. Die Elektronenhülle ist im Vergleich zum Kern riesig, während die Elektronen nur verschwindend klein/von geringer Masse sind. Daher ist die Hülle „fast leer". Sie ist wegen der Elektronen negativ geladen, was erklärt, warum Hülle und Kern sich nicht (freiwillig) voneinander trennen (➤ Abb. 10.1).

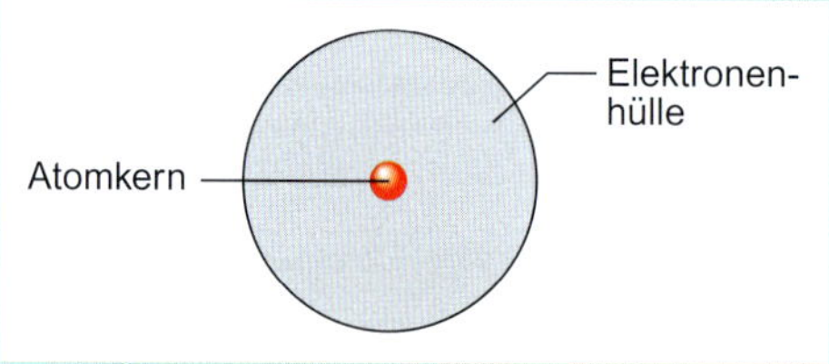

Abb. 10.1 Vereinfachtes Atom [L253]

Bei einem Atom **entspricht die Zahl der Elektronen normalerweise der der Protonen.** Das **Atom** insgesamt ist **also elektrisch neutral.** Hat das Atom aber aus irgendwelchen Gründen ein Elektron weniger, gibt es eine positive Ladung mehr als negative, sodass nun eine Nettoladung von +1 vorliegt. Man spricht in diesem Fall von einem **geladenen Teilchen,** einem **Ion.**

Man kann also für ein Atom die Zahl der Protonen im Kern angeben. Diese entspricht auch der **Ladung des Kerns** (ein Proton hat die Ladung +1) und auch der sogenannten **Ordnungszahl.** Die Anzahl der Protonen bestimmt nämlich, um was für eine Art Atom **(Element)** es sich handelt. So haben z. B. Sauerstoffatome immer 8 Protonen im Kern. Dabei ist es egal, ob sie Elektronen dazubekommen oder etwa Neutronen abgeben, wichtig sind nur die Protonen. Da man nach diesem Kriterium die Atome im **Periodensystem der Elemente** anordnet, ist die Bezeichnung Ordnungszahl naheliegend, aber dazu später mehr.

Die **Massenzahl** eines Atoms berechnet sich aus der **Anzahl von Neutronen und Protonen.** (Die Elektronen werden, da sie so leicht sind, ignoriert.) In der geläufigsten Darstellungsform findet ihr immer Ordnungs- und Massenzahl an einem Elementsymbol (➤ Abb. 10.2).

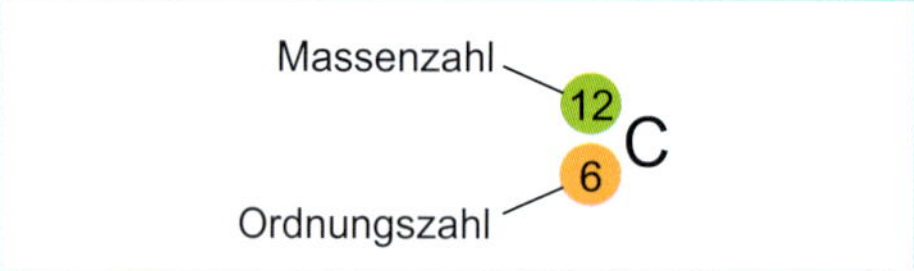

Abb. 10.2 Ordnungs- und Massezahl beim Kohlenstoff [L253]

HAM-Nat-GEHEIMTIPP Wenn man sich unsicher ist, welche der Zahlen die Massenzahl und welche die Ordnungszahl ist (die Massenzahl steht in der Regel oben), dann muss man nur bedenken, dass die Massenzahl nie kleiner als die Kernladungszahl sein kann, da für die Massenzahl noch die Anzahl der Neutronen zu der der Protonen **addiert** wird.

Wie bereits erwähnt, kann ein Element auch über eine unterschiedliche Anzahl an Neutronen verfügen. So gibt es z. B. Kohlenstoffatome mit 6 Neutronen, aber auch mit 8 Neutronen. Diese Atome **mit unterschiedlicher Neutronenzahl, aber identischer Protonenzahl** bezeichnet man als **Isotope.** Die wichtigsten solltet ihr kennen:

$$\text{Tritium}\,{}^{3}H, {}^{14}C, {}^{32}P, {}^{123}I, {}^{133}I$$

Von den meisten Elementen gibt es viele natürlich vorkommende Isotope. Man bezeichnet sie auch als **Mischelemente.** Dies erklärt, warum im Periodensystem bei vielen Elementen die relative Atommasse eine Dezimalzahl ist. Man betrachtet die Masse der verschiedenen Isotope und gewichtet diese in Abhängigkeit von der relativen Häufigkeit, mit der sie in der Natur vorkommen. Bei dem angegebenen Wert handelt es sich also nur um einen Durchschnittswert, wobei es sein kann, dass gar keins der Isotope die im Periodensystem angegebene Masse besitzt. Ist dies allerdings nicht der Fall, spricht man von **Reinelementen** oder bezeichnet sie als **isotopenrein.**

HAM-Nat-GEHEIMTIPP Begriffe wie Isotop, Element etc. müsst ihr sicher definieren können, da man oftmals durch Falschantworten versuchen wird, euch zu verwirren. Zudem solltet ihr euch die unterschiedlichen „Zahlen“ herleiten können.
Wenn z. B. gesagt wird, dass ein Calcium-Ion zweifach positiv geladen ist (Ca^{2+}), die Ordnungszahl 20 und die Massenzahl 40 hat, muss klar sein:
Die Ordnungszahl entspricht der Protonenzahl und der Kernladungszahl (beide 20). Die Massenzahl ist die Summe aus Protonen- und Neutronenzahl, also ist die Neutronenzahl ebenfalls 20 (40–20). Da das gesamte Teilchen zweifach positiv geladen ist, muss es 2 Protonen mehr als Elektronen geben. Folglich ist die Elektronenzahl 18 (20–2).

10.3 Elektronenhülle

Die meisten von euch haben vermutlich schon einmal vom **Orbitalmodell** gehört, das benutzt wird, um die Position von Elektronen in der Hülle eines Atoms zu beschreiben. Um die für euch wichtigen Zusammenhänge herleiten zu können, ist es allerdings bereits ausreichend, sich mit einer stark vereinfachten Form zu befassen, die zwar dem Physiker Tränen in die Augen treibt, aber dem Mediziner zum Bestehen der Klausur verhilft. Zwar ist im Themenkatalog des HAM-Nat zurzeit nicht explizit vom Orbitalmodell die Rede, da aber trotzdem schon Fragen in diese Richtung kamen, werden wir auch darauf noch eingehen.

Die Elektronen in der Hülle eines Atoms kreisen auf **Schalen** um den Kern (➤ Abb. 10.3). Es sollte nachvollziehbar sein, dass die Elektronen einen bestimmten **Energiegehalt** haben müssen, um nicht „in den Kern zu stürzen“ (da sich positive und negative Ladungen anziehen).

Welche Elektronen haben also die größte Energie? Die, die ihre Bahnen mit der größten Distanz zum Kern ziehen (also weiter außen liegen), da die Anziehungskräfte offensichtlich nicht groß genug sind, um sie näher an den Kern zu ziehen!

Die Schalen werden deshalb vom Kern ausgehend entweder mit Buchstaben benannt (K, L, M, N, O etc.) oder durchnummeriert (1, 2, 3, 4 etc.). Gewinnt ein Elektron aus irgendeinem Grund an Energie, kann es seine Bahn verändern und nun etwa näher an einer energiereicheren Schale verlaufen. Man

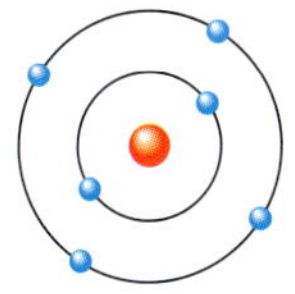

Abb. 10.3 Schalenmodell des Kohlenstoffatoms [L253]

bezeichnet ein solches Elektron als **angeregt,** wobei bei der Rückkehr in den **Grundzustand** ein bestimmter Betrag an Energie frei wird.

Da alle Elektronen negativ geladen sind, stoßen sich mehrere Elektronen prinzipiell ab, somit kann eine Schale nicht mit unendlich vielen Elektronen besetzt werden. Man erhält die Anzahl der Elektronen, die maximal auf einer Schale sitzen können, indem man die **Nummer der Schale erst mit sich selbst und dann mit zwei multipliziert ($2n^2$).**

EPISCHE ESELSBRÜCKE Eine kleine Gedankenstütze: Man sieht den inneren Schalen bereits an, dass sie, da sie vergleichsweise klein sind, weniger Elektronen aufnehmen können.
Die **kleinste** Schale heißt passenderweise **K**-Schale. Danach geht es alphabetisch weiter.

ZUSAMMENFASSUNG

- Atome bestehen aus Protonen, Elektronen und Neutronen.
- Ist ein Atom geladen, spricht man von einem Ion.
- Elektronen organisieren sich in Form von Schalen.

KAPITEL

11 Periodensystem und Orbitalmodell

Paul Windisch

Um die unterschiedlichen Elemente systematisch betrachten zu können, ist es hilfreich, sie zu gruppieren. Diese Systematik ist im **Periodensystem der Elemente (PSE)** verwirklicht.

11.1 Prinzipien der Ordnung

Grundsätzlich sind die Elemente nach aufsteigender Ordnungszahl (OZ) geordnet. Um aber den genauen Aufbau zu verstehen, muss man wissen, dass vor allem die **Valenzelektronen** (die Elektronen, die bei einem Atom auf der äußersten Schale liegen) die chemischen Eigenschaften des Elements bestimmen. In einer **Gruppe** des PSE (Spalte, von oben nach unten) haben alle Elemente die **gleiche Anzahl an Valenzelektronen** und zeigen somit ein **ähnliches Verhalten** (man gibt Gruppen deshalb zusätzlich zu ihrer Nummer auch noch Namen, z. B. Gruppe 8 – die Edelgase).

Da die Protonenzahl der Elektronenzahl entspricht, hat z. B. Kohlenstoff (OZ: 6) auch ein Elektron mehr als Bor (OZ: 5). Wo kommt dieses zusätzliche Elektron hin? Grundsätzlich werden die Schalen **von innen nach außen** mit Elektronen besetzt. Sobald eine Schale vollständig ist (Wie lässt sich noch gleich die maximale Anzahl berechnen?), wird die nächste gefüllt. Allerdings gibt es auch Elemente, bei denen dies nicht zutrifft. So wird z. B. die dritte Schale erst vollständig besetzt, nachdem bereits zwei Elektronen in der vierten Schale platziert wurden. Elemente, bei denen nicht die äußerste Schale besetzt wird, bezeichnet man als **Nebengruppenelemente.** Sie haben alle **ein oder zwei Valenzelektronen** und werden euch vor allem als Spurenelemente im menschlichen Körper begegnen.

Bei den **Hauptgruppen entspricht die Zahl der Valenzelektronen der Nummer der Gruppe.** Man sieht bereits: **Ein Element strebt in der Regel nach acht Valenzelektronen.**

HAM-Nat-GEHEIMTIPP Es schadet nicht, sich die Namen der Hauptgruppen zu merken. Werft nach der Lektüre des Chemieteils einen Blick ins Periodensystem und merkt euch, zu welcher Hauptgruppe die Elemente gehören, die euch am häufigsten begegnet sind (z. B. H, C, N, O, F, Na, Al, P, S, Cl, K und Ca):
1. Hauptgruppe = Alkalimetalle
2. Hauptgruppe = Erdalkalimetalle
3. Hauptgruppe = Borgruppe
4. Hauptgruppe = Kohlenstoff-Silicium-Gruppe
5. Hauptgruppe = Stickstoff-Phosphor-Gruppe
6. Hauptgruppe = Chalkogene
7. Hauptgruppe = Halogene
8. Hauptgruppe = Edelgase

Die Zeilen von rechts nach links bezeichnet man als **Periode.** Innerhalb einer Periode **verändern sich die chemischen Eigenschaften,** da sich die Zahl der Valenzelektronen ändert. Die Elemente einer Periode besitzen alle die **gleiche Anzahl an Schalen.** So haben die Elemente der vierten Periode alle vier Schalen.

VERSTÄNDNIS+ Es bietet sich in der Regel nicht an, diese Inhalte gezielt abzufragen, allerdings sind sie als Grundlage essenziell. Also lohnt sich gründliches Lesen. In diesem Sinne könnt ihr mal ins Periodensystem schauen und überlegen:
- Wie viele Valenzelektronen hat Sauerstoff?
- Welche Elemente haben die meisten Valenzelektronen?
- Warum befinden sich in der ersten Periode nur 2 Elemente?

11.2 Oktettregel

Warum streben Elemente nach 8 Valenzelektronen? Weil ein Atom mit 8 Valenzelektronen sich in einem Zustand befindet, der energetisch sehr günstig ist. Da ein Atom immer bestrebt ist, einen energetisch günstigen Zustand zu erreichen, ist es nun stabil und reagiert nicht weiter. Daraus ergibt sich zudem, dass die Elemente der 8. Hauptgruppe, die Edelgase, äußerst reaktionsträge sind.

Das Bestreben, 8 Valenzelektronen zu bekommen, also **Edelgaskonfiguration** zu erreichen, bestimmt dabei auch das Verhalten eines Stoffes in chemischen Reaktionen. So werden die Elemente der 6. und 7. Hauptgruppe **versuchen, 2 bzw. 1 Elektron für sich zu beanspruchen,** um Edelgaskonfiguration zu erreichen. Da es für die Elemente der 1. und 2. Hauptgruppe und der Nebengruppen (alles was links im PSE steht) zu schwer wäre, bis zu sieben Elektronen aufzunehmen, verfolgen diese eine andere Strategie: Sie **geben alle Elektronen ihrer äußeren Schale ab,** sodass die nächst innere nun zur äußersten Schale wird. Da diese in der Regel mit 8 Elektronen besetzt ist, ist nun Edelgaskonfiguration erreicht. Dies gilt allerdings nicht für Lithium oder Wasserstoff (OZ: 1 bzw. 3), sie streben nach der Edelgaskonfiguration des Helium, also 2 Elektronen auf der innersten (und dann auch einzigen) Schale.

Alle Elemente ab der 3. Periode können als Bestandteil chemischer Verbindungen sogar **mehr als 8 Valenzelektronen** für sich beanspruchen, man spricht von einer sogenannten **Oktettaufweitung ab der 3. Periode.**

VERSTÄNDNIS+ Sauerstoff befindet sich in der 6. Hauptgruppe, hat also 6 Valenzelektronen. Könnte er also 2 Elektronen „aufnehmen", hätte er Edelgaskonfiguration.
Selbstverständlich ist das Streben nach Edelgaskonfiguration kein bewusster Vorgang, sondern beruht auf den physikalischen Gesetzmäßigkeiten, denen die Atome unterworfen sind!

HAM-Nat-GEHEIMTIPP Natürlich ist es nicht zielführend zu versuchen, alle Elemente des Periodensystems auswendig zu lernen. Um Eure Chancen im HAM-Nat zu optimieren, kann es sich aber lohnen, sich die Hauptgruppenelemente in den ersten drei Perioden sowie ihre Anzahl an Valenzelektronen zu merken, da dies häufig vorkommende Elemente sind.
Zudem sollte man die Edelgase (8. Hauptgruppe) kennen.

11.3 Atomradien

Das Wichtigste zu Anfang: Der Atomradius bezeichnet die Distanz vom Kern eines Atoms bis zu einem beliebigen, möglichst weit entfernten Punkt in seiner Hülle. Wie verhalten sich die Atomradien im Periodensystem? Man sollte meinen, dass die Atomradien mit zunehmender Masse des Atoms (also auch mit steigender Ordnungszahl) zunehmen. Dies ist aber nicht zwingend der Fall. Grundsätzlich sind Atome einer Periode größer als die der vorhergehenden und kleiner als die der nachfolgenden, einfach weil die hinzukommende Schale „mehr Platz braucht". Somit nehmen die **Atomradien** im PSE **von oben nach unten zu.** Innerhalb einer Periode sieht die Sache anders aus: Da keine zusätzlichen Schalen besetzt werden, aber die Anzahl der negativen Ladungen (Elektronen) sowie die der positiven Ladungen (Protonen) zunimmt, werden die Elektronen aufgrund der stärkeren elektrostatischen Anziehungskräfte näher zum Kern gezogen. Dies äußert sich in einer **Abnahme der Atomradien innerhalb einer Periode (von links nach rechts).**

11.4 Elektronegativität

Elektronegativität (➤ Abb. 11.1) ist das Vermögen eines Atoms, Elektronen (auch die von benachbarten Atomen) an sich zu ziehen. Euch sollte klar sein, dass die Atome eines Elements, das weit rechts im PSE steht, Elektronen stark an sich ziehen, um Edelgaskonfiguration erreichen zu können, während die auf der linken Seite eher Elektronen abgeben wollen (➤ Kap. 11.2).

Die **Elektronegativität nimmt also von links nach rechts zu.** Außerdem nimmt die Elektronegativität im PSE **von oben nach unten ab,** da durch die Zunahme des Atomradius die Elektronen benachbarter Atome nicht so nah an den Kern herankommen können und damit nicht so stark angezogen werden. Im Periodensystem nimmt somit die Elektronegativität von links nach rechts zu, während der Atomradius abnimmt und umgekehrt.

Notizen

H 2,2						
Li 1,0	Be 1,6	B 2,0	C 2,6	N 3,0	O 3,4	F 4,0
Na 0,9	Mg 1,3	Al 1,6	Si 1,9	P 2,2	S 2,6	Cl 3,2
K 0,8			Ge 2,0	As 2,2	Se 2,6	Br 3,0
Rb 0,8					Te 2,1	I 2,7

Abb. 11.1 Elektronegativitäten der wichtigsten Elemente [L253]

HAM-Nat-GEHEIMTIPP Manchmal scheitert die Beantwortung einer Frage daran, dass man einen einzigen Begriff nicht kennt. Grund genug, sich ein paar Fachbegriffe anzueignen: Wenn z. B. die Zunahme einer Größe mit der Abnahme einer anderen einhergeht (wie hier Atomradius und Elektronegativität), so bezeichnet man diese beiden als **antikorreliert.**

Die größte Elektronegativität hat das Fluor (4,0), die kleinste das Francium. Die Edelgase haben bereits ihr Oktett, also auch kein Bestreben, andere Elektronen zu binden. Ihr braucht sie folglich bei den Elektronegativitäten nicht zu beachten.

HAM-Nat-GEHEIMTIPP Vielleicht müsst ihr auch einmal ein paar Elektronegativitäten kennen. Dann solltet ihr euch merken, dass die Elektronegativitäten vom Fluor nach links in 0,5er-Schritten abnehmen (Sauerstoff 3,5, Stickstoff 3 etc.).
Da es mit Sicherheit wichtig ist zu wissen, wie sich Elektronegativität und Atomradien im PSE entwickeln, könnt ihr euch Folgendes merken, wenn ihr glaubt, die Herleitung unter Stress nicht hinzubekommen:
Wenn ihr ein Periodensystem vor euch liegen habt und mit der linken Hand salutiert, zeigen die Finger in Richtung zunehmender Elektronegativität und abnehmender Atomradien.

11.5 Orbitalmodell

60-TAGE-LERNPLAN Fragen zum Orbitalmodell sind möglich, gehören aber nicht zu den Basics, deswegen solltet ihr diese Kapitel vor allem dann lernen, wenn euch nicht die Zeit davonläuft und euer Hirn noch Kapazitäten hat.

Das Atommodell, mit dem hier die Grundlagen des Periodensystems hergeleitet wurden, wurde über die Jahre weiter verbessert. Man beschreibt dabei Orte, an denen ein Elektron mit einer bestimmten Wahrscheinlichkeit anzutreffen ist, und spricht von **Orbitalen.** Erfreulich ist, dass das Schalenmodell nicht verworfen, sondern vielmehr in das Orbitalmodell integriert wurde.

Man kann nämlich auch innerhalb einer Schale noch genauere Angaben zur Lage eines Elektrons machen.

Da **jedes Orbital mit maximal 2 Elektronen** besetzt werden kann, kann man ausrechnen, wie viele Orbitale jede Schale enthält.

Grundsätzlich kann es auf jeder Schale **1 s-Orbital, 3 p-Orbitale, 5 d-Orbitale und 7 f-Orbitale geben.** Natürlich gibt es auf „kleinen" Schalen nicht alle Orbitale. So kann die 2. Schale nur 8 Elektronen aufnehmen, die dann in einem s-Orbital und 3 p-Orbitalen unterkommen (denn das sind 4 Orbitale, die je 2 Elektronen aufnehmen können). Auf der 1. Schale finden sogar nur 2 Elektronen Platz, dementsprechend gibt es hier nur ein s-Orbital.

VERSTÄNDNIS+ Man muss einfach die Anzahl der Elektronen, die auf der Schale Platz finden, berechnen und diese dann durch 2 dividieren, also für die 3. Schale:

$$2 \times 3^2 = 18$$
$$18 / 2 = 9$$

Folglich gibt es 9 mögliche Orbitale auf der 3. Schale.

HAM-Nat-GEHEIMTIPP Für die Benennung der Schalen: s, p, d und f.
Das s-Orbital ist am energieärmsten und wird folglich als Erstes besetzt.
Es ist nicht das Ziel, sich ein Atom perfekt räumlich vorstellen zu können! Dafür liefern die Lehrbücher der Chemie ohnehin zu wenige Informationen. Allerdings solltet ihr euch vielleicht merken, dass die s-Orbitale kugelförmig und die p-Orbitale hantelförmig sind (➤ Abb. 11.2).

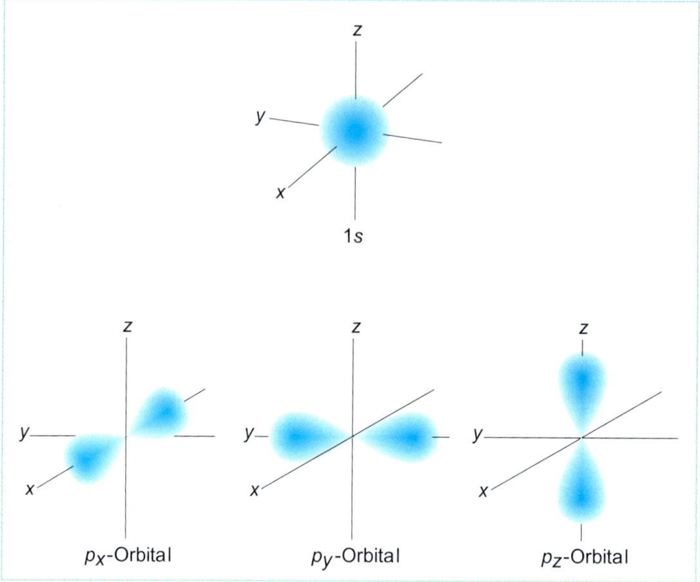

Abb. 11.2 Form der p- und s-Orbitale [L253]

Man sollte in der Lage sein, eine **Elektronenkonfiguration** (also die Verteilung der Elektronen) mittels des Orbitalmodells schreiben zu können. Das wird hier am Beispiel des Elements Chlor demonstriert. Da die Ordnungszahl 17 ist, weiß man, dass 17 Elektronen vorliegen.

Die ersten beiden Elektronen finden auf der 1. Schale Platz und zwar im s-Orbital. Man schreibt **$1s^2$.** Eine kleine Merkhilfe:

1 = 1. Schale
s = s-Orbital
2 = 2 Elektronen

Damit ist die 1. Schale gefüllt. Auf der 2. Schale finden insgesamt 8 Elektronen Platz. Die ersten beiden gelangen ins s-Orbital der 2. Schale. Man schreibt **$2s^2$.**

Nun passen noch 6 Elektronen auf die 2. Schale. Sie verteilen sich auf die 3 p-Orbitale. Ihr solltet euch außerdem merken, dass **energetisch gleichwertige Orbitale** (alle p-Orbitale sind energetische gleich, deshalb haben sie denselben Namen), **zunächst einfach, dann doppelt besetzt werden** (➤ Abb. 11.3) (Elektronen stoßen sich schließlich ab). Man schreibt **$2p^6$.**

In der 3. Schale können 18 Elektronen Platz finden, allerdings hat Chlor nur 17, wobei wir 10 bereits verteilt haben. Also müssen nur noch 7 Elektronen in die 3. Schale. Die ersten beiden wandern in das s-Orbital, die übrigen 5 in die p-Orbitale. Zwei der p-Orbitale sind also doppelt, eins einfach besetzt. Man schreibt 3s2 3p5. Die Elektronenkonfiguration für Chlor lautet also:

$$1s^2\,2s^2\,2p^6\,3s^2\,3p^5$$

HAM-Nat-GEHEIMTIPP Wie könntet ihr kontrollieren, ob ihr richtig gearbeitet habt? Addiert die hochgestellten Zahlen, dann solltet ihr wieder auf die Ordnungszahl des Elements kommen!

Auf diese Weise könnt ihr für jedes Element die Elektronenkonfiguration bestimmen! Man muss aber wissen, dass, **bevor die d-Orbitale besetzt werden, erst das s-Orbital der nächsthöheren Schale besetzt wird** (also: **$3p^6 4s^2 3d^{10}$**).

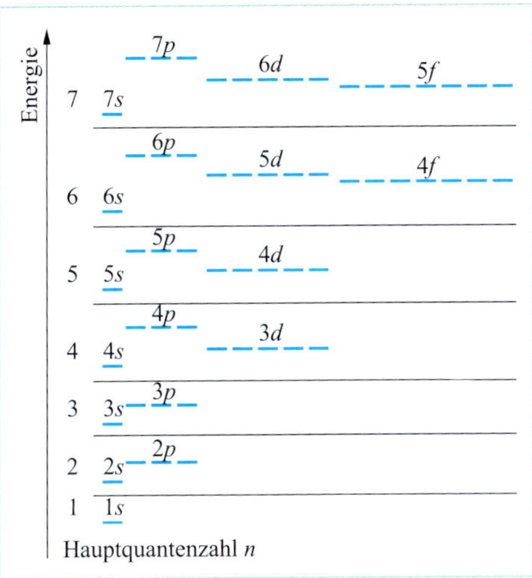

Abb. 11.3 Energieniveaus der Orbitale [L253]

Man kann nun zu einem Element die Elektronenkonfiguration schreiben. Kann man auch aus der Elektronenkonfiguration ablesen, um welchen Stoff es sich handelt?

Nein, denn Atome können auch Elektronen aufnehmen oder abgeben. So kann z. B. Natrium 1 Elektron abgeben (Na+) und hat dann die Elektronenkonfiguration **$1s^2 2s^2 2p^6$** (wie das Edelgas Neon). Nimmt Fluor 1 Elektron auf (F–), hat es ebenfalls die Konfiguration **$1s^2 2s^2 2p^6$.**

Man nennt diese Atome dann **isoelektronisch,** weil sie die gleiche Elektronenkonfiguration haben.

Man kann nun natürlich auch die Position eines einzelnen Elektrons charakterisieren. Dies sollte für die meisten Klausuren aber weit weniger relevant sein als der vorherige Abschnitt. Man nutzt dazu die **4 Quantenzahlen:**

Hauptquantenzahl (n): Sie sagt aus, in welcher Schale sich das Elektron befindet. Dementsprechend hat 1 Elektron in der 2. Schale die Hauptquantenzahl 2.

Nebenquantenzahl (l): Sie sagt aus, in welchem Orbital das Elektron sitzt. Jedem der Orbitaltypen (s, p, d oder f) ist dabei eine Zahl zugewiesen (0, 1, 2 oder 3).

Magnetquantenzahl (m): Wenn man durch die Nebenquantenzahl 1 erfahren hat, dass das Elektron in einem p-Orbital sitzt, weiß man noch nicht, in welchem (es gibt schließlich 3). Dafür zuständig ist die Magnetquantenzahl. Bei den p-Orbitalen gibt es –1, 0, 1, bei den d-Orbitalen –2, –1, 0, 1, 2. Es werden also so viele Zahlen verwendet wie Orbitale dieses Typs existieren.

Spinquantenzahl: Wenn man weiß, dass das Elektron auf der Schale 2 im p-Orbital mit der Nummer 0 sitzt, gibt es immer noch 2 Elektronen zur Auswahl, da ja in jedem Orbital 2 Elektronen Platz finden. Die Spinquantenzahl (entweder +½ oder –½) sagt aus, welches der beiden Elektronen gemeint ist.

VERSTÄNDNIS+ Das **Pauli-Prinzip** besagt, dass in einem Atom kein Elektron mit einem anderen in allen vier Quantenzahlen übereinstimmen kann.

ZUSAMMENFASSUNG

- Elemente streben nach 8 Valenzelektronen (Oktettregel).
- Die Elektronegativität nimmt im Periodensystem von links nach rechts zu und von oben nach unten ab.
- Die Atomradien nehmen im Periodensystem von links nach rechts ab und von oben nach unten zu.

Notizen

KAPITEL

12 Chemische Bindung

Paul Windisch

12.1 Metallische Bindung

Wie bereits besprochen, haben Atome mit 1 oder 2 Valenzelektronen kein großes Bestreben, diese an sich zu binden, sondern neigen vielmehr dazu, sie abzugeben, um Edelgaskonfiguration zu erreichen (geringe Elektronegativität). Wenn nun mehrere Atome dieses Typs (Metalle) zusammentreten, wirken auf die Valenzelektronen nicht nur die Anziehungskräfte „ihres" Kerns, sondern auch die von benachbarten Atomen. Da die Bindung der Valenzelektronen eines Atoms an den Kern bei den Elementen mit geringer Elektronegativität nicht groß ist, verlassen sie das Atom. Zurück bleibt ein **geladener Atomrumpf.** Die abgegebenen Elektronen sind **delokalisiert** und schwirren als **negativ geladenes Elektronengas** zwischen den Atomrümpfen (➤ Abb. 12.1). Ein Elektron kann dabei keinem Atomrumpf mehr zugeordnet werden. Es „gehört quasi allen". Die Anziehungskräfte zwischen Elektronengas und Atomrümpfen halten alles zusammen.

Diesen Zustand bezeichnet man als metallische Bindung.

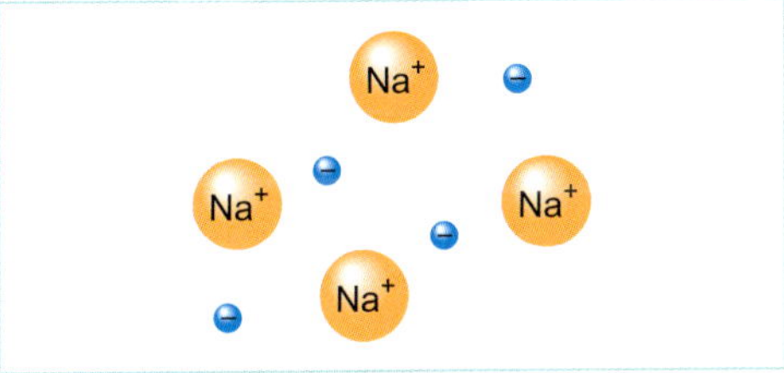

Abb. 12.1 Natrium – Elektronengas und Atomrümpfe [L253]

12.1.1 Eigenschaften

Was bedeutet das für die Eigenschaften von Metallen? Metalle besitzen unter anderem eine hohe **Duktilität** (sie sind plastisch verformbar und brechen nicht sofort).

> **VERSTÄNDNIS+** **Eine plastische Verformung** ist irreversibel, es sei denn, man wendet erneut Kraft auf, um sie rückgängig zu machen. Im Gegensatz dazu steht die **elastische Verformung,** bei der der Körper selbst, ohne äußere Kraft, seine Ausgangsform wiederherstellt.

Dies lässt sich durch die metallische Bindung erklären: Das Elektronengas hält die Atomrümpfe zusammen, gleichzeitig haben die Atomrümpfe keine starre Anordnung, sodass sie sich unter Druck aneinander vorbei bewegen können. Da es kein Bestreben gibt, den Ausgangszustand wiederherzustellen, ist die Verformung plastisch und nicht elastisch.

> **VERSTÄNDNIS+** Reine Metalle sind verformbar! Man denke an die Olympioniken, die ihre Goldmedaille testen wollen, indem sie hineinbeißen. Da olympische Medaillen schon lange nicht mehr aus reinem Gold, sondern aus einer Legierung bestehen, hat das allerdings wenig Sinn.

Zur besseren Vorstellung: Man legt an einen Metallblock eine Spannung an (an einer Seite sind viele Elektronen, **Minuspol,** an der anderen wenige, **Pluspol;** ➤ Abb. 12.2). Die vielen Elektronen wollen nun durch den Metallblock zu der Seite, wo wenige Elektronen sind, und „drücken" beim Eindringen Elektronen auf der anderen Seite heraus. Es fließt Strom.

Bei **Halbmetallen** (z. B. Silizium) können die Valenzelektronen bei Raumtemperatur ihr Atom noch nicht verlassen und damit auch kein Elektronengas bilden. Hierfür braucht es mehr Energie, sodass diese

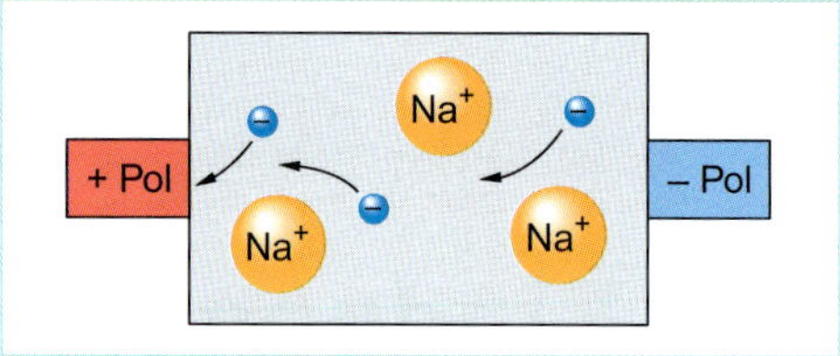

Abb. 12.2 Spannungsquelle an Metallblock [L253]

Stoffe erst bei höheren Temperaturen den elektrischen Strom leiten. Man bezeichnet sie folglich auch als **Halbleiter.**

Eine weitere Eigenschaft ist der **metallische Glanz,** auf den hier aber nicht näher eingegangen werden soll.

12.1.2 Legierungen

Selbstverständlich können nicht nur Atome desselben Elements (etwa Kupfer) eine metallische Bindung eingehen. Mischt man verschiedene Metalle, erhält man eine sogenannte **Legierung.** Deren Eigenschaften können von denen der Ausgangsstoffe abweichen, da sich in Abhängigkeit von der Zusammensetzung verschiedene Phasen und kristalline Strukturen ausbilden können, die dann beispielsweise die Härte erhöhen oder die Leitfähigkeit herabsetzen können.

VERSTÄNDNIS+ Mischen ist hier nicht im Sinne von Zusammenkippen und kräftig Verrühren zu verstehen, sondern als mehrmaliges Erhitzen und wieder Abkühlen.

Als Mediziner sollte man vor allem Zahnfüllungen aus **Amalgam** kennen. Sie bestehen aus Legierungen, die u. a. **Quecksilber (Hg)** enthalten. Weitere Legierungen sind Bronze (Kupfer/v.a. Zinn) und Messing (Kupfer/Zink).

EPISCHE ESELSBRÜCKE Wenn man sich unsicher ist, ob Zinn das Elementsymbol Sn oder Zn hat, merkt euch: **Zinn macht Sinn.** Dementsprechend hat Zinn das Symbol Sn. Das Zn gehört dagegen zu Zink.

12.2 Ionenbindung

Wie bereits besprochen, haben Metalle das Bestreben, ihre Valenzelektronen abzugeben, während Nichtmetalle Valenzelektronen aufnehmen wollen. Es ist naheliegend, dass Metalle und Nichtmetalle Bindungen eingehen, bei denen Elektronen von den Metallen auf die Nichtmetalle übergehen. Da dabei geladene Teilchen, also **Ionen,** entstehen, spricht man von einer Ionenbindung. Um Elektronen aus einem Atom zu lösen, es also zu einem Ion zu machen, wird eine **Ionisierungsenergie** benötigt, die bei Metallen so gering ist, dass diese Elektronen abgeben und nun **positiv geladene Ionen** bilden, die als **Kationen** bezeichnet werden. Die Nichtmetalle können Elektronen aufnehmen und werden so zu **negativ geladenen Anionen.** Dadurch wird übrigens mehr Energie frei, als für das Herauslösen der Elektronen bei der Bildung der Kationen notwendig war. Ein solcher Vorgang ist allerdings nur möglich, wenn die Elektronegativitäten von Metall und Nichtmetall weit auseinander liegen. Im Übrigen geben die Atome immer so viele Elektronen ab, dass sie in der Regel Edelgaskonfiguration erreichen. Das heißt Calcium (2. Hauptgruppe) wird nie nur als Ca^{+}-Ion vorliegen, sondern immer auch sein zweites Valenzelektron abgeben, um zum Ca^{2+}-Ion zu werden. Bei der **Aufnahme von Valenzelektronen nimmt der Atomradius selbstverständlich zu, bei der Abgabe nimmt er ab.**

DEFINITION Bei der Bildung von Ionen ändern sich Elektronenkonfiguration, Ladung und Atomradius. Dagegen bleiben Kernladung und Masse (nahezu) gleich.

Die entstehenden geladenen Teilchen ziehen sich natürlich gegenseitig an und lagern sich zu einem festen **Ionengitter** zusammen (➤ Abb. 12.3). Die Bindung ist dabei **ungerichtet,** da ein Anion alle Kationen in seiner Umgebung elektrostatisch anzieht und nicht nur ein bestimmtes.

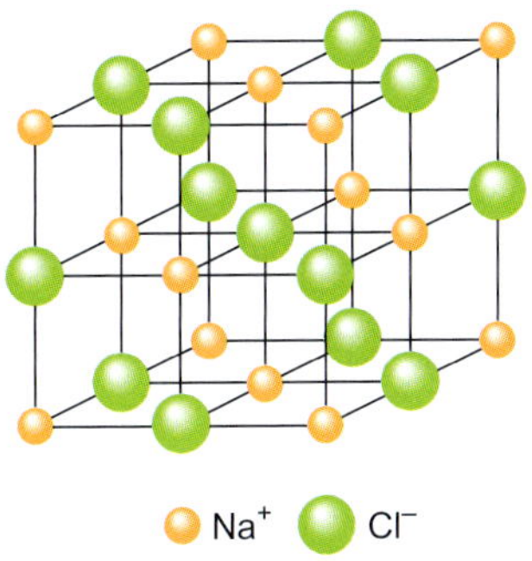

Abb. 12.3 Ionengitter bei NaCl [L253]

12.2.1 Eigenschaften

Salze sind bei Raumtemperatur in der Regel fest, da sie durch ihre Gitterstruktur **hohe Schmelzpunkte** haben. Die Energie, die zum Spalten einer Bindung nötig ist, wird passenderweise als Bindungsenergie bezeichnet. Sie beträgt für eine Ionenbindung etwa **400 kJ/mol,** ein Zahlenwert, den man kennen sollte, zumindest wenn man den 60-Tage-Lernplan absolviert. Feste Salze **leiten den elektrischen Strom nicht,** da die Elektronen nicht durch das Gitter wandern können und die Ionen selbst auch ihren festen Platz haben. Wird das Gitter allerdings gebrochen, indem man das Salz schmilzt oder in Wasser löst (dazu später mehr), können die frei beweglichen Ionen als Ladungsträger den Strom leiten, indem sie zum Plus- bzw. Minuspol wandern. Diese Schmelzen oder wässrigen Lösungen, in denen Ionen den elektrischen Strom leiten, nennt man **Elektrolyte.**

12.2.2 Salzformeln

Ein kleines Beispiel: Natrium und Chlor reagieren unter Bildung eines Salzes. Jedes Natriumatom sucht sich ein Chloratom, an das es ein Elektron abgibt, und schon haben alle Ionen Edelgaskonfiguration. Natrium und Chlor liegen im Salz zu gleichen Teilen vor. Die **Summenformel** lautet deshalb NaCl (das positiv geladene Ion steht immer vorne).

Bei Calcium und Chlor gibt es ein Problem: Jedes Calciumatom will 2 Elektronen abgeben, es steht schließlich in der 2. Hauptgruppe, hat also 2 Valenzelektronen. Wenn 1 Chloratom aber 2 Elektronen aufnehmen würde, hätte es das Oktett überschritten, da es dann 9 Valenzelektronen hätte. Folglich muss es pro Calciumatom 2 Chloratome geben, die die Elektronen aufnehmen, sodass wieder alle Teilchen Edelgaskonfiguration haben. Dies äußert sich in der Salzformel $CaCl_2$.

Man muss also beachten, wie viele Elektronen die Teilchen abgeben wollen bzw. welche Ladung die entstehenden Ionen haben werden, um die Salzformel aufstellen zu können.

VERSTÄNDNIS+ Die Summenformel gibt eine erste Orientierung, wie ein Stoff aufgebaut ist. Man erhält durch die Symbole die beteiligten Elemente und durch die tiefgestellten Zahlen das Verhältnis der Elemente zueinander.
Beispiel: Wasser, H_2O
Wasserstoff und Sauerstoff liegen im Verhältnis 2 : 1 vor.

HAM-Nat-GEHEIMTIPP Salzformeln richtig angeben zu können ist wichtig. Man könnte z. B. mehrere Salzformeln nennen und fragen, welche nicht korrekt sein kann:

1. NaCl
2. CaF_2
3. Al_2O_3
4. NaO

Vielleicht verwirrt hier Antwort 3). Aluminium steht in der 3. Hauptgruppe und Sauerstoff in der 6. Da Aluminium 3 Elektronen abgeben will, aber Sauerstoff nur 2 aufnehmen kann, muss man 2 Aluminiumatome (geben dann 6 Elektronen ab) mit 3 Sauerstoffatomen (nehmen 6 Elektronen auf) reagieren lassen. Man sucht nach dem **kleinsten gemeinsamen Vielfachen;** die Antwort 3 stimmt also.
Da Natrium nur ein Elektron abgeben kann und Sauerstoff 2 aufnehmen muss, braucht man in einem Salz zweimal mehr Natrium als Sauerstoff, folglich trifft Antwort 4 nicht zu!

12.2.3 Nomenklatur

Ihr solltet grundsätzlich bedenken, dass ihr, wenn ihr geladene Teilchen (z. B. Na^+) betrachtet, von **Natrium-Ionen** und nicht von Natrium sprechen müsst. Bei einem Salz nennt man das Kation mit dem deutschen Namen des Elements, das Anion mit dem lateinischen Namen (bzw. einem Teil des lateinischen Namens) und der Endung **„id"**. Also:

- $NaCl$ = Natriumchlorid
- CaF_2 = Calciumfluorid

Ihr müsst allerdings beachten: Die **Übergangsmetalle** (Nebengruppenclemente) **können als unterschiedlich geladene Ionen vorliegen!** Es gibt z. B. zwei- und dreifach positiv geladene Eisen-Ionen (Fe^{2+}/Fe^{3+}). Aus diesem Grund muss in diesem Fall die Ladung der Kationen im Namen deutlich gemacht werden! Beispiel:

- FeO = Eisen(II)-oxid (gesprochen: Eisen-Zwei-Oxid)
- Fe_2O_3 = Eisen(III)-oxid (gesprochen: Eisen-Drei-Oxid)

Es gibt auch Ionen, die sich aus mehreren Atomen zusammensetzen. Sie entstehen häufig aus Säuren. Da sie in der Nomenklatur von der Endung „id" abweichen, und zum Verständnis noch ein paar zusätzliche Informationen notwendig sind, werden sie zu einem späteren Zeitpunkt im Buch besprochen.

12.3 Das Mol

Wenn man angeben will, wie viele Teilchen ein Stoff enthält, kann man sich denken, dass die Zahl ziemlich schnell ziemlich groß wird. Man nutzt in diesem Zusammenhang einen Trick, indem man sagt, dass eine bestimmte Zahl Teilchen (nämlich **$6{,}02 \times 10^{23}$**) einem **Mol** entsprechen. Diese Zahl bezeichnet man auch als **Avogadro-Konstante** oder **Lohschmidt-Zahl.** Nun muss man also nicht sagen, dass in einem Block Kupfer $12{,}04 \times 10^{23}$ Teilchen sind, sondern man spricht einfach von 2 Mol.

Aber es ist Vorsicht geboten! Wenn man 1 Mol Natrium hat, hat man $6{,}02 \times 10^{23}$ Atome. Hat man allerdings 1 Mol Wasser (H_2O), hat man $6{,}02 \times 10^{23}$ Wassermoleküle. Da jedes Molekül aber aus 3 Atomen (zweimal Wasserstoff, einmal Sauerstoff) besteht, hat man dreimal mehr, also $18{,}06 \times 10^{23}$, Atome!

VERSTÄNDNIS⁺ Einen solchen Trick kennt ihr aus dem Alltag:
Man definiert die Zahl 12 als **1 Dutzend** und spricht nun nicht mehr von 36 Äpfeln, sondern von 3 Dutzend Äpfeln.

Ein Vorteil des Mols: Es ist so definiert, dass ihr aus der relativen Atommasse sofort das Gewicht eines Mols ableiten könnt:

Natrium hat z. B. eine Atommasse von 23. Das bedeutet, dass 1 mol, also 6×10^{23} Natriumatome, eine Masse von **23 g** haben.

Das Ganze klappt auch mit Verbindungen: Ein Wassermolekül hat eine Atommasse von 18 (je 1 pro Wasserstoff und 16 pro Sauerstoff). 1 mol Wasser hat demnach eine Masse von **18 g.**

Des Weiteren sollte man wissen, dass **1 Mol eines idealen Gases unter Normalbedingungen** (0 °C und 1013 hPa Druck) **ein Volumen von 22,4 Liter** hat. Ideale Gase sind zwar nur eine Modellvorstellung, jedoch kommen die Gase, die euch in Übungsaufgaben begegnen, den Charakteristika eines idealen Gases so nah, dass ihr die 22,4-Liter-Regel anwenden könnt.

Für das Studium ist es immens wichtig, mit den Angaben **molare Masse (M), Masse (m)** und **Stoffmenge (n)** rechnen zu können. Die molare Masse ist die Masse, die 1 Mol eines Stoffes besitzt. Da sie betragsmäßig mit der relativen Atommasse übereinstimmt, kann man sie in der Regel aus dem PSE ablesen:

Bei Natrium beträgt sie 23 g/mol. Wenn man nun wissen will, welche Masse 3 mol Natrium haben, multipliziert man sie mit den 3 mol. Mol kürzt sich heraus und man erhält 69 g als Ergebnis. Die zugehörige Formel lautet:

$$m = n \times M$$

Um die anderen Variablen zu berechnen, könnt ihr sie umstellen zu **M** = m/n oder auch **n** = m/M.

EPISCHE ESELSBRÜCKE Ein guter Trick, sich das Formeln-Lernen zu vereinfachen: Ihr solltet wissen, dass die **molare Masse** die Einheit **Gramm pro Mol** haben muss. Damit ihr diese Einheit als Ergebnis erhaltet, müsst ihr die Masse durch die Stoffmenge teilen. Auf diese Weise wisst ihr: **M =** m/n

Notizen

HAM-Nat-GEHEIMTIPP Einige molare Massen begegnen einem häufiger als andere, sodass es sich lohnen könnte diese parat zu haben:
- Wasserstoff (H) = 1 g/mol
- Kohlenstoff (C) = 12 g/mol
- Stickstoff (N) = 14 g/mol
- Sauerstoff (O) = 16 g/mol
- Schwefel (S) = 32 g/mol

12.4 Atombindung

Wir haben die Bindung zwischen Metall- und Metallatomen (metallische Bindung) und die zwischen Metall- und Nichtmetallatomen (Ionenbindung) kennengelernt. Nun kommen wir zur Bindung zwischen Nichtmetallatomen, der **Atombindung** oder **kovalenten Bindung.**

Nichtmetalle wollen Elektronen aufnehmen, um Edelgaskonfiguration zu erreichen. Betrachten wir als Beispiel das Fluor: Es hat im atomaren Zustand 3 gepaarte, freie Elektronenpaare und 1 ungepaartes, einzelnes Elektron. Wenn es nun auf ein anderes Fluoratom trifft, bilden die beiden einzelnen Elektronen ein **gemeinsames bindendes Elektronenpaar,** welches nun von beiden Atomen für sich beansprucht wird, sodass beide Atome Edelgaskonfiguration erreicht haben. Das gemeinsame bindende Elektronenpaar wird in der Strukturformel durch einen Strich zwischen den Atomsymbolen angedeutet (➤ Abb. 12.4). Die Elektronegativitäten der Bindungspartner unterscheiden sich bei der Atombindung nur wenig (oder im Falle von F_2 gar nicht), da sonst, wie bei der Ionenbindung, einer der Bindungspartner das Elektronenpaar komplett an sich ziehen würde.

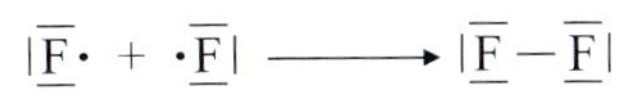

Abb. 12.4 Zwei Fluoratome bilden ein Fluormolekül. [L253]

VERSTÄNDNIS+ „Elektronenpaar" bedeutet nichts anderes, als dass sich die Elektronen **im selben Orbital** befinden (denn Orbitale können schließlich doppelt besetzt werden). Wie ein bindendes Elektronenpaar zustande kommt, erfahrt ihr noch in diesem Kapitel.

Fehlt einem Stoff mehr als 1 Elektron zum Oktett, kann er auch mehrere Bindungen eingehen: So bildet Sauerstoff im Wasser 2 Bindungselektronenpaare mit Wasserstoffatomen.

Da die Atombindung von einem Atom zu einem anderen weist, bezeichnet man sie als **gerichtet.**

Mit eurem Wissen könnt ihr aus den Hauptgruppen herleiten, wie viele Bindungen ein Atom eingehen will. Dementsprechend wisst ihr auch, ob es freie Elektronenpaare besitzt und wie viele Elektronen ungepaart vorliegen.

Wenn ihr in einer Strukturformel untersucht, ob ein Atom Edelgaskonfiguration besitzt, zählt alle Valenzelektronen an diesem Atom (**freie und gemeinsame Elektronenpaare**). Bedenkt auch, dass bei Atomen ab der 3. Periode (z. B. Phosphor) eine Oktettaufweitung stattfinden kann.

12.4.1 Zweiatomige Gase

Ihr habt am Beispiel des Fluors gesehen, dass ein Atom auch mit anderen Atomen desselben Elements Bindungen eingehen kann. So liegen z. B. in einer Wolke aus Chlorgas alle Chloratome als **dimere Moleküle** (also ein Molekül aus 2 Chloratomen). Da beide Atome identisch sind, spricht man von einem **Homodimer.** Als Medizinstudierende solltet ihr wissen, welche Elemente de facto **nur als zweiatomige Moleküle** vorkommen. Dies sind die Gase **Wasserstoff (H), Stickstoff (N) und Sauerstoff (O)** sowie **alle Halogene** (die 7. Hauptgruppe).

EPISCHE ESELSBRÜCKEN **HNO** (Hals-Nasen-Ohrenarzt) und die **Halogene** sind **zweiatomig.** Da dies später beim Aufstellen von Reaktionsgleichungen eine große Rolle spielt, solltet ihr darüber Bescheid wissen! Manche Studenten merken sich Stickstoff, Sauerstoff und Wasserstoff auch als NOH (Nie ohne Homie).

12.4.2 Molekülorbitale

60-TAGE-LERNPLAN Die Themen Molekülorbitale, Hybridisierung und Geometrie sind zweifelsohne interessant und werden euch auch im Studium wieder begegnen. Wenn euch die Zeit davonläuft, solltet ihr sie aber wahrscheinlich eher zu einem späteren Zeitpunkt lesen und erst die wichtigeren Themen bearbeiten.

Was passiert, wenn ungepaarte Elektronen ein gemeinsames bindendes Elektronenpaar bilden? Verschmelzen die Orbitale? Fällt ein Orbital weg?

Die Antwort ist etwas komplexer: Aus den 2 Orbitalen der einzelnen Atome, die **energetisch gleichwertig sein müssen,** entstehen **2 Molekülorbitale,** von denen eines mehr und das andere weniger energiereich ist (➤ Abb. 12.5). Da Stoffe immer nach einem energetisch günstigen, also energiearmen, Zustand streben, besetzen beide Elektronen das energieärmere Orbital. Es ist logisch, dass deshalb **nur einfach (also mit ungepaarten Elektronen) besetzte Orbitale** eine Bindung eingehen können. Ansonsten müssten wir 4 Elektronen auf die neu entstehenden Orbitale verteilen. Somit müssten 2 auch in das energiereichere Orbital, wodurch kein energetisch günstigerer Zustand erreicht worden wäre.

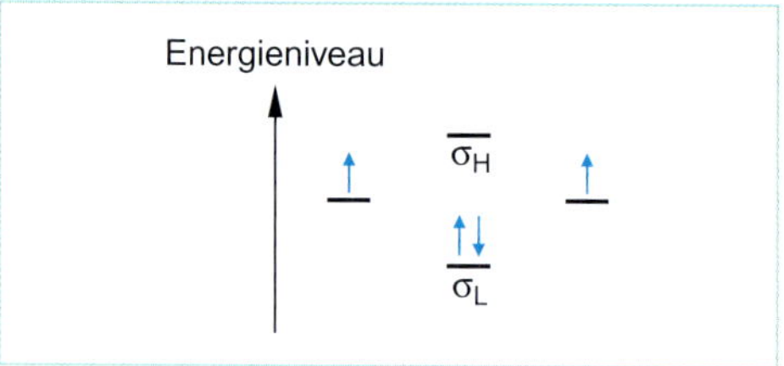

Abb. 12.5 Energieniveau der Molekülorbitale [L253]

Bindungen, die über ein einziges Elektronenpaar vermittelt werden, heißen **Einfachbindungen.** Die Atome sind zwar aneinander fixiert, aber immer noch **drehbar.** Die Bindung wird **σ-Bindung,** das Orbital **σ-Molekülorbital** genannt. Auch die Bindungsenergie einer Einfachbindung sollte man kennen. Sie ist ungefähr identisch mit der der Ionenbindung, beträgt also rund **400 kJ/mol.**

12.4.3 Hybridisierung

Wir betrachten die Elektronenkonfiguration von Kohlenstoff. Die Ordnungszahl 6 sagt uns, dass es 6 Elektronen gibt. Die ersten beiden wandern ins s-Orbital der 1. Schale. Die nächsten befinden sich im s-Orbital der 2. Schale. Nun bleiben noch 2 Elektronen, die je eins der energetisch gleichwertigen p-Orbitale einfach besetzen ($1s^2\,2s^2\,2p^2$).

Wir sehen: Kohlenstoff hat zwar 4 Valenzelektronen. Davon liegen aber 2 gepaart vor (im s-Orbital) und können somit keine Bindungen eingehen. Trotzdem ist Kohlenstoff, etwa im Methan, vierbindig.

Dies ist möglich, da aus den 3 p-Orbitalen (von denen eines noch komplett unbesetzt ist) und dem s-Orbital **4 neue Orbitale** entstehen. Sie heißen **sp^3-Orbitale** und sind energetisch gleichwertig, wobei ihr Energiegehalt logischerweise zwischen dem des s- und dem der p-Orbitale liegt. Nun kann der Kohlenstoff auch an Wasserstoff binden. Dieses „Verschmelzen" von Orbitalen, um energetisch gleichwertig Orbitale zu erzeugen, nennt man **Hybridisierung.** Wenn alle 3 p-Orbitale der äußersten Schale mit dem s-Orbital verschmelzen, spricht man von **sp^3-Hybridisierung.**

Wenn 2 Kohlenstoffatome miteinander (und mit 4 Wasserstoffatomen, wie beim Ethen) eine Bindung eingehen, sieht die Sache anders aus:

Nur 2 der p-Orbitale verschmelzen mit dem s-Orbital (das Ganze findet natürlich bei beiden C-Atomen statt). Es entstehen **3 sp^2-Orbitale** pro Kohlenstoffatom (➤ Abb. 12.6). Jedes Kohlenstoffatom nutzt nun 2 der sp^2-Orbitale, um mit Wasserstoff σ-Bindungen auszubilden und 1, um mit dem jeweils anderen Kohlenstoff eine solche Bindung zu erzeugen. Beide C-Atome haben allerdings noch je 1 Elektron in einem p-Orbital. Diese beiden p-Orbitale verschmelzen und bilden, ebenfalls zwischen den beiden Kohlenstoffatomen, eine sogenannte **π-Bindung.**

Wird eine Bindung zwischen Atomen durch 2 Elektronenpaare vermittelt, spricht man von einer **Doppelbindung** (➤ Abb. 12.7). Sie besteht aus **einer σ- und einer π-Bindung,** die Atome sind **nicht frei drehbar** und der Abstand zwischen ihnen **(Bindungsabstand)** ist **geringer** als bei einer Einfachbindung. Die Bindungsenergie einer π-Bindung ist allerdings geringer als die einer σ-Bindung und beträgt nur etwa 300 kJ/mol. Beide Bindungen zusammen sind aber logischerweise stabiler als eine Einfachbindung.

Bei einer **Dreifachbindung** zwischen Kohlenstoffatomen liegt eine **sp-Hybridisierung** vor. Die hinzukommende Bindung ist ebenfalls eine **π-Bindung.** Folglich gibt es natürlich weiterhin **keine Drehbar-**

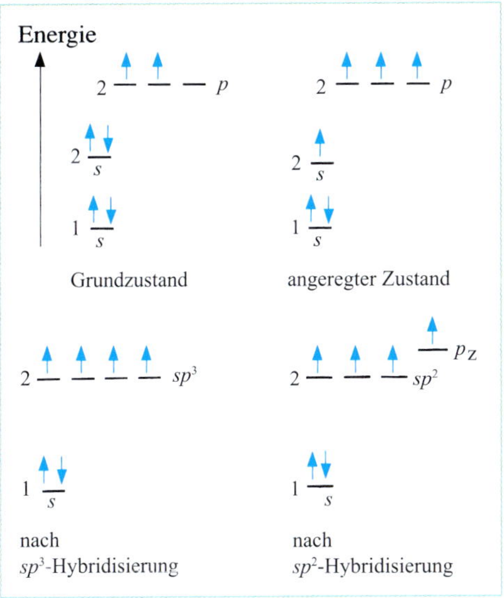

Abb. 12.6 sp^3- und sp^2-Hybridisierung [L253]

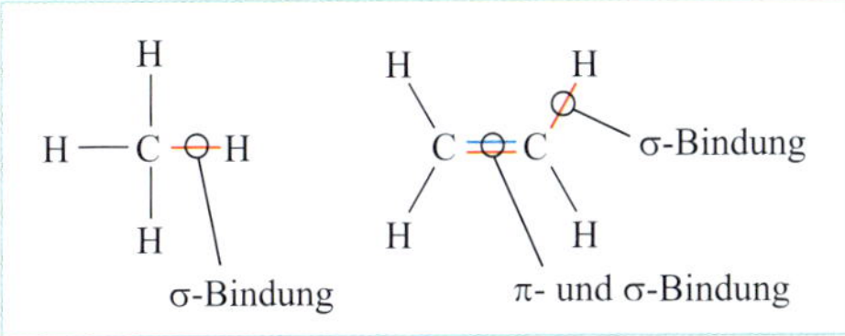

Abb. 12.7 Methan und Ethen [L253]

keit und auch der Bindungsabstand wird erneut **kürzer.** Selbstverständlich ist es auch wesentlich **energieaufwendiger,** eine Dreifachbindung zu spalten.

VERSTÄNDNIS+ Warum bilden Elektronen, wenn sie sich doch eigentlich abstoßen, Dreifachbindungen? Schließlich befinden sich dann doch 6 Elektronen auf relativ geringem Raum!
Das liegt daran, dass die Elektronen dort den positiven Anziehungskräften von **beiden Kernen** ausgesetzt sind, die sie in Position halten. Tatsächlich kommt es aber in der Realität vergleichsweise leicht zu Reaktionen mit anderen, bevorzugt positiv geladenen, Teilchen. Doch dazu später mehr.

12.4.4 Geometrie

Moleküle sind in der Realität natürlich nicht so platt wie auf dem Papier, sondern nutzen alle 3 Raumrichtungen aus, um sich optimal anzuordnen.

DEFINITION Anstelle von **Anordnung** kann, bei organischen Verbindungen (welche das sind, lernt ihr später), auch von **Konformation** die Rede sein.

Dabei ist wieder vor allem relevant, dass sich die negativ geladenen Valenzelektronen untereinander abstoßen. Folglich werden sie versuchen, einen möglichst großen Abstand voneinander einzunehmen. In einem Molekül wie Methan können sich die Elektronenpaare aufgrund der Einfachbindungen so positionieren, dass sie in **4 verschiedene Richtungen** zeigen. Diese Struktur bezeichnet man als **Tetraeder.** Man findet sie **vor allem bei sp^3-hybridisierten Atomen.** Wie groß ist der Winkel zwischen den Elektronenpaaren? Man könnte intuitiv auf 90° tippen und läge damit falsch, da die Elektronenpaare auch noch „ins Blatt hinein" bzw. „in unsere Richtung" ragen können. Tatsächlich beträgt der Winkel für Methan **109,5°.** Wir müssen aber auch hier etwas beachten: Im Ammoniak (NH_3) findet sich auch ein sp^3-hybridisiertes Atom im Zentrum des Moleküls (3 Hs + 1 freies Elektronenpaar = 4 Anhängsel). Allerdings nimmt hier das Orbital des freien Elektronenpaares mehr Platz ein als ein Molekülorbital, das an einer Bindung beteiligt ist. Das Tetraeder verformt sich deshalb etwas, sodass der Winkel zwischen den bindenden Elektronenpaaren nur noch **106,8°** beträgt.

Im Wassermolekül (H_2O) ist dieses Phänomen noch stärker ausgeprägt, da hier 2 freie Elektronenpaare vorliegen. Das bewirkt, dass der Winkel zwischen den bindenden Elektronenpaaren auf **104,5°** schrumpft. Merkt euch in jedem Fall, dass das **Wassermolekül** deshalb **nicht linear, sondern gewinkelt** gebaut ist! Dieser Umstand wird im nächsten Kapitel wieder wichtig.

Im Ethen liegt eine Doppelbindung aus 2 Elektronenpaaren vor. Betrachten wir nun das linke C-Atom: Die Elektronenpaare, die an H-Atome binden, versuchen sich jeweils so weit wie möglich von allen anderen zu entfernen. Die beiden Elektronenpaare, die die Doppelbindung ausbilden, können sich zwar von den anderen Elektronenpaaren entfernen, nicht aber voneinander, sodass sich die Elektronen nur in **3 verschiedene Richtungen** anordnen können. Um maximalen Abstand zu erzielen, entsteht eine **trigonal-planare** (dreieckig-ebene) Struktur mit Bindungswinkeln von rund **120°.** Diese Struktur findet sich vor allem bei **sp^2-Hybridisierung.**

Im Ethin liegt eine Dreifachbindung vor. Hier können die Elektronenpaare nur in 2 Richtungen zeigen, da die 3 Elektronenpaare der Dreifachbindung zusammenbleiben müssen. Die ideale Anordnung, um einen möglichst großen Abstand zu erzielen, ist deshalb **linear** mit einem Winkel von **180°** (➤ Abb. 12.8).

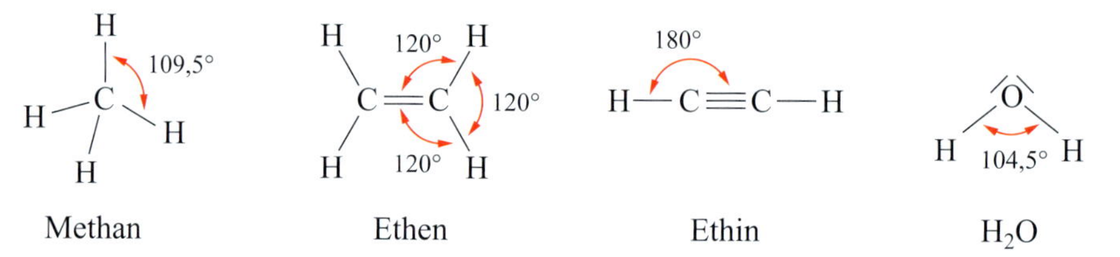

Abb. 12.8 Geometrie wichtiger Moleküle [L253]

HAM-Nat-GEHEIMTIPP Die Eigenschaften der Bindungen (Abstand, Drehbarkeit, beteiligte Orbitale) solltet ihr kennen. Bei der Bestimmung des Hybridisierungszustands von Atomen stößt man als durchschnittlich chemieinteressierter Medizinstudent schnell an die Grenze des Zumutbaren. Solltet ihr tatsächlich nach dem Hybridisierungszustand eines Atoms in einer Verbindung gefragt werden, zeichnet sie und zählt dann, wie viele „Anhängsel" es gibt. „Anhängsel" sind in diesem Fall **freie Elektronenpaare** und **gebundene Atome.** Die Anzahl der Bindungspartner liefert euch die Hybridisierung (das klappt zumindest bei den meisten Atomen, nach denen gefragt werden könnte, also C, O oder N).

- 4 Anhängsel = sp^3
- 3 Anhängsel = sp^2
- 2 Anhängsel = sp

12.5 Koordinative Bindung

Die koordinative Bindung findet sich nicht im aktuellen Themenkatalog. Damit ihr trotzdem von ihr gehört habt, falls sie plötzlich den Weg in den Test findet:

Die Koordinative liegt in **Metallkomplexen** vor (➤ Abb. 12.9). Auch hier wird die Bindung durch 1 Elektronenpaar vermittelt, das zwischen den Bindungspartnern liegt. Im Unterschied zur Atombindung stammt es hier allerdings **komplett von einem der Bindungspartner** (dem **Liganden),** während der andere Bindungspartner (das **Zentralion/-atom)** kein Elektron zur Bindung beisteuert.

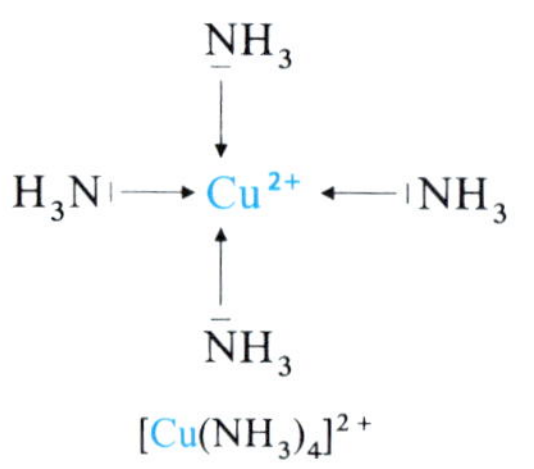

Abb. 12.9 Tetraamminkupfer(II)-Ion als Beispiel für einen Metallkomplex [L253]

ZUSAMMENFASSUNG

- Eine metallische Bindung ist ungerichtet und entsteht zwischen Atomen mit geringen Elektronegativitäten.
- Eine Ionenbindung ist ungerichtet und entsteht zwischen Atomen mit stark unterschiedlichen Elektronegativitäten.
- Eine Atombindung ist gerichtet und entsteht, wenn sich die Elektronegativitäten der beteiligten Partner nicht ganz so stark unterscheiden.
- Die koordinative Bindung ist ebenfalls gerichtet und wird euch im Studium noch detaillierter beschäftigen.

Notizen

KAPITEL

13 Intermolekulare Kräfte

Paul Windisch

Ihr wisst nun, wie in einem Molekül, z. B. Wasser, die Atome zusammenhalten. Allerdings liegen Wassermoleküle in der Regel auch nicht einzeln vor, sondern lagern sich mit anderen Wassermolekülen zusammen, sodass wir sie auch mit bloßem Auge erkennen können. Die dafür verantwortlichen Kräfte wirken zwischen den Molekülen und werden deshalb als **intermolekular** bezeichnet. Obwohl sie weit weniger stark sind als die Atombindungen innerhalb eines Moleküls, sind sie für die Eigenschaften von Verbindungen aus Nichtmetallen von großer Bedeutung.

Man sollte allerdings bedenken: Die hier als intermolekulare Kräfte aufgeführten Bindungen können auch innerhalb eines großen Moleküls, also intramolekular, vorkommen. Dabei beeinflussen sie vor allem die Struktur des Moleküls, während die Atombindungen dessen Zusammenhalt sichern.

13.1 Dipole

VERSTÄNDNIS+ Wie sieht es mit intermolekularen Kräften bei Metallen und Salzen aus? Metalle und Salze bilden keine Moleküle! Der Zusammenhalt eines Metallblechs oder des Kochsalzes in eurer Küche kommt zustande, da beide aus geladenen Teilchen bestehen (Atomrümpfe/Elektronengas bzw. Ionen), die sich gegenseitig anziehen.

Wenn zwei Fluor-Moleküle eine Atombindung eingehen, beanspruchen beide Atome das bindende Elektronenpaar gleichermaßen für sich, da sie die **gleiche Elektronegativität** haben. Es liegt keine ungleiche Ladungsverteilung vor, sodass man von einem **unpolaren** Molekül spricht. Dies ist auch dann der Fall, wenn sich die **Elektronegativitäten nur wenig unterscheiden.** Ihr solltet euch merken, dass dies bei der Bindung zwischen **Kohlenstoff** (EN 2,5) und **Wasserstoff** (EN 2,0) der Fall ist.

Unterscheiden sich die Elektronegativitäten stark wie etwa beim **Fluorwasserstoff** (HF), wird das bindende Elektronenpaar stark in Richtung des Fluratoms und damit vom Wasserstoff weggezogen. Da die Elektronen negativ geladen sind, ist das Molekül auf der Seite des Fluors nun stärker negativ, auf der Seite des Wasserstoffs eher positiv geladen. Man spricht von positiven und negativen **Partialladungen** und kennzeichnet sie mit δ+ und δ–. Moleküle mit zwei Ladungsschwerpunkten bezeichnet man als **Dipol.** Da in unserem Beispiel (wie auch bei allen anderen Halogenwasserstoffen, also HCl etc.) die Ladungsverschiebung von Dauer ist, spricht man hier von einem **permanenten Dipol** (➤ Abb. 13.1).

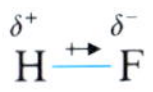

Abb. 13.1 Fluorwasserstoff mit Partialladungen [L253]

Dementsprechend gibt es auch **temporäre Dipole.** Sie entstehen, da die Elektronen ständig in Bewegung sind, sodass es unvermeidlich ist, dass sich irgendwann in einem Teil des Moleküls mehr negative Ladungen befinden als in einem anderen. Merkt euch, dass es deshalb auch in unpolaren Molekülen (etwa solchen, die nur aus H und C bestehen) zur Ausbildung von Zwischenmolekularen Kräften kommen kann, die auf Wechselwirkungen zwischen Dipolen beruhen.

Zudem kann ein Dipolmolekül in einem anderen Molekül einen Dipol **induzieren,** indem es z. B. die Elektronen des benachbarten Moleküls zu seinem positiven Ladungsschwerpunkt zieht.

13.2 Van-der-Waals-Kräfte

Ungleichnamige Ladungen ziehen sich an. Dementsprechend werden sich die Partialladungen von benachbarten Fluorwasserstoff-Molekülen anziehen, und damit dafür sorgen, dass die beiden Moleküle zueinander hingezogen werden.

Auch wenn ein Molekül an sich unpolar ist, können sich **Van-der-Waals-Kräfte aufgrund von temporären Dipolen** ausbilden. Da sich in einem großen Molekül mehr temporäre Dipole ausbilden können als in einem kleinen, sind die VdW-Kräfte zwischen Propan-Molekülen stärker als zwischen Ethan-Molekülen und **nehmen grundsätzlich mit zunehmender Kettenlänge der C-Atome zu** (➢ Abb. 13.2).

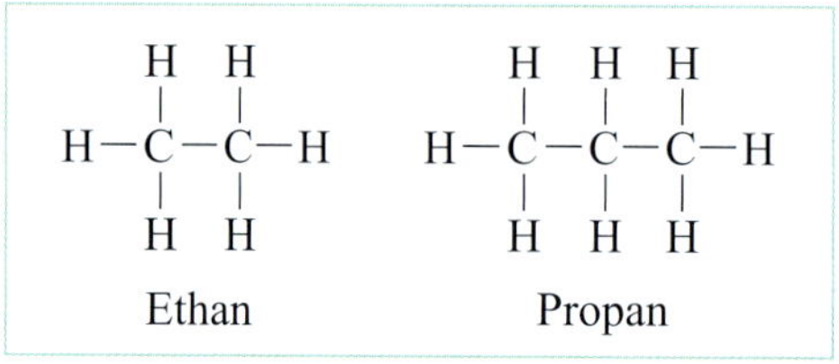

Abb. 13.2 Ethan und Propan [L253]

Die Van-der-Waals-Kräfte lassen sich noch weiter unterteilen, je nachdem, ob Kräfte zwischen permanenten, temporären oder induzierten Dipolen vorliegen. Van-der-Waals-Kräfte gehören mit einer Bindungsenergie von **10 kJ/mol** zu den schwachen Bindungen.

13.3 Wasserstoffbrückenbindungen

Da Wasserstoffbrücken in der Biochemie etwa bei der Basenpaarung in der DNA oder bei der Struktur von Proteinen eine wichtige Rolle spielen, lohnt es sich für euch, ihre Entstehung nachzuvollziehen.

Da Wasserstoff eine für ein Nichtmetall sehr geringe Elektronegativität hat, wird ihm das bindende Elektronenpaar in einer Atombindung etwa mit **Sauerstoff, Fluor** oder **Stickstoff** fast völlig entzogen. Das H-Atom ist nun stark positiviert und zieht deshalb negative Ladungen an. Dies gilt besonders für **freie Elektronenpaare** sowohl innerhalb des eigenen als auch in benachbarten Molekülen. Das positivierte H-Atom wird als **Wasserstoffbrücken-Donor** bezeichnet, während man das Atom mit dem freien Elektronenpaar **Wasserstoffbrücken-Akzeptor** nennt (➢ Abb. 13.3).

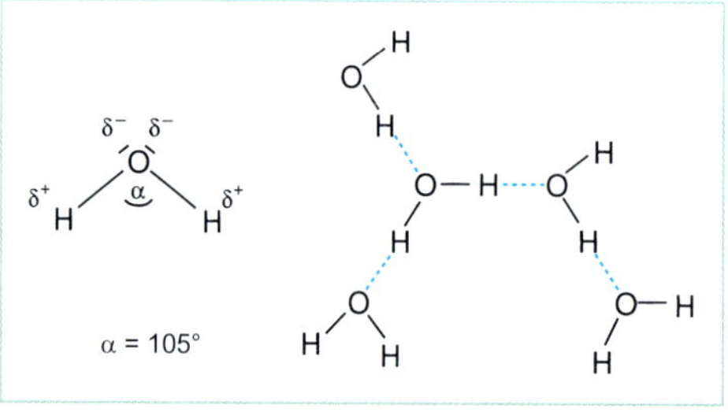

Abb. 13.3 Partialladungen im Wassermolekül und Wasserstoffbrücken zwischen Wassermolekülen [L253]

Wasserstoffbrücken sind mit einer Bindungsenergie von **40 kJ/mol stärker als Van-der-Waals-Kräfte,** aber **schwächer als kovalente bzw. Atombindungen.**

DEFINITION Die Begriffe **Donor** (lat. donare = spenden) und **Akzeptor** sind in der Chemie weit verbreitet.

13.4 Hydrophobe Wechselwirkungen

Aus dem Alltag weiß man, dass sich Öl und Wasser nicht mischen. Dass dies so ist, lässt sich durch einen der Grundsätze erklären, der für den weiteren Verlauf eures Medizinstudiums essenziell sein wird: **Gleiches löst sich in Gleichem.**

Das heißt: Polare Substanzen, wie z. B. Wasser, lösen sich in anderen polaren Substanzen, wohingegen sich unpolare Stoffe in anderen unpolaren Stoffen lösen.

Geraten unpolare Stoffe jedoch in ein polares Lösungsmittel oder umgekehrt, so lagern sich diese zusammen, sodass nur ein geringer Teil der unpolaren Moleküle mit dem polaren Lösungsmittel in Kontakt tritt. Ihr solltet einfach an einen Tropfen Öl in Wasser denken, um euch dieses Prinzip zu verdeutlichen.

Diesem Verhalten liegen Intermolekulare Kräfte zugrunde, die **hydrophoben Wechselwirkungen.** Die Bindungsenergie einer solchen Bindung liegt mit rund **10 kJ/mol** etwa auf dem Niveau der Van-der-Waals-Kräfte. Auch hydrophobe Wechselwirkungen können innerhalb von Molekülen vorkommen, und zwar dann, wenn diese so groß sind, dass es in ihnen polare wie auch unpolare Bereiche gibt.

ZUSAMMENFASSUNG

- Zwischen Molekülen mit permanenten oder temporären Dipolen können sich Van-der-Waals-Kräfte ausbilden.
- Wasserstoffbrücken sind stärker als Van-der Waals-Kräfte und spielen bei der Basenpaarung in der DNA eine entscheidende Rolle.
- Hydrophobe Wechselwirkungen entstehen zwischen unpolaren Strukturen in polaren Lösungsmitteln.

KAPITEL

14 Aggregatzustände

Paul Windisch

Die drei klassischen Aggregatzustände **fest, flüssig** und **gasförmig** kennt ihr aus dem Alltag. Diese lassen sich mit dem Wissen, das ihr im Verlauf der vorhergehenden Kapitel erworben habt, gut erklären. Merkt euch, dass ein Stoff grundsätzlich alle Aggregatzustände annehmen kann, auch wenn, um etwa gasförmiges Eisen zu erzeugen, enorme Temperaturen notwendig sind.

14.1 Temperatur

In den Naturwissenschaften wird die Temperatur meistens in **Kelvin (K)** und nicht in **Grad Celsius (°C)** angegeben. Bei Formeln in der Physik **müsst** ihr die Angaben in Kelvin einsetzen, um korrekte Ergebnisse zu erhalten. Warum verwendet man nicht die geläufigere Einheit?

Ihr hört im Wetterbericht, dass es nächste Woche 30 °C warm werden soll. Wenn die Temperatur diese Woche nur 15 °C beträgt, könnte man versucht sein zu sagen, dass es nächste Woche „doppelt so warm" wird. Das würde stimmen, wenn der **absolute Nullpunkt,** also die tiefstmögliche Temperatur bei 0 °C liegen würde. Tatsächlich liegt er aber bei ca. –273 °C. Man hat also die Kelvin-Skala geschaffen und den absoluten Nullpunkt als 0 Kelvin definiert. Um die Angelegenheit zu vereinfachen, entspricht aber eine Temperaturänderung um 1 °C auch einer Änderung um 1 Kelvin. Das erleichtert euch die Umrechnung immens: Wenn ihr von °C in Kelvin umrechnen wollt, müsst ihr einfach 273 auf die Angabe in °C addieren. Umgekehrt müsst ihr beim Umrechnen in °C 273 abziehen.

14.2 Aggregatzustände und Übergänge

Auch wenn wir es nicht sehen können: In einem Eisenblech sind die Atome in Bewegung. Sie bewegen sich dabei allerdings nicht frei, sondern haben ihren festen Platz, an dem sie zwar hin und her schwingen, aber ihre Position nicht grundlegend verändern. Dieser Bewegung liegt eine Energie zugrunde, die sich **kinetische Energie** nennt. Die kinetische Energie der Teilchen können wir als Temperatur wahrnehmen.

Wenn die kinetische Energie eines Teilchens gleich Null ist, finden auch keine Schwingungen mehr statt, der **absolute Nullpunkt** ist erreicht, da die Temperatur nicht weiter sinken kann. Schließlich sind keine „negativen" Schwingbewegungen möglich.

Warum haben die Teilchen in einem Feststoff feste Plätze? Das liegt daran, dass sie von unterschiedlichen Kräften in Position gehalten werden. In Metallen sind dies die elektrostatischen Anziehungskräfte zwischen Atomrümpfen und Elektronengas, in Salzen die Wechselwirkungen, die das Ionengitter verursachen und in molekularen Verbindungen sorgen die intermolekularen Wechselwirkungen für den Zusammenhalt.

Die Konsequenzen können wir mit bloßem Auge erkennen:

Da „kaum Platz" zwischen den Molekülen ist, lassen sich Feststoffe **nicht komprimieren.** Außerdem ist bei einem Feststoff die **Form definiert.** Während sich Flüssigkeiten und Gase, wenn man sie von einem Behälter in einen anderen füllt, anpassen, hat ein Eisenblech immer dieselbe Form – egal ob in eurer Badewanne oder auf eurem Schreibtisch.

> **DEFINITION** In der Medizin verwendet man **makroskopisch** als Synonym für **„mit bloßem Auge",** wobei diese Definition nicht zwingend für Physik und Chemie gilt.

Erhöhen wir nun die Temperatur unseres Feststoffes, schwingen die Teilchen stärker, bleiben aber nach wie vor an ihrem Platz. Erst wenn die kinetische Energie, die sich in den Schwingungen äußert, stark genug ist, um die **Anziehungskräfte zu überwinden,** haben die Teilchen keine festen Plätze mehr und der

Stoff wird flüssig, er **schmilzt.** Umgekehrt bezeichnet man den Übergang eines Stoffes vom flüssigen in den festen Zustand als **Erstarren** oder **Gefrieren.**

In flüssigen Stoffen können die Teilchen aneinander vorbeigleiten, dementsprechend ist die **Form nicht definiert.** Da die Anziehungskräfte die Teilchen aber noch eng beieinander halten, sind auch Flüssigkeiten **quasi nicht komprimierbar.** Erst bei weiterem Erwärmen lösen sich die Teilchen voneinander. Die Flüssigkeit wird gasförmig, sie **siedet.** Der Übergang eines Gases in den flüssigen Zustand wird als **Kondensation** bezeichnet.

Gase besitzen **keine definierte Form** und haben kein definiertes Volumen (passen sich ihrem Behältnis an). Sie sind folglich auch **komprimierbar.** Die Anziehungskräfte zwischen den Teilchen sind überwunden. Da sich sowohl in Flüssigkeiten als auch in Gasen die Teilchen ohne festen Platz bewegen können, spricht man hier von einer **Brown'schen Molekularbewegung.** Gase können zudem auch direkt aus Feststoffen entstehen. Dies ist bei Normaldruck etwa beim CO_2 der Fall. Man nennt diesen Vorgang **Sublimation.** Um ihn beim Wasser beobachten zu können, muss man den Druck stark reduzieren (➤ Abb. 14.1).

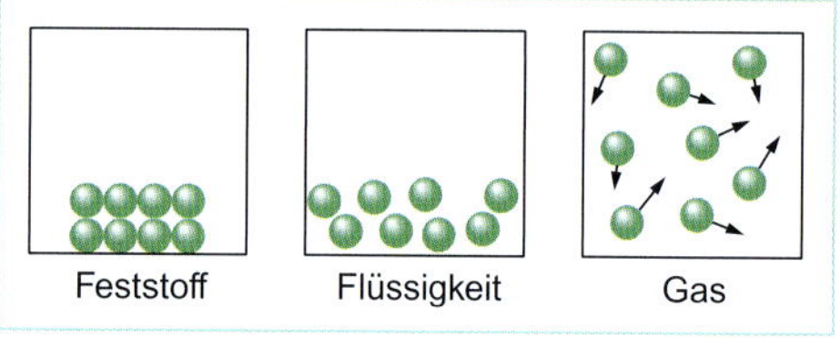

Abb. 14.1 Die drei Aggregatzustände [L253]

VERSTÄNDNIS+ Was hat denn jetzt der Druck mit den Aggregatzuständen zu tun? Wenn ein Feststoff flüssig werden will, muss er die Anziehungskräfte, die seine Atome oder Moleküle zusammenhalten, überwinden. Ein hoher Druck bewirkt, dass die Teilchen auch von außen „zusammengepresst" werden, sodass noch mehr Energie notwendig ist. Deshalb kann man Wasser unter reduziertem Druck schon bei wesentlich geringerer Wärmezufuhr als auf dem heimischen Herd zum Sieden bringen.

14.3 Folgen für die Chemie

Die Aggregatzustände werden euch in der Physik noch detaillierter beschäftigen. Für die Chemie ist eine Erkenntnis wichtig: Die Anziehungskräfte zwischen den Bestandteilen eines Feststoffes müssen teilweise oder ganz überwunden werden, um ihn zum Schmelzen oder Sieden zu bringen. Bei Stoffen, in denen diese **Kräfte stark ausgeprägt** sind, brauchen wir viel Energie, um diese zu überwinden, was sich in **höheren Schmelz- und Siedetemperaturen** äußert. Deshalb können wir, wenn uns etwa eine Strukturformel Informationen über intermolekulare Kräfte liefert, Aussagen über die Schmelzpunkte treffen. So haben etwa **langkettige Kohlenwasserstoffverbindungen** aufgrund der **stärkeren Van-der-Waals-Kräfte** einen **höheren Schmelzpunkt** als kurzkettige. Verbindungen, die **Wasserstoffbrückenbindungen** ausbilden, haben **grundsätzlich höhere Schmelztemperaturen** als solche, in denen nur die schwächeren Van-der-Waals-Kräfte wirken. Ab einer gewissen Molekülgröße relativiert sich jedoch dieses Phänomen, da dann die Van-der-Waals-Kräfte stärker werden.

Die Eigenschaft, dass Wasser als Molekül mit geringer Masse **bei Raumtemperatur flüssig** (und nicht gasförmig) ist, lässt sich auf die **Ausbildung von Wasserstoffbrücken** zurückführen.

Verbindungen, die ausschließlich aus kleinen geladenen Teilchen bestehen (wie etwa **Salze**), haben aufgrund der im Vergleich zur Teilchenmasse starken Anziehungskräfte **hohe Schmelzpunkte.**

14.4 Diffusion und Osmose

Wir haben bereits gelernt, dass Moleküle und Atome schwingen und sich in Flüssigkeiten und Gasen sogar frei bewegen können. Da ein Molekül normalerweise nicht allein in einem Behälter ist, stößt es dabei oft mit anderen Molekülen zusammen, was zu einer Richtungsänderung beider Kollisionspartner führt. Die Bewegungen der Teilchen sind dabei völlig ungerichtet.

Stellen wir uns nun einen Behälter mit Wasser vor. Auf der linken Seite tropfen wir 5 Farbstoffmoleküle ins Wasser, auf der rechten Seite nur 1.

Die Farbstoffmoleküle werden sich auch jetzt ohne Richtung bewegen und aneinanderstoßen, wie es ihnen gerade passt. Da aber 5 Moleküle auf der linken Seite sind, ist die Wahrscheinlichkeit, dass eines dieser Moleküle nach rechts wandert, 5-mal höher als die Chance, dass das Farbstoffmolekül von der rechten Seite den Weg nach links findet.

Die an sich ungerichtete Bewegung weist also doch, zumindest **statistisch,** eine Richtung auf – und zwar **vom Ort der hohen zum Ort der niedrigen Konzentration.** Diese Bewegung nennt man **Diffusion** und man spricht von **diffundierenden Teilchen.** Die Diffusion an sich erfordert keine Energie, läuft also **passiv** ab. Sie kann aber genutzt werden, um Energie zu gewinnen, was die Zellen in unserem Körper auch fleißig machen.

VERSTÄNDNIS+ Wie lässt sich mit Diffusion Energie erzeugen? Die Teilchen bewegen sich zumindest statistisch in eine Richtung, wie z. B. das Wasser, das durch ein Wasserkraftwerk fließt. Analog zum Wasserkraftwerk können auch Zellen mit einer Art Turbine bzw. Generator diese Energie speichern, was aber im Studium Gegenstand der Biochemie sein wird.

Stellen wir uns nun vor, dass wir es unseren Teilchen etwas schwerer machen: Auf der einen Seite des Gefäßes befinden sich nach wie vor mehr Farbstoffmoleküle als auf der anderen. Diesmal machen wir es aber etwas interessanter und trennen die Gefäßhälften mit einer **selektivpermeablen Membran,** die nur die Wasser-, nicht aber die Farbstoffmoleküle passieren lässt (gelegentlich spricht man auch von semipermeablen Membranen).

Da in dem Gefäß trotzdem ein Konzentrationsausgleich stattfinden soll, wandern nun Wassermoleküle von dort, wo die Konzentration an Farbstoff niedriger ist (der **hypotonen** Seite), auf die andere **(hypertone)** Seite. Diesen Prozess bezeichnet man als **Osmose** (➤ Abb. 14.2)

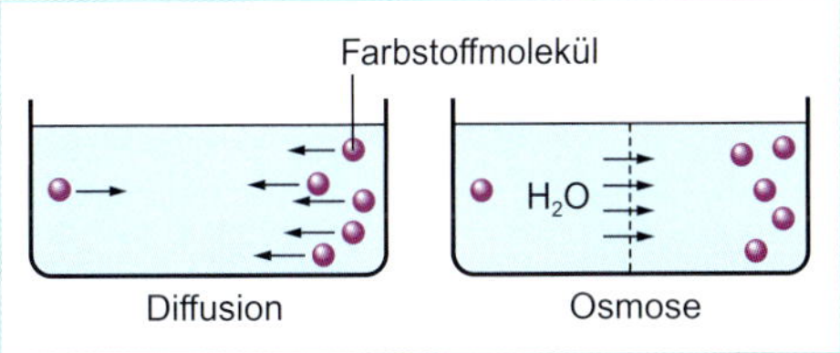

Abb. 14.2 Veranschaulichung von Diffusion und Osmose [L253]

Da durch das einströmende Wasser der Druck in der Gefäßhälfte, in der die Konzentration an gelösten Teilchen zu Anfang höher ist, zunehmen wird, kann man auch sagen, dass auf dieser Seite ein **höherer osmotischer Druck** herrscht. Da sich mit steigender Temperatur die Teilchen mehr bewegen und damit stärker auf die Gefäßwände stoßen, steigt auch der osmotische Druck.

VERSTÄNDNIS+ Ist die Beziehung zwischen osmotischem Druck und Temperatur wirklich so simpel? Zur besseren Veranschaulichung ist es manchmal hilfreich, Zusammenhänge etwas zu vereinfachen, so wie es hier geschehen ist. Interessierte dürfen sich darauf freuen, ihr Wissen in den Physikpraktika vertiefen zu können!

Zum osmotischen Druck können natürlich nur Teilchen beitragen, die die Membran nicht passieren können. Man bezeichnet diese dann als **osmotisch wirksame Teilchen.** Wenn Teilchen die Membran einfach überwinden können, findet ganz normaler Konzentrationsausgleich via Diffusion statt. Muss man den osmotischen Druck für den HAM-Nat berechnen können? Schaden wird es sicher nicht, die Formel zu kennen:

$$P_{osm} = c \times i \times R \times T$$

Der osmotische Druck berechnet sich also als Produkt aus der Konzentration der Stoffmenge c, der Anzahl an Teilchen, die jedes Molekül des Stoffs beim Lösen in Wasser freisetzt i, der allgemeinen Gaskonstante R (dazu mehr in der Physik) und der Temperatur T.

Ein Begriff, den ihr für den HAM-Nat noch kennen solltet, ist das **Donnan-Gleichgewicht.** Stellt euch vor, dass statt Farbstoffmolekülen Ionen in unserem Gefäß mit der selektivpermeablen Membran vorliegen. Einige dieser Ionen können nun unsere Membran überwinden, andere sind dagegen zu groß. Die beweglichen Ionen werden nun versuchen, unterschiedliche Ladungen und Konzentrationen auszugleichen, um ein Gleichgewicht herzustellen. Eine tiefgreifende Auseinandersetzung mit dem Thema kann man sich sparen, wenn man vor allem verinnerlicht, dass **im Gleichgewicht das Produkt der Konzentrationen von beweglichen Anionen und Kationen intra- und extrazellulär gleich** ist:

$$c(\text{Kation}_{\text{extrazelluär}}) \times c(\text{Anion}_{\text{extrazellulär}}) = c(\text{Kation}_{\text{intrazellulär}}) \times c(\text{Anion}_{\text{intrazellulär}})$$

Das Gleichgewicht stellt sich mit zunehmender Temperatur schneller ein.

ZUSAMMENFASSUNG

- Die kinetische Energie von Teilchen bestimmt die Temperatur.
- Diffusion ist die Teilchenbewegung vom Ort der hohen zum Ort der niedrigen Konzentration, der die an sich ungerichtete, also zufällige, Bewegung der Teilchen zugrunde liegt.
- Die gerichtete Bewegung von Teilchen durch eine semipermeable Membran bezeichnet man dagegen als Osmose.

KAPITEL

15 Stoffumwandlungen

Paul Windisch

Eine wesentliche Grundlage der Chemie sind die chemischen Reaktionen, mit denen wir uns in diesem Kapitel beschäftigen wollen. Die Ausgangsstoffe einer chemischen Reaktion bezeichnet man als **Edukte,** während die entstehenden Stoffe **Produkte** genannt werden.

15.1 Reaktionsgleichungen

Chemische Reaktionen notiert man in Form einer Gleichung. Dabei stehen die Edukte auf der linken und die Produkte auf der rechten Seite des Reaktionspfeils. Auch als Mediziner sollten wir einfache Reaktionsgleichungen aufstellen können. Als Beispiel soll hier die Reaktion von Wasserstoff und Sauerstoff zu Wasser dienen:

Euch sollte bekannt sein, dass Wasserstoff und Sauerstoff zweiatomige Gase sind (➤ Kap. 12.4.1), und dass 1 Wassermolekül aus 2 Wasserstoff- und 1 Sauerstoffatom besteht. Ein erster Entwurf der Reaktionsgleichung müsste folglich lauten:

$$H_2 + O_2 \rightarrow H_2O$$

Dies verstößt allerdings gegen einen Grundsatz, der bei allen Reaktionen in geschlossenen Systemen zutrifft. Dieser besagt, dass **die Masse aller Edukte der Masse aller Produkte entspricht (Erhaltung der Masse).**

> **VERSTÄNDNIS+** Was ist ein geschlossenes System? Ein geschlossenes System ist dadurch gekennzeichnet, dass Teilchen dieses System nicht verlassen können. Ein Austausch von Energie, etwa in Form von Wärme, ist allerdings möglich. Damit ist auch klar, dass in einem geschlossenen System Massenerhalt gelten muss. Die Teilchen werden sich schließlich nicht „in Luft auflösen."

Da dies hier nicht der Fall ist (links 2 Sauerstoffatome, rechts nur 1), müsst ihr die Reaktionsgleichung ausgleichen, indem ihr vor die Moleküle sogenannte **Koeffizienten** schreibt. Da man das Sauerstoffmolekül nicht einfach teilen kann, müsst ihr die Reaktionsgleichung so konstruieren, dass 2 Wassermoleküle entstehen, in denen sind schließlich ebenfalls 2 Sauerstoffatome enthalten. Man schreibt:

$$H_2 + O_2 \rightarrow 2H_2O$$

Da nun allerdings auf der Produktseite 4 Wasserstoffatome (2 × 2) stehen, benötigt ihr auch mehr Wasserstoffmoleküle:

$$2H_2 + O_2 \rightarrow 2H_2O$$

Ein weiterer Grundsatz bei chemischen Reaktionen besagt, dass **die Ladung der Edukte identisch mit der Ladung der Produkte ist (Erhalt der Ladung).** Dies wird z. B. dann relevant, wenn geladene Teilchen (Ionen) reagieren:

$$Na^+ + Cl^- \rightarrow NaCl$$

Notizen

Man sieht: Ein Edukt ist positiv geladen, während das andere Edukt negativ geladen ist. Addiert man die Ladungen erhält man:

$$(+1)+(-1)=0$$

Die Summe der Ladung der Produkte ist ebenfalls null (NaCl ist ungeladen), sodass der Ladungserhalt erfüllt ist.

Übrigens: Teilchen, die nach einer chemischen Reaktion unverändert aus ihr hervorgehen, haben nicht an ihr teilgenommen und werden in der Regel auch nicht in der Reaktionsgleichung erwähnt. Dies gilt z. B. für das Lösungsmittel, in dem eine Reaktion stattfindet. Die meisten für Mediziner relevanten chemischen Reaktionen laufen im wässrigen Milieu der Zelle ab.

15.2 Stöchiometrie

In der Realität lasst ihr selbstverständlich nicht nur ein paar Moleküle miteinander reagieren. Damit ihr trotzdem wisst, welche Stoffmengen ihr einsetzen müsst, bedienen wir uns der Reaktionsgleichung, aus der wir diese – hoffentlich problemlos – herleiten können. Diese Berechnung nennt man Stöchiometrie.

Damit ihr wisst, wie so etwas abläuft, hier ein kleines Beispiel:
Wie viele Liter Wasserstoff (unter Normalbedingungen) braucht man, um 360 g Wasser zu synthetisieren?

Zunächst benötigt ihr die Summenformel von Wasser, die ihr hoffentlich kennt. Aus der Formel H_2O kann man nun mithilfe des Periodensystems die molare Masse ablesen.

1 mol Wasserstoff hat als Masse 1 g. 1 mol Sauerstoff hat als Masse 16 g. Da in 1 mol Wasser 2 mol Wasserstoffatome und 1 mol Sauerstoffatome enthalten sind, hat 1 mol Wasser eine Masse von 18 g/mol.

Nun müsst ihr eine kleine Gleichung aufstellen, um zu berechnen, wie viel Mol Wasser man eigentlich herstellen will. Das Ganze ist glücklicherweise recht einfach:

Wenn **1 mol Wasser** eine Masse von **18 g** hat, wie viel Mol haben dann eine Masse von **360 g?**

$$\frac{1\ \text{mol}}{\text{x}}=\frac{18\ \text{g}}{360\ \text{g}}$$

Nun müsst ihr nur noch nach *x* Auflösen und erhaltet als Lösung: 20 **mol.**

Ein beliebter Fehler ist es zu glauben, dass man nun 40 mol Wasserstoff bräuchte, da ja in einem Molekül Wasser 2 H-Atome zu finden sind. Ihr solltet aber wissen, dass Wasserstoff ein zweiatomiges Gas ist, sodass man eben doch nur 20 mol Wasserstoff braucht.

Man kann auch einfach die Koeffizienten der Reaktionsgleichung betrachten:

$$2H_2+O_2\rightarrow 2H_2O$$

Da diese für Wasserstoff und für Sauerstoff gleich sind (beide 2), kann man davon ausgehen, dass man mit 20 mol Wasserstoff auch 20 mol Wasser erhält.

Wie kann man nun das Ergebnis in Litern angeben? Dafür muss man wissen, dass Mol eines idealen Gases 22,4 l entsprechen. Also braucht man 20 × 22,4 l H_2.

Die Reaktion von Wasserstoff und Sauerstoff zu Wasser heißt übrigens **Knallgasreaktion.**

HAM-Nat-GEHEIMTIPP Aufgaben, in denen man die 22,4-Liter-Regel anwenden muss, verraten sich oft dadurch, dass in der Aufgabenstellung steht, man solle annehmen, dass sich Gas X wie ein ideales Gas verhalte, oder dass Normalbedingungen herrschen.

15.3 Konzentration

Gerade in der Biochemie rechnet man oftmals mit Konzentrationen statt mit absoluten Stoffmengen. Man gibt mit einer Konzentration an, wie viel Gramm, Mol oder Milliliter eines Stoffes in einem bestimmten Volumen des Lösungsmittels gelöst sind.

Löst man z. B. 1 g Zucker in 10 l Wasser, dann hat die Lösung die Zuckerkonzentration 0,1 g/l. Die simple Formel lautet:

$$C=m/V$$

$C=$ Konzentration, $m=$ Masse, $V=$ Volumen

Um sicherzustellen, dass ihr euch nicht irrt, solltet ihr auch hier nachschauen, ob die Einheiten am Ende wirklich Gramm/Liter ergeben.

Löst man eine Flüssigkeit in einer anderen, kann das Ergebnis natürlich auch in ml/l angegeben werden.

Die häufigste Angabe ist allerdings mol/l. Eine Lösung mit der Konzentration von 1 mol/l wird auch 1-molar genannt. Eine Lösung von 2 mol/l bezeichnet man als 2-molar etc. Abgekürzt wird 1-molar als **1 M.**

15.4 Homogenes Gleichgewicht

Nehmen wir an, dass wir eine chemische Reaktion durchführen wollen, bei der zwei Stoffe A und B (die Edukte) zu zwei anderen Stoffen C und D reagieren sollen. Die ganze Reaktion findet in einem geschlossenen System statt, sodass alle Edukte und Produkte an Ort und Stelle bleiben. Warum das wichtig ist, erfahrt ihr später.

Wenn die Reaktion beginnt, werdet ihr sehen, dass in kurzer Zeit eine große Menge an Produkten entsteht, wobei natürlich auch eine entsprechend große Menge an Edukten verbraucht wird.

Nach einiger Zeit scheint es aber so, als wäre die Reaktion zum Erliegen gekommen, denn die Konzentrationen der Produkte und Edukte ändern sich nicht mehr. Dieser Eindruck täuscht allerdings, denn in Wirklichkeit entstehen aus den Edukten A und B nach wie vor die Produkte C und D. In gleichem Maß zerfallen aber auch die Produkte C und D wieder in die Edukte. Da diese beiden Reaktionen, die **Hinreaktion** und die **Rückreaktion, gleich schnell ablaufen,** entsteht der Eindruck, als sei die Reaktion zu Ende. Tatsächlich hat sich lediglich ein **Gleichgewicht** eingestellt. Da in diesem Gleichgewicht noch viel Bewegung vorhanden ist (die Reaktionen laufen schließlich noch immer ab), spricht man auch von einem **dynamischen Gleichgewicht.**

Außerdem ist es wichtig zu wissen: Eine Reaktion, die „in beide Richtungen" ablaufen kann, nennt man **reversibel. Das oben Gesagte gilt folglich nur für reversible Reaktionen.**

Bevor wir uns nun mit Begriffen wie Enthalpie oder Entropie herumschlagen, machen wir zunächst ein paar simple Überlegungen, mit denen man sich viel Auswendiglernen ersparen kann.

15.4.1 Prinzip von Le Chatelier

Unsere Beispielreaktion läuft in einem geschlossenen System ab. Würde sie in einem offenen System ablaufen und die Produkte wären Gase, die einfach so aus dem Reaktionsgefäß entweichen können, dann würde sich nämlich gar kein Gleichgewicht einstellen. Je mehr Gas entweicht, desto mehr Gas würde neu gebildet werden, bis die Edukte komplett verbraucht sind.

Wir sehen: Nehmen wir dem System Produkte weg, bildet es wieder mehr Produkte, so lange, bis sich wieder ein Gleichgewicht einstellt.

Dasselbe gilt, wenn wir wieder Edukte in das Reaktionsgefäß schütten, nachdem sich das Gleichgewicht eingestellt hat: Es wird mehr Produkt entstehen. Umgekehrt kann man auch Produkte zugeben, sodass vermehrt Edukte gebildet werden.

Dieses Phänomen nennt man **Prinzip vom kleinsten Zwang** oder auch **Prinzip von Le Chatelier.**

VERSTÄNDNIS+ Können auch aus einem geschlossenen System Produkte „entfernt" werden? Gewissermaßen ja!
Wenn man nämlich dafür sorgt, dass die Produkte weiter reagieren, entfernt man quasi Produkte der ersten Reaktion und es werden mehr Edukte verbraucht. Dies ist ein Prinzip, das man sich in der Biochemie zunutze macht, wenn man will, dass eine Reaktion möglichst vollständig abläuft.

Wir üben auf das System einen Zwang aus (wir entfernen Produkte) und das System versucht die Auswirkungen dieses Zwangs zu minimieren (das System bildet mehr Produkte). Dieser Umstand ist allerdings nicht nur auf das Entfernen und Zugeben von Reaktionsteilnehmern beschränkt:

Nehmen wir an, wir befinden uns wieder in einem geschlossenen System und unsere Produkte C und D sind gasförmig, wohingegen die Edukte A und B flüssig sind. Üben wir nun Druck auf das System aus, indem wir den Behälter verkleinern, so wird sich das System auch diesem Zwang entziehen. Statt der Produkte C und D, die als Gase viel Platz benötigen, werden nun vermehrt die Edukte A und B gebildet, um der Druckerhöhung entgegenzuwirken.

Können wir das System noch mehr beeinflussen? Ja, denn die beiden Reaktionen unterscheiden sich auch hinsichtlich der Temperatur, bei der sie ablaufen. Angenommen, unsere Hinreaktion setzt Wärme frei (wie eine Verbrennung, auch **exotherme Reaktion** genannt), dann können wir daraus schließen, dass unsere Rückreaktion Wärme verbraucht **(endotherme Reaktion).** Erhöhen wir nun die Temperatur, wird verstärkt die Reaktion ablaufen, die Wärme verbraucht. Wenn die Rückreaktion Wärme verbraucht, entstehen folglich wieder mehr Edukte.

VERSTÄNDNIS+ Am besten merkt ihr euch, dass das System zurück zu seinem Ausgangszustand gelangen will.

15.4.2 Massenwirkungsgesetz

Wäre es nicht praktisch, das Verhältnis von Edukten zu Produkten irgendwie quantifizierbar zu machen? Mit Sicherheit! Da die Konzentration der Edukte und die Konzentration der Produkte konstant sind, wenn sich das Gleichgewicht erst mal eingestellt hat, hat man eine Formel zur Berechnung eines Zahlenwertes, der sogenannten **Gleichgewichtskonstante K**, aufgestellt. Diese Formel wird **Massenwirkungsgesetz (MWG)** genannt. Aus diesem Zahlenwert kann man dann ablesen, ob bei einer Reaktion grundsätzlich in erster Linie die Produkte entstehen, das Gleichgewicht also auf der Produktseite liegt, oder ob die Reaktion kaum stattfindet, das Gleichgewicht also auf der Eduktseite liegt.

Wie macht man das?

In unserer Beispielreaktion entstehen nach wie vor aus den Edukten A und B die Produkte C und D.

$$A + B \rightleftharpoons D + C$$

Man **multipliziert nun die Konzentrationen der Produkte miteinander** und **dividiert** durch **die multiplizierten Konzentrationen der Edukte.**

EPISCHE ESELSBRÜCKE Hier lohnt es sich, die einzelnen Schritte nachzuvollziehen! Insbesondere sollte man sich merken, dass die **Produkte im Zähler** stehen, dann kann man sich viel herleiten.
Kleine Eselsbrücke im Hinblick auf zukünftige Prüfungen: Das Ergebnis **(Produkt)** ist alles, was **zählt.**

HAM-Nat-GEHEIMTIPP Man berechnet die **Produkte** (!) und nicht die Summen der Konzentrationen! Ein beliebter Fehler, der sich auch als Falschantwort anbietet.

$$K = \frac{[C] \times [D]}{[A] \times [B]}$$

Um ein Massenwirkungsgesetz aufstellen zu können, ist es unerlässlich, die Reaktionsgleichung zu kennen. Falls in einer Reaktion Koeffizienten vorkommen, muss man die Konzentration des jeweiligen Edukts oder Produkts hoch diesen Koeffizienten nehmen. Ein Beispiel sollte das veranschaulichen:

$$A + B \rightleftharpoons 2C + D$$

$$K = \frac{[C]^2 \times [D]}{[A] \times [B]}$$

Was bringt uns nun die Gleichgewichtskonstante?

Angenommen, bei der Reaktion liegen nach Einstellung des Gleichgewichtszustands die Edukte in genauso hoher Konzentration vor wie die Produkte. Im Zähler und im Nenner steht dann die gleiche Zahl und **K** ist folglich gleich 1.

Wenn das **Gleichgewicht stark auf der Produktseite** liegt, ist der Zähler unseres Bruchs groß und der Nenner klein. **K ist dann größer 1.** In der Biochemie bezeichnet man Reaktionen in unserem Körper, deren Gleichgewicht so stark auf der Produktseite liegt, dass die Konzentration der Edukte vernachlässigbar klein wird, sogar als **irreversibel.**

Wenn das **Gleichgewicht stark auf der Eduktseite** liegt, ist der Zähler unseres Bruches klein und der Nenner groß. **K ist dann kleiner 1.**

Eine Besonderheit von **K**: Sie ist **unabhängig von Konzentrationsänderungen.** Geben wir Edukte hinzu, wird das System in gleichem Maße verstärkt Produkte bilden (Le-Chatelier-Prinzip!). Nachdem sich das Gleichgewicht erneut eingestellt hat, stehen Zähler und Nenner wieder im selben Verhältnis zueinander.

Man muss allerdings, wenn man ein Massenwirkungsgesetz aufstellt, angeben, bei welcher Temperatur die Reaktion stattfindet. Zur Verdeutlichung:

Wenn sich ein Gleichgewicht in der Reaktion eingestellt hat und man die Temperatur erhöht, läuft verstärkt die endergone (wärmeverbrauchende) Reaktion ab. Wenn die Rückreaktion Wärme verbraucht, entstehen mehr Edukte. Entsprechend wird der Nenner größer und der Zähler kleiner und es ergibt sich eine neue Gleichgewichtskonstante. **K** ist folglich **temperaturabhängig.**

> **VERSTÄNDNIS+** **K** ist konstant, wenn sich ein Gleichgewicht eingestellt hat. Sie ist allerdings auch abhängig vom **Druck.** Ihr könnt diese Beziehung genau wie bei der Temperatur begründen, wenn ihr noch mal nachlest, wie sich Druckänderungen nach dem Prinzip von Le Chatelier auswirken.

Zu guter Letzt: Wie stellt man das MWG für **gekoppelte Reaktionen** auf, wenn also die Produkte direkt weiter reagieren?

Man muss die Gleichgewichtskonstanten miteinander **multiplizieren,** um die Gleichgewichtskonstante für die gesamte Reaktion zu erhalten.

$$[A]+[B] \rightleftharpoons [C]+[D] \rightleftharpoons [E]+[F]$$

$$K_{ges} = K_1 \times K_2 = \frac{[C] \times [D]}{[A] \times [B]} \times \frac{[E] \times [F]}{[C] \times [D]}$$

Aus der Gleichung erkennt man zudem, dass man die Konzentrationen der Zwischenprodukte noch nicht mal kennen muss, um K_{ges} zu ermitteln, da sich diese einfach kürzen lassen.

15.5 Heterogenes Gleichgewicht

Neben homogenen Gleichgewichten gibt es auch **heterogene Gleichgewichte.** Während bei homogenen Gleichgewichten die Reaktion in derselben sogenannten **Phase,** z. B. dem Lösungsmittel Wasser, stattfindet, zeichnen sich heterogene Stoffgemische durch das Vorhandensein verschiedener Phasen aus.

Viel Kompliziertes muss man hier als Mediziner erfreulicherweise nicht wissen.

> **VERSTÄNDNIS+** Was sind eigentlich Phasen? Unterschiedliche Zustandsformen der Materie, die klar voneinander getrennt sind! Was kompliziert klingt, ist eigentlich ganz einfach: Man muss sich nur ein heterogenes Gemisch wie Blut vorstellen (nachdem man es hat stehen lassen). Die schweren Bestandteile wandern nach unten und sind klar von den leichten getrennt. Hier habt ihr auch schon ein weiteres Merkmal von heterogenen Gemischen kennengelernt. Man kann sie mit **physikalischen Methoden** wie etwa dem Ausüben einer Kraft (beim Blut macht dies die Schwerkraft) trennen, wohingegen man zum Spalten chemischer Verbindungen eine **chemische Reaktion** benötigt.

15.5.1 Stoffgemische

Einige wichtige Arten von Stoffgemischen sollte man kennen (➤ Tab. 15.1).

Tab. 15.1 Wichtige Stoffgemische (Beispiele)

Stoffgemisch	Zusammensetzung
Gemenge	Feststoff + Feststoff (denkt an Sand und Kies)
Suspension	Feststoff + Flüssigkeit (denkt an die **Su**ppe, in der Nudeln schwimmen)
Emulsion	Flüssigkeit + Flüssigkeit (denkt an Öl in Wasser)
Aerosol	Flüssigkeit oder Feststoff + Gas (denkt an Nebel oder Rauch)

15.5.2 Nernst-Verteilungsgesetz

Da dieses Gesetz sehr prüfungsrelevant ist, sollte man jetzt gut aufpassen. Angenommen, eine Emulsion besteht aus einem dichten polaren Stoff, z. B. Wasser, und einem weniger dichten unpolaren Stoff (das beliebteste Beispiel ist Diethylether). Wir haben gelernt, dass sich beide Substanzen nicht vermischen werden, sondern dass sich die dichtere Substanz am Boden des Gefäßes absetzen wird. Es entstehen folglich **zwei Phasen.** Gibt man nun eine Substanz in dieses Gefäß, wird sie sich, wenn sie selbst polar ist, eher im polaren Lösungsmittel (Wasser) lösen und weniger gut im unpolaren. Um diese Verteilung zu quantifizieren, hat man den **Verteilungskoeffzienten** eingeführt, der unglücklicherweise auch mit **K** abgekürzt wird. Ihr solltet euch in der Klausur also immer klarmachen, ob es sich bei **K** um die Gleichgewichtskonstante oder den Verteilungskoeffizienten handelt. Um **K** zu berechnen, muss man den Quotienten der Konzentration des Stoffes in der Oberphase und der Konzentration des Stoffes in der Unterphase berechnen (> Abb. 15.1).

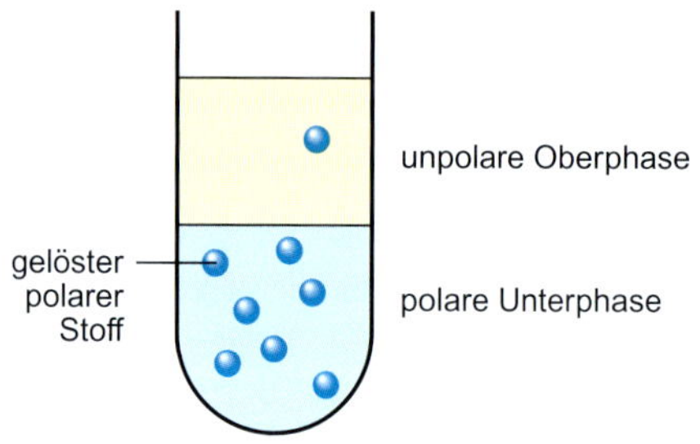

Abb. 15.1 Nernst-Verteilungsgesetz [L253]

$$K = [A]_{Oberphase} / [A]_{Unterphase}$$

Ist **K = 1,** löst sich der Stoff in beiden Phasen **gleich** gut, ist K < **1, löst er sich eher in der Unterphase, und ist** K > **1, löst sich der Stoff vor allem in der Oberphase.**

EPISCHE ESELSBRÜCKEN Das, was **im Gefäß oben** schwimmt (Stoff in der Oberphase), steht auch **im Bruch oben** (im Zähler).
Außerdem: **K** (sowohl die Gleichgewichtskonstante als auch der Verteilungskoeffizient) steht in keinem Zusammenhang zur Geschwindigkeit, mit der sich ein Gleichgewicht oder eine Verteilung einstellt.

ZUSAMMENFASSUNG

- Beim Ausgleichen von Reaktionen müsst ihr auf den Erhalt von Masse und Ladung achten.
- Im Gleichgewichtszustand laufen Hin- und Rückreaktion gleich schnell ab.
- Bei der Berechnung der Gleichgewichtskonstanten stehen die Produkte im Zähler.

Notizen

KAPITEL

16 Thermodynamik

Paul Windisch

Ein eher unbeliebtes, da recht abstraktes Thema ist die **Thermodynamik.** Auch wenn man sich nicht die Illusion zu machen braucht, auf den folgenden Seiten ein tiefgreifendes Verständnis für dieses Fachgebiet zu erhalten, so ist es doch sinnvoll, das Kapitel aufmerksam zu lesen und ein wenig mit den Formeln zu „spielen", sprich verschiedene Zahlenwerte einzusetzen.

Eine wichtige Bemerkung vorweg, weil sie eine beliebte Falschantwort darstellt: Aus allen Begriffen, die ihr zur Thermodynamik lesen werdet, lassen sich **keine Aussagen hinsichtlich der Geschwindigkeit von Reaktionen** ableiten.

16.1 Grundlegende Begriffe

16.1.1 Enthalpie

Wir haben bereits bei der Besprechung der Gleichgewichtsreaktion gelernt, dass es Reaktionen gibt, bei denen Wärme frei wird. Woher kommt die Energie, die bei diesen **exothermen** Reaktionen in Form von Wärme frei wird? Sie ist in den Edukten selbst gespeichert! Diesen „Wärmeinhalt" bezeichnet man als **Enthalpie H.** Man sollte sich merken, dass Stoffe grundsätzlich nach einer niedrigen Enthalpie, einem energiearmen Zustand, streben.

Deshalb wird bei so vielen Reaktionen, die uns aus dem Alltag bekannt sind, etwa bei Verbrennungen, Energie in Form von Wärme frei.

Man kann für Reaktionen auch die Differenz der Enthalpien der Produkte und Edukte ΔH berechnen. Nimmt im Verlauf einer Reaktion die Enthalpie der beteiligten Stoffe ab (**ΔH negativ**), so ist bei der Reaktion Wärme frei geworden und die Reaktion ist **exotherm.**

Andererseits gibt es auch Reaktionen, bei denen ΔH positiv ist, also Wärme zugeführt wurde, sodass in diesem Fall die Reaktion **endotherm** ist.

Übrigens: Die Einheit der Enthalpie ist **Kilojoule (kJ)/mol.**

EPISCHE ESELSBRÜCKE Man kann sich merken, dass man selbst auch immer nach einem „energiearmen" Zustand strebt: Wenn man steht, will man sich setzen. Wenn man sitzt, will man liegen etc.

16.1.2 Entropie

Wenn Stoffe nach energiearmen Zuständen streben, wie kann es dann sein, dass es auch Reaktionen gibt, die, obwohl sie spontan ablaufen, Wärme aufnehmen (z. B. das Lösen bestimmter Salze in Wasser)? Es gibt noch etwas anderes, nach dem das Universum strebt: Nach größtmöglicher **Entropie S.**

VERSTÄNDNIS+ Sich hier zu sehr in der Physik zu verlieren, ist nicht zielführend. Merkt euch einfach, dass ein System, z. B. die Küche eurer WG, nach größtmöglicher Entropie (Unordnung) strebt.

16.1.3 Gibbs-Energie

Man kann sich der Frage, warum Reaktionen ablaufen, die Wärme verbrauchen, auch mit einer Formel nähern, die euch im ➤ Kap. 16.3 begegnen wird. Dazu braucht man zunächst einmal eine Größe, die das Bestreben einer Reaktion abzulaufen deutlich macht. Diese bezeichnet man als **Gibbs-Energie (ΔG).** Manchmal wird sie auch „Gibbs freie Energie" oder „Freie Enthalpie" genannt. Um Verwechslungen mit der Reaktionsenthalpie H zu vermeiden, wird dieser Begriff hier aber nicht mehr verwendet.

Bei Reaktionen, die spontan, also gewissermaßen „freiwillig" ablaufen, ist ΔG **negativ.** Diese Reaktionen heißen auch **exergon.** ΔG hat wie H auch die Einheit **kJ/mol.** Andere Reaktionen laufen nicht spontan

Notizen

ab. Bei ihnen ist ΔG positiv und die Reaktionen heißen **endergon.** Nun braucht es eine Formel, mit der man ΔG berechnen kann – die **Gibbs-Helmholtz-Gleichung.**

EPISCHE ESELSBRÜCKE Nicht verwechseln! Bei der Enthalpie H geht es um **T**emperaturen. Die Begriffe heißen exo**t**herm und endo**t**herm. Bei der **G**ibbs-Energie fragt man sich, ob eine Reaktion exer**g**on oder ender**g**on ist.

16.2 Rechnen mit G

Eine Formel, die man kennen sollte, ist die Gibbs-Helmholtz-Gleichung.

$$\Delta G = \Delta H - T \times \Delta S$$

EPISCHE ESELSBRÜCKE **G**roße **H**ummer **t**anken **S**prit.

Wie bei allen Formeln sollte man mal ein paar Werte einsetzen, um ein Gefühl für die Zusammenhänge zu bekommen:

Wann läuft eine Reaktion spontan ab? Wenn ΔG negativ ist! Wann ist das der Fall? Wenn man die Gleichung betrachtet, erkennt man verschiedene Möglichkeiten:

- Wenn H negativ, die Reaktion also exotherm ist.
- Wenn H positiv ist, muss S stark positiv sein, damit der Term negativ wird.

Dabei gewinnt der Entropieterm $T \times \Delta S$ an Bedeutung, je höher die **Temperatur T** ist, bei der die Reaktion stattfindet (Punkt- vor Strichrechnung).

G kann aber nicht nur angeben, ob eine Reaktion spontan abläuft. Sie gibt auch an, **wie viel Arbeit eine Reaktion maximal verrichten kann.** Je größer der Betrag von G, desto mehr Arbeit ist möglich. Kann ein System, das im Gleichgewicht liegt, Arbeit verrichten? Die Antwort ist erfreulicherweise intuitiv: Nein, denn im Gleichgewicht ändern sich keine Konzentrationen mehr. **ΔG ist im Gleichgewichtszustand passenderweise gleich 0.** Am Anfang kann eine Reaktion also noch viel Arbeit verrichten. ΔG wird in deren Verlauf immer kleiner, bis sich das Gleichgewicht eingestellt hat.

Da ΔG also auch für chemische Gleichgewichte wichtig ist, gibt es auch hier eine Gleichung, die man kennen sollte, ohne dass deren Herleitung wichtig wäre:

$$\Delta G = -R \times T \times \ln K$$

R ist die allgemeine Gaskonstante (8,31 J/mol × K). Sie ist also immer gleich. Die Temperatur, bei der die Reaktion abläuft, kann man messen. Auch sie ist konstant.

Folglich **steht ΔG in einer direkten Beziehung zu unserer Gleichgewichtskonstante K.** Man kann also das eine aus dem anderen berechnen!

VERSTÄNDNIS⁺ Die Mathematikinteressierten unter euch können an dieser Stelle mal verschiedene Werte für K in die Gleichung einsetzen. Für alle anderen: Reaktionen, die exergon sind, also freiwillig ablaufen, haben ein negatives ΔG^0. Man kann sich denken, dass bei ihnen das Gleichgewicht stark auf der Produktseite zu liegen kommt, also K sehr groß wird. Deswegen negatives $\Delta G^0 \rightarrow K > 1$

Übrigens: Wie fast alles in der Chemie ist also auch die zuvor genannte Formel temperaturabhängig. Wenn man allerdings nicht weiß, ob bei einer Gleichgewichtsreaktion die Hin- oder die Rückreaktion exo- oder endotherm ist, kann man **nicht grundsätzlich** sagen, dass bei einer Temperaturerhöhung mehr Produkte entstehen (auch eine beliebte Falschantwort).

16.3 Chemische Reaktionen mit G

16.3.1 Aktivierungsenergie und Energieprofile

Wenn Reaktionen exergon sind, heißt das, dass diese Reaktionen sofort stattfinden, sobald man die Edukte zusammenführt? Nein, denn auch wenn die Produkte einen niedrigeren Energiegehalt haben, muss man zumeist erst ein bisschen Energie, die **Aktivierungsenergie (G^A),** ins System investieren, damit die Reaktion in Gang kommt. Dies wird einem recht schnell klar, wenn man sich die Energieprofile der Reaktionen anschaut (> Abb. 16.1).

Die Aktivierungsenergie, die im Profil der endergonen Reaktion angegeben ist, ist die Energie, die man über den Energiegehalt der Produkte hinaus aufgewendet hat. Sie ist identisch mit der Aktivierungsenergie für die exergone Rückreaktion.

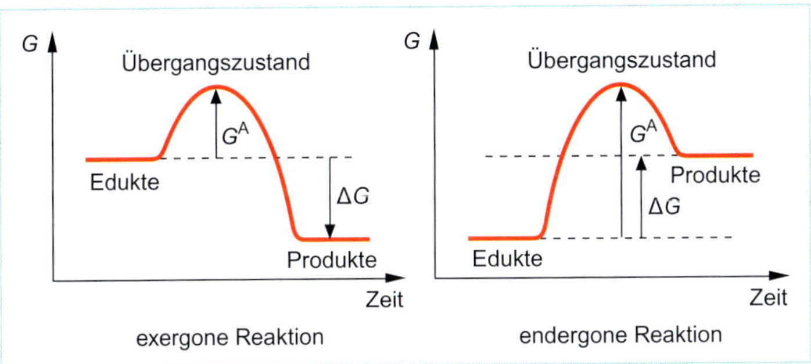

Abb. 16.1 Energieprofile von exergonen und endergonen Reaktionen [L253]

16.3.2 Gekoppelte Reaktionen

Was kann der Körper machen, wenn er eine endergone Reaktion ablaufen lassen will? Eine einfache Möglichkeit, dies zu bewerkstelligen, ist die **Kopplung** der endergonen Reaktion an eine exergone Reaktion.

Sind zwei Reaktionen miteinander gekoppelt, berechnet man die **Gibbs-Energie der Gesamtreaktion, indem man die Gibbs-Energien beider Reaktionen addiert.**

> **HAM-Nat-GEHEIMTIPP** Verwechslungsgefahr: Die **Gibbs-Energien** der Reaktionen werden **addiert,** die **Gleichgewichtskonstanten** aber **multipliziert.**

Ist die Gibbs-Energie der Gesamtreaktion dann negativ, laufen beide Einzelreaktionen, also auch die endergone Reaktion, ab. Das beliebteste Beispiel für eine exergone Reaktion, die unser Körper zur Kopplung nutzt, ist die Hydrolyse von ATP, der bekanntesten Energiewährung der Zelle.

16.4 Fließgleichgewichte

Bisher ging es immer um Gleichgewichtsreaktionen in geschlossenen Systemen, z. B. einem fest verschlossenen Reaktionsgefäß. Finden allerdings in unserem Körper Reaktionen in einem bestimmten Abschnitt der Zelle (einem Kompartiment) statt, so ist dieses natürlich nicht perfekt vom Rest der Zelle getrennt. Es können neue Edukte ins Kompartiment hinein- und entstandene Produkte aus dem Kompartiment herausgelangen. Wenn diese Prozesse gleich schnell ablaufen und auch eventuelle Zwischenprodukte (sogenannte **Intermediate**) in gleichem Maße gebildet wie verbraucht werden, dann befindet sich die Reaktion in einem **Fließgleichgewicht** (> Abb. 16.2). Wie man sich sicher denken kann, verbrauchen die

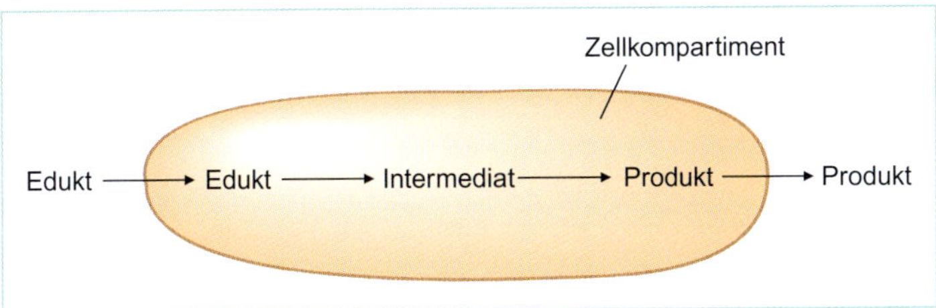

Abb. 16.2 Fließgleichgewicht [L253]

Transportvorgänge der Produkte und Edukte Energie. Ein Fließgleichgewicht kann also nur unter Energieverbrauch aufrechterhalten werden.

Aufgrund der Verwechslungsgefahr mit dem Gleichgewicht in geschlossenen Systemen sollte man sich allerdings einige Details klarmachen:

- Es sollte nachvollziehbar sein, dass ein System, in das man permanent Energie pumpt, auch Arbeit verrichten kann. Das ist bei den zuvor besprochenen Gleichgewichtsreaktionen in geschlossenen Systemen nicht so.
- ΔG kennt ihr als Maß für die Arbeit, die verrichtet werden kann. Da das Fließgleichgewicht immer Arbeit verrichten kann, wird **ΔG hier auch nie 0.**
- Die wichtigsten Gemeinsamkeiten: In beiden Gleichgewichten „passiert noch etwas" (dynamische Gleichgewichte) und die Konzentrationen der Edukte und Produkte sind konstant!

ZUSAMMENFASSUNG

- Die Gibbs-Energie G gibt Auskunft darüber, ob eine Reaktion „freiwillig" abläuft.
- Die Gibbs-Energie wird durch die Änderung der Enthalpie H und der Entropie S im Laufe der Reaktion bestimmt.

KAPITEL

17 Kinetik

Paul Windisch

Im Gegensatz zur Thermodynamik geht es in diesem Kapitel um nichts anderes als die Geschwindigkeit chemischer Reaktionen.

17.1 Geschwindigkeitskonstante k

So wie es manche Autos gibt, die schneller fahren können als andere, gibt es auch Reaktionen, die dazu neigen, schneller abzulaufen als andere. Diese Eigenschaft der Reaktion wird in der **Geschwindigkeitskonstante k** ausgedrückt.

HAM-Nat-GEHEIMTIPP Schon wieder eine Konstante, die mit diesem Buchstaben abgekürzt wird? Im Gegensatz zur Gleichgewichtskonstante **K** ist das **k** der Geschwindigkeitskonstante klein!

Während sich die Reaktionsgeschwindigkeit im Verlauf einer Reaktion in der Regel ändert, ist *k* für eine Reaktion konstant. Je **größer k, desto schneller kann eine Reaktion** ablaufen.

Wenn ihr euch jetzt fragt, wie *k* zustande kommt, dann solltet ihr wissen, dass es eine einzige für euch wichtige Verknüpfung zwischen Kinetik und Thermodynamik gibt:

Ihr erinnert euch sicher noch an die Aktivierungsenergie (die Energie, die man zuführen muss, um eine Reaktion in Gang zu bringen). **Je größer die Aktivierungsenergie einer Reaktion ist, desto kleiner ist k.** Das heißt: Eine Reaktion, in die man viel Energie pumpen muss, damit überhaupt etwas passiert, läuft auch langsamer ab.

Wovon hängt *k* noch ab? Stellt euch eine Lösung vor, in der zwei Arten von Molekülen schwimmen. Wann immer zwei Moleküle zusammenstoßen, kommt es zu einer Reaktion. Wenn man nun die Temperatur erhöht, schwingen die Moleküle auch schneller. Die Wahrscheinlichkeit, dass zwei Moleküle zusammenstoßen, steigt und damit auch die Neigung der Reaktion, schnell abzulaufen. Folglich **nimmt k mit steigender Temperatur zu.**

Natürlich existiert bei Gleichgewichtsreaktionen, bei denen es Hin- und Rückreaktion gibt, auch je eine Geschwindigkeitskonstante für Hin- und Rückreaktion. Aus $\mathbf{k_{hin}}$ und $\mathbf{k_{rück}}$ kann man auch die Lage des Gleichgewichts berechnen.

$$K = \frac{k^{hin}}{k^{rück}}$$

Die Formel ist eigentlich sehr simpel: Wenn die Hinreaktion dazu neigt, schnell abzulaufen ($k_{\mathbf{hin}}$ groß), liegt auch das Gleichgewicht stark auf der Produktseite (*K* groß). Ist die Geschwindigkeitskonstante der Rückreaktion groß, nimmt die Gleichgewichtskonstante kleine Werte an.

17.2 Reaktionsgeschwindigkeit

Worin besteht der Unterschied zwischen **Reaktionsgeschwindigkeit v** und Geschwindigkeitskonstante k? Zunächst einmal muss dafür geklärt werden, was die Reaktionsgeschwindigkeit ist, und wie man sie überhaupt messen kann. Dafür gibt es zwei Möglichkeiten, die selbstverständlich zum gleichen Ergebnis führen: Entweder man misst die **Zunahme der Produktkonzentration pro Zeit,** oder man macht es andersrum und misst die **Abnahme der Eduktkonzentration pro Zeit.** Mathematisch ausgedrückt, schreibt man für die Zunahme der Produktkonzentration:

$$v = \frac{dc_p}{dt}$$

VERSTÄNDNIS+ Falls euch die Buchstaben **„d"** verwirren, stellt sie euch einfach als Δ vor. Sie sollen nur deutlich machen, dass man hier keinen einzelnen Wert misst, sondern die **D**ifferenz zwischen zwei Werten. Wenn man zu Beginn der Reaktion die Produktkonzentration 1 mol/l bestimmt und diese am Ende der Reaktion 3 mol/l beträgt, setzt man 2 mol/l in die Formel zur Berechnung der Geschwindigkeit ein. Für die Zeit verfährt man genauso.

Die Formel, der die Abnahme der Eduktkonzentration zugrunde liegt, lautet:

$$v = -dc_A / dt$$

Warum das Minus in der Gleichung? Wenn man die Differenz der Eduktkonzentrationen bestimmt, ergibt sich ein Problem: Da die Edukte verbraucht werden, ist die Konzentration am Ende der Reaktion geringer als am Anfang. Der Wert, den man in die Gleichung für die Geschwindigkeit einsetzen würde, wäre folglich negativ. Die Geschwindigkeit selbst würde dann auch einen negativen Wert annehmen. Da die Geschwindigkeit aber selbstverständlich positiv sein muss, ist das Minus in der Gleichung notwendig.

17.2.1 Katalysatoren

Wenn die Höhe der Aktivierungsenergie die Reaktionsgeschwindigkeit bestimmt, müsste eine Substanz, die die benötigte **Aktivierungsenergie einer Reaktion reduziert,** deren **Geschwindigkeit und damit auch die Einstellung des Gleichgewichts beschleunigen.** Eine Substanz, die genau das macht und dazu noch unverändert aus der Reaktion hervorgeht, nennt man Katalysator (➤ Abb. 17.1).

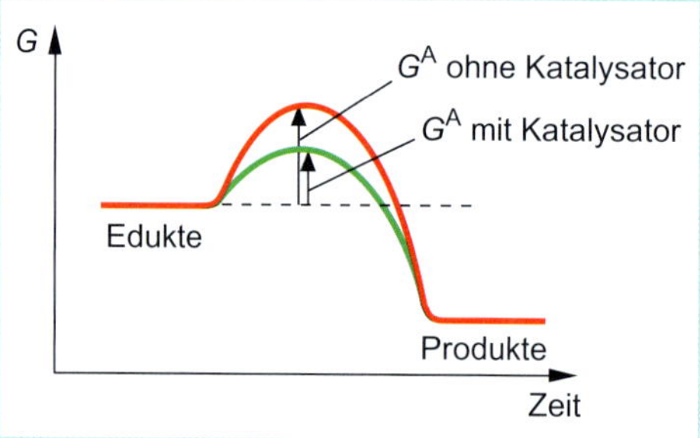

Abb. 17.1 Energieprofile mit und ohne Katalysator [L253]

Da der Katalysator formal nicht an der Reaktion teilnimmt, muss man ihn weder bei den Edukten noch bei den Produkten angeben.

Ein Katalysator hat keinen Einfluss auf die Lage des Gleichgewichts und kann folglich auch keine exergone zu einer endergonen Reaktion machen.

Die Enzyme in unserem Körper werden auch Biokatalysatoren genannt. Ihre Funktion ist sehr wichtig, da viele der Reaktionen, die unser Überleben sichern, nicht ablaufen könnten, wenn Enzyme nicht die benötigte Aktivierungsenergie herabsetzen würden. Genaueres dazu lernt ihr aber noch in der Biochemie.

17.3 Reaktionsordnung

Um unser Verständnis von Reaktionsgeschwindigkeiten zu verbessern, schauen wir uns nun Reaktionen verschiedener **Ordnung** an. Eine Reaktion, bei der ein großes Molekül in zwei kleinere zerfällt, bezeichnet man als **Reaktion 1. Ordnung.**

DEFINITION 1 Edukt (Molekül/Atom) reicht zur Bildung der Produkte? Es handelt sich um eine Reaktion 1. Ordnung!

Wovon hängt die Reaktionsgeschwindigkeit ab? Einerseits von der Neigung des Edukts zu zerfallen. Diese Neigung kennen wir bereits als **Geschwindigkeitskonstante k. Andererseits ist auch die Konzentration des Edukts** wichtig. Je mehr Edukte da sind, desto mehr Edukte zerfallen und desto schneller ändert sich die Konzentration.

$$v = k \times [A]$$

Notizen

HAM-Nat-GEHEIMTIPP Man sieht aus der Gleichung, dass bei einer Verdopplung der Eduktkonzentration sich auch die Reaktionsgeschwindigkeit verdoppelt, bei einer Halbierung halbiert usw. Die Geschwindigkeit und die Konzentration sind folglich **proportional.** „k" ist dabei die **Proportionalitätskonstante.** Wenn man einen proportionalen Zusammenhang graphisch darstellt, ist der Graph immer eine Gerade, dessen Steigung der Proportionalitätskonstante entspricht.

Aus der Gleichung erkennt man auch, dass die Reaktionsgeschwindigkeit während einer Reaktion nicht konstant bleiben wird. Es werden schließlich Edukte verbraucht. Folglich nimmt die Konzentration der Edukte ab, und die Geschwindigkeit der Reaktion sinkt (➤ Abb. 17.2). Bei einer Gleichgewichtsreaktion gilt dies nur für die Geschwindigkeit der Hinreaktion. Je mehr Produkte entstehen, desto mehr können zurückreagieren, sodass im Verlauf der Reaktion die Geschwindigkeit der Rückreaktion zunimmt. Wenn beide **Reaktionen gleich schnell ablaufen, ist die Reaktion im Gleichgewicht.**

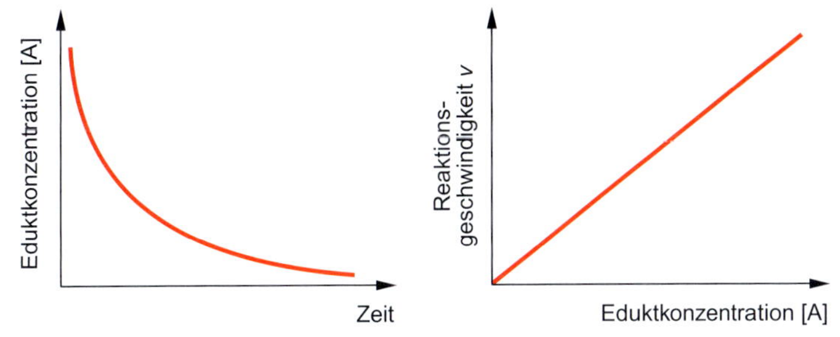

Abb. 17.2 Reaktion 1. Ordnung und Beziehung zwischen Eduktkonzentration und Reaktionsgeschwindigkeit [L253]

HAM-Nat-GEHEIMTIPP Die **Geschwindigkeitskonstanten sind im Gleichgewicht nach wie vor nicht gleich!** Sie ändern sich schließlich im Verlauf der Reaktion nicht.

Radioaktive Zerfälle sind wichtige Reaktionen 1. Ordnung. Um auszudrücken, wie schnell ein Stoff zerfällt, gibt man gerne die **Halbwertszeit** $t_{1/2}$ an. Das ist die Zeit, nach der – egal bei welcher Ausgangskonzentration – nur noch die Hälfte der Edukte übrig ist. Man kann die Halbwertszeit berechnen, indem man den natürlichen Logarithmus von 2 durch die Zerfallskonstante dividiert.

$$t_{1/2} = \ln 2 / \lambda$$

Mehr als Auswendiglernen muss man diese Gleichung im Rahmen der Chemie zum Glück nicht.

VERSTÄNDNIS+ Wieso ist die Halbwertszeit von einem Kilogramm Uran und 100 kg Uran gleich? Zwar sind 100 kg natürlich weitaus mehr, dafür zerfallen auch weitaus mehr Teilchen pro Zeit. Dementsprechend zerfallen 100 kg genauso schnell zu 50 kg wie 1 kg zu 0,5 kg.

Es gibt natürlich auch **Reaktionen 2. Ordnung.** Braucht es, um die Produkte zu bilden, zwei Edukte (die aber auch gleich sein können), dann ist das eine solche Reaktion. Gibt es zwei verschiedene Edukte A und B, hängt die Reaktionsgeschwindigkeit von der Konzentration **beider** Edukte ab:

$$v = k \times [A] \times [B]$$

Gibt es nur einen Typ Edukt, von dem es aber zwei Moleküle braucht, um ein Produkt zu bilden, dann wird die Konzentration dieses Edukts zur Berechnung der Geschwindigkeit **quadriert.**

$$v = k \times [A]^2$$

Da auch während einer Reaktion 2. Ordnung Edukte verbraucht werden, nimmt die Reaktionsgeschwindigkeit im Verlauf der Reaktion natürlich ebenfalls ab.

17.3.1 Geschwindigkeitsbestimmende Reaktion

In der Biochemie gibt es viele Stoffwechselwege, in denen ein Produkt entsteht, um dann sofort in einer Folgereaktion als Edukt zu dienen. Das entstehende Produkt dient als Edukt des nächsten Schritts usw. Es kann aber durchaus sein, dass eine Reaktion die Produkte langsamer bildet, als die Folgereaktion sie verbraucht. Diese Reaktion wird als **geschwindigkeitsbestimmende(r) Reaktion/Teilschritt** bezeichnet, da sie die Geschwindigkeit des ganzen Stoffwechselweges limitiert. Schließlich können die folgenden Schritte nicht ablaufen, wenn ihnen keine Edukte bereitgestellt werden.

Der geschwindigkeitsbestimmende Schritt ist der mit der kleinsten Geschwindigkeitskonstante – also der Schritt mit der höchsten Aktivierungsenergie. Auf diese Weise kann man ihn in einem Energieprofil auch leicht erkennen.

VERSTÄNDNIS+ Stellt euch den geschwindigkeitsbestimmenden Schritt wie einen Stau vor. Er bestimmt, wie schnell ihr morgens zur Uni kommt, da ihr auf dem restlichen Weg schließlich nicht unendlich schnell fahren könnt!

ZUSAMMENFASSUNG

- Große Aktivierungsenergie = kleine Geschwindigkeitskonstante
- Ein Katalysator geht unverbraucht aus einer Reaktion hervor, senkt ihre Aktivierungsenergie und beschleunigt sie damit.

Notizen

KAPITEL

18 Säuren und Basen

Paul Windisch

18.1 Definitionen

Um euch den in Lehrbüchern fast schon obligatorischen Exkurs zur Definition von Säuren und Basen im Verlauf der vergangenen Jahrhunderte zu ersparen, kommen wir sofort zu den beiden Definitionen, die euch im Studium begegnen werden:

- **Brønsted** (die wichtigere): Säuren sind Verbindungen, die ein Proton abgeben **(Protonendonatoren).** Basen sind Verbindungen, die ein Proton aufnehmen **(Protonenakzeptoren).**
- **Lewis:** Säuren lagern Elektronenpaare an **(Elektronenpaarakzeptoren).** Basen geben Elektronenpaare ab **(Elektronenpaardonatoren).**

EPISCHE ESELSBRÜCKE **B**ernd **s**ingt **p**olnische **D**ancehits – **B**rønsted-**S**äure = **P**rotonen**d**onator

Weil die Definitionen überaus wichtig sind, gibt es nun eine kleine Beispielfrage. Nutzt die Eselsbrücke, damit auch unter Stress keine Unsicherheiten aufkommen! Eine typische Frage wäre z. B. nach der richtigen Definition aus mehreren falschen:

1. Lewis-Säuren sind Protonenakzeptoren.
2. Brønsted-Basen sind Protonenakzeptoren.
3. Lewis-Basen sind Elektronenpaarakzeptoren.

Ihr seht, dass hier mit den Begriffen Akzeptor/Donator, wie auch mit Proton/Elektron, „gespielt" wird. Am wenigsten verwirrt werdet ihr sein, wenn ihr euch nur den Anfang der Antwortmöglichkeit anschaut, euch die Definition (also z. B. was eine Lewis Säure macht) selbst herleitet und dann schaut, ob dies mit dem Rest der Antwort übereinstimmt! Dieser Ansatz ist bei MC-Klausuren generell hilfreich.

In diesem Fall ist 2. die richtige Antwort.

Diese Definitionen zu lernen ist zunächst schön und gut, allerdings ist das Nachvollziehen der Zusammenhänge insofern lohnenswert, als es euch helfen wird, den Verlauf einer chemischen Reaktion vorherzusagen und auch eine gute Wiederholung der chemischen Grundlagen darstellt:

Betrachten wir eine Verbindung der Elemente Wasserstoff und Fluor (Atombindung) (> Abb. 18.1).

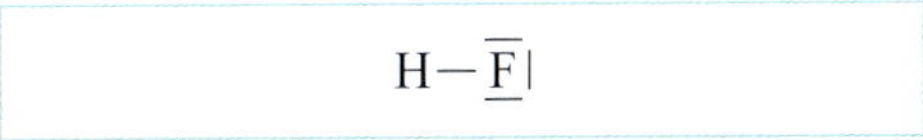

Abb. 18.1 Fluorwasserstoff [L253]

Um zu verstehen, warum dieser Stoff ein Proton abgibt, erinnern wir uns an das Konzept der **Elektronegativität** (das Vermögen eines Stoffes, Elektronen an sich zu ziehen).

Wie bereits erklärt, nimmt diese im Periodensystem von „links unten" nach „rechts oben" zu!

In unserem Fall bedeutet das, dass Fluor das bindende Elektronenpaar fast gänzlich zu sich zieht. Sobald nun ein anderer Stoff auftaucht, der z. B. ein freies Elektronenpaar besitzt, wird sich das positiv geladene Proton zur negativen Ladung dieses Elektronenpaars hingezogen fühlen und an dieses binden. Das ursprünglich bindende Elektronenpaar des HF verbleibt beim Fluor und verursacht dort eine negative Ladung. Als Beispiel soll uns die Reaktion des Fluorwasserstoffs (auch **Flusssäure** genannt) mit Wasser dienen:

$$H_2O + HF \rightarrow H_3O^+ + F^-$$

Das „Zerfallen" einer Säure (in diesem Fall ist HF schließlich der **Protonendonator**) bezeichnet man auch als **Dissoziation** oder **Protolyse.** Zu beachten ist, dass dieser Zerfall nur stattfindet, wenn auch ein Akzeptor für das Proton vorhanden ist. Warum? Weil das Proton eine im Vergleich zu seiner Ladung sehr kleine

Masse hat! Es wird quasi von seiner Ladung sofort zu einem Teilchen „geschleift", an das es binden kann. Euch wird auffallen, dass bei der Reaktion geladene Teilchen entstanden sind - und wie man geladene Moleküle oder Atome bezeichnet, habt ihr bereits gelernt:
Es sind **Ionen** entstanden!

Das positiv geladene H_3O^+-Ion wird **Oxonium-Ion** genannt.

VERSTÄNDNIS+ Warum kann man die Begriffe Proton, Wasserstoffkern und H^+ als Synonyme verwenden? Aus dem Periodensystem erkennt ihr, dass Wasserstoff die Ordnungs- und Massenzahl 1 hat. Sein Kern besteht folglich nur aus einem Proton. Da er keine Ladung hat, muss sich in seiner Hülle noch ein negativ geladenes Elektron befinden. Ein **Wasserstoffkern** ist also ein Wasserstoffatom ohne das Elektron in der Hülle – und der besteht eben aus dem **Proton.** Ohne das Elektron kommt es zu einer positiven Ladung, weshalb man H^+ schreibt, um den Unterschied zum ungeladenen Atom zu verdeutlichen.

Wir haben gesehen, dass Moleküle Protonen abgeben, wenn ein Wasserstoffteilchen an einer kovalenten Bindung beteiligt ist, bei der ihm das bindende Elektronenpaar fast völlig entzogen ist.

Wann könnte ein Stoff außerdem Protonen abgeben? Ganz einfach: Wenn es mehr hat, „als es braucht", also das Molekül insgesamt positiv geladen ist. Dies trifft u. a. auf das Oxonium-Ion aus unserem Beispiel zu.

Wir erkennen: Aus dem Wasser, das ein Proton aufnimmt, also als Base reagiert, entsteht ein Stoff, der selbst ein Proton abgeben könnte, also als Säure reagieren kann! Umgekehrt ist aus HF ein Ion entstanden, das negativ geladen ist, sodass positiv geladene Protonen von ihm angezogen werden. Es kann demnach Protonen akzeptieren und als Base reagieren (warum es das meistens aber nicht tun wird, erfahrt ihr später)!

Dass aus einer Säure im Zuge einer Dissoziation eine Base wird, ist nicht ungewöhnlich, sondern die Regel! Eine Säure und die aus ihr entstandene Base bezeichnet man als **konjugiertes/korrespondierendes Säure-Base-Paar** (das gilt natürlich auch für die aus einer Base entstandene Säure!).

HAM-Nat-GEHEIMTIPP Ihr solltet in einer Reaktion Säure-Base-Paare erkennen können! Schaut einfach, wo Protonen abgegeben und wo sie aufgenommen werden. Die Ladungen können dabei ein hilfreicher Anhaltspunkt sein. Wenn ihr die Definitionen draufhabt, sollte das allerdings kein Problem sein. Bleibt einfach ruhig und bedenkt, dass ein Säure-Base-Paar mit Sicherheit **nicht** aus Stoffen besteht, die **auf derselben Seite des Reaktionspfeils stehen!**

18.1.1 Typische Säuren

Man kann Säuren grob in zwei Gruppen gliedern: Die **Sauerstoff-** bzw. **Oxosäuren,** in denen die Protonen, die abgegeben werden sollen, an Sauerstoffatome gebunden sind, und alle anderen Säuren. Auch wenn dies in der Regel nicht abgeprüft wird, kann man mit einigen zusätzlichen Informationen leicht die Stärke von Säuren, auch ohne Kenntnis der pH- und pKs-Werten, die ihr noch kennenlernen werdet, abschätzen, was durchaus nützlich ist:

- Die **„Nicht-Oxosäuren":** Wie im Fluorwasserstoff ist das Proton direkt an ein elektronegatives Atom gebunden. Grundsätzlich ist zu beachten, dass die Säurestärke, wie oben beschrieben, mit **hoher Elektronegativität** zunimmt. Allerdings spielt der Atomradius noch eine größere Rolle. H^+-Ionen können sich leichter von Atomen mit großem Radius lösen als von solchen mit einem kleinen Radius, sodass etwa Tellurwasserstoff trotz der geringeren Elektronegativität des Tellurs eine wesentlich stärkere Säure ist als Schwefelwasserstoff.
- **Oxosäuren:** Die Mehrzahl der Säuren, die euch im Verlauf eurer Medizinerkarriere begegnen werden, sind Sauerstoffsäuren. Die Summenformel einer solchen Säure besteht typischerweise **aus mehreren Wasserstoffatomen, Sauerstoffatomen und einem Atom einer anderen Sorte.**

Die **Phosphorsäure** soll uns als typisches Beispiel einer Oxosäure dienen. Ihre Summenformel lautet:

$$H_3PO_4$$

Versucht, bevor ihr weiterlest, die Strukturformel dieser Säure zu zeichnen! Ihr werdet hier mit dem Problem konfrontiert, die Oktettregel nicht erfüllen zu können, egal wie ihr die Atome auch anordnet. Das müsst ihr allerdings auch nicht: Da ab der 3. Periode eine sogenannte **Oktettaufweitung** möglich ist, kann der Phosphor mehr als 8 Valenzelektronen haben, also die Edelgaskonfiguration überschreiten! Wenn ihr eine Sauerstoffsäure zeichnen wollt, könnt ihr euch mit einer zugegebenermaßen recht unwissenschaftlichen Methode helfen, solange euch die Summenformel bekannt ist:

Notizen

1. Ordnet alle Sauerstoffatome um das „Nicht-Wasser-nicht-Sauerstoff-Atom" an.
2. Ordnet jedem Sauerstoff- ein Wasserstoffatom zu (sofern genug vorhanden).
3. Zeichnet die Bindungselektronenpaare ein (Sauerstoff will in der Regel **zwei** Bindungen eingehen).
4. Ergänzt die freien Elektronenpaare.

Mit diesem Wissen könnt ihr alle für euch wichtigen Sauerstoffsäuren zeichnen. Versucht nun einmal einige Säuren, ausgehend von ihrer Summenformel, zu zeichnen und schaut euch im Anschluss ihre Strukturformeln an.

Wovon hängt nun die Stärke einer Sauerstoffsäure ab? Vor allem von der **Elektronegativität des Atoms in der Mitte!**

VERSTÄNDNIS+ Hier wird der etwas umständliche Begriff **„Atom in der Mitte"** verwendet, da **Zentralteilchen** oder **Zentralatom** Begriffe aus der **Komplexchemie** sind!

Denn je stärker diese ist, desto mehr werden die Elektronen des Sauerstoffs zu ihm hingezogen, sodass auch das bindende Elektronenpaar zwischen Wasserstoff und Sauerstoff vom Kern des Wasserstoffs weggezogen wird, was es diesem erleichtert, sich zu lösen. Wenn mehrere OH-Gruppen um das Atom in der Mitte angeordnet sind, „ziehen" sie quasi alle an dessen negativ geladenen Elektronen, was dazu führt, dass das Atom selbst positiver wird und nun ebenfalls stärkere Anziehungskräfte auf die Elektronen der gesamten Verbindung auswirkt. Folglich steigt die Säurestärke auch mit der **Anzahl der O-Atome,** die sich um das Atom in der Mitte anordnen, was sich ganz leicht aus der Summenformel herauslesen lässt.

Wichtige Säuren: Schwefelsäure, Chlorwasserstoff, „Kohlensäure", Phosphorsäure, Zitronensäure

VERSTÄNDNIS+ Wann spricht man von einer starken Säure? Auch bei der Dissoziation von Säuren und Basen stellt sich ein **Gleichgewicht** ein. Da die Reaktion nicht vollständig abläuft, geben nicht alle Säuremoleküle ihre Protonen ab. Bei starken Säuren ist das aber nur bei vergleichsweise wenigen Molekülen der Fall. Das Gleichgewicht der Protolyse liegt **auf der Produktseite.** Somit liefert eine starke Säure in Wasser wesentlich mehr H_3O^+-Ionen als die gleiche Menge einer schwachen Säure.

18.1.2 Typische Basen

Nach Brønsted-Definition sind Basen **Protonenakzeptoren.** Eine Verbindung wie **Ammoniak** kann in Wasser an seinem freien Elektronenpaar H^+-Ionen anlagern, und bildet so ein **Ammonium-Ion** (➤ Abb. 18.2). Das Wassermolekül, das ein H^+-Ion abgegeben hat, ist nun ein negativ geladenes OH^--Ion. **Alle Basen bilden in Wasser OH^--Ionen.** So gibt es auch Verbindungen, die bereits ein OH^--Ion enthalten und dieses in Wasser lediglich freisetzen, wie z. B. **NaOH (Natriumhydroxid,** in Wasser gelöst spricht man von **Natronlauge).** Das heißt allerdings nicht, dass alle OH^--Ionen, die letztlich im Wasser herumschwimmen, genau die aus dem NaOH sind. Schließlich kann ein OH^--Ion auch ein Proton von einem Wassermolekül aufnehmen, das nun seinerseits zu einem OH^--Ion wird.

Da OH^--Ionen negativ geladen sind, enthalten die basisch reagierenden Verbindungen, in denen sie vorkommen, meist noch **positive Metall-Ionen,** wodurch sie sich gut identifizieren lassen!

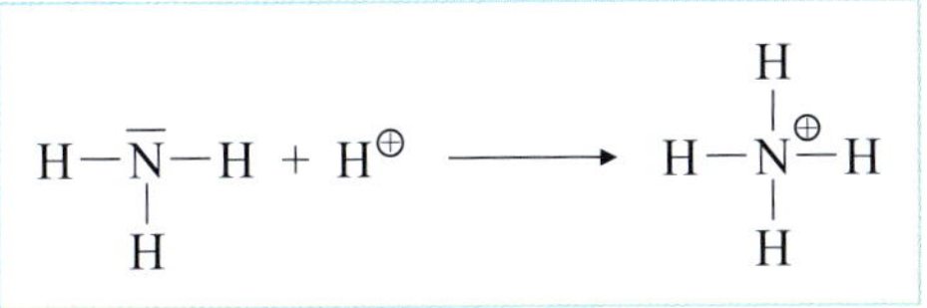

Abb. 18.2 Protonierung von Ammoniak zu Ammonium [L253]

18.1.3 Ampholyte

Wir haben gesehen, dass Wasser, wenn es mit Fluorwasserstoff (HF) reagiert, Protonen aufnimmt und H_3O^+-Ionen bildet, also als Base reagiert. In der Reaktion mit Ammoniak (NH_3) gibt Wasser jedoch Protonen ab, bildet also OH^--Ionen. Es reagiert als Säure. Verbindungen, die sowohl als Base wie auch als Säure reagieren können, bezeichnet man als **amphotere** Verbindungen oder auch **Ampholyte.**

18.1.4 Zusammengesetzte Ionen

Vielleicht erinnert ihr euch: Gegen Ende von ➤ Kap. 12.2.3 zur Ionenbindung war von Ionen die Rede, die nicht nur aus einem einzigen geladenen Atom bestehen. Mittlerweile habt ihr schon Ionen kennenge-

Notizen

lernt, bei denen es sich nicht um geladene Atome, sondern um **geladene Moleküle** handelt, wie etwa das OH^--Ion. Ihr könnt die Salzformeln für Salze, die solche Ionen enthalten, nach dem gleichen Muster aufstellen, mit dem ihr bereits arbeitet, denn die Verhältnisse der Ionen im Salz richten sich **nur nach der Ladung.**

VERSTÄNDNIS⁺ Um euch die Ladung von solchen Ionen schnell herleiten zu können, müsst ihr eigentlich nur die Verbindungen kennen, aus denen sie entstehen. Wenn ihr wisst, dass Hydroxid-Ionen aus Wasser durch **Abgabe eines Protons** entstehen, wisst ihr, dass sie **einfach negativ geladen** sein müssen.

Die Nomenklatur dieser Ionen kann sich allerdings schwieriger gestalten: Da sie in der Regel aus Stoffen hervorgehen, die als Säure reagieren, sind sie negativ geladen, also **Anionen,** sodass man den lateinischen Namen des Elements verwendet. Für große Verwirrung unter Studierenden sorgen häufig die Endungen: **Normalerweise** verwenden wir für Anionen **id.** Sind die Anionen allerdings durch **Dissoziation einer Sauerstoffsäure** entstanden, kommen die Endungen **at** oder **it** infrage. Sich hier zu sehr in Details zu verlieren, lohnt sich nicht. Prägt euch einfach Namen von zusammengesetzten Ionen, die euch **oft** begegnen, ein (> Tab. 18.1).

Tab. 18.1 Wichtige Säuren – Überblick

Säure	Summenformel	Strukturformel	Protonigkeit	Anionen	
Chlorwasserstoff (Salzsäure)	HCl	H–Cl	einprotonig	Cl^-	Chlorid
Salpetersäure	HNO_3	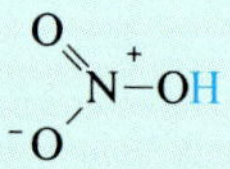		NO_3^-	Nitrat
Essigsäure	$C_2H_4O_2$	CH_3-COOH		$CH_3\text{-}COO^-$	Acetat
Blausäure	HCN	$H-C\equiv N$		CN^-	Cyanid
Schwefelsäure	H_2SO_4	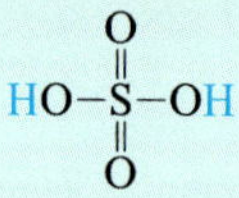	zweiprotonig	HSO_4^- SO_4^{2-}	Hydrogensulfat Sulfat
Schwefelwasserstoff	H_2S	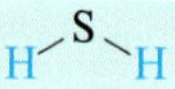		HS^- S^{2-}	Hydrogensulfid Sulfid
Kohlensäure	H_2CO_3	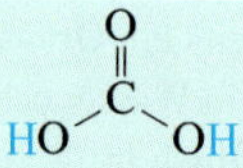		HCO_3^- CO_3^{2-}	Hydrogencarbonat Carbonat
Oxalsäure	$C_2H_2O_4$	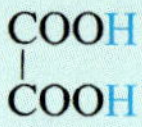		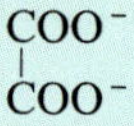	Oxalat
Phosphorsäure	H_3PO_4	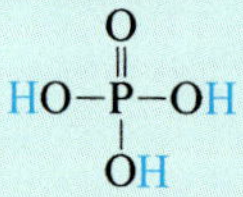	dreiprotonig	$H_2PO_4^-$ HPO_4^{2-} PO_4^{3-}	Dihydrogenphosphat (primäres Phosphat) Hydrogenphosphat (sekundäres Phosphat) Phosphat (tertiäres Phosphat)
Citronensäure	$C_6H_8O_7$	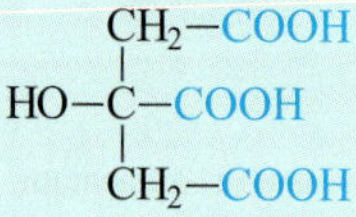		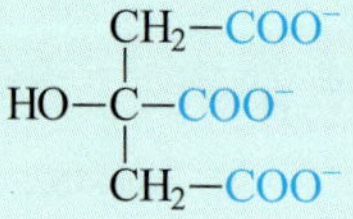	Citrat

18.2 pH, pK_s und pK_b

18.2.1 pH und pOH

60-TAGE-LERNPLAN Wer die Herleitung der folgenden Gesetze nicht logisch nachvollziehen kann oder möchte, muss sich keine großen Sorgen machen. Ihr seid auch gut für den HAM-Nat vorbereitet, wenn ihr die Konstanten und hergeleiteten Formeln, die nun folgen, auswendig lernt. Das Verstehen der Zusammenhänge erspart euch allerdings stumpfes Auswendiglernen und ist ein guter Test, ob ihr den bisher behandelten Stoff verstanden habt.

Wir wissen, dass Wassermoleküle Protonen aufnehmen oder abgeben können. Da sich bereits in einem Liter Wasser eine enorme Zahl von Wassermolekülen befindet, kann man davon ausgehen, dass es gelegentlich vorkommt, dass ein Proton von einem Wassermolekül auf ein anderes übergeht, sodass ein H_3O^+- und ein OH^--Ion entstehen. Man spricht von der **Autoprotolyse des Wassers.** Wir können das Massenwirkungsgesetz für diese Reaktionsgleichung aufstellen:

$$2H_2O \rightarrow H_3O^+ + OH^-$$

$$K = \frac{[H_3O^+] \times [OH^-]}{[H_2O]^2}$$

Die Konzentration des Wassers kann als konstant angenommen werden. Warum? Die Anzahl der Wassermoleküle, die in Ionen dissoziieren, ist verglichen mit der gesamten Zahl an Wassermolekülen verschwindend gering, sodass es keine Auswirkungen hat, wenn man ein bisschen unpräzise ist! Da wir den Nenner als konstant annehmen, können wir ihn genauso gut weglassen und es bleibt:

$$K = [H_3O^+] \times [OH^-]$$

Diese Gleichung nennt man das **Ionenprodukt** des Wassers. Man hat nun experimentell bestimmt, wie viele Ionen im Wasser vorliegen: Es sind 10^{-7} mol/l H_3O^+ und die gleiche Konzentration von OH^--Ionen. Man verwendet immer Konzentrationen, sodass man dieselben Zahlen nutzen kann, egal ob man mit einem oder mit 70 Litern arbeitet.

Da beide Konzentrationen identisch sind, ergibt sich für $K = 10^{-14}$ mol^2/l^2.

Wegen der geringen Konzentrationen der Ionen gibt man diese nicht etwa in mol pro Liter an, sondern verwendet den **negativen dekadischen Logarithmus** der Konzentrationen und macht dies durch ein kleines **p** deutlich. Eine H_3O^+-Ionenkonzentration von 10^{-7} entspricht also einem pH von 7. Wenn wir das gesamte Ionenprodukt logarithmieren, erhalten wir:

$$pK = pH + pOH = 7 + 7 = 14$$

Wir sehen: Die Summe aus pH und pOH ergibt immer 14. Da in reinem Wasser die Anzahl von OH^--und H_3O^+-Ionen identisch ist, ist der pH = 7, ebenso wie der pOH. Wird eine Säure in Wasser gelöst, entstehen verstärkt H_3O^+-Ionen. Die Anzahl an OH^--Ionen nimmt ab, da die Säure so viele Protonen mitbringt, dass für normale Wassermoleküle „kein Grund" besteht, ihre Protonen abzugeben. Der pH-Wert wird kleiner, wobei man alle Lösungen mit pH-Werten, die **kleiner als** 7 sind, als **sauer** bezeichnet.

VERSTÄNDNIS+ Warum wird der pH-Wert kleiner, wenn mehr H_3O^+-Ionen vorhanden sind?
Ein pH-Wert von 2 entspricht einer Konzentration von 10^{-2} mol/l. pH 7 entspricht 10^{-7} mol/l. Dementsprechend liegen in einer Lösung mit pH 2 mehr H_3O^+-Ionen vor als in einer mit pH 7. Ihr erkennt auch: Um von pH 5 auf pH 4 zu kommen, müssen **10-mal mehr** H_3O^+**-Ionen** vorhanden sein.

Um von dem pH-Wert einer Lösung auf deren pOH-Wert zu kommen, müsst ihr einfach den pH-Wert **von 14 subtrahieren.** Bei **pH-Werten, die 7 übersteigen,** ist die Konzentration an OH^--Ionen höher als die der H_3O^+-Ionen, man spricht von **basischen oder alkalischen** Lösungen.

HAM-Nat-GEHEIMTIPP Lest genau! Es kann sein, dass auch bei sauren Lösungen nach dem pOH und bei basischen Lösungen nach dem pH gefragt wird. Ihr könnt für jede Lösung sowohl pH- als auch pOH-Wert angeben. Ein Beispiel: In einer Lösung beträgt die Konzentration an OH^--Ionen 10^{-3} mol/l. Wie hoch ist der pH-Wert?
Antwort: Wir berechnen zunächst den pOH-Wert. Dieser beträgt 3. Um den pH-Wert zu erhalten, stellen wir nun die Formel 14 = pH + pOH um und erhalten:
pH = 14 – pOH = 14 – 3 = 11

18.2.2 pK_s und pK_b

Starke Säuren liegen in wässriger Lösung quasi komplett dissoziiert vor. Bei starken Basen haben die Moleküle in wässriger Lösung quasi alle ein Proton aufgenommen. Um die „Stärke" einer Säure oder Base quantifizierbar zu machen, definiert man für jede Säure eine Säurekonstante K_s und für Basen eine Basenkonstante K_b mithilfe des Massenwirkungsgesetzes:

$$HA + H_2O \rightarrow H_3O^+ + A^-$$
$$Ks = \left[H_3O^+\right] \times \left[A^-\right] / \left[HA\right]$$
$$pK_s = -\log(K_s)$$

Die Herleitung des pKb kann nach demselben Prinzip durchgeführt werden. Wichtig ist aber vor allem eines: Je **kleiner** die pKs- und pKb-Werte, desto **stärker** die Säure/Base (die Werte können auch negativ sein, ➤ Abb. 18.3). Ab pK-Werten von **4** gilt eine Säure oder Base nicht mehr als stark, sondern eher als **schwach.** Natürlich ist der Übergang in der Realität fließend.

Säurecharakter	Zunahme der Säurestärke ▲	pK_s	Säure/konjugierte Base	
stark		–6	HCl/Cl^-	Chlorwasserstoff/Chlorid
		–3	H_2SO_4/HSO_4^-	Schwefelsäure/Hydrogensulfat
		–1,7	H_3O^+/H_2O	Hydroniumion/Wasser
		–1,3	HNO_3/NO_3^-	Salpetersäure/Nitrat
mittelstark		1,9	HSO_4^-/SO_4^{2-}	Hydrogensulfat/Sulfat
		2,0	$H_3PO_4/H_2PO_4^-$	Phosphorsäure/Dihydrogenphosphat
schwach		4,8	CH_3COOH/CH_3COO^-	Essigsäure/Acetat
		6,4	CO_2/HCO_3^-	Kohlendioxid/Hydrogencarbonat
		7,1	H_2S/SH^-	Schwefelwasserstoff/Hydrogensulfid
		7,2	$H_2PO_4^-/HPO_4^{2-}$	Dihydrogenphosphat/Hydrogenphosphat
sehr schwach		9,2	NH_4^+/NH_3	Ammoniumion/Ammoniak
		9,4	HCN/CN^-	Blausäure/Cyanid
		10,4	HCO_3^-/CO_3^{2-}	Hydrogencarbonat/Carbonat
		12,3	HPO_4^{2-}/PO_4^{3-}	Hydrogenphosphat/Phosphat
		15,7	H_2O/OH^-	Wasser/Hydroxidion

Abb. 18.3 pK_s-Werte einiger Säuren, gemessen bei 25 °C [L253]

Außerdem wichtig: Der **pK_s-Wert einer Säure** und der **pK_b-Wert der konjugierten Base** addieren sich zu 14:

$$pK_s + pK_b = 14$$

Die Säure HCl hat z. B. den pK_s-Wert –6,2. Nach der Dissoziation könnte die entstehende Base Cl^- prinzipiell ein Proton aufnehmen. Ihren pK_b-Wert erhält man durch Umstellen der Formel als:

$$pK_b = 14 - (-6{,}2) = 20{,}2$$

Wir erinnern uns: Ab einem pK_b von 4 spricht man von einer schwachen Base. Folglich ist das Cl^--Ion eine extrem schwache Base. Die zugehörige Regel lautet:

Die konjugierte Base zu einer starken Säure ist immer schwach. Die konjugierte Säure zu einer starken Base ist ebenfalls schwach.

VERSTÄNDNIS+ Stellt euch einfach vor, dass bei einer starken Säure das Proton alles versucht, um sich zu lösen. Dementsprechend wird es nicht freiwillig zu der entstandenen Base zurückkehren!

18.3 pH-Wert-Berechnung

Man kann natürlich aus der Konzentration einer Säure oder Base in wässriger Lösung berechnen, wie viele H_3O^+/OH^--Ionen entstehen und damit auch, welchen pH-Wert die Lösung haben wird. Hierfür muss man allerdings zwischen starken und schwachen Basen unterscheiden.

18.3.1 Starke Säuren/Basen

Starke Säuren und Basen dissoziieren annähernd vollständig in Wasser. Dementsprechend kann man davon ausgehen, dass die Konzentration der H_3O^+-Ionen, die bei der Protolyse einer starken Säure entstehen, identisch zur Konzentration der Säure ist. Dementsprechend muss man nur noch den **negativen dekadischen Logarithmus** der Säurekonzentration berechnen, um den pH zu erhalten:

$$\text{pH} = -\log([\text{Säure}])$$

Analog kann man den pOH-Wert berechnen, der entsteht, wenn man eine starke Base in Wasser löst:

$$\text{pOH} = -\log([\text{Base}])$$

VERSTÄNDNIS+ Wenn man eine Salzsäurelösung soweit verdünnt, dass die Säurekonzentration nur noch 10^{-11} mol/l beträgt, könnte man aufgrund der Formel glauben, dass der pH dieser Lösung nun 11 sein muss. Allerdings kann eine Säure in wässriger Lösung nie zu einem basischen pH führen. Richtig ist, dass sich der pH beim Verdünnen immer mehr an den neutralen pH von 7 annähert. Nun kommt noch mehr Wasser hinzu, was selbst natürlich auch in OH^--und H_3O^+-Ionen dissoziiert, sodass sich der pH bei 7 einpendelt.

18.3.2 Schwache Säuren/Basen

Die Formel zur pH-/pOH-Wert-Berechnung für schwache Säuren/Basen ist etwas komplizierter. Da deren Herleitung für die meisten Klausuren nicht relevant sein sollte, wollen wir an dieser Stelle darauf verzichten. Wenn ihr sie trotzdem nachvollziehen wollt und dabei Hilfe benötigt, gibt es ein großes Spektrum an umfangreichen Chemielehrbüchern, die ihr konsultieren könnt.
Den **pH-Wert** einer **schwachen Säure** berechnet man als:

$$\text{pH} = 0{,}5 \times (\text{pKs} - \log([\text{Säure}]))$$

Für den **pOH-Wert** einer **schwachen Base** gilt:

$$\text{pOH} = 0{,}5 \times (\text{pKb} - \log([\text{Base}]))$$

18.4 Mehrprotonige Säuren

Ihr habt bereits eine Säure kennengelernt, die mehr als ein Proton abgeben kann: Die **Phosphorsäure (H_3PO_4).** Säuren dieser Art haben mehrere pK_s-Werte, was sich auch relativ leicht erklären lässt: Das erste Proton wird noch relativ einfach abgegeben. Ein einfach negativ geladenes Ion bleibt zurück. Dessen Ladung erklärt auch, warum das nächste Proton nun nicht mehr so leicht abgegeben wird: Die elektrostatischen Anziehungskräfte hindern es daran. Der pKs Wert ist höher als der der ersten Dissoziationsstufe. Passiert es nun doch, entsteht ein zweifach negativ geladenes Ion. Für die letzte Dissoziationsstufe gilt das Gleiche. Die Protolysegleichungen für die Phosphorsäure lauten:

$$H_3PO_4 + H_2O \leftrightharpoons H_3O^+ + H_2PO_4^-$$
$$H_2PO_4^- + H_2O \leftrightharpoons H_3O^+ + HPO_4^{2-}$$
$$HPO_4^{2-} + H_2O \leftrightharpoons H_3O^+ + PO_4^{3-}$$

Für die pKs-Werte gilt dabei:

$$pK_s1 < pK_s2 < pK_s3$$

Um die Anionen bei der Benennung unterscheiden zu können, macht man die Anzahl ihrer Wasserstoffteilchen zur Vorsilbe:

$$H_2PO_4^- = \text{Dihydrogenphosphat}$$
$$HPO_4 2^- = \text{Hydrogenphosphat}$$
$$PO_4 3^- = \text{Phosphat}$$

Das Dihydrogenphosphat-Ion ist ein weiteres Beispiel für einen **Ampholyten.** Es kann entweder als Säure unter Protonenabgabe zum Hydrogenphosphat-Ion reagieren oder als Base unter Protonenaufnahme wieder Phosphorsäure bilden. Das Hydrogenphosphat-Ion ist ebenfalls ein Ampholyt.

18.4.1 Indikatoren

Im Chemiepraktikum kommt man am Bestimmen von pH-Werten von Lösungen nicht vorbei.

Man nutzt dafür sogenannte **Indikatoren,** also schwache Säuren, bei denen die Säure eine andere Farbe hat als die konjugierte Base.

Methode der Wahl sind dabei zumeist **Indikatorstreifen,** die ihre Farbe je nach pH-Wert ändern. Da sie durch ihre Färbung grundsätzlich bei jeder Lösung Auskunft über den pH-Wert geben können, bezeichnet man sie auch als **Universalindikatoren.**

Wenn beim Mischen etwa von einer Säure und einer Base ermittelt werden soll, wann ein bestimmter pH erreicht ist, nutzt man andere Indikatoren, bei denen bekannt ist, bei welchem pH Säure und konjugierte Base in etwa gleichem Verhältnis vorliegen, d. h., wann sie ihre Farbe ändern. Man träufelt also Indikator zu seiner Lösung und mischt, bis sich die Farbe ändert, wodurch man erkennt, dass ein bestimmter pH erreicht ist.

18.5 Pufferlösungen

In vielen Bereichen des alltäglichen Lebens, wie auch im Körper des Menschen, ist es wichtig, dass der pH-Wert von Lösungen annähernd konstant bleibt. Dies kann über eine **Pufferlösung** erreicht werden. Eine Pufferlösung besteht aus einer **schwachen Säure und ihrer konjugierten Base.** Gibt man zu solch einer Lösung eine starke Säure wie HCl, werden die Protonen, die das HCl freisetzt, von der Base des Puffers aufgenommen, ohne dass H_3O^+-Ionen entstehen. Bei Zugabe einer starken Base wie NaOH geben die Säuremoleküle des Puffers Protonen ab, um die OH^--Ionen „abzufangen" und zu H_2O zu neutralisieren. Natürlich kann man auch aus einer **schwachen Base und ihrer konjugierten Säure** eine Pufferlösung herstellen.

VERSTÄNDNIS+ Warum verwendet man eine **schwache** Säure und die konjugierte Base für Pufferlösungen? Würde man eine starke Säure verwenden, wäre die konjugierte Base sehr schwach. Somit würden Protonen, die bei Zugabe einer anderen Säure entstehen, nicht abgefangen werden, sondern könnten ungehindert H_3O^+-Ionen bilden und so den pH-Wert senken.

Um den pH-Wert eines Puffers berechnen zu können, kann man sich aus dem Massenwirkungsgesetz eine Gleichung herleiten. Einmal mehr ist die Herleitung allerdings wenig klausurrelevant – die Formel (namens **Henderson-Hasselbalch-Gleichung**) dafür umso mehr!

$$pH = pK_s + \lg \frac{[A^-]}{[HA]}$$

Man erkennt: Der pH-Wert der Pufferlösung hängt nur vom **pK_s-Wert der Säure** sowie vom **Verhältnis der Konzentrationen von Säure und konjugierter Base zueinander** ab. Auch wenn man den Puffer mit Wasser verdünnt, ändert sich sein pH-Wert nicht. Die **Kapazität** eines Puffers wird natürlich auch durch die Anzahl der Moleküle, die vorhanden sind, beeinflusst.

Wenn Säure und Base in gleicher Konzentration vorliegen, ist der Quotient gleich 1. Der Logarithmus zur Basis 10 von 1 ist 0. Somit ist der pK_s **gleich dem pH-Wert, wenn die Konzentrationen von Säure und Base identisch sind.** Der Puffer ist hier am wirkungsvollsten.

Wenn die Konzentration der Säure **10-mal größer** ist als die Konzentration der Base oder umgekehrt, verliert der Puffer seine Wirkung. Ein Puffer arbeitet also im Bereich von $pH = pKs \pm 1$.

Das Faktenwissen zu Pufferlösungen (Woraus bestehen sie? In welchem Bereich entfalten sie ihre Wirkung? etc.) lässt sich leicht abprüfen. Nebenbei kann man sich bereits jetzt merken, dass dem **Kohlensäurepuffer** im menschlichen Blut die größte Bedeutung zukommt, wobei dieser von **Hämoglobin** und **Proteinatpuffer** unterstützt wird. Zudem bieten sich zu diesem Thema Rechenaufgaben an, bei denen man ohne Grundkenntnisse von Logarithmen schnell an seine Grenzen stößt!

VERSTÄNDNIS⁺ Lasst euch nicht davon irritieren, dass in einigen Beispielaufgaben, auf die ihr in eurer Vorbereitung stoßen könntet, von **Natriumacetat** und nicht von **Acetat-Ionen** die Rede ist. Acetat-Ionen (Anionen der Essigsäure) liegen in der Realität in einem Salz vor, welches man in Wasser löst, um den Puffer herzustellen, in diesem Fall zusammen mit Natrium-Ionen. Die Formulierung kann zwar zunächst verwirrend wirken, muss einen in der Prüfung aber nicht weiter kümmern, da sich die Natriumionen nicht auf den pH-Wert auswirken.

Da die Kohlensäure am wichtigsten Puffersystem unseres Blutes beteiligt ist, lohnt es sich, sich mit ihr zu beschäftigen: Kohlensäure (H_2CO_3) entsteht, wenn CO_2 in Wasser gelöst wird, etwa wenn Zellen CO_2 als Stoffwechselprodukt ins Blut abgeben:

$$CO_2 + H_2O \rightleftharpoons H_2CO_3$$

Da das Kohlensäuremolekül aber vergleichsweise gern sein Proton abgibt, dissoziiert es und bildet mit einem weiteren Wassermolekül ein H_3O^+-Ion:

$$H_2CO_3 + H_2O \rightleftharpoons H_3O^+ + H_2C_3^-$$

Die weitere Dissoziation zum CO_3^{2-}-Ion soll uns an dieser Stelle nicht interessieren.

Die gesamte Reaktionsgleichung lautet folglich:

$$CO_2 + 2\,H_2O \rightleftharpoons H_3O^+ + HCO_3^-$$

18.6 Titration

Was passiert, wenn man eine Säure und eine Base miteinander reagieren lässt? Die Reaktion zwischen Salzsäure und Natriumhydroxid verläuft folgendermaßen:

$$HCl + NaOH \rightleftharpoons NaCl + H_2O$$

Die OH^--Ionen des NaOH bilden mit den H^+-Ionen aus dem HCl Wasser, während die Cl^--Ionen mit den Na^+-Ionen ein Salz bilden, sodass allgemein gilt:

$$\text{Säure} + \text{Base} \rightleftharpoons \text{Salz} + \text{Wasser}$$

Diese Reaktion nennt man auch **Neutralisation,** da Ionen, die sonst den pH-Wert beeinflussen würden, sich gegenseitig neutralisieren, was zu einem neutralen pH von 7 führt.

Man macht sich dies zunutze, wenn man die Konzentration von H_3O^+-Ionen in einer unbekannten sauren Lösung bestimmen will und nutzt dafür die sogenannte **Titration.** Man gibt kontinuierlich eine alkalische Lösung zu, deren Konzentration an OH^--Ionen bekannt ist, solange, bis sich die Ionen gegenseitig vollständig neutralisiert haben. Aus dem Volumen der hinzugegebenen alkalischen Lösung und deren Konzentration kann man nun berechnen, wie viele OH^--Ionen zur Neutralisation nötig und damit auch wie viele H_3O^+-Ionen ursprünglich in der Ausgangslösung vorhanden waren. Wichtig ist allerdings, ob die verwendeten Säuren und Basen schwach oder stark sind.

18.6.1 Titration einer starken Säure mit einer starken Base

Zum Verständnis ist es hilfreich, zunächst eine Titration zu betrachten, bei der die Konzentrationen von Säure und Base bekannt sind:

In einem Gefäß befinden sich 10 ml 0,1 M Salzsäure. Die Formel zur Berechnung des pH-Werts einer starken Säure wurde bereits vorgestellt (pH = –log([Säure])), sodass der pH-Wert zu Beginn der Neutralisation gleich 1 ist.

Nun beginnt man mit der Zugabe von 0,1 M Natriumhydroxid. Wenn man den pH-Wert im Auge behält, kann man eine Titrationskurve zeichnen (➤ Abb. 18.4).

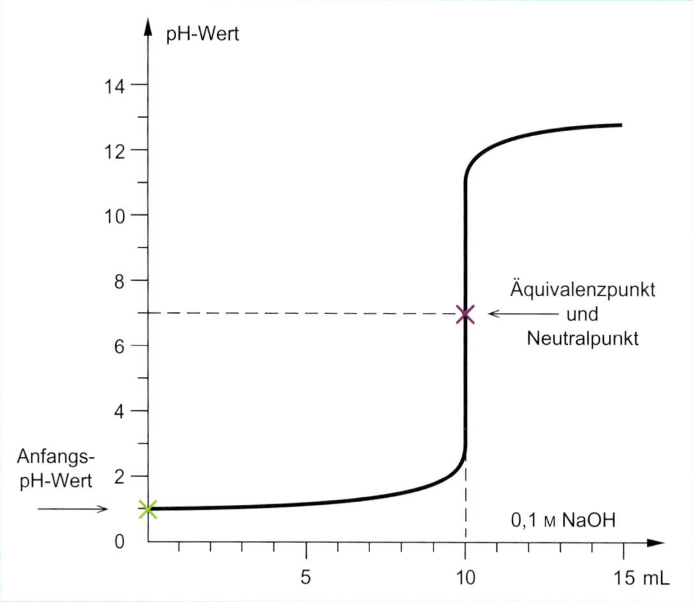

Abb. 18.4 Titration: Starke Säure mit starker Base [L253]

Im Verlauf der Titration gelangt man zu dem Punkt, an dem sich identische Mengen HCl und NaOH im Gefäß befinden. Man bezeichnet ihn als **Äquivalenzpunkt.** An diesem Punkt sind alle H_3O^+-Ionen der Säure mit OH^--Ionen der Base neutralisiert worden, sodass der pH = 7 ist. Der Äquivalenzpunkt entspricht deshalb in diesem Fall auch dem **Neutralpunkt.**

Gibt man nun noch mehr NaOH hinzu, wird der pH-Wert immer alkalischer, solange bis die Konzentration an OH^--Ionen nahezu genauso hoch ist wie die in der reinen NaOH-Lösung, mit der man titriert hat.

VERSTÄNDNIS⁺ Warum ändert sich der pH-Wert um den Äquivalenzpunkt herum sehr stark, auch wenn man nur wenig Säure zugibt? Hierfür muss man sich klarmachen, dass der pH-Wert als Logarithmus definiert ist. Wenn man von 10^{-2} (also 0,01) auf 10^{-1} (also 0,1) kommen möchte, muss man 0,09 zugeben. Um von 10^{-7} (0,0000001) auf 10^{-6} (0,000001) zu kommen, muss man nur 0,0000009 zugeben. Die starke Änderung des pH-Werts in diesem Bereich beruht also letztlich darauf, dass die „Abstände" auf der Skala kleiner werden. Simple Mathematik!

18.6.2 Titration einer starken Base mit einer starken Säure

Die Kurve beginnt beim hohen pH-Wert der Ausgangslösung und nimmt unter Säurezugabe immer weiter ab. Ansonsten gibt es keine wesentlichen Unterschiede.

18.6.3 Titration einer schwachen Säure mit einer starken Base

Bereits der Ausgangs-pH-Wert berechnet sich bei der Titration einer schwachen Säure nicht wie bei der einer starken, denn schließlich ergibt sich deren pH nach der Formel:

$$pH = 0,5 \times (pKs - \log([Säure]))$$

Am Beispiel einer 0,1M Essigsäure erhält man:

$$pH = 0,5 \times (4,75 - \log([0,1])) = 2,875$$

Bei der Titration schwacher Säuren sind die **Halbäquivalenzpunkte** von besonderer Bedeutung. Das ist der Punkt, an dem die **Hälfte der Säure neutralisiert** ist.

Aber warum ist der Halbäquivalenzpunkt bei der Titration einer schwachen Säure mit einer starken Base so wichtig?

Da hier bereits die Hälfte der Säure neutralisiert wurde, liegen die schwache Säure und die konjugierte Base zu gleichen Teilen vor – und das nennt man **Puffer!** Nach der Henderson-Hasselbalch-Gleichung ist der **pH** = pK_s und **ändert sich auch bei weiterer Titration zunächst kaum** (➤ Abb. 18.5).

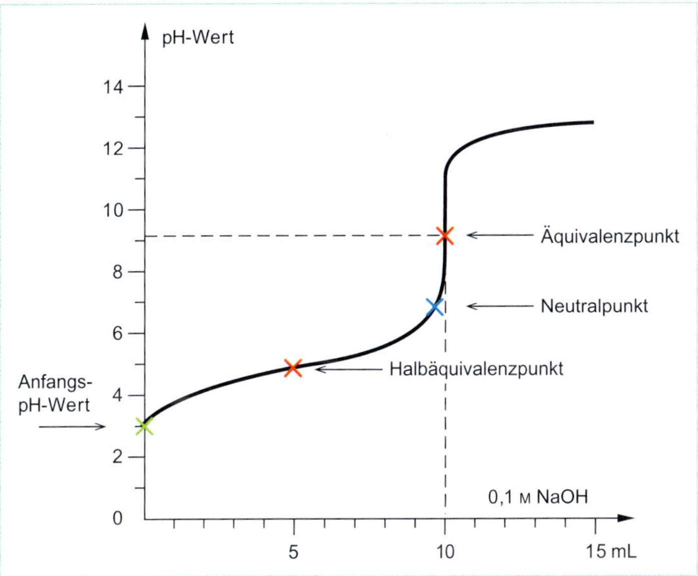

Abb. 18.5 Titration: Schwache Säure mit starker Base [L253]

HAM-Nat-GEHEIMTIPP An den horizontalen Pufferbereichen kann man in Klausuren relativ gut erkennen, ob die gezeigte Titrationskurve zu einer schwachen Säure gehört.

Bei weiterer Titration gelangt man zum **Äquivalenzpunkt.** In diesem Fall **entspricht er allerdings nicht dem Neutralpunkt.** Warum nicht? Aus der Essigsäure entstehen bei der Dissoziation Acetat-Ionen. Acetat-Ionen können als Base reagieren und tun dies auch, sodass OH^--Ionen entstehen. Da sich die Natrium-Ionen aus NaOH nicht auf den pH-Wert auswirken, wird die Lösung leicht alkalisch.

EPISCHE ESELSBRÜCKE Wer sich nicht immer herleiten möchte, welche Ionen den Äquivalenzpunkt wie beeinflussen, kann sich einfach merken, dass der **„starke" Titrationspartner den Äquivalenzpunkt auf seine Seite zieht** (starke Base führt zu alkalischem Äquivalenzpunkt).

Mit diesem Wissen sollte die **Titration einer schwachen Base mit einer starken Säure** auch kein Problem mehr sein!

18.6.4 Titration einer schwachen Base mit einer schwachen Säure

Diese Titration ist eher von nachrangiger Bedeutung. Die Kurve ist in *y*-Richtung gestaucht, da die pH-Werte am Anfang und am Ende näher am Neutralpunkt liegen, denn schließlich stellen sich bei schwachen Säuren und Basen keine so extremen pH-Werte ein.

18.6.5 Titration mehrprotoniger Säure

Diese Titrationen lassen sich leicht daran erkennen, dass sich an jedem der pKs-Werte Pufferbereiche bilden, die zu einem mehr oder weniger ausgeprägten horizontalen Verlauf der Kurve führen. Dies lässt sich z. B. bei der Titration der Phosphorsäure mit einer starken Base beobachten (➤ Abb. 18.6).

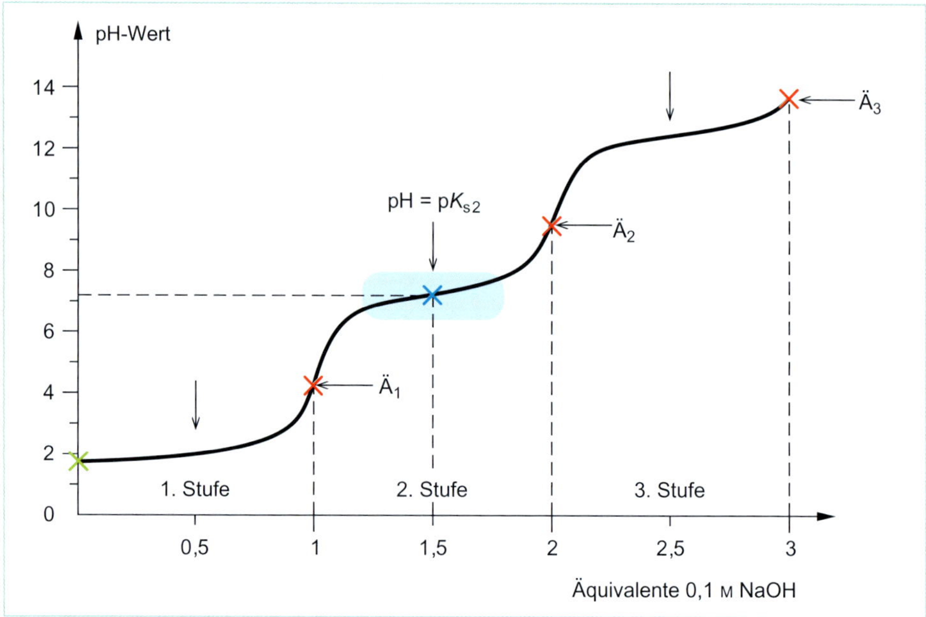

Abb. 18.6 Titration einer mehrprotonigen Säure mit einer starken Base [L253]

18.7 Wasserhärte

Sicherlich habt ihr schon einmal von hartem bzw. weichem Wasser gehört. Meist geschieht dies in Gesprächen, in denen es darum geht, wie schnell Küchengeräte „verkalken".

Bei der Wasserhärte handelt es sich um die Menge der im Wasser gelösten Erdalkaliionen, wobei Calcium und Magnesium in der Regel den größten Anteil ausmachen. Man unterscheidet temporäre von permanenter Wasserhärte:

- Die **temporäre Wasserhärte** wird von Salzen aus Erdalkali- und Hydrogencarbonationen (HCO_3^-) gebildet. Letztere habt ihr schon bei den Reaktionen der Kohlensäure kennengelernt. Die temporäre Wasserhärte hat ihren Namen daher, dass sie durch Erhitzen reduziert bzw. entfernt werden kann. Dabei fällt das entstehende Salz als weißlicher Niederschlag aus.
- Die **permanente Wasserhärte** kann nicht durch Erhitzen reduziert bzw. entfernt werden. Im Gegensatz zu den Hydrogencarbonationen der temporären Wasserhärte sind hier z. B. Sulfat- und Phosphationen beteiligt.

18.8 Mesomerie

Ein wichtiges Phänomen, mit dem wir uns an dieser Stelle vertraut machen wollen, ist die Mesomerie. Wir erinnern uns: Das Ziel eines Atoms ist es, Edelgaskonfiguration zu erreichen. In einem Molekül ist es manchmal möglich, dass es mehrere Strukturformeln gibt, bei denen alle Atome des Moleküls die Oktettregel erfüllen. Welche Struktur nimmt das Molekül dann letztlich an? Man kann es nicht wirklich sagen, da sich die Elektronen permanent zwischen diesen Zuständen hin und her bewegen. Man kann lediglich die zwei extremsten Zustände (zwischen denen die Elektronen sich bewegen) als **Grenzstrukturen** angeben und macht sie durch einen **Doppelpfeil** (nicht zu verwechseln mit „⊠" für Gleichgewichtsreaktionen) als solche erkennbar (➤ Abb. 18.7).

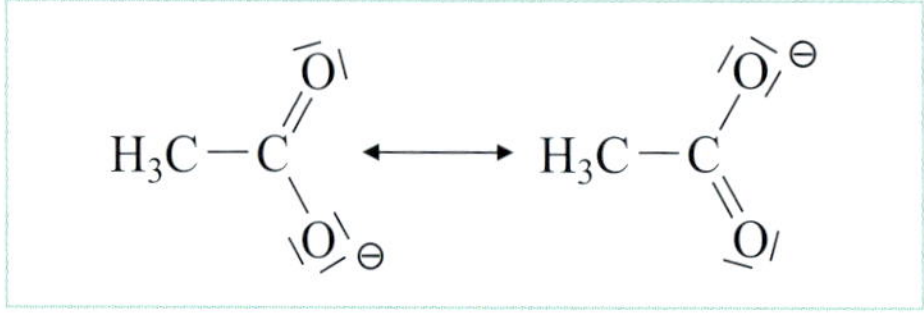

Abb. 18.7 Mesomere Grenzstrukturen [L253]

Ihr solltet wissen, dass sich mesomere Strukturen **energetisch sehr günstig** auswirken und dass Teilchen, die zur Mesomerie in der Lage sind, daher bevorzugt entstehen. Kann z. B. eine Säure ein Proton abgeben, wobei das Anion zur Mesomerie befähigt ist, wird das Anion stabilisiert und die Dissoziation findet verstärkt statt.

Beispiele hierzu folgen in den Kapiteln zur organischen Chemie (> Kap. 20).

18.9 Salze

Die Ionenbindung wurde bereits abgehandelt – warum also jetzt noch ein Exkurs zum Thema Salze? Weil für einige der Fakten, die ihr hier präsentiert bekommen werdet, grundlegende Kenntnisse der Thermodynamik notwendig sind!

Zunächst solltet ihr wissen, dass Salze in Wasser in ihre Ionen dissoziieren. Da sich die polaren Wassermoleküle zu den geladenen Ionen hingezogen fühlen, werden die einzelnen Ionen von Hüllen aus Wassermolekülen, sogenannten **Hydrathüllen,** umgeben. Den gesamten Vorgang bezeichnet man als **Hydratisierung.** Hierzu solltet ihr euch einige Fakten einprägen:

- Wassermoleküle werden weniger stark zum Kern eines Ions hingezogen, wenn die Elektronenhülle des Ions sehr groß ist und dic Kernladung abschirmt. Folglich besitzen **kleinere Ionen eine größere Hydrathülle** als große Ionen. Anders gesagt: Die Größe der Hydrathülle und die Atomradien sind innerhalb einer Gruppe im PSE antikorreliert.
- Lösen sich Salze in Wasser, so muss zum Aufbrechen des Gitters die **Gitterenergie** ΔH_U überwunden werden. Gleichzeitig wird aber bei der Bildung der Hydrathülle Wärme frei (**Hydratationsenthalpie** ΔH_H). Aus der Differenz zwischen beiden Enthalpien kann man die **Lösungsenthalpie** ΔH_L berechnen. Sie sagt aus, ob beim Lösen eines Salzes in Wasser Wärme frei oder verbraucht wird: $\Delta H_L = \Delta H_H - \Delta H_U$. Ist ΔH_L dabei > 0 erwärmt sich die Lösung, da die Hydratationswärme die Gitterenergie übersteigt und umgekehrt.

  Man kann selbstverständlich nicht endlos viel Salz in einem Lösungsmittel lösen. Die Löslichkeit hängt unter anderem von Salz, Lösungsmittel und Temperatur ab, was uns nicht davon abhält, sie für ein bestimmtes Salz in einem bestimmten Lösungsmittel bei einer bestimmten Temperatur zu quantifizieren. Hierzu gibt man das **Löslichkeits**- oder **Ionenprodukt** an. Das ist das Produkt der Ionenkonzentrationen, die gerade noch gelöst existieren können, ohne dass das Salz auszufallen beginnt, also als Feststoff sichtbar wird. Man berechnet es als: **L = [Kation] × [Anion]**

ZUSAMMENFASSUNG

- Säure = Protonendonator, Base = Protonenakzeptor.
- Ampholyte können als Säure und Base reagieren.
- pH ist der negative dekadische Logarithmus der H_3O^+-Konzentration.

Notizen

KAPITEL

19 Redoxreaktionen

Paul Windisch

Die Redoxchemie befasst sich mit der Abgabe und Aufnahme von **Elektronen.** Da diese Vorgänge auch bei der Energiegewinnung der Zelle von Bedeutung sind, sind sie fester Bestandteil der Chemie im Medizinstudium. Bevor ihr euch in die klausurrelevanten Themen stürzt, sind ein paar Begriffe zu klären:

19.1 Definitionen

Gibt ein Stoff Elektronen ab, wird er **oxidiert.** Nimmt ein Stoff Elektronen auf, wird er **reduziert.** Da in der Natur Elektronen nicht einfach abgegeben werden, um dann frei im Raum herumzuschwirren, finden Elektronenabgabe und Aufnahme in einer gekoppelten **REDuktions-OXidations-Reaktion (Redoxreaktion)** statt.

EPISCHE ESELSBRÜCKE

- **Re**duktion = meh**r** (Elektronenaufnahme)
- O**x**idation = E**x** (Elektronenabgabe)

Da es manchmal etwas kompliziert sein kann zu erkennen, wo Elektronen aufgenommen und wo sie abgegeben werden, nutzt man die **Oxidationszahlen** als Hilfsmittel. Oxidationszahlen sind als „formale Ladungen" definiert. Was zunächst verwirrend klingt, ist eigentlich ganz einfach: Die Oxidationszahl vergleicht den Zustand eines Atoms mit dem Zustand, den es als Element hat. Die folgenden Regeln sollten Klarheit schaffen:

1. Liegt ein Stoff als Element vor, hat er genauso viele Elektronen, wie sie seiner Kernladungszahl entsprechen, und erhält die Oxidationszahl 0.
2. Liegt ein Stoff als Ion vor, hat er genauso viele Elektronen mehr oder weniger, wie es seine Ladung angibt. Seine Oxidationszahl entspricht folglich der Ladung (Mg^{2+} hat 2 Elektronen weniger als das Mg-Atom und somit die Oxidationszahl +2).

Aufpassen muss man bei Molekülen! Zur Erinnerung: Die Atome sind über gemeinsam bindende Elektronenpaare verbunden. Das Elektronenpaar wird bei der Bestimmung der Oxidationszahl immer dem elektronegativeren Partner zugeordnet. Es bietet sich deshalb an, Moleküle zu zeichnen und mit einem Bleistift die Elektronenpaare zuzuordnen. Dann zählt man für jedes Atom die Elektronen, die ihm zugeordnet werden und vergleicht diese Anzahl mit der, die es im elementaren Zustand hätte (➤ Abb. 19.1).

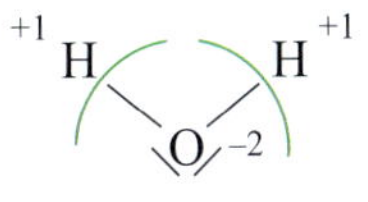

Abb. 19.1 Zeichnerische Bestimmung der Oxidationszahlen [L253]

Möchte man sich das Zeichnen der Strukturformel sparen, kann man sich mit den folgenden Regeln behelfen:

1. Fluor erhält die Oxidationszahl −1.
2. Sauerstoff die Oxidationszahl −2.
3. Die Alkalimetalle (1. Hauptgruppe) und Wasserstoff erhalten die Oxidationszahl +1.
4. Die Erdalkalimetalle (2. Hauptgruppe) erhalten die Oxidationszahl +2.
5. Die Summe aller Oxidationszahlen entspricht der Ladung der Verbindung.

Das Zeichnen eines Moleküls ist jedoch die sicherste Methode zur Bestimmung der Oxidationszahlen. Wenn die Regeln bei einer Verbindung nicht ausreichen, merkt man das zumeist daran, dass sich bei der

Oxidationszahlbestimmung nach ebendiesen Regeln ein Widerspruch einstellt, etwa beim **Wasserstoffperoxid (H_2O_2;** ➤ Abb. 19.2).

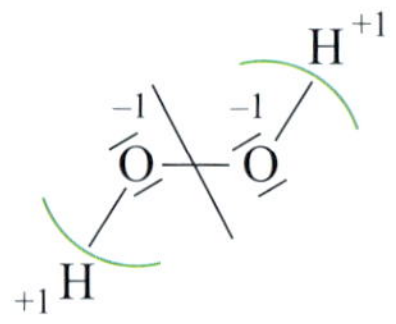

Abb. 19.2 Wasserstoffperoxid [L253]

Wenn man Sauerstoff gemäß Regel 2 die Oz −2 zuweist und Wasserstoff gemäß Regel 3 die Oz +1, dann ergibt sich als Summe der Oxidationszahlen −2. Da die Verbindung aber ungeladen ist, sollte die Summe eigentlich gleich 0 sein. Abhilfe kann nur Kenntnis der Struktur des Moleküls schaffen.

DEFINITION Bei den Elektronegativitäten haben wir gelernt, dass eine Bindung zwischen Wasserstoff und Kohlenstoff aufgrund ähnlicher Elektronegativitäten als unpolar bezeichnet wird (➤ Kap. 13.1). Trotzdem wird das bindende Elektronenpaar bei der Bestimmung der Oxidationszahlen dem Kohlenstoff zugewiesen!

Da eine **Reduktion** mit der Aufnahme von Elektronen verbunden ist, bewirkt sie eine **Erniedrigung der Oxidationszahl,** während eine **Oxidation** mit einer **Erhöhung der Oxidationszahl** verbunden ist.

EPISCHE ESELSBRÜCKE Wenn man nicht mehr weiß, ob eine Oxidation zu einer Erhöhung oder Erniedrigung der Oz führt, muss man nur genau hinschauen: Denn das Wort O**x**idationszahlen enthält bereits ein **+,** es ist lediglich ein bisschen gekippt.

Die letzten Definitionen, die man kennen sollte:

DEFINITION Ein **Reduktionsmittel** hilft seinem Reaktionspartner, indem es ihn reduziert. Folglich muss es selbst **Elektronen abgeben,** also **oxidiert** werden, was mit einer **Erhöhung der Oxidationszahl** einhergeht.
Ein **Oxidationsmittel** hilft seinem Reaktionspartner, indem es ihn oxidiert. Folglich muss es selbst **Elektronen aufnehmen,** also **reduziert** werden, was mit einer **Erniedrigung der Oxidationszahl** einhergeht.

19.2 Spannungsreihe

Man kann bestimmen, ob ein Stoff gerne Elektronen abgibt, also leicht oxidiert wird, oder eben nicht. Diese „Abgabefähigkeit" kann man sogar quantifizieren, dazu aber später mehr. Zunächst solltet ihr nur wissen, dass man Stoffe nach ihrem Bestreben, Elektronen abzugeben, ordnen kann und zwar in der **elektrochemischen Spannungsreihe** (➤ Abb. 19.3) – die ihr natürlich nicht auswendig lernen müsst.

Man sieht: Die Stoffe sind so sortiert, dass die oxidationsfreudigen Stoffe, die ihre Elektronen leicht abgeben, oben stehen, und die, die ihre Elektronen gerne behalten (wie das sehr elektronegative Fluor) unten. Anders gesagt: Die **Oxidationskraft** nimmt von oben nach unten zu, da das Fluor auch gerne mal Elektronen aufnimmt, also einen anderen Stoff oxidiert, und zum F^--Ion wird. Die **Reduktionskraft** nimmt von oben nach unten ab, da das Fluor sicherlich keine Elektronen abgeben wird und somit keinen anderen Stoff reduzieren wird.

Übrigens: Die Metalle, die weit unten in der Spannungsreihe stehen, ihre Elektronen also nicht gerne abgeben, heißen **Edelmetalle.** Andere Metalle wie etwa Natrium sind dagegen **unedel.**

Betrachtet man nun einen Stoff in der Spannungsreihe, steht links seine oxidierte Form. Nimmt er die Elektronen auf, gelangt er zur rechts stehenden reduzierten Form.

Eine Reaktion kann also nur stattfinden, wenn die Elektronen **„von rechts oben nach links unten"** fließen. Die reduzierte Form des unedleren Stoffes spendet also die Elektronen, die die oxidierte Form des edleren Stoffes benötigt, um in die reduzierte Form überzugehen.

Wenn zwei Reaktionspartner in der Spannungsreihe sehr weit voneinander entfernt sind, ist die **Triebkraft** der Reaktion sehr stark und es wird viel Energie frei.

	Ox			Red		E^0 (Volt)
geringe Oxidationskraft					hohe Reduktionskraft	
	Na^+	$+ e^-$	⇌	Na		−2,71
	Mg^{2+}	$+ 2 e^-$	⇌	Mg		−2,40
	Zn^{2+}	$+ 2 e^-$	⇌	Zn		−0,76
	Fe^{2+}	$+ 2 e^-$	⇌	Fe		−0,44
	$2 H_3O^+$	$+ 2 e^-$	⇌	$H_2 + 2 H_2O$		0,00
	Cu^{2+}	$+ 2 e^-$	⇌	Cu		+0,35
	I_2	$+ 2 e^-$	⇌	$2 I^-$		+0,58
	Chinon + $2 H_2O^+$	$+ 2 e^-$	⇌	Hydrochinon + $2 H_2O$		+0,70
	Fe^{3+}	$+ e^-$	⇌	Fe^{2+}		+0,77
	Ag^+	$+ e^-$	⇌	Ag		+0,81
	Hg^{2+}	$+ 2 e^-$	⇌	Hg		+0,86
	$O_2 + 4 H_3O^+$	$+ 4 e^-$	⇌	$2 H_2O + 4 H_2O$		+1,24
	Cl_2	$+ 2 e^-$	⇌	$2 Cl^-$		+1,36
	F_2	$+ 2 e^-$	⇌	$2 F^-$		+2,86
hohe Oxidationskraft					geringe Reduktionskraft	

Abb. 19.3 Wichtige Elemente in der Spannungsreihe [L253]

19.3 Nernst-Gleichung

In der Spannungsreihe findet ihr die sogenannten **Normalpotenziale** *(E^0)*. Wie diese Werte bestimmt wurden, ist für eure weitere Karriere eher nachrangig. Ihr solltet aber wissen, dass man bei einer Redoxreaktion die Differenz der Normalpotenziale der beiden Reaktionspartner bilden kann, um damit die Triebkraft der Reaktion abschätzen zu können. Je größer die Differenz (also je weiter die Entfernung der Elemente voneinander in der Spannungsreihe) desto größer ist die Triebkraft der Reaktion.

Allerdings hängt die tatsächliche Triebkraft der Reaktion, die in eurem Reagenzglas abläuft, noch von anderen Faktoren ab, wie z. B. der **Temperatur** oder den **Konzentrationen von Oxidations- und Reduktionsmittel.** Diese Faktoren sind im sogenannten **spezifischen Potenzial** berücksichtigt, das man mittels der Nernst-Gleichung berechnen kann. Diese wird euch in der Physiologie, vor allem in einer etwas einfacheren Form begegnen. Die Formel sieht imposant aus, die meisten Komponenten sind aber entweder konstant oder problemlos messbar.

$$E = E_0 + \frac{R\ T}{z\ F} \times \ln \frac{[Ox]}{[Red]}$$

R (allgemeine Gaskonstante) = 8,31 kJ/mol × *K*
E^0 = Normalpotenzial
F = Faraday-Konstante
T = Temperatur **in Kelvin**
n = Anzahl der übertragenen Elektronen
[Ox][Red] = Konzentrationen von Oxidations- und Reduktionsmittel

19.4 Elektrochemische Zelle

Betrachten wir nun die Metalle Kupfer und Zink, erkennen wir, dass Kupfer das edlere Metall ist. Taucht man einen Zinkstab (Zn) in eine Kupfersulfat($CuSO_4^-$)-Lösung, also eine Lösung, die aus Cu^{2+}- und SO_4^{2-}-Ionen besteht, so gehen die Elektronen vom elementaren Zink auf die Kupfer-Ionen über. Diese werden zu elementarem Kupfer reduziert, was sich in einer Kupferschicht auf der Zinkelektrode äußert. Die Zink-Ionen, die aus dem Zink entstehen, gehen nun ihrerseits in Lösung. Die Sulfat-Ionen sind an der Reaktion nicht beteiligt.

$$Zn + Cu^{2+} \rightarrow Cu + Zn^{2+}$$

Um sich den Elektronenstrom, der uns Energie liefern könnte, zunutze zu machen, benötigen wir allerdings einen anderen Versuchsaufbau: Taucht man eine Zinkelektrode in eine Zinksulfatlösung (also eine Lösung, die Zink-Ionen enthält) und verbindet diese über einen Draht mit einer Kupferelektrode, die wiederum in eine Kupfersulfatlösung getaucht ist, passiert zunächst nichts. Man könnte zwar glauben, dass das unedlere Zink Elektronen abgibt, sodass die entstehenden Zink-Ionen in Lösung gehen, während die Elektronen zur Kupferelektrode wandern, um dort Kupfer-Ionen aus der Lösung zu Kupfer zu reduzieren (den Elektronenstrom könnte man dabei nutzen), aber das passiert nicht, da sich dabei die Kupfer**halbzelle** gegenüber der Zinkhalbzelle negativ aufladen würde. Die Natur strebt schließlich nach Ausgleich! Man kann allerdings Abhilfe schaffen: Indem man es den negativ geladenen Sulfat-Ionen ermöglicht, von der Kupferhalbzelle in die Zinkhalbzelle zu wandern (etwa über eine **Salzbrücke** oder durch eine **selektiv permeable Membran**), können sie den Elektronenfluss in die Kupferhalbzelle ausgleichen, indem sie selbst „auswandern" (negativ geladene Elektronen rein – negativ geladene Sulfat-Ionen raus, ➤ Abb. 19.4).

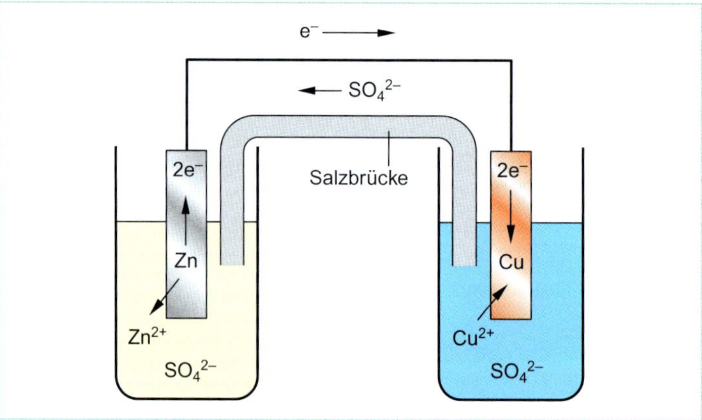

Abb. 19.4 Elektrochemische Zelle aus Zn/Cu [L253]

Im Zusammenhang mit Elektroden sind auch die Begriffe **Anode** und **Kathode** wichtig:

Die **Anode ist der Ort der Oxidation.** In diesem Beispiel ist die Zinkelektrode die Anode, da hier ein Stoff Elektronen abgibt. Folglich ist die **Kathode der Ort der Reduktion.** In unserem Beispiel werden an der Kupferelektrode die Kupfer-Ionen zu elementarem Kupfer reduziert.

EPISCHE ESELSBRÜCKE **A**node = **O**xidation ... das ist das **A** und **O!** (Berlin-Regel)

ZUSAMMENFASSUNG

- Elektronenaufnahme = Reduktion, Elektronenabgabe = Oxidation.
- In der Spannungsreihe sind Stoffe nach ihrer Oxidations- bzw. Reduktionskraft geordnet.

Notizen

KAPITEL

20 Grundlagen der organischen Chemie

Paul Windisch

20.1 Einführung

Die organische Chemie befasst sich mit den **Verbindungen des Kohlenstoffs.** Nicht alle Verbindungen, die Kohlenstoff enthalten, gehören jedoch zur organischen Chemie. So zählt man z. B. die Kohlenstoffoxide (CO, CO_2) und Cyanide zur anorganischen Chemie.

Verbindungen, bei denen Wasserstoff an Kohlenstoff gebunden ist, rechnet man zur organischen Chemie. Das sind im einfachsten Fall **Kohlenwasserstoffe.** Andere Elemente, mit denen Kohlenstoff in der organischen Chemie Verbindungen eingeht, sind vor allem **Sauerstoff** und **Stickstoff.** Elemente wie **Phosphor** und **Schwefel** sind zwar nicht ganz so wichtig, werden uns aber trotzdem gelegentlich begegnen.

20.1.1 Kohlenstoff

Warum ist Kohlenstoff für uns und all die Lebewesen auf dem Planeten so ein bedeutendes Element? Zunächst ist er auf der Erde reichlich verfügbar. Zudem reagieren Kohlenwasserstoffe gut mit Sauerstoff, wobei die Reaktion stark exotherm ist. Man unterscheidet dabei die **vollständige Verbrennung,** die stattfindet, wenn reichlich Sauerstoff vorhanden ist und die **unvollständige Verbrennung,** die stattfindet, wenn Sauerstoff nicht im Überschuss vorliegt. Vollständige Verbrennung:

$$CH_4 + 2O_2 \rightarrow CO_2 + 2H_2O$$

Man sieht: Bei der vollständigen Verbrennung eines Kohlenwasserstoffs entsteht lediglich Wasser und das Gas Kohlenstoffdioxid. Die unvollständige Verbrennung gestaltet sich anders:

$$CH_4 + O_2 \rightarrow C + 2H_2O$$

Wir sehen: Bei der unvollständigen Verbrennung entsteht in diesem Beispiel elementarer Kohlenstoff. In der Realität erkennt man diesen Kohlenstoff als Ruß.

Ein weiterer Grund, warum Kohlenstoff für die Lebensvorgänge auf diesem Planeten von so großer Bedeutung ist, ist seine Fähigkeit, verschiedene Bindungen auszubilden:

Zur Erinnerung: Kohlenstoff kann **sp^3**-, **sp^2**- oder **sp**-hybridisiert vorliegen und damit **Einfachbindungen** (aus einer σ-Bindung), **Doppelbindungen** (aus einer σ- und einer π-Bindung) und sogar **Dreifachbindungen** (aus einer σ- und zwei π-Bindungen) ausbilden.

Doppel- und Dreifachbindung sind vergleichsweise reaktiv und sind auf diese Weise Grundlage für diverse Stoffumwandlungen.

VERSTÄNDNIS+ Warum sind Doppelbindungen reaktionsfreudiger als Einfachbindungen? Da die zwei bindenden Elektronenpaare zwischen den Atomen liegen, kommt es hier zu einer hohen Dichte negativer Ladung. Es ist naheliegend, dass positiv geladene Teilchen an die Doppelbindung herantreten und es zu einer chemischen Reaktion kommt.

20.1.2 Bindungspartner des Kohlenstoffs

Wie bereits erwähnt, bindet Kohlenstoff am häufigsten an Wasserstoff. Da Wasserstoff und Kohlenstoff sich in ihrer Elektronegativität kaum unterscheiden, kann die Bindung zwischen Wasserstoff- und Kohlenstoffatomen als **unpolar** betrachtet werden. Da auch die Bindung zwischen zwei Kohlenstoffatomen selbstverständlich unpolar ist, sind gesättigte Verbindungen, die nur aus Kohlenstoff und Wasserstoff bestehen, grundsätzlich eher wenig reaktiv.

Neben Kohlenstoff- und Wasserstoffatomen kann es auch noch andere Teilchen in organischen Verbindungen geben, die man als **Heteroatome** bezeichnet.

Sie sind insofern interessant, als dass sich ihre Elektronegativitäten stark von denen des Kohlenstoffs unterscheiden können (Sauerstoff ist z. B. vergleichsweise stark elektronegativ). Da, wie ihr bereits wisst, das elektronegativere Atom das bindende Elektronenpaar zu sich zieht, bewirkt dies eine lokal stärker negative Ladung und damit eine **Polarisierung** der Atombindung. Am anderen Bindungspartner entsteht ein positiver Ladungsschwerpunkt. Da nun entgegengesetzt geladene Teilchen an der polarisierten Bindung angreifen können, ist die Reaktivität gegenüber einer unpolaren Bindung erhöht.

Eine weitere Grundlage, die euch das Verständnis der organischen Chemie erleichtern wird, ist der **induktive Effekt.** Das ist der Effekt, den ein Heteroatom auf die Elektronen einer Verbindung ausübt.

Man spricht von einem **negativen induktiven Effekt (–I-Effekt;** ➢ Abb. 20.1), wenn ein Atom, wie etwa der Sauerstoff (oder auch Chlor), durch seine hohe Elektronegativität **elektronenziehend** wirkt.

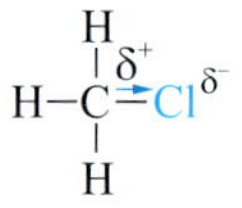

Chlormethan
(Methylchlorid)

Abb. 20.1 –I-Effekt im Chlormethan [L253]

Man spricht von einem **positiven induktiven Effekt (+I-Effekt;** ➢ Abb. 20.2), wenn ein Atom durch einen Überschuss an Elektronen, wie er etwa bei Anionen, also negativ geladenen Teilchen, vorliegt, **elektronenschiebend** wirkt. Auch geringe Elektronegativitäten können zu einem +I-Effekt führen.

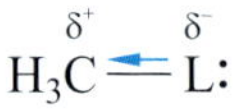

Abb. 20.2 +I-Effekt von Methyllithium [L253]

Heteroatome wie auch Doppelbindungen beeinflussen also die Reaktivität einer organischen Verbindung. Diese Strukturen nennt man deshalb auch **funktionelle Gruppen.** Ihr solltet in der Lage sein, die funktionellen Gruppen zu erkennen, die in diesem Buch vorgestellt werden, und auch die Namen der Stoffklassen, die sich daraus ableiten, sollten euch geläufig sein. Dazu aber später mehr.

20.1.3 Reaktionen

Organische Verbindungen können grundsätzlich auf **vier verschiedene Weisen** reagieren:

Substitution, Addition, Eliminierung und Isomerisierung (➢ Tab. 20.1).

Eine Reaktion lässt sich noch weiter charakterisieren: Man beschreibt quasi den „Beweggrund" der angreifenden Gruppe:

- Greift eine Gruppe ein Molekül an, weil sie selbst negativ geladen ist, freie Elektronenpaare besitzt oder über eine elektronenreiche π-Bindung verfügt, so bezeichnet man die Reaktion als **nukleophil** (kernliebend).

Tab. 20.1 Wichtige Reaktionstypen der organischen Chemie

Typ	Reaktionsgleichung	Hinweise
Substitution	A—B + C ⟶ A—C + B	Ein Substituent (also ein Bindungspartner) wird durch einen anderen ersetzt. Der ursprüngliche Substituent wird frei.
Addition	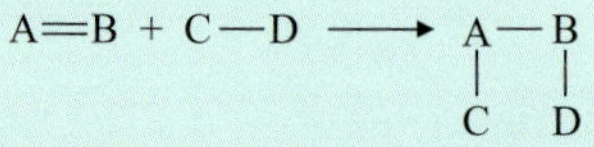	Aus 2 mach 1!
Eliminierung	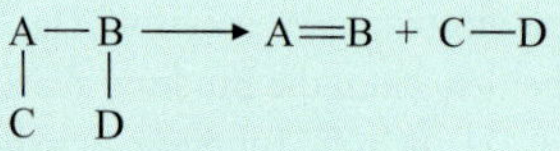	Aus 1 mach 2!
Isomerisierung	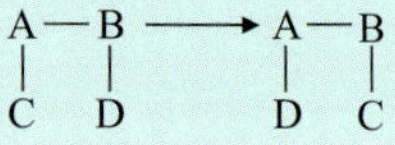	Das Molekül wird **umgelagert.** Die **Summenformel bleibt erhalten!**

- Greift eine Gruppe ein Molekül an, weil sie selbst positiv polarisiert ist (weil ihm etwa ein elektronegativeres Atom das bindende Elektronenpaar entzieht) oder weil sie, wie etwa ein positiv geladenes Kation, eine Elektronenlücke besitzt, so bezeichnet man die Reaktion als **elektrophil** (elektronenliebend). Außerdem wissenswert: Eine Reaktion zwischen einem Elektrophil und einem Nukleophil führt zur Ausbildung einer **kovalenten Bindung**.

VERSTÄNDNIS+ „Kernliebend" bezieht sich auf die Tatsache, dass die Kerne von Atomen **positiv** geladen sind. Da bei der angreifenden Gruppe ein Überschuss negativer Ladung vorliegt, ist es nur logisch, dass sie sich zu positiver Ladung hingezogen fühlt.
Umgekehrt fühlen sich „elektronenliebende" Gruppen durch ihre positive Ladung zu Elektronen hingezogen, da diese **negativ** geladen sind.
Übrigens: Der Begriff „angreifen" bedeutet ganz einfach, dass ein Molekül mit einem anderen eine Reaktion beginnt.

- Greift eine Gruppe ein Molekül an, weil sie selbst über ein oder mehrere ungepaarte Elektronen verfügt, so bezeichnet man die Reaktion als **radikalisch.** Radikale können entstehen, wenn eine Bindung zwischen zwei Atomen **homolytisch** gespalten wird, also so, dass jedes Atom ein ungepaartes Elektron erhält. Im Gegensatz dazu ist die **heterolytische** Spaltung vergleichsweise unfair. Eins der Atome erhält das gesamte Elektronenpaar und ist nun negativ geladen, während das andere mit einer Elektronenlücke positiv geladen zurückbleibt. Es entstehen also ein Nukleophil und ein Elektrophil (➤ Abb. 20.3).

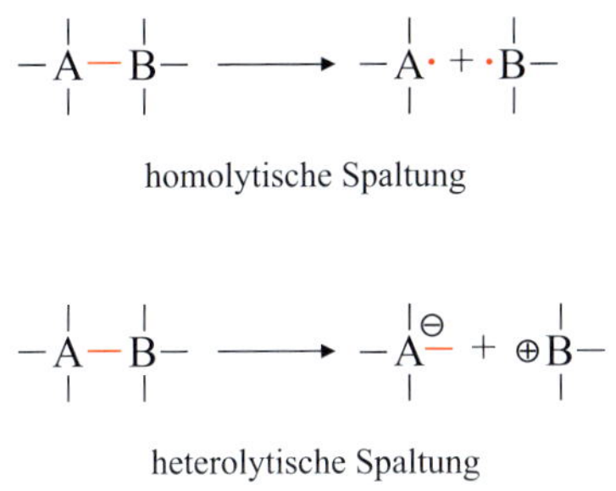

Abb. 20.3 Homolytische und heterolytische Spaltung [L253]

20.2 Alkane

Die erste organische Stoffklasse, die wir in diesem Buch kennenlernen werden, sind die **Alkane.**

Alkane sind **Kohlenwasserstoffe,** die sich dadurch auszeichnen, dass jedes C-Atom sp^3-hybridisiert ist, also vier Einfachbindungen zu benachbarten Atomen ausbildet.

20.2.1 Homologe Reihe

Ein möglichst einfaches Alkan besteht nur aus einem C-Atom, das mit vier H-Atomen verbunden ist, das Methan. Kommt nun ein weiteres C-Atom dazu, müssen auch noch zwei weitere H-Atome dazukommen, damit alle Bindungen besetzt sind. Dies ist das zweiteinfachste Alkan, das Ethan (➤ Abb. 20.4). Durch eine weitere CH_2-Gruppe entsteht das nächstkomplexere Alkan. Diese Anordnung von einfachen zu komplexen Alkanen bezeichnet man als **homologe Reihe** (➤ Tab. 20.2).

Ihr erkennt zudem: Die **Siedetemperatur nimmt mit zunehmender Größe des Moleküls zu.** Dieses Phänomen lässt sich durch die **stärkeren Van-der-Waals-Kräfte** erklären (➤ Kap. 13.2). So ist das kur-

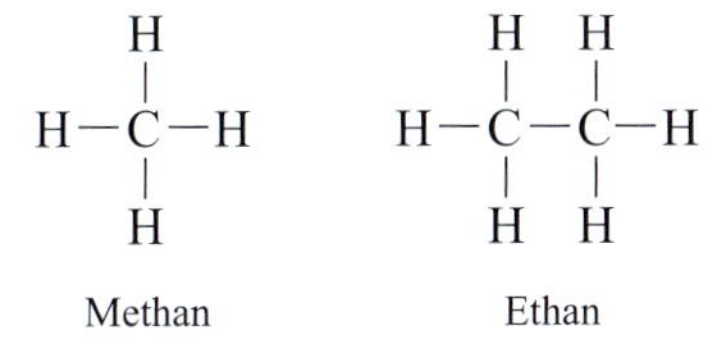

Abb. 20.4 Methan und Ethan [L253]

Tab. 20.2 Homologe Reihe der Alkane

Name	Summenformel	Siedepunkt bei Normaldruck in °C
Methan	CH_4	–162
Ethan	C_2H_6	–89
Propan	C_3H_8	–42
Butan	C_4H_{10}	0
Pentan	C_5H_{12}	36
Hexan	C_6H_{14}	69
Heptan	C_7H_{16}	98
Octan	C_8H_{18}	126

ze Propan bei Zimmertemperatur gasförmig (man denke an den Campingkocher), während höhere Alkane erst flüssig, dann zunehmend viskos und ab einer gewissen Kettenlänge auch fest sein können.

Außerdem kann man aus den Summenformeln herauslesen, dass allen Alkanen eine gemeinsame **allgemeine Summenformel** zugrunde liegt. Diese lautet $\mathbf{C_nH_{2n+2}}$.

VERSTÄNDNIS⁺ Was bringt eine **allgemeine Summenformel?** Will man wissen, wie viele Wasserstoffatome ein Alkan mit 20 C-Atomen besitzt, muss man nur für „*n*" die Zahl 20 einsetzen und erhält auf diese Weise die korrekte Summenformel.

20.2.2 Konstitutionsisomere und Nomenklatur

Es wurde bereits erwähnt, dass **Summenformeln** das Verhältnis der Atome in einer Verbindung zueinander angeben. **Strukturformeln** dagegen machen deutlich, wie die Atome untereinander verknüpft sind. Bei Alkanen, die genauso lang wie oder länger als Butan sind, kann man allerdings aus der Summenformel mehrere Strukturformeln „basteln", indem man die C-Atome nicht in einer Kette, sondern verzweigt anordnet (➤ Abb. 20.5). Solche Moleküle, die sich in ihrer Strukturformel unterscheiden, obwohl sie die gleiche Summenformel haben, nennt man **Konstitutionsisomere.**

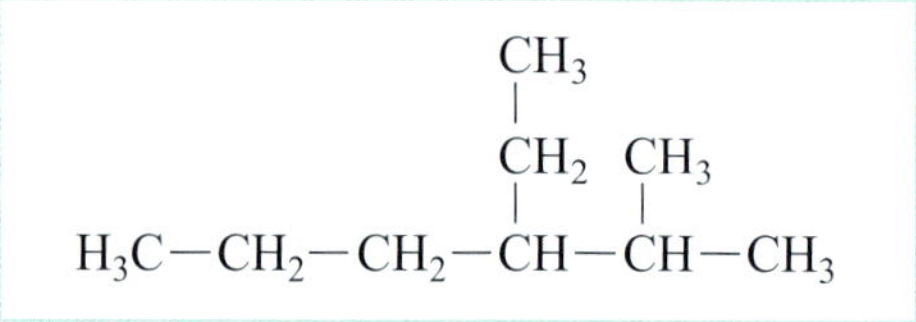

Abb. 20.5 Ein verzweigtes Alkan [L253]

Wenn man die Moleküle nicht durch ihre Summenformel eindeutig charakterisieren kann, muss man wenigstens dafür sorgen, dass jedes Molekül einen eindeutigen Namen erhält. Aus diesem Grund wurde die **IUPAC-Nomenklatur** (IUPAC steht für International Union of Pure and Applied Chemistry) eingeführt, deren grundlegende Regeln zur Nomenklatur man kennen sollte.

VERSTÄNDNIS⁺ Manche Moleküle haben neben ihrem IUPAC-Namen auch noch einen oder mehrere anderen Namen, die historisch bedingt sind und sich nicht aus der Struktur- bzw. Summenformel ableiten lassen. Da diese Namen aber teilweise nach wie vor gebräuchlich sind, werden sie, wo noch relevant, in diesem Buch erwähnt.

Die Regeln werden dabei immer anhand eines Beispiels eingeführt:

1. Der Stammname der Verbindung wird bei Alkanen durch die **längste Kette** bestimmt, in unserem Fall Hex**an**. Die Endung „an" macht dabei deutlich, dass es sich um ein Alkan handelt.
2. Nun müssen die Seitenketten benannt werden: Dafür nummeriert man die Hauptkette so durch, dass die erste Seitenkette eine möglichst kleine Zahl erhält. In unserem Beispiel können wir der kürzeren Kette die Ziffer 2 zuteilen, während die längere Kette an Position 3 steht. Die Seitenketten erhalten natürlich auch einen Namen. Ein Rest aus einem C-Atom heißt **Methyl**, ein Rest aus zwei C-Atomen **Ethyl.** Die Reste werden also, abhängig von ihrer Länge, wie die Alkane benannt, lediglich mit der Endung „yl" statt „an". Die Position der Seitenkette wird durch eine Zahl und einen Bindestrich vor ihr deutlich gemacht. Die Seitenketten werden dabei **alphabetisch** sortiert. In unserem Beispiel heißt das Molekül mit Seitenketten folglich: **3-Ethyl-2-methylhexan.**

Liegen bei einer Verbindung zwei gleichlange Reste vor, werden die **Positionen beider Reste** angegeben, durch Kommas getrennt und die Vorsilbe „di" angehängt.

Übrigens: Das Präfix **„n"** wird im Rahmen der IUPAC-Nomenklatur nicht benötigt, begegnet einem aber des Öfteren im Praktikum. Er gibt an, dass ein Molekül unverzweigt vorliegt. n-Butan ist also eine unverzweigte Kette aus 4 C-Atomen.

Wenn ein Stoff als **Iso**-Butan bezeichnet wird, bedeutet dies, dass die Verbindung ein Konstitutionsisomer des n-Butans ist. Diese Verbindung ist folglich verzweigt (➤ Abb. 20.6).

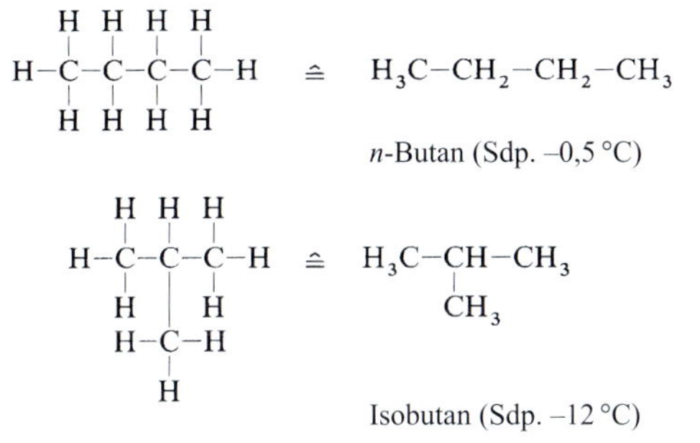

Abb. 20.6 n-Butan und Isobutan [L253]

VERSTÄNDNIS+ Anhand eines Modells eines Alkans kann man sehen, dass die Atome in der Realität nicht wirklich in einer Linie liegen, wie es die Strukturformel suggeriert. Das liegt daran, dass die C-Atome **sp^3-hybridisiert** sind, sodass die bindenden Elektronenpaare in die Ecken eines **Tetraeders** (Bindungswinkel = **109,5°**) weisen. Die Struktur der meisten Kohlenwasserstoffe ist deshalb eher zickzackartig.

Außerdem: Konstitutionsisomere zeigen **unterschiedliche physikalische Eigenschaften.** Van-der-Waals-Kräfte nehmen mit zunehmender Moleküloberfläche zu. Diese ist **bei verzweigten Molekülen kleiner.** Man kann sich auch vorstellen, dass zwei Isobutan-Moleküle wegen der Verzweigungen schlechter „in Kontakt treten" können, um Anziehungskräfte aufeinander auszuüben. Dementsprechend hat Isobutan einen geringeren Schmelzpunkt als n-Butan.

20.2.3 Konformationsisomere

Betrachtet man das Ethan, erkennt man, dass sowohl Summen- wie auch Strukturformel eindeutig zu genau einem Molekül führen. Es existieren keine Konstitutionsisomere. Zwischen den beiden C-Atomen besteht eine **σ-Bindung.** Diese ist, wie bereits besprochen, **frei drehbar.** Betrachten wir nun das Molekül so, dass das eine Kohlenstoffatom das andere genau verdeckt (man bezeichnet diese Darstellungsweise auch als **Newman-Projektion**), erkennen wir, dass durch Drehen der Einfachbindung mehrere räumliche Anordnungen möglich sind (➤ Abb. 20.7).

Moleküle mit gleicher Summenformel, gleicher Strukturformel, aber unterschiedlicher Anordnung nennt man grundsätzlich **Stereoisomere.** Da wir von der einen Anordnung durch simples Drehen in die anderen Anordnungen kommen (also ganz ohne Bindungen auflösen und neu verknüpfen zu müssen), bezeichnen wir diese Strukturen im Speziellen als **Konformationsisomere** oder **Konformere.** Weniger verbreitet, aber naheliegender ist der Begriff **Rotamere.**

Unterschiedliche Konformationen können auch mit der **Sägebock-Schreibweise** dargestellt werden.

Doch welche Konformation nimmt das Ethan eigentlich an? Die Natur strebt nach einem energiearmen Zustand. Dieser wird erreicht, wenn die H-Atome in größtmöglichem Abstand, also **gestaffelt,** vorliegen.

Die **verdeckte** oder **ekliptische** Konformation ist durch die Nähe der H-Atome zueinander energiereicher und tritt damit in der Natur nicht bevorzugt auf.

Notizen

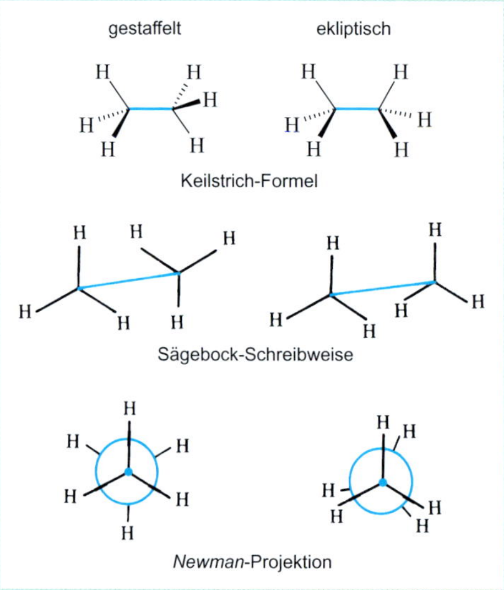

Abb. 20.7 Die verschiedenen Darstellungen und Konformationsisomere des Ethans [L253]

20.2.4 Skelettformeln

Strukturformeln in der organischen Chemie können recht umfangreich werden. Um sich das Zeichnen etwas zu erleichtern, greift man auf Skelettformeln zurück, die mit etwas Erfahrung auch relativ problemlos gelesen werden können. Im Unterschied zu den bisher bekannten Schreibweisen werden in den Skelettformeln die C-Atome **nicht** gezeichnet. Man zeichnet lediglich die **Bindungen zwischen den C-Atomen,** sodass man wissen muss, dass die C-Atome an deren Enden bzw. in den „Knicks" liegen. Die H-Atome werden ebenfalls nicht gezeichnet. Sie muss man in Gedanken ergänzen, indem man sich ansieht, wie viele seiner 4 Bindungen ein C-Atom ausgebildet hat. Die restlichen, nicht eingezeichneten, Bindungen sind diejenigen zu den H-Atomen. **Heteroatome** und somit auch **funktionelle Gruppen** werden ebenfalls in den Skelettformeln eingezeichnet!

Darüber hinaus tragen die Skelettformeln auch den räumlichen Anordnungen Rechnung, indem Bindungen zwischen sp^3-hybridisierten C-Atomen nicht linear, sondern als „Zickzack" gezeichnet werden (> Abb. 20.8).

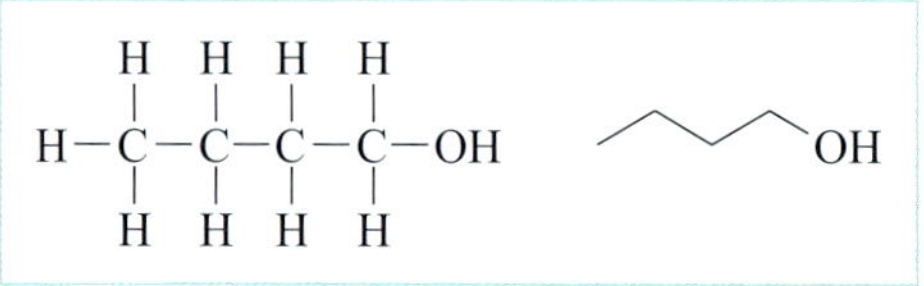

Abb. 20.8 Butanol als Valenzstrich- und Skelettformel [L253]

20.3 Cycloalkane

Wenn ein Alkan an jedem Ende seiner Kette ein H-Atom abspaltet und eine neue C-C-Bindung ausbildet, entsteht ein Ring. Dieser Ring wird als **Cycloalkan** bezeichnet und besteht nach wie vor nur aus **Einfachbindungen** (σ-Bindungen). Die allgemeine Summenformel lautet $\mathbf{C_nH_{2n}}$.

20.3.1 Nomenklatur

Man benennt Cycloalkane, indem man die Anzahl der C-Atome im Ring bestimmt und wählt den zugehörigen **Alkannamen** (also bei 5 C-Atomen „Pentan"). Nun hängt man nur noch die Vorsilbe **„Cyclo"** an und ist fertig (also „Cyclopentan").

Verfügt das Cycloalkan noch über Seitenketten, nummeriert man diese so, dass die Reste möglichst kleine Zahlen erhalten.

Ist nur ein Rest vorhanden, muss man ihm keine Nummer zuweisen.

VERSTÄNDNIS+ Was ist das kleinste Cycloalkan? **Cyclopropan!** Alkane mit weniger als drei C-Atomen kann man nicht zu einem Ring falten.

20.3.2 Stabilität

Prinzipiell streben sp^3-hybridisierte C-Atome nach einem Winkel von 109,5° zwischen den Elektronenpaaren. Da der Cyclopropanring einem gleichseitigen Dreieck ähnelt, bei dem jeder Winkel bekanntermaßen 60° beträgt, steht dieser unter großer Spannung, weil jedes Kohlenstoffatom einen größeren Winkel zwischen seinen bindenden Elektronenpaaren bevorzugen würde. Der Ring ist folglich **instabil** und damit **reaktionsfreudig.** Mit zunehmender Anzahl von C-Atomen im Ring nähern sich die Bindungswinkel zunehmend den 109,5° an, bis diese dann beim **Cyclohexan** erreicht sind, sodass dieses Cycloalkan vergleichsweise **stabil** ist.

Man sollte außerdem bedenken, dass Cyclopropan vollständig und Cyclobutan weitgehend **eben** ist. Beim Cyclopropan kann dies aufgrund seiner trigonalen Struktur nicht anders sein und beim Cyclobutan wird der Ring durch die starke Spannung quasi „plattgezogen". Eine unebene Anordnung führt zu einer zusätzlichen Verringerung der mit 90° ohnehin schon sehr kleinen Bindungswinkel. Ab dem Cyclopentan ist die Ringspannung so weit gesunken, dass der Ring aufgrund der annähernd tetraedrischen Anordnung der Bindungselektronen **uneben** ist. Sobald man in der Chemievorlesung ein Modell einer organischen Verbindung gezeigt bekommt, kann man sich diese Tatsache leicht vorstellen.

Cycloalkane können auch Moleküle bilden, die aus zwei **(Bicyclen)** oder mehr **(Polycyclen)** Ringen bestehen. Dabei ist mindestens ein C-Atom Bestandteil beider Ringe (➤ Abb. 20.9).

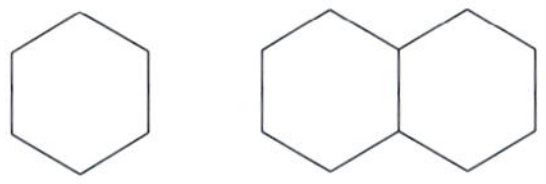

Abb. 20.9 Cyclohexan und Decalin als Beispiele für Mono- und Bicyclen [L253]

20.4 Alkene

Alkene sind wie die Alkane Kohlenwasserstoffe. Allerdings enthalten Alkene mindestens eine **C-C-Doppelbindung.** Man bezeichnet sie auch als **ungesättigt,** da sie theoretisch noch mehr H-Atome besitzen können, also noch nicht „gesättigt" sind. Die Atome, die an der Doppelbindung beteiligt sind, sind **sp^2-hybridisiert.** Die Bindungswinkel zwischen ihren Elektronenpaaren betragen **120°.** Die allgemeine Summenformel der Alkene lautet $\mathbf{C_nH_{2n}}$.

VERSTÄNDNIS+ Die allgemeine Summenformel der Alkene ist identisch mit der der Cycloalkane. Da man aus der Summenformel des Cyclobutans (C_4H_8) auch das Buten (ebenfalls C_4H_8) basteln könnte, sind die Alkene und die Cycloalkane **Konstitutionsisomere.**

20.4.1 Nomenklatur

Bei den Alkenen begegnen uns einige Besonderheiten, was die Nomenklatur angeht. Es dreht sich alles um die Doppelbindung:

1. Es reicht nicht aus, einfach die längste Kette zu suchen. Diese Kette muss auch die **Doppelbindung** enthalten. Die Namen der Alkene enden auf **„en".**
2. Man nummeriert nun nicht mehr so, dass die Positionen der Seitenketten die kleinsten Zahlen erhalten, sondern nummeriert das Molekül so durch, dass die **Doppelbindung eine möglichst kleine Nummer erhält.**
3. Die Position der Doppelbindung wird durch eine Zahl vor dem „en" deutlich gemacht, allerdings kann man sie, wenn die Doppelbindung am Anfang der Kette steht, auch weglassen. Sind mehrere Doppelbindungen vorhanden, wird zwischen den Zahlen und dem „en" die Vorsilbe „di" bzw. „tri" eingebaut. Ein Molekül mit drei Doppelbindungen an Position 2, 4 und 7 endet folglich auf „...2,4,7-trien".
4. Die Seitenketten werden wie gehabt benannt.

Das Molekül in ➤ Abb. 20.10 heißt demnach 3,5-Dimethylhex-2-en.

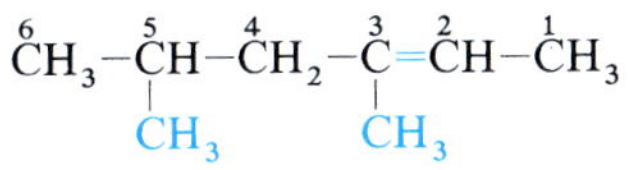

3,5-Dimethyl-2-hexen

Abb. 20.10 3,5-Dimethylhex-2-en [L253]

20.4.2 Konfigurationsisomere

Bei Alkenen gibt es eine „neue" Form der Isomerie. Als Beispiel soll das But-2-en dienen, von dem es zwei derartige Isomere gibt. Beide Moleküle besitzen dieselbe Summenformel und die gleiche Strukturformel, denn in dem einen Molekül ist jedes Atom mit den gleichen Atomen verknüpft wie in dem anderen. Es gibt allerdings zwei mögliche räumliche Anordnungen (also wieder **Stereoisomere**), je nachdem, ob die C-Atome auf „derselben" Seite oder auf „gegenüberliegenden" Seiten liegen. Da die **Doppelbindung** aus einer σ- und einer π-Bindung besteht, lassen sich die Anordnungen aber nicht durch Drehen in die jeweils andere überführen. Es handelt sich folglich **nicht um Konformere.** Man muss **Bindungen lösen** und dann die Atome neu verknüpfen, um die Anordnung zu ändern. Diese Art der Isomerie bezeichnet man als **Konfigurationsisomerie.**

Wie kann man nun diese beiden Isomere am Namen unterscheiden? Man sucht die beiden Substituenten mit der **höchsten Ordnungszahl.** Stehen diese auf derselben Seite des Moleküls (aber natürlich nicht am selben Ende der Doppelbindung), bezeichnet man das Molekül als **Z-But-2-en.** Stehen sie auf gegenüberliegenden Seiten, heißt es **E-But-2-en.**

Früher verwendete man anstelle von *Z*- das Kürzel **„cis-"** und anstelle von *E*- das Kürzel **„trans-"** (➤ Abb. 20.11):

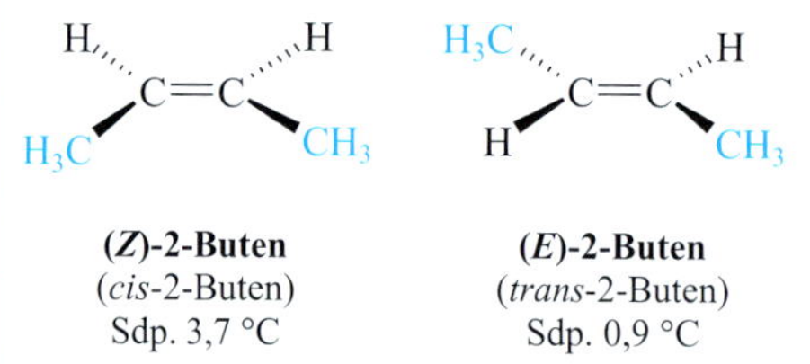

Abb. 20.11 *Z/E*-But-2-en [L253]

> **EPISCHE ESELSBRÜCKE**
> **Z** = **z**usammen
> **E** = **e**ntgegen

20.4.3 Doppelbindungen

In größeren Molekülen kann man Doppelbindungen noch weiter charakterisieren:

- **Konjugierte Doppelbindungen**: Sind Doppelbindungen durch eine Einfachbindung voneinander getrennt, spricht man von konjugierten Doppelbindungen. Es kommt zu einem **mesomeren Effekt**, der dazu führt, dass Verbindungen mit konjugierten Doppelbindungen energetisch günstiger und damit **stabiler** sind als solche ohne.
- **Isolierte Doppelbindungen**: Sind Doppelbindungen durch zwei oder mehr Einfachbindungen voneinander getrennt, spricht man von isolierten Doppelbindungen.
- **Kumulierte Doppelbindungen:** Wenn zwei Doppelbindungen unmittelbar benachbart sind, also ein C-Atom zwei Doppelbindungen ausbildet, spricht man von kumulierten Doppelbindungen.

20.5 Alkine

Alkine sind ebenfalls **ungesättigte Kohlenwasserstoffe,** wobei sie mindestens eine **Dreifachbindung** enthalten. Die allgemeine Summenformel für ein Alkin mit einer Dreifachbindung lautet C_nH_{2n-2}. Die Nomenklatur gestaltet sich analog zu den Alkenen, wobei nicht die Endung „en", sondern die Endung **„in"** verwendet wird. Allerdings kann es **weder Konfigurations- noch Koformationsisomerie** geben, da die **sp-hybridisierten** C-Atome, die an der Dreifachbindung beteiligt sind, zu einer linearen Anordnung in diesem Teil des Moleküls führen. Die Bildung von Cycloalkinen ist dennoch möglich, aber dazu braucht es in der Regel einen sehr großen Ring (mindestens 8 C-Atome). Das einfachste Alkin, das Ethin (➤ Abb. 20.12), hat noch einen anderen Namen, der nach wie vor gebräuchlich ist: Acetylen.

$$H-C\equiv C-H$$

Ethin

Abb. 20.12 Ethin [L253]

20.6 Aromaten

Organische Verbindungen lassen sich in **aromatische** und **aliphatische** Verbindungen einteilen. Aromatisch bedeutet eigentlich „wohlriechend“ und aliphatisch wurde für „fettähnliche“ Stoffe gebraucht. Diese Bedeutungen haben sich gewandelt. Man bezeichnet heute alle Verbindungen als aromatisch, die die unten genannten Kriterien erfüllen. Alle übrigen Kohlenwasserstoffe sind demnach aliphatisch.

20.6.1 Kriterien und Struktur

Aromaten sind **ringförmige** Kohlenwasserstoffe, die eine möglichst große Zahl **konjugierter Doppelbindungen** ausbilden. Aus der Abbildung kann man entnehmen, dass deshalb **jedes C-Atom** sp^2**-hybridisiert** ist. Das letzte Kriterium, damit ein Stoff als Aromat gilt, ist die **Hückel-Regel.** Sie besagt, dass ein Aromat $4n + 2$ π-Elektronen besitzt.

Zur Erinnerung: In einer Doppelbindung findet man ein π-Elektronenpaar, also zwei π-Elektronen. Aber auch freie Elektronenpaare im Ring werden zu dem π-System gerechnet.

Außerdem gilt bei **polyzyklischen Molekülen** (➤ Abb. 20.13): Ist ein Ring des Moleküls aromatisch, ist auch das ganze Molekül ein Aromat.

DEFINITION Durch die Hückel-Regel kann man berechnen, wie viele π-Elektronen ein Aromat haben darf, indem man für „n“ ganze Zahlen einsetzt:

$$n = 0; 4 \times 0 + 2 = 2$$
$$n = 1; 4 \times 1 + 2 = 6$$
$$n = 2; 4 \times 2 + 2 = 10$$

Auf diese Weise kann man z. B. erkennen, dass eine Verbindung mit 8 π-Elektronen kein Aromat sein kann, da sich diese Zahl nicht durch die Hückel-Regel darstellen lässt.

Wie bereits erwähnt, führen konjugierte Doppelbindungen zu einem **mesomeren Effekt,** so auch bei den Aromaten. Die π-Elektronen eines Aromaten haben folglich keinen festen Platz mehr, man bezeichnet sie als **delokalisiert.** Die zwei extremsten Positionen, die möglich sind, werden durch die beiden Grenzformeln dargestellt. Alternativ kann man die delokalisierten Elektronen auch durch einen **Kreis** innerhalb des Aromaten andeuten. Die Mesomerie erzeugt die **Stabilität** der Aromaten, verglichen etwa mit den Cycloalkanen, und sorgt dafür, dass das Ringsystem **planar** (eben) gebaut ist (➤ Abb. 20.13).

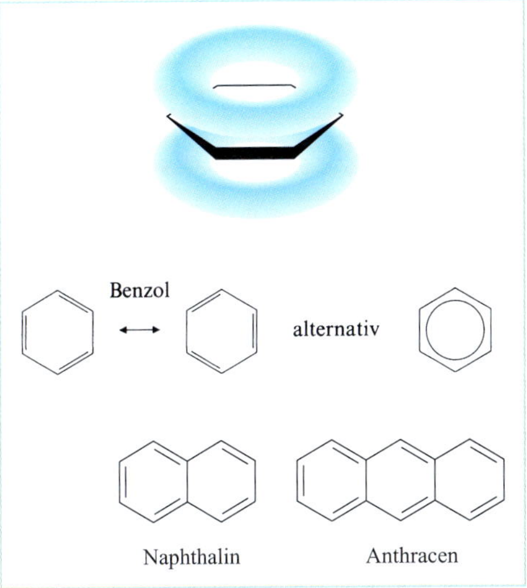

Abb. 20.13 Mesomerie des Benzols und polyzyklische Aromaten [L253]

20.6.2 Nomenklatur

Der mit Abstand wichtigste Aromat, von dem sich viele andere ableiten, besteht aus 6 C-Atomen und heißt **Benzol** (➤ Abb. 20.14). Man sieht: Die Nomenklatur folgt nicht der typischen Systematik. Ist ein Molekül mit einem Benzol substituiert, nennt man den Rest **Phenyl,** wenn er unmittelbar an das Molekül bindet. Wird die Bindung über eine CH_2-Gruppe vermittelt, bezeichnet man den Substituenten als **Benzyl.**

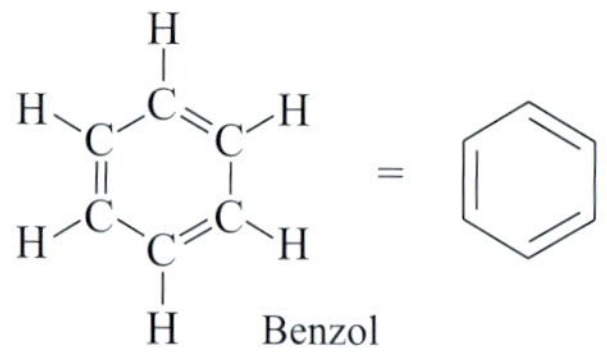

Abb. 20.14 Struktur des Benzols [L253]

Ein weiterer Aromat, den man kennen sollte, besteht aus zwei 6-Ringen. Da auch hier die Nomenklatur keiner Systematik folgt, heißt er nicht etwa „Dibenzol", sondern trägt den Namen **Naphthalin.**

20.6.3 Substituierte Aromaten

Sind Aromaten substituiert, ändert sich auch die komplette Bezeichnung der Verbindung:

Besitzt ein Aromat zwei Substituenten, sind theoretisch **drei Konstitutionsisomere** möglich.

Liegen die Substituenten unmittelbar nebeneinander (sie würden in der IUPAC-Nomenklatur die Ziffern 1 und 2 erhalten), bezeichnet man die Verbindung auch als **ortho** -Form **(o).** Liegt ein C-Atom zwischen den substituierten Cs (also 1,3), erhält die Verbindung den Vorsatz **meta (m).** Liegen sich die substituierten Cs quasi gegenüber, mit zwei C-Atomen Abstand (1,4), spricht man von der **para**-Konstitution **(p)**.

Bei mehr als zwei Substituenten muss man als Medizinstudierende normalerweise nur IUPAC-Nomenklatur mit Ziffern anwenden können (➤ Abb. 20.15).

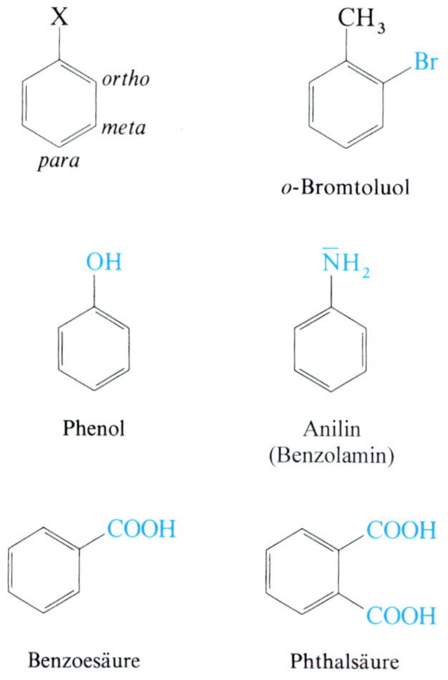

Abb. 20.15 Wichtige substituierte Aromaten [L253]

ZUSAMMENFASSUNG

- Organische Verbindungen können aus Kohlenstoff, Wasserstoff und Heteroatomen bestehen.
- Die Begriffe elektrophil und nucleophil beschreiben den „Beweggrund" einer Gruppe, die mit einem Molekül reagiert.
- Wichtige Reaktionstypen der Organik sind Substitution, Addition, Eliminierung und Isomerisierung

KAPITEL

21 Funktionelle Gruppen

Paul Windisch

Zur Erinnerung: Funktionelle Gruppen enthalten **Heteroatome,** die zur **Polarisierung** einer Bindung führen und dadurch die Reaktivität der Verbindung erhöhen (➢ Kap. 20.2.1). Funktionelle Gruppen beeinflussen den Charakter einer Verbindung so stark, dass man Moleküle mit denselben funktionellen Gruppen zu Stoffklassen zusammenfasst. Allerdings können auch mehrere funktionelle Gruppen in einem Molekül vorkommen.

21.1 Sauerstoffhaltige funktionelle Gruppen

Sauerstoff ist als Heteroatom Bestandteil vieler funktioneller Gruppen, die im Folgenden vorgestellt werden. Er besitzt **6 Valenzelektronen,** will folglich **2 kovalente Bindungen ausbilden** und besitzt **2 freie Elektronenpaare.**

21.1.1 Alkohole

Besitzt ein Kohlenwasserstoff an einem C-Atom ein Sauerstoffatom, an das wiederum ein H-Atom gebunden ist, bezeichnet man dies als **Hydroxy-** oder einfach als **OH-Gruppe.** Den Kohlenwasserstoff, der die Hydroxygruppe trägt, nennt man **Alkohol.**

Die Nomenklatur der Alkohole ist einfach: Man hängt an den Namen des Alkans einfach die Nachsilbe **„ol"** an. Wenn die Hydroxygruppe nicht endständig ist, muss man die Position selbstverständlich noch durch eine Zahl anzeigen.

Natürlich gibt es auch bei den Alkoholen eine homologe Reihe, deren zwei einfachste Vertreter man bereits aus dem Alltag kennt: Methanol ist ein giftiges Nebenprodukt, das bei der alkoholischen Gärung entstehen kann und Ethanol ist als Trinkalkohol geläufig.

Man unterscheidet zudem **primäre, sekundäre und tertiäre Alkohole,** je nachdem, ob das C-Atom, das die Hydroxygruppe trägt, mit **einem, zwei oder drei weiteren C-Atomen** verbunden ist (➢ Abb. 21.1).

Die **Anzahl der Hydroxygruppen,** die ein Alkohol trägt (schließlich können es mehr als nur eine sein), wird durch die Begriffe **einwertig, zweiwertig etc.** beschrieben.

Da das O-Atom eine wesentlich höhere Elektronegativität als das H-Atom aufweist, kommt es zu einer positiven Polarisierung des Wasserstoffatoms, welches nun Anziehungskräfte auf freie Elektronenpaare benachbarter Moleküle ausübt. Mit anderen Worten: Hydroxygruppen, also auch Alkohole, bilden **Wasserstoffbrückenbindungen** aus. Dadurch haben Alkohole wesentlich **höhere Schmelz- und Siedepunkte,** als etwa Alkane vergleichbarer Länge.

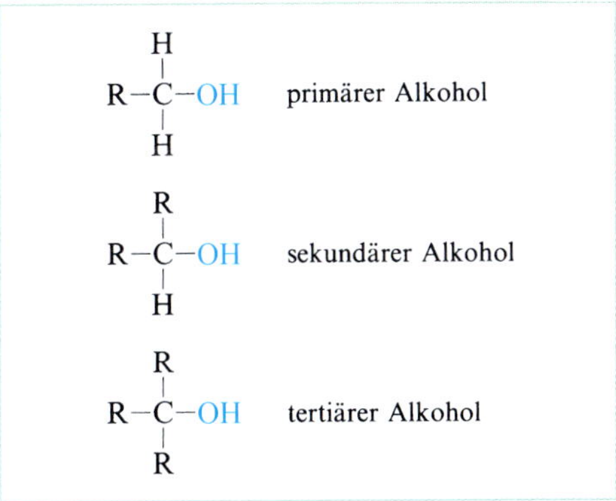

Abb. 21.1 Primärer, sekundärer und tertiärer Alkohol [L253]

Notizen

Die Polarität, die durch die Elektronegativität des Sauerstoffs in der Verbindung entsteht, sorgt dafür, dass vor allem **kurze Alkohole gut wasserlöslich** sind. Bei langkettigen Alkoholen liegen dagegen so viele unpolare Bindungen vor, dass auch die Verbindung als Ganzes eher unpolar ist, sodass diese sich schlecht in Wasser löst.

Alkohole können grundsätzlich als Säure und als Base reagieren. Sie sind also, wie Wasser auch, **amphotere Verbindungen.**

Ausnahme: Trägt ein Aromat eine Hydroxygruppe, so bezeichnet man diesen „aromatischen Alkohol" als **Phenol.** Spaltet nun das Phenol ein Proton ab, wird es zum negativ geladenen Anion. Das Phenolat-Ion kann als Aromat die negative Ladung durch **Mesomerie** besser stabilisieren. Folglich ist das **Phenol eine stärkere Säure** als die „normalen", aliphatischen Alkohole.

21.1.2 Ether

Wir stellen uns vor: Zwei Alkohole reagieren unter Wasserabspaltung zu einer Verbindung, in der **zwei Kohlenstoffatome über ein Sauerstoffatom miteinander verknüpft** sind. Eine Substanz, die eine solche funktionelle Gruppe trägt, nennt man **Ether.** Man kann dazu folgende Reaktionsgleichung aufstellen:

$$\text{Alkohol} + \text{Alkohol} \rightarrow \text{Ether} + \text{Wasser}$$

HAM-Nat-GEHEIMTIPP Eine solche „Wortgleichung" sollte man sich gut einprägen! Man sollte sich auch merken, ob dabei Moleküle abgespalten werden und wenn ja, welche.

Man bezeichnet Ether auch als **Alkoxyalkane.** Der längere Rest am O-Atom erhält einfach den Namen des zugehörigen Alkans. Der kürzere Rest wird, abhängig von der Anzahl der C-Atome, als Methoxy (1 C), Ethoxy (2 Cs) etc. bezeichnet. Sind die Reste identisch, lässt sich diese Nomenklatur natürlich auch anwenden (➤ Abb. 21.2).

$$H_3C-CH_2-\underline{\overline{O}}-CH_2-CH_3$$

Ethoxyethan
(Diethylether = „Äther")

Abb. 21.2 Ethoxyethan [L253]

Wenn man bei dieser Verbindung die Atome zählt, erhält man die Summenformel $C_4H_{10}O$.

Das ist dieselbe wie beim Butanol (Exkurs: Skelettformeln). Man sieht: **Alkohole und Ether sind Konstitutionsisomere.**

Ether können jedoch keine Wasserstoffbrücken ausbilden. Folglich liegen ihre Schmelz- und Siedepunkte tiefer als die der Alkohole. Auch ihre Wasserlöslichkeit ist schlechter.

Ether können außerdem am negativ polarisierten O-Atom Protonen anlagern und reagieren folglich als schwache Basen. Die Bildung und Spaltung von Ethern läuft vor allem in Anwesenheit von Säuren ab – beide Reaktionen sind **säurekatalysiert.**

21.1.3 Aldehyde und Ketone

In der organischen Chemie wird die **Abgabe von Wasserstoff-Atomen** bzw. das **Knüpfen einer Bindung zu einem Sauerstoff-Atom** als **Oxidation** bezeichnet. Den umgekehrten Fall nennt man Reduktion.

VERSTÄNDNIS+ Warum wird die Abgabe von H-Atomen (Achtung: **nicht Protonen!**) als Oxidation bezeichnet? Mit den H-Atomen gehen natürlich auch deren Elektronen verloren. Wie wir wissen, werden diese bei der Bestimmung der Oxidationszahl den C-Atomen zugesprochen, an die die H-Atome gebunden sind (höhere Elektronegativität des C gegenüber dem H). Bei Abspaltung eines Wasserstoffatoms wird daher die Oxidationszahl am C-Atom größer, es ist oxidiert worden.
Die Abgabe von Wasserstoff bezeichnet man übrigens als **Dehydrierung** (nicht Dehydratisierung!).
Die Bindung an ein sehr elektronegatives O-Atom führt dazu, dass sich die Oxidationszahl des bindenden C-Atoms erhöht (da dessen Elektron nun dem O zugesprochen wird), sodass man dies ebenfalls als Oxidation bezeichnen kann.

Ein Alkohol kann durch Abspaltung von 2 H-Atomen vom O-Atom und dem benachbarten C-Atom oxidiert werden. Dabei entsteht eine Doppelbindung zum O-Atom. Die entstandene funktionelle Gruppe

Notizen

(C ist mit O durch Doppelbindung verknüpft) bezeichnet man als **Carbonylgruppe.** Verbindungen, die eine Carbonylgruppe tragen, bezeichnet man als:

- **Aldehyde**, wenn die Carbonylgruppe **am Kettenende** steht, also ein **primärer Alkohol** oxidiert wurde.
- **Ketone**, wenn die Carbonylgruppe **nicht am Kettenende** steht, also ein **sekundärer Alkohol** oxidiert wurde (➤ Abb. 21.3).

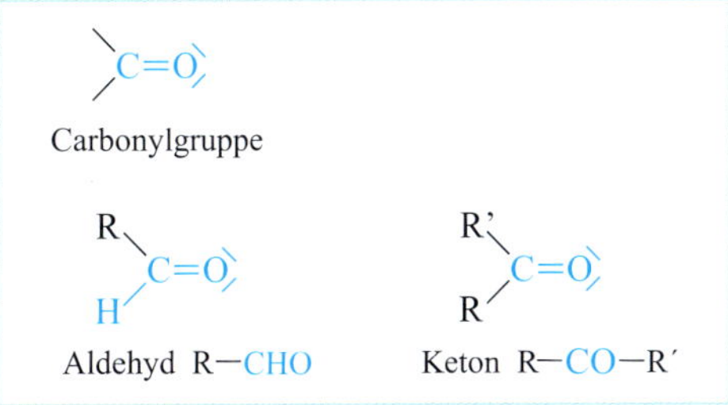

Abb. 21.3 Carbonylgruppe, Aldehyd und Keton [L253]

VERSTÄNDNIS+ Was ist mit tertiären Alkoholen? Diese Hydroxygruppen können nicht zu Carbonylgruppen oxidiert werden, da nur ein H-Atom abgespalten werden kann.

Bei Aldehyden erhält die Verbindung die Endung **„al".** Für die Verbindungen **Methanal** und **Ethanal** solltet ihr aber auch die gebräuchlichen Trivialnamen kennen (Formaldehyd und Acetaldehyd).

Ketone erhalten die Endung **„on".** Dabei müsst ihr beachten, dass ihr bei Ketonen immer die Position der Carbonylgruppe durch eine Ziffer angeben müsst, da diese schließlich nie am Kettenende stehen kann.

Kurze Aldehyde sind **gut wasserlöslich,** da die C-O-Doppelbindung stark polarisiert ist. Die Löslichkeit nimmt verständlicherweise mit zunehmender Kettenlänge ab. Aufgrund fehlender Wasserstoffbrückenbindungen liegen die **Schmelz- und Siedepunkte tiefer als die von vergleichbaren Alkoholen.**

Da der Sauerstoff durch seine hohe Elektronegativität negativ polarisiert ist, können an ihm grundsätzlich auch **elektrophile Reaktionen** stattfinden.

Aldehyde und Ketone können dank ihrer Carbonylgruppe an vielen Reaktionen beteiligt sein. Im Folgenden werden wir uns einige **wichtige Reaktionen** dieser beiden Stoffklassen ansehen:

- **Halbacetalbildung:** Greift ein Alkohol an einem Aldehyd an, entsteht ein sogenanntes Halbacetal. Die Reaktion ist ein Beispiel für eine **nukleophile Addition** (aus zwei mach eins! ➤ Abb. 21.4). Greift ein Alkohol an einem Keton an, nannte man das Produkt **früher Halbketal**. Mittlerweile benutzt man aber auch hierfür den Namen Halbacetal. Wir können uns folglich merken: Alkohol + **Aldehyd/Keton → Halbacetal.**

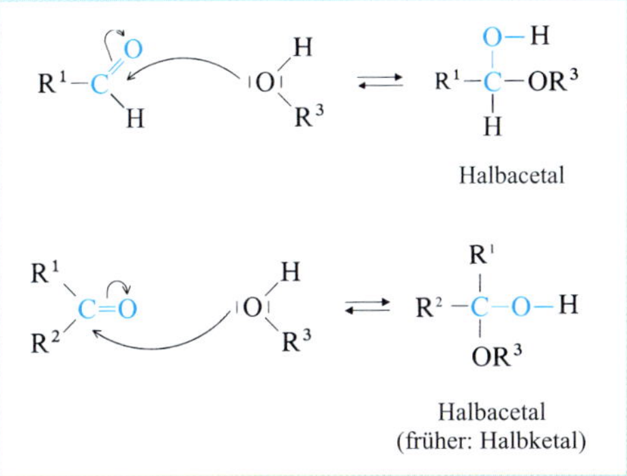

Abb. 21.4 Halbacetalbildung [L253]

- **Acetalbildung:** Da das C-Atom in einem Halbacetal positiv polarisiert ist, kann es erneut zu einer **nukleophilen Reaktion** kommen, diesmal allerdings zu einer **Substitution** (➤ Abb. 21.5). Die Notmethode funktioniert dabei ebenfalls und man erkennt, dass Wasser abgespalten wird. Auch hier sollte man sich einprägen, mit welchen Atomen das zentrale C-Atom des Acetals verknüpft ist. **Halbacetal + Alkohol → Acetal + Wasser**.

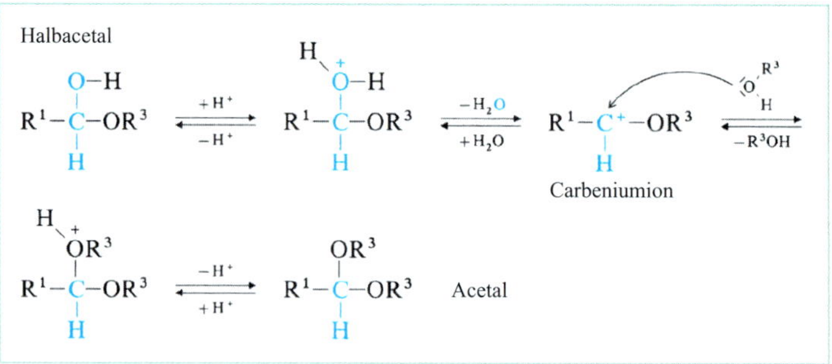

Abb. 21.5 Acetalbildung [L253]

- **Aldol-Addition und Kondensation:** Aldolreaktionen können zwischen zwei Molekülen stattfinden, die Carbonylgruppen tragen. In diesem Beispiel will das α-C-Atom durch den –I-Effekt des Sauerstoffs ein Proton abspalten. Dies kann aber erst geschehen, wenn ein geeigneter Protonenakzeptor, sprich eine Base, vorhanden ist. Die Reaktion läuft **basenkatalysiert** ab. Die verbleibende negative Ladung am C-Atom (Carban-Ion) führt dazu, dass das Molekül nun von einer positiven Ladung angezogen wird, wie etwa von dem positiv polarisierten C-Atom einer Carbonylgruppe eines benachbarten Moleküls. Es kommt zu einem **nukleophilen Angriff**, bei dem die Doppelbindung der Carbonylgruppe gelöst wird und unter Aufnahme eines Protons eine Hydroxygruppe entsteht. Das Produkt bezeichnet man als **Aldol** und die Reaktion, die zu dessen Bildung geführt hat, nennt man **Aldol-Addition**. Es ist auch möglich, dass das Aldol seine Hydroxygruppe und ein benachbartes Wasserstoffatom abspaltet – zusammen also ein Wassermolekül –, wobei sich zwischen dem α- und dem β-C-Atom eine Doppelbindung ausbildet. Man spricht dann von einer **Aldol-Kondensation** (➤ Abb. 21.6).

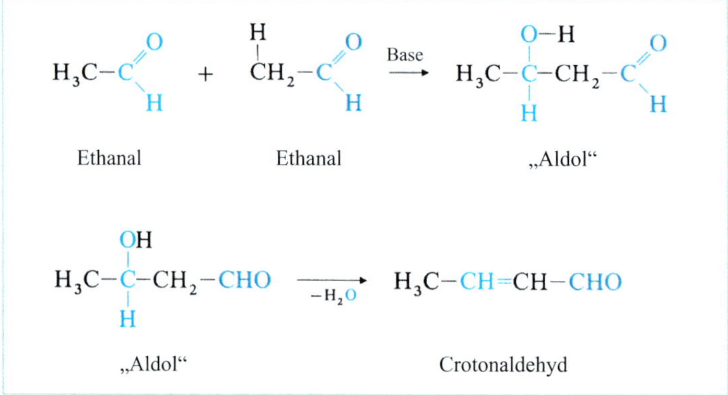

Abb. 21.6 Aldol-Addition und Aldol-Kondensation [L253]

EPISCHE ESELSBRÜCKE Ein **Aldol** besteht aus **Alde**hyd und Alkoh**ol.**

- **Oxidation:** Ein Aldehyd kann, wie ein Alkohol auch, **oxidiert** werden. Der Aldehyd lagert Wasser an und spaltet dann 2 H-Atome ab. Dabei entsteht eine **Carbonsäure**. Dagegen ist ein **Keton** aufgrund fehlender H-Atome **nicht oxidierbar.**

DEFINITION Da Aldehyde im Gegensatz zu Ketonen oxidierbar sind, kann man sie durch Oxidationsmittel nachweisen. Die beiden bekanntesten sollte man kennen:
Die **Fehling-Probe** führt zu einem rötlichen Niederschlag aus Kupfer(I)-oxid, wohingegen das **Tollens-Reagenz** zu einem schwarzen Niederschlag – möglicherweise auch zu einem glänzenden Spiegel – aus elementarem Silber führt.

21.1.4 Carbonsäuren

Neben sogenannten Mineralsäuren wie HCl, die im anorganischen Teil präsentiert wurden, gibt es natürlich auch organische Säuren. Diese sind durch eine gemeinsame funktionelle Gruppe gekennzeichnet, die **Carboxygruppe** (➤ Abb. 21.7).

Carboxylgruppe:
(–COOH)

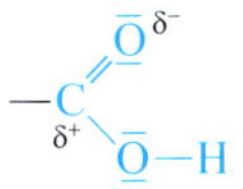

Abb. 21.7 Carboxygruppe [L253]

EPISCHE ESELSBRÜCKE **Carboxygruppen** bestehen aus einer **Carb**onylgruppe und einer Hydr**oxylgruppe.**

Die Nomenklatur dieser als Carbonsäuren bezeichneten Verbindungen gestaltet sich vergleichsweise einfach. Man hängt dafür schlicht an den Alkannamen die Endung **„säure"** an. Allerdings sind bei vielen Carbonsäuren auch die Trivialnamen gebräuchlich, die man spätestens für die Biochemie kennen sollte (➤ Tab. 21.1, ➤ Tab. 21.2).

Tab. 21.1 Wichtige Monocarbonsäuren

IUPAC-Name	Trivialname	Name des Anions	Formel	Kettenlänge
Methansäure	Ameisensäure	Formiat	H-COOH	C_1
Ethansäure	Essigsäure	Acetat	H_3C-COOH	C_2
Propansäure	Propionsäure	Propionat	H_3C-CH_2-COOH	C_3
Butansäure	Buttersäure	Butyrat	H_3C-$(CH_2)_2$-COOH	C_4
Hexadecansäure	Palmitinsäure	Palmitat	H_3C-$(CH_2)_{14}$-COOH	C_{16}
Octadecansäure	Stearinsäure	Stearat	H_3C-$(CH_2)_{16}$-COOH	C_{18}

Tab. 21.2 Wichtige Dicarbonsäuren

IUPAC-Name	Trivialname	Name des Anions	Formel	Kettenlänge
Ethandisäure	Oxalsäure	Oxalat	HOOC-COOH	C_2
Propandisäure	Malonsäure	Malonat	HOOC-CH_2-COOH	C_3
Butandisäure	Bernsteinsäure	Succinat	HOOC-$(CH_2)_2$-COOH	C_4
Pentandisäure	Glutarsäure	Glutarat	HOOC-$(CH_2)_3$-COOH	C_5

Wie der Name schon sagt, geben Carbonsäuren gerne ein Proton ab. Zunächst scheint dies verwunderlich, da weder Hydroxy- noch Carbonylgruppen zwangsläufig zu einer hohen Azidität führen. Bei Carboxygruppen kann jedoch die negative Ladung, die verbleibt, wenn ein Proton abgegeben wird, über **Mesomerie** stabilisiert werden (➤ Kap. 18.7). Zudem kann die Azidität einer Carbonsäure noch gesteigert werden, wenn im Molekül weitere Heteroatome vorhanden sind, die einen **elektronenziehenden –I-Effekt** ausüben.

VERSTÄNDNIS+ Warum erhöhen elektronegative Substituenten die Fähigkeit der Carboxygruppe, ein Proton abzugeben? Durch den –I-Effekt werden die Elektronen der gesamten Verbindung in Richtung des den Effekt ausübenden Atoms gezogen. Dem Proton wird das bindende Elektronenpaar quasi „entrissen", was das Ablösen erleichtert.

Auch bei Carbonsäuren gibt es eine homologe Reihe. In ➤ Tab. 21.1 findet ihr die wichtigsten Vertreter der Säuren mit **einer** Carboxygruppe, der **Monocarbonsäuren.** Die Schmelz- und Siedepunkte steigen natürlich wie üblich mit zunehmender Kettenlänge an.

Natürlich gibt es auch mehrwertige Carbonsäuren, z. B. solche mit **zwei** Carboxygruppen, die **Dicarbonsäuren.** Einige wichtige sind in ➤ Tab. 21.2 perfekt zum Auswendiglernen präsentiert. Andere Säuren, wie auch die Tricarbonsäuren, werden euch vor allem in der Biochemie begegnen. Eins sollte euch klar sein: Säuren mit mehreren Carboxygruppen haben auch mehrere pK_s-Werte.

Auch bei den Carbonsäuren kommt ihr an zwei wichtigen Reaktionen nicht vorbei:

- Eine Carbonsäure kann mit einem Alkohol reagieren, wobei Wasser abgespalten wird. Das Reaktionsprodukt bezeichnet man als Ester: **Carbonsäure + Alkohol → Ester + Wasser** (➤ Abb. 21.8). Ein Ester kann hydrolytisch wieder in Alkohol und Säure zerlegt werden.

Wenn es in einem Molekül sowohl eine Carboxy- als auch eine Hydroxygruppe gibt, kann dann innerhalb des Moleküls ein Ester entstehen? Ja, das kann passieren! Man spricht dann von einem, „cyclischen inneren Ester", einem **Lacton** (➤ Abb. 21.9). Wenn die Hydroxygruppe am γ- oder am δ-C-Atom hängt, bezeichnet man das Lacton als γ- oder δ-Lacton.

- Die zweite wichtige Reaktion ist die zweier Carboxygruppen miteinander. Beide Gruppen reagieren unter Wasserabspaltung zu einem Säureanhydrid (im Wort „Anhydrid" steckt schon die Wasserabspaltung): **Säure + Säure → Anhydrid + Wasser** (➤ Abb. 21.10).

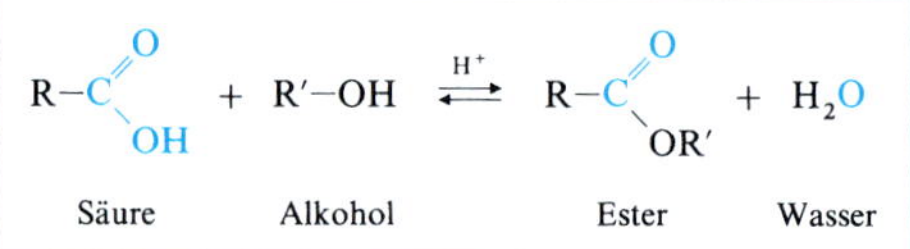

Abb. 21.8 Esterbildung [L253]

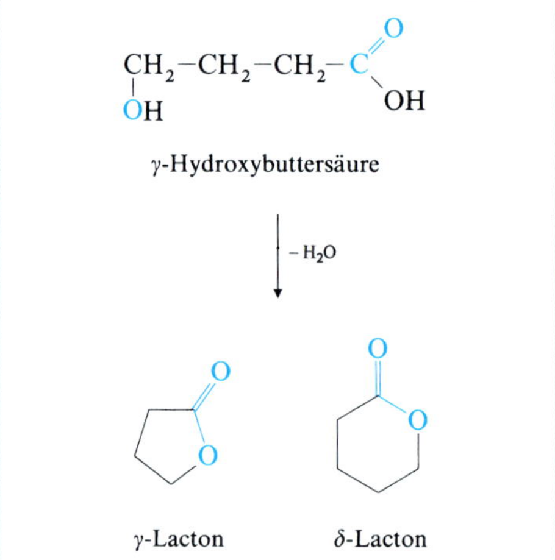

Abb. 21.9 Lactone [L253]

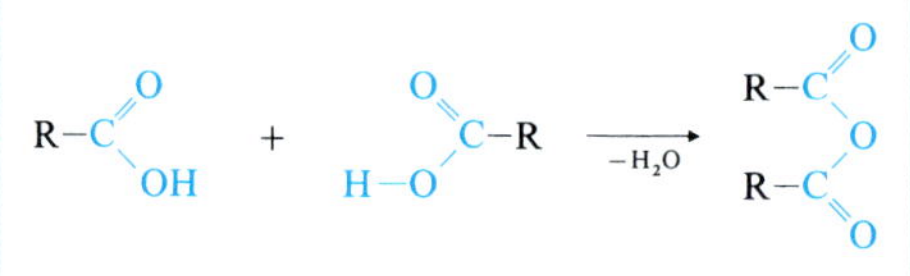

Abb. 21.10 Säureanhydridbildung [L253]

HAM-Nat-GEHEIMTIPP Anhydrid- und Estergruppen müsst ihr in Molekülen erkennen. Haltet euch in diesem Sinne an den Dreisatz der organischen Chemie: Anschauen – selbst zeichnen – nie mehr vergessen!

21.1.5 Reaktionen an funktionellen Gruppen

Da funktionelle Gruppen so oft an Reaktionen beteiligt sind, kann es manchmal schwierig sein, sich zu merken, welche Produkte bei bestimmten Reaktionen entstehen. Falls man mal nicht das notwendige Faktenwissen parat hat, hier eine kleine Hilfe, um die Chancen zu verbessern, doch noch zum richtigen Ergebnis zu gelangen – hier am Beispiel zweier Alkoholmoleküle gezeigt (➤ Abb. 21.11):

1. Zunächst muss man sich ein Molekül aussuchen, das am anderen angreift.
2. Ungleichnamige Ladungen ziehen sich an. Folglich greift ein freies Elektronenpaar der angreifenden Verbindung an einem positiv polarisierten C-Atom nucleophil an.
3. Sollte das angreifende Atom mit einem H-Atom verknüpft sein, gibt es dieses als H^+-Ion ab, behält also das Elektronenpaar.

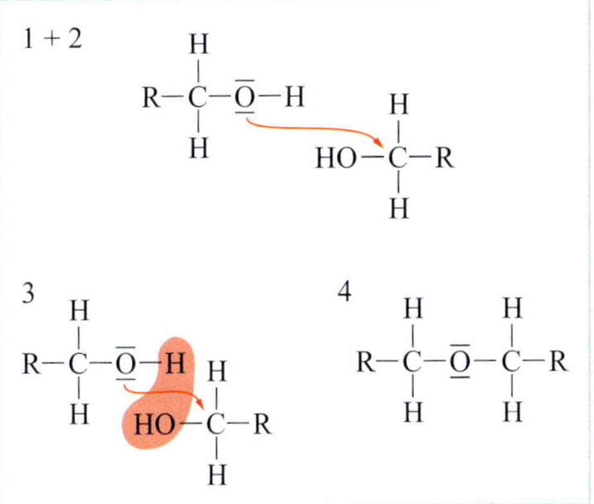

Abb. 21.11 Allgemeines Reaktionsschema der funktionellen Gruppen [L253]

4. Binden nun an einem C-Atom mindestens zwei Heteroatome über Einfachbindungen, so ist dies ein Zustand, der in der Regel nicht beibehalten werden kann. Folglich müssen Moleküle aus diesen Zwischenstufen abgespalten werden. Häufig sind das einfache Verbindungen wie etwa **Wasser**. Sind nicht genug Atome vorhanden, um eine „kleine Verbindung" abzuspalten, kommt es zu keiner Abspaltung.

HAM-Nat-GEHEIMTIPP Benutzt diese Regel nur, wenn euch euer Faktenwissen im Stich lässt!

DEFINITION Reaktionen, die unter Wasserabspaltung ablaufen, heißen **Dehydratisierungen** oder **Kondensationen.** Damit die Rückreaktion stattfinden kann, muss man logischerweise Wasser zuführen. Man spricht dann von einer **Hydrolyse.**

21.1.6 Phosphorsäure

Auch anorganische Säuren können mit Alkoholen zu Estern reagieren. So kann die Phosphorsäure dank ihrer drei Hydroxygruppen bis zu drei Esterbindungen ausbilden (➤ Abb. 21.12). In einigen biochemisch relevanten Molekülen ist sie zumindest als Diester vertreten, was euch dazu veranlassen sollte, auch diese Struktur in eurem Gedächtnis abzuspeichern!

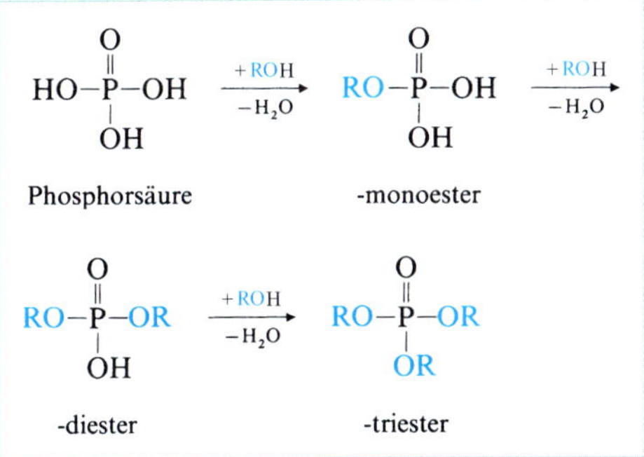

Abb. 21.12 Phosphorsäureester [L253]

21.2 Stickstoffhaltige funktionelle Gruppen

Keine Sorge, dieses Kapitel wird im Vergleich zu den sauerstoffhaltigen funktionellen Gruppen kürzer ausfallen. Stickstoff besitzt als Atom der 5. Hauptgruppe 5 Valenzelektronen. Von diesen 5 bilden 2 ein freies Elektronenpaar, während die anderen 3 Bindungen ausbilden wollen. Das Molekül, das als Grundgerüst für die Stoffklasse dienen wird, mit der sich dieses Kapitel beschäftigt, kennt ihr bereits: Es ist das **Ammoniak,** in dem die Bindungen des Stickstoffs mit Wasserstoffatomen besetzt sind. Von ihm leitet sich auch der Name der Stoffklasse ab – die **Amine.**

Anstelle der H-Atome können auch C-Atome an das Stickstoffatom des Ammoniaks binden.

- Ist nur ein H-Atom durch ein C-Atom ersetzt, spricht man von einem **primären Amin**.
- Sind zwei H-Atome durch C-Atome ersetzt, spricht man von einem **sekundären Amin**.
- Sind drei H-Atome durch C-Atome ersetzt, spricht man von einem **tertiären Amin** (➤ Abb. 21.13).

Notizen

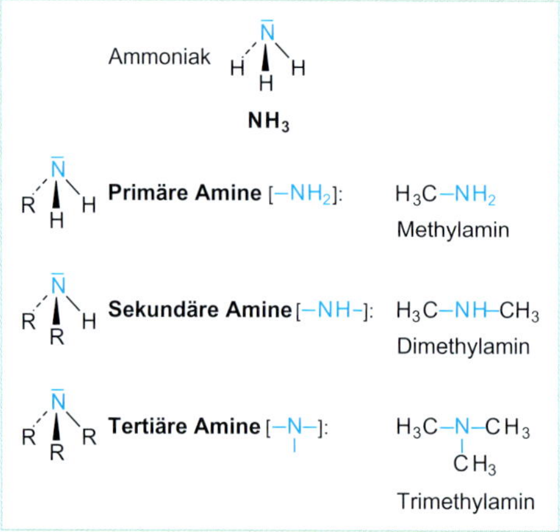

Abb. 21.13 Ammoniak und Klassifizierung der Amine [L253]

VERSTÄNDNIS+ Hier besteht Verwechslungsgefahr: Macht euch deshalb zunächst noch mal klar, wie die Begriffe primär, sekundär und tertiär bei den Alkoholen definiert sind (➤ Kap. 21.1.1).

Wenn an einem Molekül eine NH_2- oder NH-Gruppe als funktionelle Gruppe hängt, bezeichnet man diese entsprechend als **Aminogruppe.**

Wenn ihr euch die Strukturformeln der dargestellten Amine betrachtet, erkennt ihr, dass jedes Stickstoffatom ein freies Elektronenpaar besitzt. Wo so viel negative Ladung ist, kann mit Leichtigkeit ein Proton binden, sodass auch die Amine in Wasser **basisch** reagieren.

Es gibt auch eine Situation, in der ein Stickstoffatom mit vier C-Atomen (oder organischen Resten) verbunden ist. Die Entstehung soll uns nicht weiter interessieren, wichtig ist nur: Es trägt dann eine positive Ladung und man spricht von einem **quartären Ammonium-Ion** (➤ Abb. 21.14).
Auch zu den Aminen gibt es zwei wichtige Reaktionen, die ihr kennen und deren Produkte ihr erkennen solltet:

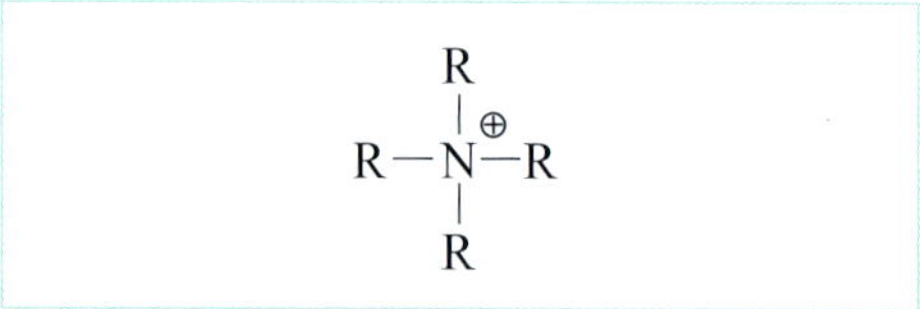

Abb. 21.14 Quartäres Ammoniumsalz [L253]

- Da das C-Atom einer Carbonylgruppe positiv polarisiert ist, kann das freie Elektronenpaar eines (primären) Amins an diesem C-Atom angreifen. Im Rahmen dieser Reaktion zwischen einem Aldehyd bzw. Keton und dem Amin entsteht zunächst ein **Zwitter-Ion.** Zwitter-Ionen tragen innerhalb eines Moleküls positiv und negativ geladene funktionelle Gruppen. Ihre Nettoladung addiert sich zu null. Aus diesem Zwitter-Ion wird ein Wassermolekül abgespalten. Das Produkt ist ein Imin (auch Schiff-Base genannt), das ihr sehr gut an der charakteristischen **Doppelbindung zwischen N- und C-Atom** erkennen könnt. Imine sind biochemisch bei Transaminierungen, also Übertragungen von Aminogruppen, relevant: **Amin + Aldehyd/Keton → Imin + Wasser** (➤ Abb. 21.15).

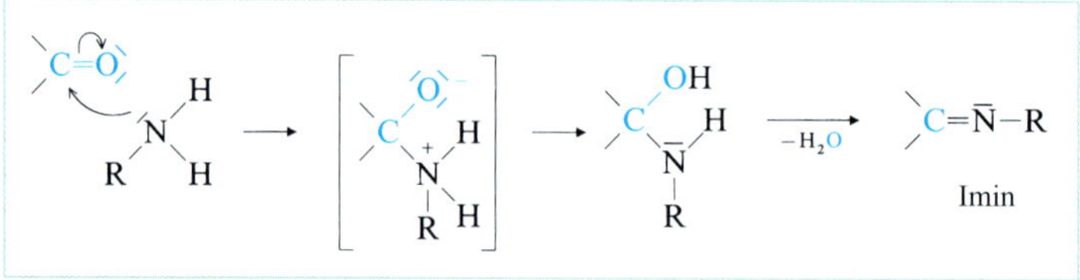

Abb. 21.15 Iminbildung aus Aldehyd/Keton und Amin [L253]

- Die zweite sehr wichtige Reaktion ist die Bildung eines Amids, die ihr euch vereinfacht als analog zur Bildung eines Esters (➤ Kap. 21.1.4) vorstellen könnt. Diese Reaktion findet in unserem Körper im Rahmen der Proteinbiosynthese statt und wird enzymatisch katalysiert. Bei der Amidbildung reagiert eine Carboxygruppe mit einem Amin. Dieses Amin muss dabei ein H gebunden haben, darf also nicht tertiär sein. Bei der Reaktion wird die Hydroxygruppe zusammen mit einem H der Aminogruppe als Wasser abgespalten, und der Stickstoff tritt an ihre Stelle: **Amin + Säure → Amid + Wasser**.

Die Bildung der Amide ist für euch allerdings nicht so wichtig wie die nun folgenden Eigenschaften: Zunächst werden die Elektronen der gesamten Verbindung vom elektronegativen O-Atom stark in seine Richtung gezogen. Das gilt auch für das freie Elektronenpaar des Stickstoffs, sodass dieser nun **nicht mehr als Base reagieren wird.** Außerdem zeigt die Amidbindung **Mesomerie** (➤ Abb. 21.16). Das macht sie zum einen **stabil,** zum anderen auch **planar** und **nicht drehbar.** Da dies eigentlich Eigenschaften einer Doppelbindung sind, sagt man, dass die Amidbindung **partiellen Doppelbindungscharakter** besitzt.

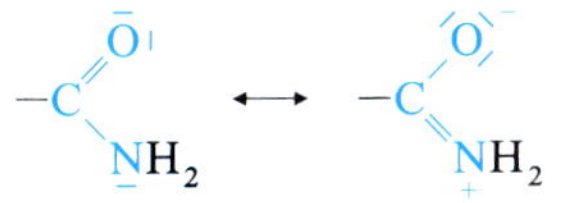

Abb. 21.16 Mesomerie der Amidbindung [L253]

VERSTÄNDNIS+ Da die Amidbindung extrem wichtig ist, um die Eigenschaften von Proteinen zu verstehen, solltet ihr euch diese Fakten im Hinblick auf die Biochemie gut einprägen!

Ist es auch möglich, dass sich in einem Molekül, das sowohl eine Amino- als auch eine Carboxygruppe enthält, ein „inneres Amid" ausbildet? Ja, das ist möglich, wenn die Gruppen nicht zu eng beieinander liegen! Man spricht dann von einem Lactam (➤ Abb. 21.17). Analog zur Benennung der Lactone (➤ Kap. 21.1.4) unterscheidet man auch hier zwischen γ-Lactamen, δ-Lactamen etc.

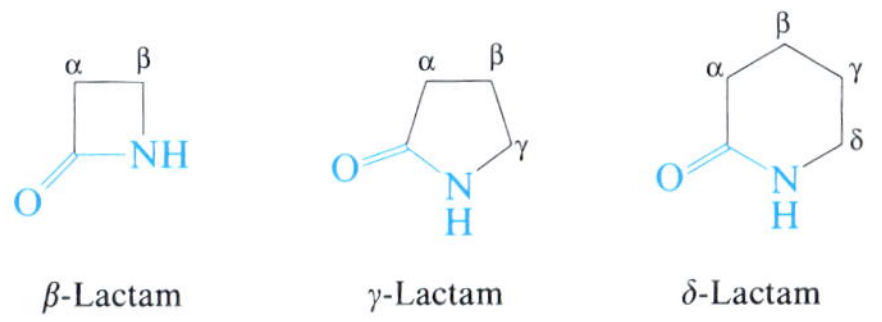

Abb. 21.17 Lactame [L253]

EPISCHE ESELSBRÜCKE

Wegen Verwechslungsgefahr: Lacta**me** sind „innere A**m**ide" – Lactone sind innere Ester.

21.3 Schwefelhaltige funktionelle Gruppen

Die gute Nachricht zuerst: Dieses Kapitel wird sehr intuitiv. Warum? Weil Schwefel zur selben Hauptgruppe wie Sauerstoff gehört. Somit hat er ebenfalls **6 Valenzelektronen** und will in der Regel **2 Bindungen** eingehen. Das heißt auch, seine gängigen Reaktionen kennt ihr bereits von den sauerstoffhaltigen funktionellen Gruppen, wo ihr sie auch im Detail nachlesen könnt (➤ Kap. 21.1). Es gibt sogar ein Molekül, das analog zum Wasser gebaut ist, nur dass es eben Schwefel enthält. Es heißt **Schwefelwasserstoff** (H_2S, ➤ Abb. 21.18). Das Trinken von Schwefelwasserstoff ist allerdings weder empfehlenswert noch praktikabel, da Schwefelwasserstoff bei Raumtemperatur **gasförmig** ist. Warum ist das so? Schwefel ist weniger elektronegativ als Sauerstoff, weshalb sich auch nicht so starke Wasserstoffbrückenbindungen bilden können. Generell liegen deshalb die Schmelz- und Siedepunkte aller schwefelhaltigen Verbindungen niedriger als die von vergleichbaren sauerstoffhaltigen Verbindungen.

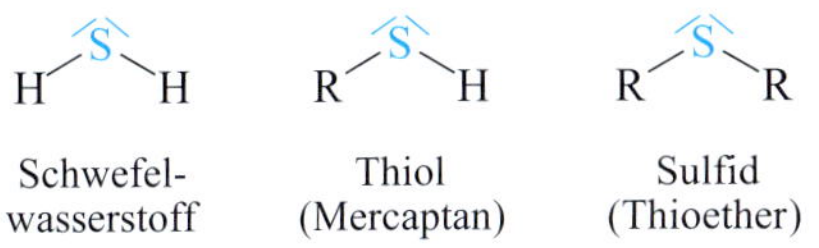

Abb. 21.18 Schwefelwasserstoff, Thiol und Sulfid [L253]

21.3.1 Thiole

Thiole sind, wie der Name schon andeutet, das Schwefelpendant zu den Alkoholen (mit niedrigeren Schmelzpunkten) (➤ Abb. 21.18). Thiole werden auch als **Mercaptane** bezeichnet, da sie Quecksilber-Ionen (engl. *mercury*) einfangen können (engl. *capture*), um mit ihnen Komplexe zu bilden.

Jetzt gut aufpassen: 2 Thiole können zusammen **oxidiert** werden, wobei jede Gruppe ein H-Atom (KEIN Proton) abgibt. Zwischen den beiden Schwefelatomen entsteht dabei eine **kovalente Bindung,** die natürlich sehr stabil ist. Diese sogenannte **Disulfidbrücke** ist in der Struktur vieler Proteine sowie anderer Moleküle bedeutsam und wird euch auch noch mal in diesem Buch begegnen.

21.3.2 Andere schwefelhaltige funktionelle Gruppen

Die Bildung anderer funktioneller Gruppen, an denen Schwefel beteiligt ist (**Thioether, Thioester**; ➤ Abb. 21.18), gestaltet sich analog zu denen der sauerstoffhaltigen Gruppen. Ihr solltet versuchen, diese Reaktionen mit dem Wissen, das ihr bereits habt, selbst nachzuvollziehen. Zumindest muss man aber in der Lage sein, einen Thioether zu erkennen, wenn man ihn in der Klausur vor sich sieht.

VERSTÄNDNIS+ In einer **Thioesterbindung** ist **sehr viel Energie** gespeichert, die für weitere chemische Reaktionen der Bindungspartner genutzt werden kann!

ZUSAMMENFASSUNG

- Wichtige sauerstoffhaltige funktionelle Gruppen: Alkohole, Ether, Aldehyde, Ketone und Carbonsäuren
- Wichtige stickstoffhaltige funktionelle Gruppen: Amine, Imine und Amide
- Wichtige schwefelhaltige funktionelle Gruppen: Thiole, Thioether und Thioester

KAPITEL

22 Stereochemie

Paul Windisch

Die Stereochemie sollte im HAM-Nat zumindest laut Themenkatalog keine große Rolle spielen und die wichtigsten Isomerien habt ihr bereits kennengelernt. Damit ihr aber euer Wissen selbstständig erweitern könnt, falls ihr vor dem Test noch Zeit habt, findet ihr in diesem Kapitel eine Abbildung, deren Begriffe ihr ggf. als Ausgangspunkt nutzen könnt, um tiefer in das Thema einzutauchen (➢ Abb. 22.1).

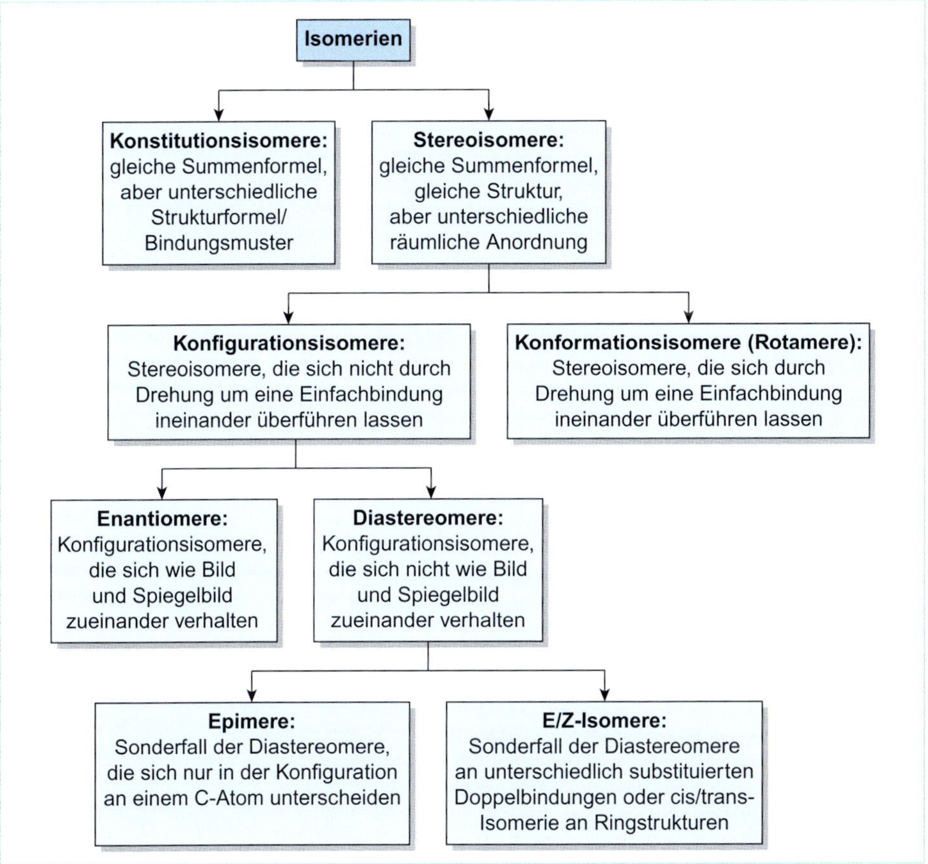

Abb. 22.1 Übersicht über Isomerien [L231]

KAPITEL

23 Aminosäuren, Peptide und Proteine

Paul Windisch

Ihr wisst mit Sicherheit bereits, dass Proteine nicht nur als Energiesubstrate für unseren Körper wichtig sind, sondern vor allem im **Baustoffwechsel** eine Rolle spielen. Proteine bestehen aus Aminosäuren, die wir uns nun anschauen wollen.

23.1 Aminosäuren

Zunächst einmal solltet ihr euch darüber im Klaren sein, dass es eine unfassbare Vielfalt von Aminosäuren gibt. Die, mit denen wir uns hier beschäftigen wollen, sind Säuren, die einerseits eine **Carboxygruppe** und andererseits am α-C-Atom eine **Aminogruppe** tragen (➤ Abb. 23.1). Man nennt sie folglich **α-Aminocarbonsäuren.** Sie besitzen alle eine gemeinsame Struktur, die ihr der Abbildung entnehmen könnt, unterscheiden sich aber in einem Rest (R).

Auch unter den α-Aminocarbonsäuren sind noch lange nicht alle für uns interessant. In diesem Kapitel sollen uns nur die **proteinogenen** Aminosäuren beschäftigen, also nur die, die in unserem Körper in Proteine eingebaut werden und ihm dadurch Struktur und Form geben.

Stellt man die Aminosäuren in der Fischer-Projektion dar, kann die Aminogruppe entweder nach links (L-Aminosäure) oder nach rechts (D-Aminosäure) zeigen (➤ Abb. 23.2). Ihr solltet euch merken, dass die wichtigen Aminosäuren in unserem Körper **L-konfiguriert** sind.

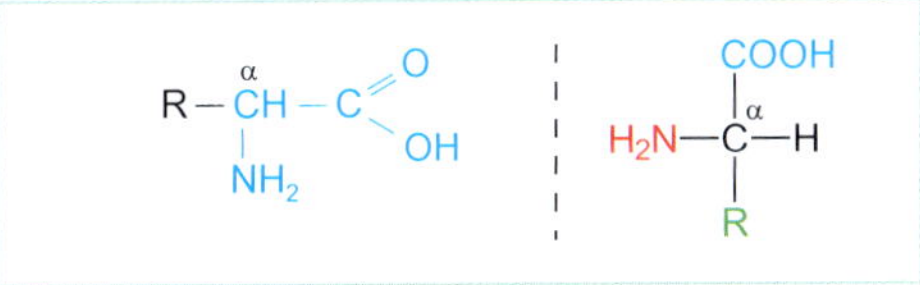

Abb. 23.1 Aminosäuren – allgemeine Formel [L253]

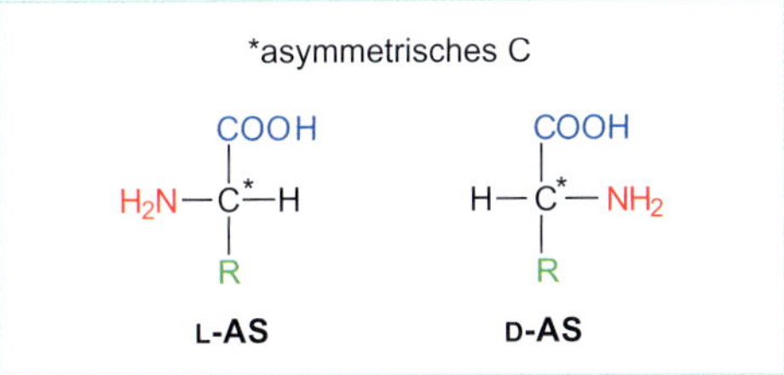

Abb. 23.2 D- und L-Aminosäuren [L253]

23.1.1 Proteinogene Aminosäuren

Die 20 proteinogenen Aminosäuren müsst ihr erkennen und zeichnen können, weshalb sie im Folgenden dargestellt sind (➤ Abb. 23.3). Wichtig dabei: Lernt die Aminosäuren direkt gruppenweise (also alle basischen AS, alle sauren AS usw.), so erspart ihr euch später viel Zeit!

23.1.2 Isoelektrischer Punkt

Vielleicht irritiert euch die Einteilung in saure und basische Aminosäuren, schließlich verfügen alle Aminosäuren definitionsgemäß über eine Carboxy- und eine Aminogruppe, können also sowohl Protonen aufnehmen als auch abgeben. Sie **sind amphotere Verbindungen.**

Befindet sich die Aminosäure in einem sauren Lösungsmittel, sind in der Lösung bereits viele Protonen vorhanden. Die Carboxygruppe wird also ihr Proton nicht abgeben können, wohingegen die Aminogruppe kein Problem haben wird, ein Proton zu finden, das sie anlagern kann. Die Aminosäure ist somit positiv geladen und würde, wenn man ein elektrisches Feld anlegt, zum negativen Pol wandern.

Aliphatische Aminosäuren
neutral

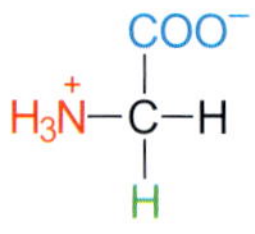
Glycin
(Gly; G)

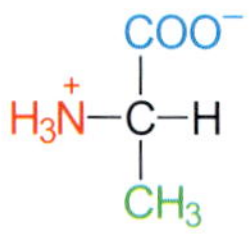
L-Alanin
(Ala; A)

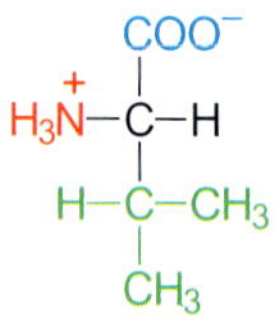
L-Valin
(Val; V)

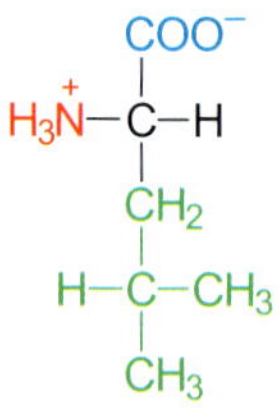
L-Leucin
(Leu; L)

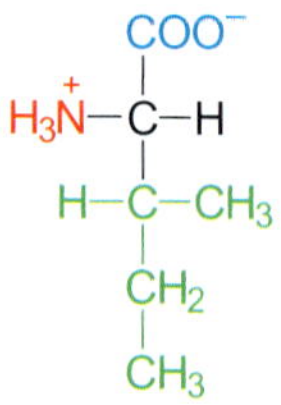
L-Isoleucin
(Ile; I)

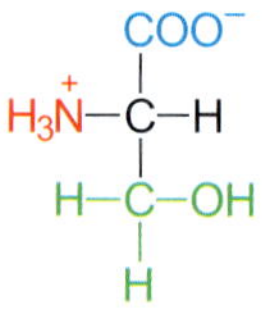
L-Serin
(Ser; S)

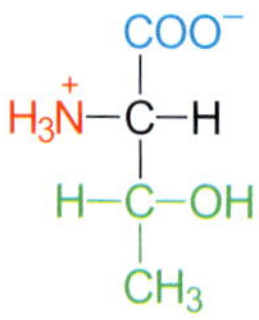
L-Threonin
(Thr; T)

sauer und Säureamide

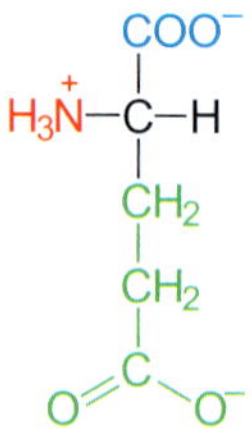
L-Glutamat
(Glu; E)

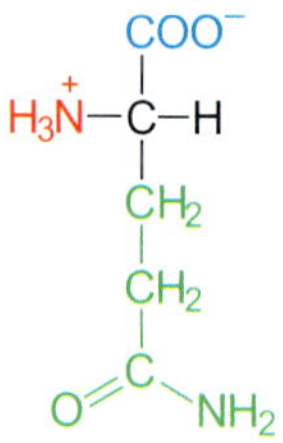
L-Glutamin
(Glu-NH_2; Gln; Q)

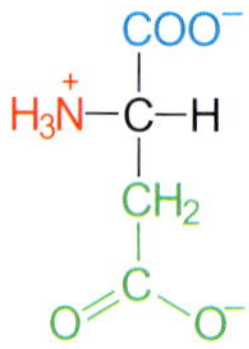
L-Aspartat
(Asp, D)

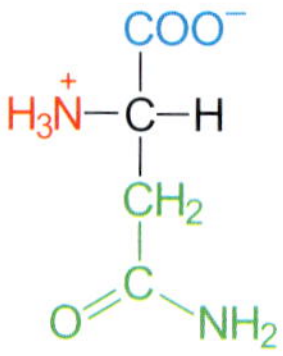
L-Asparagin
(Asp-NH_2; Asn; N)

basisch

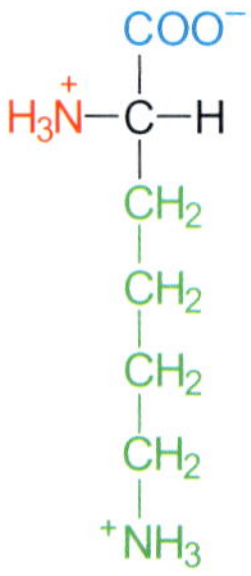
L-Lysin
(Lys; K)

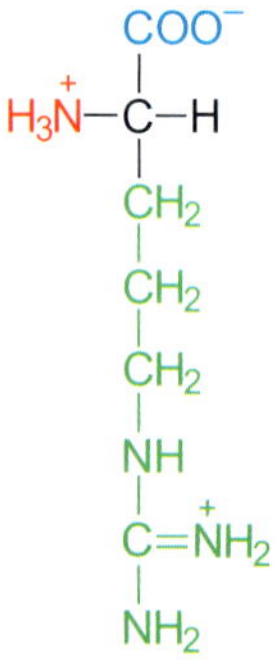
L-Arginin
(Arg; R)

schwefelhaltig

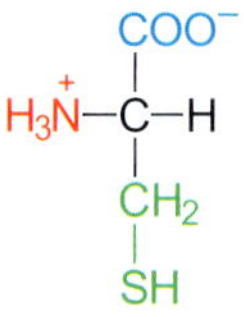
L-Cystein
(Cys; C)

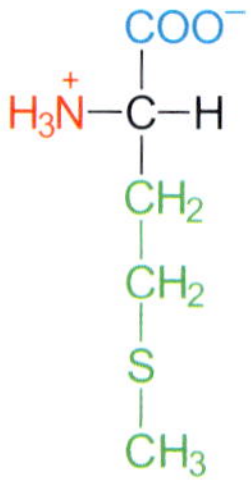
L-Methionin
(Met; M)

Aromatische und heterocyclische Aminosäuren

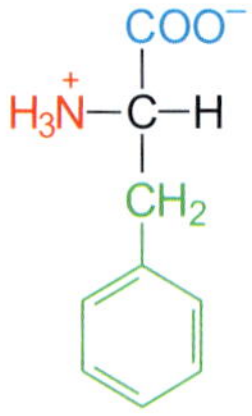
L-Phenylalanin
(Phe, F)

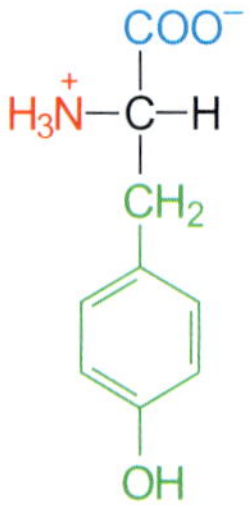
L-Tyrosin
(Tyr; Y)

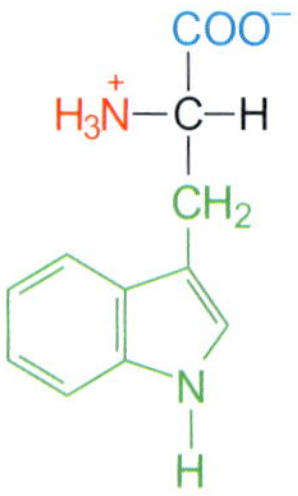
L-Tryptophan
(Trp; W)

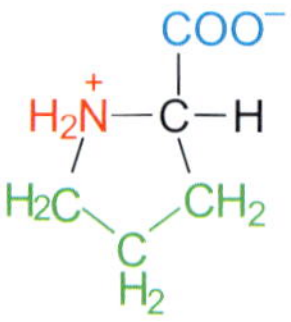
L-Prolin
(Pro; P)

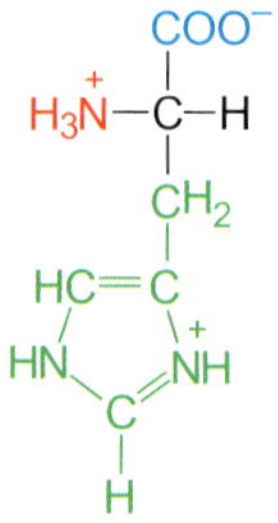
L-Histidin
(Imidazolylalanin)
(His; H)

Abb. 23.3 Proteinogene Aminosäuren [L253]

Befindet sich eine Aminosäure in einem alkalischen Lösungsmittel, herrscht in der Lösung ein Mangel an Protonen. Die Aminogruppe wird also kaum ein Proton anlagern können, wohingegen die Carboxygruppe mit Freude ihr Proton abgibt. Die Aminosäure ist negativ geladen, wandert in einem elektrischen Feld folglich zum positiven Pol.

Irgendwo zwischen diesen Extremen liegt ein Punkt, an dem sowohl die Carboxygruppe ein Proton abgegeben, als auch die Aminogruppe ein Proton aufgenommen hat. Die Aminosäure trägt somit eine positive und eine negative Ladung. Im elektrischen Feld will sie einerseits zum positiven, andererseits zum negativen Pol. Aus diesem Grund wandert sie letztendlich gar nicht. Man bezeichnet den pH-Wert, bei dem dieser Zustand erreicht ist, als **isoelektrischen Punkt.** Für die meisten Aminosäuren kann man diesen Punkt berechnen, indem man den Mittelwert der pK_s-Werte von Amino- und Carboxygruppen berechnet:

$$\mathrm{IP} = \frac{\mathrm{pKs1} + \mathrm{pKs2}}{2}$$

Doch nun zurück zu der Frage, wann man eine Aminosäure als sauer oder basisch bezeichnet: Manche Aminosäuren haben in ihrem Rest eine zusätzliche Amino- oder Carboxygruppe. Man könnte nun meinen, dass man den Mittelwert aller drei pK_s-Werte berechnen muss, um den pH am isoelektrischen Punkt zu erhalten, aber dem ist nicht so! Man berechnet den Mittelwert der **beiden pK_s-Werten, die am nächsten beieinanderliegen.** Trägt die Aminosäure eine weitere Carboxygruppe in ihrem Rest, berechnet man das Mittel der pK_s-Werte beider Carboxygruppen. Trägt sie eine Aminogruppe, berechnet man das Mittel der pK_s-Werte beider Aminogruppen. Folglich liegt bei einigen Aminosäuren der IP im Alkalischen, bei anderen im Sauren. Das ist auch gleichzeitig das Kriterium dafür, ob eine Aminosäure als basisch oder als sauer klassifiziert wird.

EPISCHE ESELSBRÜCKE Da ihr früher oder später lernen müsst, welche Aminosäuren essenziell sind, könnt ihr euch bereits jetzt mit dem obligatorischen Merkspruch vertraut machen:
Phänomenale **Is**olde **trü**bt **mit**unter **Leu**tnant **Val**entins **li**ebliche **Tr**äume.
= Phenylalanin, Isoleucin, Tryptophan, Methionin, Leucin, Valin, Lysin und Threonin

23.2 Peptidbindung

Wir kennen nun also die Bausteine der Proteine. Jetzt wollen wir uns anschauen, wie diese Bausteine verknüpft werden, um ein Protein zu formen. Wenn man sich die Struktur der Aminosäuren anschaut und sich fragt, wie man eine Amino- und eine Carboxygruppe am besten verknüpfen kann, ist die Sache eigentlich klar: **Über eine Amidbindung.** Da diese Amidbindung die Grundlage für das Peptid ist, bezeichnet man sie auch als **Peptidbindung.** Lest am besten noch einmal die wichtigsten Fakten zur Amidbindung nach (➤ Kap. 21).

Über Peptidbindungen sind die Aminosäuren zu langen Ketten verbunden. An einem Ende der Kette liegt eine freie Amino-, am anderen Ende eine freie Carboxygruppe vor. Diesen Umstand macht man sich zunutze, wenn man die Sequenz der Aminosäuren angeben will. Man gibt diese nämlich immer vom aminoterminalen Ende (N-Terminal) zum carboxyterminalen Ende (C-Terminal) an. Versucht euch am Dipeptid in ➤ Abb. 23.4 zu orientieren. Wo sind die Enden? Welches Atom ist an der Peptidbindung beteiligt und wo sind die Reste, anhand derer ihr die Aminosäure identifizieren könnt?

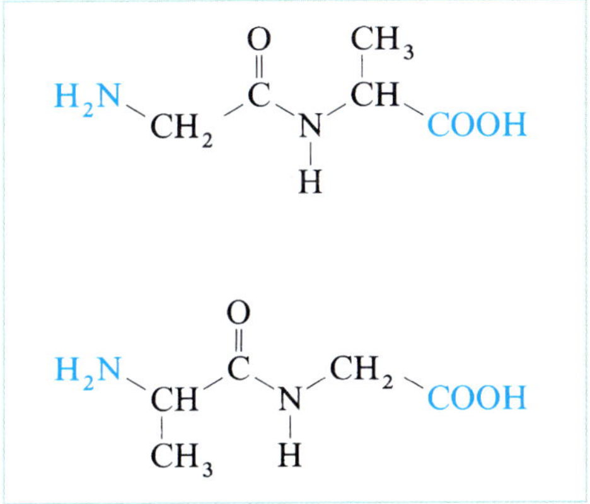

Abb. 23.4 Dipeptide aus Alanin und Glycin [L253]

Notizen

EPISCHE ESELSBRÜCKE Wie geben wir die Aminosäurensequenz an?
Von **N** – nach **C**

23.3 Peptid und Protein

Worin unterscheiden sich eigentlich Peptid und Protein? Das hängt davon ab, wie viele Aminosäuren zu einer Kette verknüpft sind. Einige der Definitionen sind allerdings nicht in Stein gemeißelt, sondern dienen vielmehr als Richtwerte (➤ Tab. 23.1).

Tab. 23.1 Nomenklatur der Peptide und Proteine

Anzahl der Aminosäuren	Bezeichnung
2	Dipeptid
3	Tripeptid
< 20	Oligopeptid
20–100	Polypeptid
> 100	Protein

23.3.1 Primärstruktur

Die Primärstruktur kennt ihr bereits. Sie ist nichts anderes als die **Aminosäurensequenz,** also die Reihenfolge der Aminosäuren im Protein.

23.3.2 Sekundärstruktur

Proteine liegen i. d. R. nicht als lange Ketten vor, sondern **falten** sich. Die Strukturen eines Proteins werden auch gern in Klausuren abgeprüft.

Wenn ihr die Amidbindung betrachtet, seht ihr, dass an jedem Stickstoff-Atom ein Wasserstoff-Atom hängt, das aufgrund der Elektronegativität des Stickstoffs stark positiviert sein muss. Die O-Atome der Peptidbindung besitzen dagegen freie Elektronenpaare. Daher können sich zwischen diesen Atomen **Wasserstoffbrückenbindungen** ausbilden, sodass sich das Protein zu falten beginnt.

Sekundärstrukturen entstehen also durch Wasserstoffbrückenbindungen zwischen **Hauptkettenatomen.** Eine beliebte Falschantwort wäre die Behauptung, dass sich die Wasserstoffbrückenbindungen der Sekundärstruktur zwischen den Seitenketten ausbilden.

Die zwei wichtigsten Sekundärstrukturen, die ihr kennen solltet, sind die **α-Helix** und das **β-Faltblatt** (➤ Abb. 23.5). Eine gelegentlich gefragte Tatsache ist auch, dass eine Windung der **α-Helix** aus 3,6-Aminosäuren besteht.

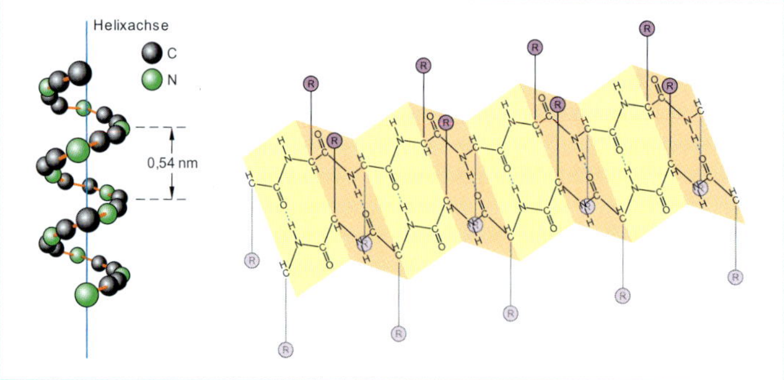

Abb. 23.5 α-Helix und β-Faltblatt [L253]

23.3.3 Tertiärstruktur

Auch zwischen Seitenketten kann es zu einer Vielzahl von Wechselwirkungen kommen. Hydrophobe Wechselwirkungen, Wasserstoffbrücken und elektrostatische Anziehungskräfte sind nur einige der möglichen Kräfte, die eine weitere Faltung des Proteins zu **Domänen** bewirken.

Wir haben bereits gelernt, dass eine der proteinogenen Aminosäuren das Cystein ist. Cystein trägt eine Thiolgruppe. Treffen zwei Thiolgruppen aufeinander, können beide oxidiert werden, wobei sich eine Disulfidbindung ausbildet. Diese Disulfidbrücken sind für die Struktur des Proteins von essenzieller Bedeutung.

Da es von dem pH-Wert der Umgebung abhängt, ob die funktionellen Gruppen der Seitenketten protoniert oder deprotoniert vorliegen, kann man auf diese Weise die Tertiärstruktur eines Proteins beeinflussen. Das ist außerdem ein Grund dafür, warum der Körper den pH-Wert in seinem Inneren möglichst konstant halten sollte.

23.3.4 Quartärstruktur

Lagern sich mehrere Proteineinheiten zu einem größeren Gebilde zusammen, das dann zumeist eine besondere Funktion erfüllt, bilden diese eine Quartärstruktur. Das ist beispielsweise beim Hämoglobin der Fall, das aus vier zusammengelagerten Ketten besteht.

ZUSAMMENFASSUNG

- Die proteinogenen Aminosäuren in unserem Körper sind alle L-konfiguriert und können über Peptidbindungen zu Proteinen verknüpft werden.
- Proteine falten sich zusätzlich zu ihrer Primärstruktur (der Aminosäurensequenz) noch in eine Sekundär-, Tertiär- und ggf. Quartärstruktur.

Notizen

KAPITEL

24 Lipide

Paul Windisch

Fette kennt jeder in großer Vielfalt aus dem Alltag und auch die chemische Gruppe der Fette ist sehr vielfältig, sodass eine solide Systematik hier umso wichtiger ist. Bevor man sich die verschiedenen Vertreter anschaut, muss man sich aber erst einmal die Gemeinsamkeit klarmachen, die sie alle zu Lipiden macht: Im Unterschied z. B. zu den Aminosäuren gibt es hier nämlich kein gemeinsames Strukturmerkmal, sondern es handelt sich um Stoffe, die allesamt weitgehend wasserunlöslich **(hydrophob)** sind und von Organismen hergestellt werden **(Naturstoffe/Biomoleküle).**

24.1 Fettsäuren

Ihr habt bereits im Kapitel zu den Carbonsäuren zwei Fettsäuren kennengelernt (➤ Kap. 21.1.4). Die langkettigen Monocarbonsäuren Stearinsäure und Palmitinsäure werden Fettsäuren genannt, da sie essenzieller Bestandteil vieler Fette sind.

Wichtiges Merkmal aller Fettsäuren ist ihr **amphiphiler Charakter:** Die Carboxygruppe ist polar, wohingegen die Kohlenwasserstoffkette unpolar ist. Da weder in der Stearin- noch in der Palmitinsäure C-C-Doppelbindungen vorkommen, bezeichnet man sie auch als **gesättigte Fettsäuren.** Im Unterschied dazu gibt es auch **ungesättigte Fettsäuren,** die ihr in der ➤ Abb. 24.1 findet. Ihr solltet sowohl die Kettenlänge als auch die Anzahl und Lage der Doppelbindungen kennen. Zur Bestimmung der Lage der Doppelbindung muss man die Kohlenwasserstoffkette von der Carboxygruppe aus durchnummerieren.

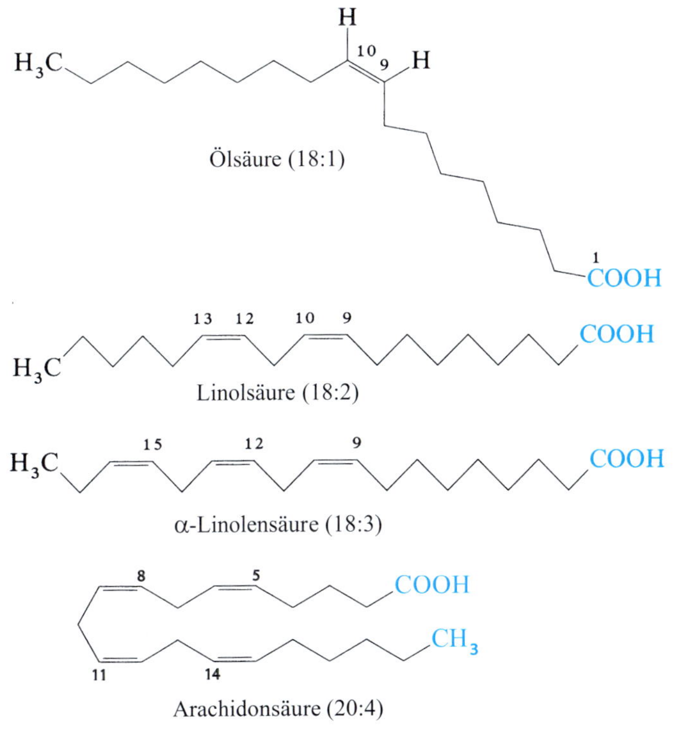

Abb. 24.1 Ungesättigte Fettsäuren [L253]

EPISCHE ESELSBRÜCKE Die Anzahl der Vokale im Namen der Fettsäure liefert euch die Anzahl der Doppelbindungen:
- **Ö**ls**ä**ure = 1 Doppelbindung
- L**i**n**o**lsäure = 2 Doppelbindungen
- L**i**n**o**l**e**nsäure = 3 Doppelbindungen
- **A**r**a**ch**i**d**o**nsäure = 4 Doppelbindungen

Die Fettsäuren mit **L** (Linol- und Linolensäure) sind essenziell, können vom Körper also nicht hergestellt werden, sodass wir sie mit der Nahrung aufnehmen müssen.

Die Doppelbindungen sind immer im Abstand von 3 C-Atomen eingebaut, man spricht folglich von **isolierten Doppelbindungen.** Aus dem Alltag kennt ihr wahrscheinlich auch den Begriff der ω-3-Fettsäure **(Omega-3-Fettsäure).** Omega ist der letzte Buchstabe des griechischen Alphabets, folglich ist das C-Atom einer Verbindung, das am weitesten von der funktionellen Gruppe entfernt ist, das ω-C-Atom. Bei einer Omega-3-Fettsäure liegt eine Doppelbindung folglich zwischen dritt- und viertletztem C-Atom. Das ist, wie ihr den Strukturformeln entnehmen könnt, bei der Linolensäure der Fall.

Übrigens: Die Viskosität einer Fettsäure nimmt mit der Anzahl an Doppelbindungen ab. Außerdem: Die ungesättigten Fettsäuren in unserem Körper sind in der Regel *Z*-**konfiguriert.**

24.2 Fettsäuren in Verbindungen

Fettsäuren liegen in unserem Körper zumeist nicht frei vor. Sie sind oft an **Glycerin,** einen dreiwertigen (NICHT tertiären) Alkohol gebunden. Was passiert, wenn eine Säure mit einem Alkohol reagiert? Es entsteht ein Ester! An einem dreiwertigen Alkohol können folglich sogar bis zu drei Ester entstehen, also auch drei Fettsäuren gebunden werden (➤ Abb. 24.2).

- Ist nur eine Fettsäure an Glycerin gebunden, spricht man von einem **Monoacylglycerid (MAG).** Da die Esterbindung sowie die Fettsäure unpolar sind, während die zwei unbesetzten Hydroxygruppen des Moleküls polar sind, ist eine solche Verbindung **amphiphil.**
- Sind zwei Fettsäuren an Glycerin gebunden, spricht man von **Diacylglycerid (DAG).** Auch hier ist aufgrund der verbliebenen OH-Gruppe der **amphiphile** Charakter des Moleküls noch vorhanden.
- Sind drei Fettsäuren gebunden, spricht man von einem **Triacylglycerid (TAG).** Das ist die Form, in der Fett in unserem Körper gespeichert wird. Triacylglyeride sind **unpolar.**

Übrigens: Von der Stearinsäure (C_{18}) leitet sich ein Ringgerüst ab, das passenderweise Steran oder Gonan heißt. Es hat allerdings nur 17 C-Atome und dient als Grundgerüst für viele Steroidhormone, die euch in der Biochemie begegnen werden.

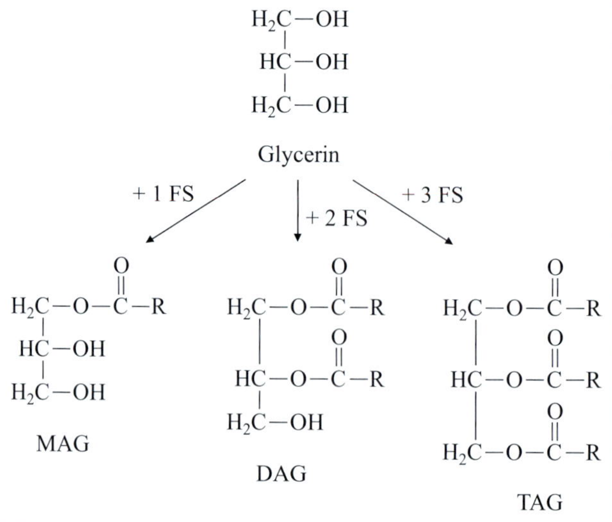

Abb. 24.2 Glycerin und Acylglyceride [L253]

ZUSAMMENFASSUNG
- Man unterscheidet gesättigte und ungesättigte Fettsäuren. Ungesättigte Fettsäuren besitzen C-C-Doppelbindungen.
- Triacylglyceride bestehen aus drei Fettsäuren, die mit einem Glycerin verestert sind. TAGs sind unpolar.

KAPITEL

25 Kohlenhydrate

Paul Windisch

25.1 Monosaccharide

Ihr habt mit Sicherheit schon eine grobe Vorstellung davon, was Kohlenhydrate sind. Chemisch gesehen lassen sich zumindest die Monosaccharide durch eine gemeinsame Summenformel beschreiben: $C_nH_{2n}O_n$. Jedem C-Atom wird quasi ein Wassermolekül zugeordnet, was auch den Namen Kohlenhydrat erklärt! Die einfachsten Zucker sind die **Monosaccharide,** die sich, ähnlich wie die Aminosäuren, zu größeren **Oligo**- oder **Polysacchariden** verknüpfen lassen.

HAM-Nat-GEHEIMTIPP Die meisten Zucker erkennt ihr an der Endung **„ose".** Das heißt aber nicht, dass alle Zucker diese Endung haben müssen!

25.1.1 Monosaccharide in der Fischer-Projektion

Um die Struktur von Monosacchariden darzustellen, greifen wir auf die Fischer-Projektion zurück. Auf diese Weise können wir wichtige Klassifikationskriterien und Eigenschaften der Zucker erkennen (➢ Abb. 25.1).

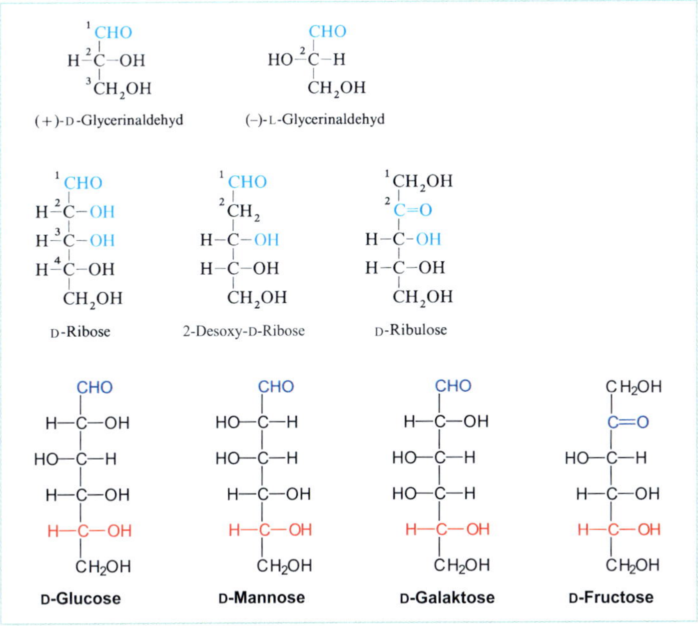

Abb. 25.1 Wichtige Kohlenhydrate [L253]

VERSTÄNDNIS+ Wie erstellt man eine Fischer-Projektion?

1. Die längste Kohlenhydratkette des Moleküls, dessen Fischer-Projektion gezeichnet werden soll, wird **von oben nach unten** gezeichnet.
2. Die **am höchsten oxidierte Gruppe** (in der der Kohlenstoff die höchste Oxidationszahl hat) steht oben. Die Kette wird von oben nach unten von 1 aufwärts durchnummeriert.
3. Für die räumliche Anordnung muss man sich vorstellen, dass alle vertikalen Bindungen (zwischen C-Atomen) nach hinten, also ins Blatt hinein, und alle horizontalen Bindungen nach vorne, also aus dem Blatt heraus, weisen.

Um nicht mehr zu vergessen, in welche Richtung die Bindungen in der Fischer-Projektion zeigen, müsst ihr euch nur vorstellen, dass ihr von einem **schüchternen Menschen umarmt** werdet. Die Arme zeigen nach vorne, Körperkontakt wird allerdings vermieden.

Alle Zucker tragen eine Carbonylgruppe. Diese ist entweder endständig **(Aldehyd)** oder an ein C-Atom innerhalb der Kette **(Keton)** gebunden. Verschiedene Monosaccharide unterscheiden sich in ihrer Kettenlänge. Je nach Kettenlänge ordnet man sie unterschiedlichen Gruppen zu:
3 C-Atome = **Triose** (z. B. Glycerinaldehyd)
4 C-Atome = **Tetrose**
5 C-Atome = **Pentose** (z. B. Ribose)
6 C-Atome = **Hexose** (z. B. Glucose)
Aufgrund dieser beiden Unterscheidungsmerkmale (funktionelle Gruppe und Kettenlänge) ordnet man Zucker einer Gruppe zu. So ist z. B. Glucose eine **Aldohexose,** da sie eine Aldehydgruppe trägt und aus sechs C-Atomen besteht.

Glucose und Galaktose sind beide Aldohexosen und trotzdem unterscheiden sie sich. Worin? In der Konfiguration an ihren Chiralitätszentren! Die C-Atome 2, 3, 4 und 5 sind bei diesen beiden Zuckern chiral.

VERSTÄNDNIS+ Chiralitätszentren sind C-Atome, die zwei Bedingungen erfüllen:
1. Das C-Atom muss 4 Bindungen ausbilden.
2. Das C-Atom muss 4 verschiedene Substituenten tragen.

C-6 ist nicht chiral, da es mit zwei H-Atomen verbunden ist. C-1 ist nicht chiral, da es sp^2-hybridisiert ist.

Ihr müsst deshalb leider auch wissen, in welche Richtung die Hydroxygruppen bei einem Zucker zeigen, um ihn korrekt zeichnen zu können. Galaktose und Glucose sind sogenannte Diastereomere, die sich nicht durch Spiegeln ineinander überführen lassen. Man bezeichnet sie auch als **Epimere.** Das sind Diastereomere, die sich lediglich in der **Konfiguration an einem C-Atom** unterscheiden!

Ihr seht außerdem, dass Zucker, wie Aminosäuren auch, nach der D/L-Nomenklatur klassifiziert werden. Diese Klassifikation richtet sich danach, ob die Hydroxygruppe des Chiralitätszentrums, das am weitesten von der Aldehyd- oder Ketogruppe entfernt ist, nach **rechts (D)** oder nach **links (L)** zeigt. Im Gegensatz zu den Aminosäuren sind die meisten Zucker, die wir konsumieren, **D-Zucker!**

Macht es einen Unterschied, ob wir einen D- oder L-Zucker essen? Ja, und den kann man sogar schmecken. Den süßen Geschmack der D-Glucose kennt ihr, wohingegen L-Glucose bitter schmeckt.

EPISCHE ESELSBRÜCKEN Ein paar Eselsbrücken helfen einem dabei, sich die Konfigurationen der einzelnen Zucker einzuprägen. Bei der **Glucose** merkt man sich „tatütata". Die Hydroxygruppen an C_2, C_4 und C_5 zeigen also auf dieselbe Seite, wohingegen C_3 auf die andere Seite zeigt. Ob die Gruppen nach rechts oder links zeigen, hängt davon ab, ob ihr D- oder L-Glucose zeichnet. Bei der **Galaktose** sehen die Hydroxygruppen aus wie die Spitze einer Rakete, die durch die **Gala**xis fliegt. **Fructose** sieht aus wie Glucose, nur eben als Ketose.

Im Körper (der hauptsächlich aus Wasser besteht) liegen Monosaccharide meistens nicht als Kette vor, sondern bilden Ringsysteme. Der Ringschluss läuft dabei immer nach einem ähnlichen Schema ab:
1. Die Hydroxygruppe des **letzten chiralen C-Atoms** greift an der Aldehyd- oder Ketogruppe an.
2. Das Sauerstoffatom der Hydroxygruppe wird als Sauerstoffbrücke Teil des Rings. Das Wasserstoffatom der Hydroxygruppe bildet mit dem Sauerstoff der Carbonylgruppe eine neue Hydroxygruppe.
3. Der fertige Ring lässt sich in der Haworth-Struktur darstellen (➤ Abb. 25.2).

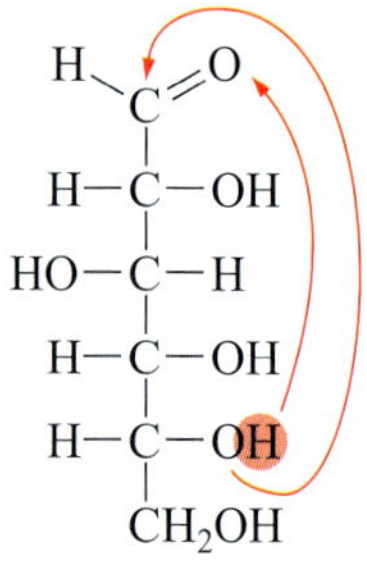

Abb. 25.2 Ringschluss der D-Glucose [L253]

VERSTÄNDNIS+ Hier reagiert also eine Hydroxy- mit einer Carbonylgruppe. Wie nennen wir so eine Reaktion? Richtig, der entstehende Ring ist ein Halbacetal!

25.1.2 Monosaccharide als Haworth-Struktur

Um aus der Fischer-Projektion auf die Struktur des Rings in der Haworth-Struktur zu kommen, muss man verschiedene Punkte beachten. Euch wird auffallen, dass einige OH-Gruppen über und andere unter der Ringebene stehen. Ob ein Atom über oder unter dem Ring steht, könnt ihr euch aus der Fischer-Projektion herleiten. Beachtet bitte, welches C-Atom aus der Fischer-Projektion an welchem Ort in der Haworth-Struktur landet und versucht vielleicht auch mal, einige der anderen Monosaccharide selbst zu zeichnen.

EPISCHE ESELSBRÜCKE **FLOH:** **F**ischer **L**inks **O**ben **H**aworth. Eine Gruppe, die in der Fischer-Projektion auf der linken Seite des Moleküls steht, zeichnet man in der Haworth-Schreibweise nach oben.

In der Ringform kann man noch eine weitere Unterscheidung zwischen den Zuckern machen. Liegen sie als Fünfring vor, spricht man von **Furanosen.** Einen Sechsring bezeichnet man als **Pyranose** (➤ Abb. 25.3). Außerdem seht ihr, dass an C_1, das früher die Aldehydgruppe trug, nun ein Chiralitätszentrum entstanden ist. Dieses Zentrum wird im Fall von Zuckern auch als **anomeres C-Atom** bezeichnet. Je nachdem, ob die Hydroxygruppe nach unten oder oben zeigt, bezeichnet man den Zucker als α oder β. Bei der Glucose in unserem Körper stehen die α-, die β- und die offenkettige Form im Gleichgewicht. Man spricht von **Mutarotation.**

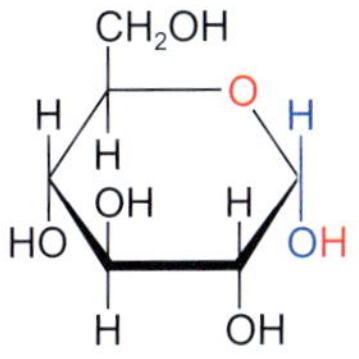

α-D-Glucopyranose

Abb. 25.3 α-D-Glucose als Beispiel einer Pyranose [L253]

EPISCHE ESELSBRÜCKEN

- **Fu**ranose = **Fü**nfring (4 C- und 1 O-Atom)
- Pyranose = Sechsring (5 C- und 1 O-Atom)
- **A**lpha = **a**bwärts
- **Be**ta = **obe**n

25.1.3 Wichtige Reaktionen der Monosaccharide

Selbstverständlich können auch die funktionellen Gruppen der Monosaccharide oxidiert oder reduziert werden. Im Folgenden sind die wichtigsten Reaktionsmechanismen für euch zusammengefasst, wobei es Punkte bringen kann, euch den Reaktionsmechanismus und das Produkt einzuprägen. Schaut gelegentlich mal auf die Fischer-Projektionen der Zucker, um euch die Reaktion und das Produkt besser vorstellen zu können.

- Aus **Glucose** entsteht durch **Oxidation an C1 Gluconsäure.**
- Aus **Glucose** entsteht durch **Oxidation an C6 Glucuronsäure.**
- Aus **Glucose** entsteht durch **Reduktion der Aldehydgruppe Sorbitol** (ein Polyalkohol).
- Aus **Mannose** entsteht durch **Reduktion der Aldehydgruppe Mannitol.**

25.2 Disaccharide

Ihr wisst bereits, dass Monosaccharide sich verknüpfen lassen. Die Bindung zwischen den einzelnen Monosacchariden wird glykosidische Bindung genannt. Wir wissen, dass die Cyclisierung eines Monosaccharids eine Halbacetalbildung darstellt. Wie „normale" Halbacetale können unsere Zuckerringe ebenfalls weiterreagieren und Acetale bilden. An dieser Acetalbildung ist immer das anomere C-Atom des einen Monosaccharids beteiligt. Das andere Monosaccharid muss nicht zwingend mit seinem anomere C-Atom binden. Es muss sich auch nicht um ein Monosaccharid derselben Sorte handeln. Auch die glykosidische Bindung wird als α oder β klassifiziert. Je nachdem, ob die OH-Gruppe am anomeren C-Atom in α- oder β-Stellung steht.

Man gibt bei Disacchariden immer die beteiligten Zucker, die Nummern der beteiligten Atome und die α- oder β-Klassifikation an. Die wichtigsten Disaccharide und die zugrunde liegende Bindung solltet ihr kennen:

- **Lactose** (Milchzucker): **Galaktose** und **Glucose** sind **β-1,4-glykosidisch** verknüpft.
- **Maltose** (Malzzucker): **Glucose** und **Glucose** sind **α-1,4-glykosidisch** verknüpft.
- **Saccharose** (Haushaltszucker): **α-Glucose** und **β-Fructose** sind **1,2-glykosidisch** verknüpft. Beide anomeren C-Atome sind an der glykosidischen Bindung beteiligt.

EPISCHE ESELSBRÜCKE Maltose ist als Malzzucker im Bier enthalten. Maltose besteht aus zwei Glucoseeinheiten, was als **Glc-Glc** abgekürzt wird. Wenn ihr versucht „Glc-Glc" auszusprechen, werdet ihr sehen, dass das in etwa dasselbe Geräusch ist, was in eurem Hals beim Biertrinken entsteht.

Man unterscheidet bei den Disacchariden reduzierende und **nicht reduzierende Zucker.** Besitzt ein Zucker eine Aldehydgruppe, kann er an dieser oxidiert werden und ist damit selbst ein reduzierender Zucker. Ein Disaccharid besitzt nur dann eine Aldehydgruppe, wenn sich mindestens einer der beiden Zucker aus der Ringform in die Kettenform öffnen kann. Das wiederum ist nur dann möglich, wenn eins der anomeren C-Atome nicht an der glykosidischen Bindung beteiligt ist, da dort die Ringöffnung stattfinden muss. Somit ist Saccharose kein reduzierender Zucker, Lactose und Maltose dagegen schon.

VERSTÄNDNIS+ Enzyme, die Disaccharide spalten, haben denselben Namen wie der Zucker, mit dem Unterschied, dass sie auf **„ase"** enden. Die Lactase spaltet folglich Lactose. Wenn sie fehlt, bekommt man Schwierigkeiten bei der Verdauung von Milchprodukten (die verbreitete Lactose-Unverträglichkeit).

25.3 Polysaccharide

Man kann Monosaccharide natürlich auch zu längeren Zuckern verknüpfen. Diese nennt man dann Polysaccharide. Man unterscheidet Polysaccharide, die aus identischen Monosaccharideinheiten aufgebaut sind **(Homoglykane)** und solche, die aus unterschiedlichen Monosaccharideinheiten bestehen **(Heteroglykane).**

Ihr solltet folgende Polysaccharide und natürlich die Verknüpfung von deren einzelnen Bausteinen kennen:

- Zellulose: Zellulose gibt Pflanzen Struktur. Sie besteht aus Glucoseeinheiten, die **β-1,4-glykosidisch** verknüpft sind, ist also ein Homoglykan. Da der menschliche Körper keine β-Glucosidase besitzt, kann Zellulose nicht abgebaut werden. Man zählt sie deshalb zu den Ballaststoffen.
- Stärke: Stärke ist der Speicherstoff pflanzlicher Zellen. Sie besteht aus **Glucose, die α-glykosidisch** verknüpft ist, ist also ebenfalls ein **Homoglykan.** Im Unterschied zur Zellulose können wir Stärke verdauen. Stärke besteht aus **Amylose** und **Amylopektin.** In der Amylose liegt Glucose in **unverzweigten Ketten α-1,4-glycosidsch** verknüpft vor. Im Amylopektin sitzen an diesen Ketten noch Verzweigungen, an denen die Glucosemoleküle **α-1,6-glykosidisch** verknüpft sind.
- **Glykogen:** Glykogen ist der Speicherstoff tierischer und menschlicher Zellen. Glykogen ähnelt dem Amylopektin, wobei die Verzweigungen im Glykogen weitaus häufiger sind.
- **Hyaluronsäure:** Hyaluronsäure ist ein **Heteroglykan.** Sie kann sehr gut Wasser binden und ist deshalb in allen Flüssigkeiten, die druckelastisch sein müssen, oder eine andere mechanische Schutzfunktion ausüben, reichlich vorhanden. Hyaluronsäure besteht aus aneinandergereihten Dimeren aus **Glucuronsäure** und **N-Acetyl-Glucosamin.** Mehr zu ihr erfahrt ihr mit Sicherheit in der Biochemie.

ZUSAMMENFASSUNG

- Zucker enden häufig auf „ose".
- Wenn ihr einen Zucker kennenlernt, achtet auf die Anzahl der C-Atome und die Konfiguration an den Chiralitätszentren.
- Soll ein Zucker als Ring dargestellt werden, verwendet man die Haworth-Struktur.

KAPITEL

26 Nucleinsäuren

Paul Windisch

Mit Sicherheit habt ihr alle schon von den Nucleinsäuren als Träger unserer Erbinformation gehört. Wir wollen uns nun deshalb mit den Strukturen der Nucleinsäuren befassen. Dafür gehen wir, wie schon bei den Kohlenhydraten und den Aminosäuren, von klein nach groß.

26.1 Nucleinbasen

Die Tatsache, dass das kleinste Molekül in einer Nucleinsäure eine Base sein soll, ist vielleicht etwas kontraintuitiv. Die Nucleinbasen, die sich von aromatischen Molekülen ableiten, sind aber von enormer Bedeutung in unserem Körper. Man teilt die Basen in zwei Gruppen ein, je nachdem, von welchem Heterozyklus sie sich ableiten.

26.1.1 Pyrimidinbasen

Den Heterozyklus Pyrimidin kennt ihr vielleicht bereits. Natürlich kann ein Pyrimidinmolekül (➤ Abb. 26.1) am Ring substituiert werden. Ihr solltet euch die Strukturformeln der Pyrimidinbasen genau einprägen, um sie auch in Fragen erkennen zu können!

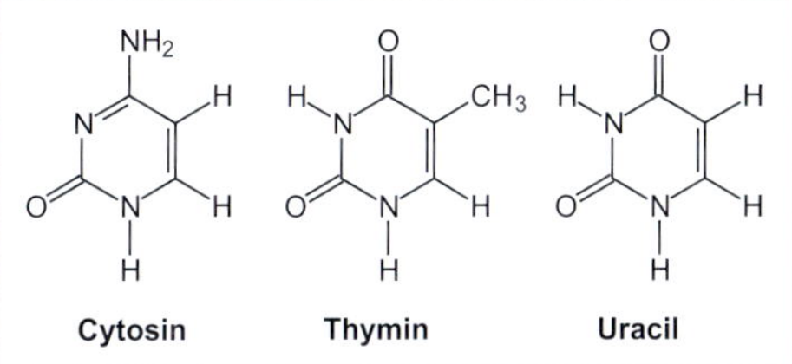

Abb. 26.1 Pyrimidinbasen [L253]

26.1.2 Purinbasen

Das Purin kennt ihr möglicherweise auch schon. Es sieht aus wie ein Pyrimidin, an das ein Imidazolring angehängt ist. Die beiden Purinbasen (➤ Abb. 26.2) solltet ihr selbstverständlich ebenfalls kennen.

Um euch nicht verwirren zu lassen, wenn ihr im HAM-Nat Basen erkennen müsst, solltet ihr auf die Merkhilfen zurückgreifen.

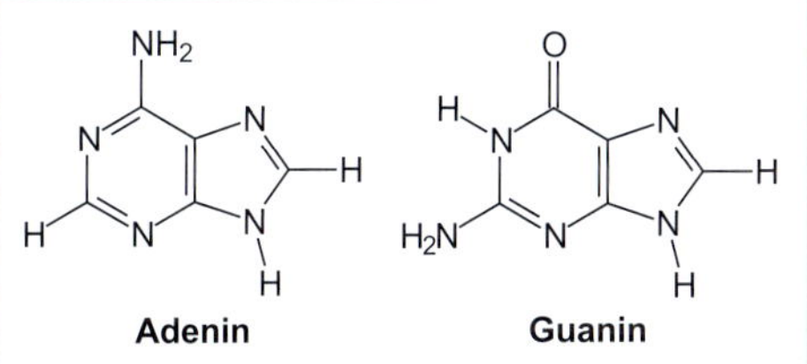

Abb. 26.2 Purinbasen [L253]

EPISCHE ESELSBRÜCKEN

- „Purine" haben einen kurzen Namen, aber ein großes Molekül. Bei den Pyrimidinen ist es umgekehrt.
- Zu den P**y**rimidinen gehören die Basen, die ein **„y"** im Namen tragen.
- **Th**ymin sieht aus wie Uracil, ist jedoch me**th**yliert.

26.2 Nucleoside und Nucleotide

Basen liegen nicht isoliert in unseren Zellkernen vor, sondern binden an Pentosen, also Zucker, die aus 5 C-Atomen bestehen. Dabei kommen zwei Zucker infrage: Einerseits die **Ribose,** andererseits die **2-Desoxyribose** (➤ Abb. 26.3).

Ihr wisst vielleicht, dass es in unserem Körper **RNA** (Ribonucleinsäure) und **DNA** (Desoxyribonucleinsäure) gibt. Beide Moleküle erfüllen unterschiedliche Funktionen, wobei die der DNA in erster Linie die Speicherung der Erbinformation ist. In der **R**NA binden, wie der Name schon sagt, die Basen an **R**ibose, wohingegen sie in der **D**NA an **Desoxyribose** binden.

Ein Molekül aus **Nucleinbase und Zucker** wird **Nucleosid** genannt. Da die Bindung von der Base zum Zucker über ein Stickstoffatom vermittelt wird, bezeichnet man sie als **N-glykosidisch.** Außerdem tragen die Nucleoside andere Namen als die Basen, wobei diese aber glücklicherweise eng miteinander verwandt sind: **Adenosin, Guanosin, Cytidin, Thymidin** und **Uridin.**

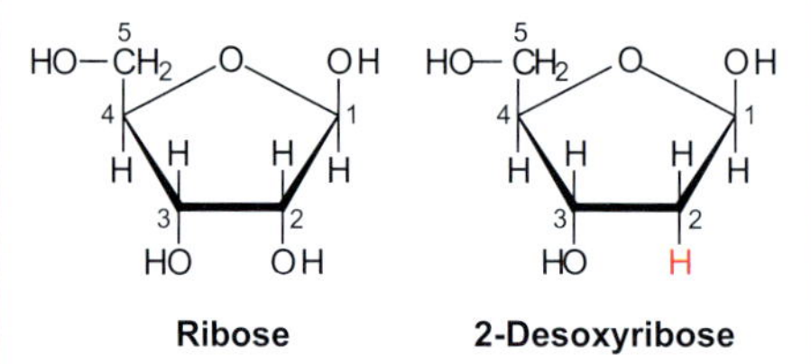

Abb. 26.3 Ribose und 2-Desoxyribose [L253]

VERSTÄNDNIS+ Die Basen Adenin, Guanin und Cytosin kommen in RNA und DNA vor. Dagegen findet sich Uracil nur in der RNA, während Thymin nur in der DNA vorkommt.

Wie kommt aber nun der Name Nuclein**säure** zustande? Nucleoside binden auch noch Phosphate, also Anionen der **Phosphorsäure.** Die Bindung entsteht zwischen einer Hydroxygruppe des Zuckers und einer der Phosphorsäure – und wie man eine solche Bindung nennt, solltet ihr wissen: Es handelt sich um eine Esterbindung. Das entstehende Produkt wird **Nucleotid** genannt.

EPISCHE ESELSBRÜCKE Nucleo**t**ide enthalten Phospha**t!**

An den Phosphatrest können weitere Phosphatreste geknüpft werden. Die Bindung zwischen diesen Phosphatresten ist dann natürlich keine Esterbindung, sondern eine **Säureanhydridbindung.** Schließlich haben hier zwei Säuren miteinander reagiert. Da diese Säureanhydridbindungen sehr energiereich sind, findet man sie in Stoffen, die Energie speichern sollen, wie dem **Adenosintriphosphat (ATP,** ➤ Abb. 26.4).

Ihr könnt euch den Namen eines Nucleotids herleiten, indem ihr an den Namen des Nucleosids **„monophosphat“, „diphosphat“** oder **„triphosphat“** anhängt, je nachdem, wie viele Phosphate an den Zucker binden.

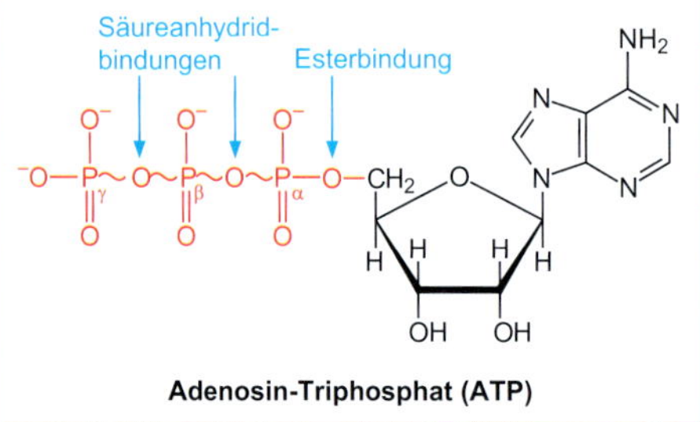

Abb. 26.4 ATP [L253]

26.3 Nucleinsäureketten

Gleich haben wir es geschafft! In unserem Körper bilden Nucleotide lange Ketten. Diese werden durch ein **Zucker-Phosphat-Rückgrat** zusammengehalten. Dabei bindet jede Phosphatgruppe an zwei verschiedene Nucleoside: Bei einem Zucker an die OH-Gruppe des C3-Atoms, beim anderen an die OH-Gruppe des C5-Atoms (➤ Abb. 26.5)!

Da an jedem Ende der so entstandenen Kette entweder eine 3'-OH-Gruppe oder eine 5'-OH-Gruppe frei bleiben muss, kann man auf diese Weise die Richtung der Kette (die auch Strang genannt wird) angeben, wie ihr das bereits von den Proteinen kennt.

Im Unterschied zur RNA bildet die DNA normalerweise Doppelstränge. Die Bindung zwischen zwei Strängen kommt dabei nicht über kovalente Bindungen, sondern über **Wasserstoffbrücken** zustande. Es ist sehr wichtig zu wissen, welche Basen miteinander paaren und wie viele Wasserstoffbrücken sie ausbilden.

Grundsätzlich paaren **Purin- mit Pyrimidinbasen.** Im Speziellen entstehen Wasserstoffbrückenbindungen zwischen:

- **Adenin und Thymin (2 Wasserstoffbrücken)**
- Guanin und Cytosin (3 Wasserstoffbrücken; ➤ Abb. 26.6)

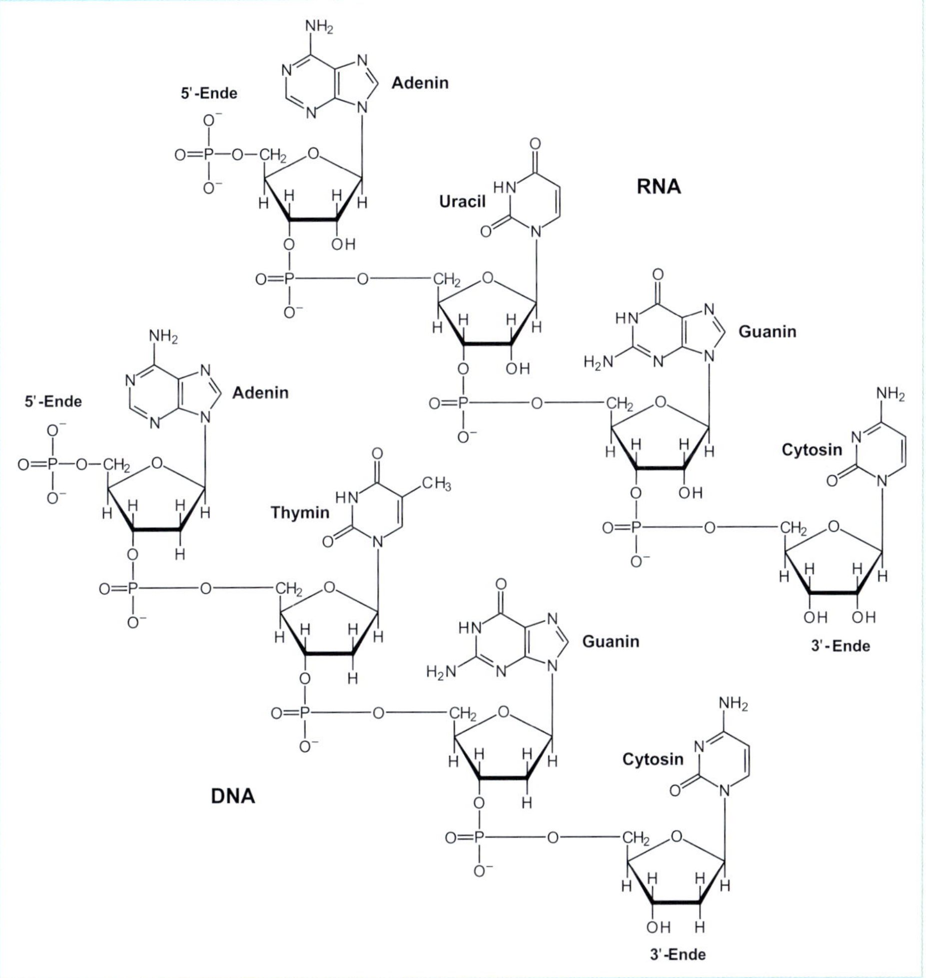

Abb. 26.5 RNA- und DNA-Strang [L253]

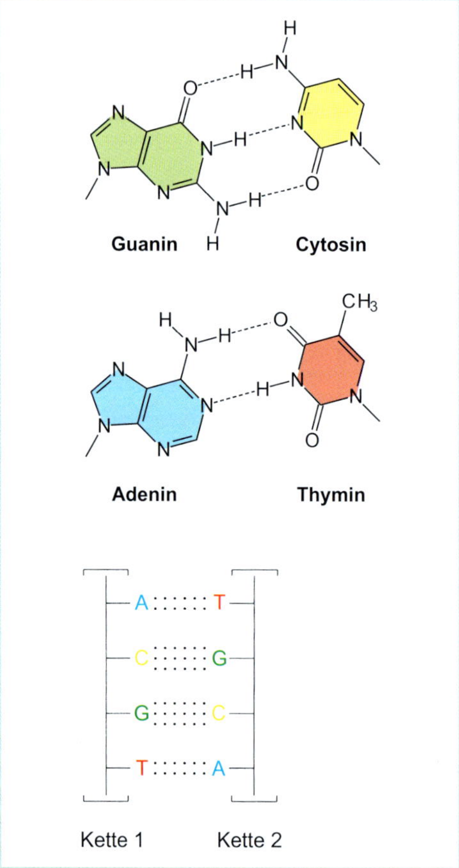

Abb. 26.6 Basenpaarungen in der DNA [L253]

EPISCHE ESELSBRÜCKE Eine weit hergeholte, aber effektive Eselsbrücke:
G und C sehen fast gleich aus. Ein G ist quasi ein C mit einem kleinen Strich am unteren Ende. Folglich sind G und C verwandt ... und da Blut dicker als Wasser ist, bilden sie auch mehr Wasserstoffbrückenbindung aus, da die den Zusammenhalt stärken!

ZUSAMMENFASSUNG

- Die relevanten Basen der DNA heißen Adenin, Thymin, Guanin und Cytosin.
- In der RNA sind Adenin, Uracil, Guanin und Cytosin von Bedeutung.
- A und T bilden zwei, G und C dagegen drei Wasserstoffbrücken miteinander aus.

KAPITEL

27 Formelsammlung Chemie

Paul Windisch

Bau des Atoms

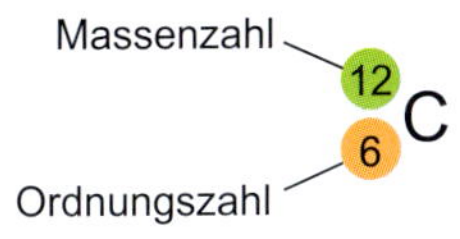

Abb. 27.1 Ordnungs- und Massenzahl am Beispiel Kohlenstoff [L253]

VERSTÄNDNIS⁺ Die Massenzahl ist immer die größere der beiden Zahlen, da für ihre Berechnung die Anzahl der Protonen (die der Ordnungszahl) entspricht) und die der Neutronen addiert wird.

Immer erst die Potenz ausrechnen und dann multiplizieren!

Tab. 27.1 Formeln zum Atom

Berechnung der maximalen Anzahl an Elektronen in einer Schale	$2 \times n^2$	*n:* Nummer der Schale Die Schalen werden von Innen nach Außen mit „1" beginnend nummeriert.

Periodensystem der Elemente

Periodensystem der Elemente

Jeder Kasten enthält: Name, Elementsymbol, Ordnungszahl und relative Atommasse.
Alle Hauptgruppenelemente sind blau unterlegt.

	1 (IA)	2 (IIA)	3 (IIIB)	4 (IVB)	5 (VB)	6 (VIB)	7 (VIIB)	8 (VIIIB)	9 (VIIIB)	10 (VIIIB)	11 (IB)	12 (IIB)	13 (IIIA)	14 (IVA)	15 (VA)	16 (VIA)	17 (VIIA)	18 (VIIIA)
	Hauptgruppen	Hauptgruppen	Nebengruppen	Nebengruppen	Nebengruppen	Nebengruppen	Nebengruppen	Nebengruppen	Nebengruppen	Nebengruppen	Nebengruppen	Nebengruppen	Hauptgruppen	Hauptgruppen	Hauptgruppen	Hauptgruppen	Hauptgruppen	Hauptgruppen
1. Periode	1.0079 Wasserstoff $_{1}$**H**																	4.0026 Helium $_{2}$**He**
2. Periode	6.941 Lithium $_{3}$**Li**	9.0122 Beryllium $_{4}$**Be**											10.811 Bor $_{5}$**B**	12.011 Kohlenstoff $_{6}$**C**	14.007 Stickstoff $_{7}$**N**	15.9994 Sauerstoff $_{8}$**O**	18.998 Fluor $_{9}$**F**	20.180 Neon $_{10}$**Ne**
3. Periode	22.990 Natrium $_{11}$**Na**	24.305 Magnesium $_{12}$**Mg**											26.982 Aluminium $_{13}$**Al**	28.086 Silicium $_{14}$**Si**	30.974 Phosphor $_{15}$**P**	32.066 Schwefel $_{16}$**S**	35.453 Chlor $_{17}$**Cl**	39.948 Argon $_{18}$**Ar**
4. Periode	39.098 Kalium $_{19}$**K**	40.078 Calcium $_{20}$**Ca**	44.956 Scandium $_{21}$**Sc**	47.88 Titan $_{22}$**Ti**	50.942 Vanadium $_{23}$**V**	51.996 Chrom $_{24}$**Cr**	54.938 Mangan $_{25}$**Mn**	55.847 Eisen $_{26}$**Fe**	58.933 Cobalt $_{27}$**Co**	58.69 Nickel $_{28}$**Ni**	63.546 Kupfer $_{29}$**Cu**	65.39 Zink $_{30}$**Zn**	69.723 Gallium $_{31}$**Ga**	72.61 Germanium $_{32}$**Ge**	74.922 Arsen $_{33}$**As**	78.96 Selen $_{34}$**Se**	79.904 Brom $_{35}$**Br**	83.80 Krypton $_{36}$**Kr**
5. Periode	85.468 Rubidium $_{37}$**Rb**	87.62 Strontium $_{38}$**Sr**	88.906 Yttrium $_{39}$**Y**	91.224 Zirkonium $_{40}$**Zr**	92.906 Niob $_{41}$**Nb**	95.94 Molybdän $_{42}$**Mo**	98.906 Technetium $_{43}$**Tc***	101.07 Ruthenium $_{44}$**Ru**	102.91 Rhodium $_{45}$**Rh**	106.42 Palladium $_{46}$**Pd**	107.87 Silber $_{47}$**Ag**	112.41 Cadmium $_{48}$**Cd**	114.82 Indium $_{49}$**In**	118.71 Zinn $_{50}$**Sn**	121.75 Antimon $_{51}$**Sb**	127.60 Tellur $_{52}$**Te**	126.90 Iod $_{53}$**I**	131.29 Xenon $_{54}$**Xe**
6. Periode	132.91 Caesium $_{55}$**Cs**	137.33 Barium $_{56}$**Ba**	57–71	178.49 Hafnium $_{72}$**Hf**	180.95 Tantal $_{73}$**Ta**	183.85 Wolfram $_{74}$**W**	186.21 Rhenium $_{75}$**Re**	190.2 Osmium $_{76}$**Os**	192.22 Iridium $_{77}$**Ir**	195.08 Platin $_{78}$**Pt**	196.97 Gold $_{79}$**Au**	200.59 Quecksilber $_{80}$**Hg**	204.38 Thallium $_{81}$**Tl**	207.2 Blei $_{82}$**Pb**	208.98 Bismut $_{83}$**Bi**	208.98 Polonium $_{84}$**Po***	209.99 Astat $_{85}$**At***	222.02 Radon $_{86}$**Rn***
7. Periode	223.02 Francium $_{87}$**Fr***	226.03 Radium $_{88}$**Ra***	89–103	261 Rutherfordium $_{104}$**Rf***	262 Dubnium $_{105}$**Db***	263 Seaborgium $_{106}$**Sg***	Bohrium $_{107}$**Bh***	Hassium $_{108}$**Hs***	Meitnerium $_{109}$**Mt***	Darm-stadtium $_{110}$**Ds***	Roent-genium $_{111}$**Rg***	Copernicum $_{112}$**Cn***						

Lanthanoide	138.91 Lanthan $_{57}$**La**	140.12 Cer $_{58}$**Ce**	140.91 Praseodym $_{59}$**Pr**	144.24 Neodym $_{60}$**Nd**	146.92 Promethium $_{61}$**Pm***	150.36 Samarium $_{62}$**Sm**	151.97 Europium $_{63}$**Eu**	157.25 Gadolinium $_{64}$**Gd**	158.93 Terbium $_{65}$**Tb**	162.50 Dysprosium $_{66}$**Dy**	164.93 Holmium $_{67}$**Ho**	167.26 Erbium $_{68}$**Er**	168.93 Thulium $_{69}$**Tm**	173.04 Ytterbium $_{70}$**Yb**	174.97 Lutetium $_{71}$**Lu**
Actinoide	227.03 Actinium $_{89}$**Ac***	232.04 Thorium $_{90}$**Th***	231.04 Protactinium $_{91}$**Pa***	238.03 Uran $_{92}$**U***	237.05 Neptunium $_{93}$**Np***	244.06 Plutonium $_{94}$**Pu***	243.06 Americium $_{95}$**Am***	247.07 Curium $_{96}$**Cm***	247.07 Berkelium $_{97}$**Bk***	251.08 Californium $_{98}$**Cf***	252.08 Einsteinium $_{99}$**Es***	257.10 Fermium $_{100}$**Fm***	258.10 Mendelevium $_{101}$**Md***	259.10 Nobelium $_{102}$**No***	260.11 Lawrencium $_{103}$**Lr***

* radioaktive Elemente; angegeben ist die Masse eines wichtigen Isotops (soweit bekannt)

Abb. 27.2 Das Periodensystem der Elemente [L253]

Notizen

Tab. 27.2 Die Hauptgruppen des Periodensystems

Hauptgruppe	Name
I	Alkalimetalle
II	Erdalkalimetalle
III	Borgruppe
IV	Kohlenstoff-Silicium-Gruppe
V	Stickstoff-Phosphor-Gruppe
VI	Chalkogene
VII	Halogene
VIII	Edelgase

Tab. 27.3 Die wichtigsten Isotope

Isotop	Name und Besonderheit
^{3}**H**	Tritium; sehr häufig
^{14}**C**	C14-Isotop; Radiokarbondatierung von Fossilien
^{99m}**Tc**	Technetium-99 m; Diagnostik in der Nuklearmedizin
^{123}**I**	Radioiod; Schilddrüsentestung, z. B. auf Tumore

Orbitalmodell

Tab. 27.4 Quantenzahlen

Name	Abkürzung	Mögliche Zahlenwerte
Hauptquantenzahl	n	Jede Schale hat eigene Nummer (innerste Schale = 1, nächste Schale = 2 etc.)
Nebenquantenzahl	l	Jeder „Orbitaltyp" hat eigene Nummer (s-Orbital = 0, p-Orbital = 1 etc.)
Magnetquantenzahl	m	Je nach Orbital, z. B. für p-Orbitale: –1, 0, 1
Spinquantenzahl	s	+/– 1/2

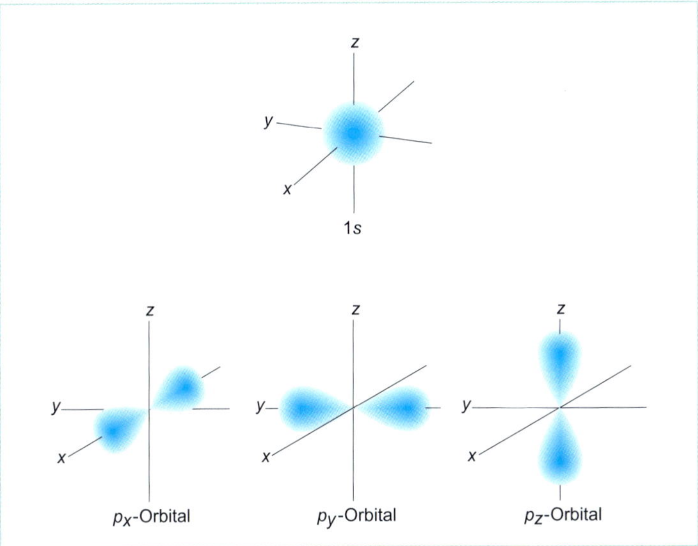

Abb. 27.3 Form der s- und p-Orbitale [L253]

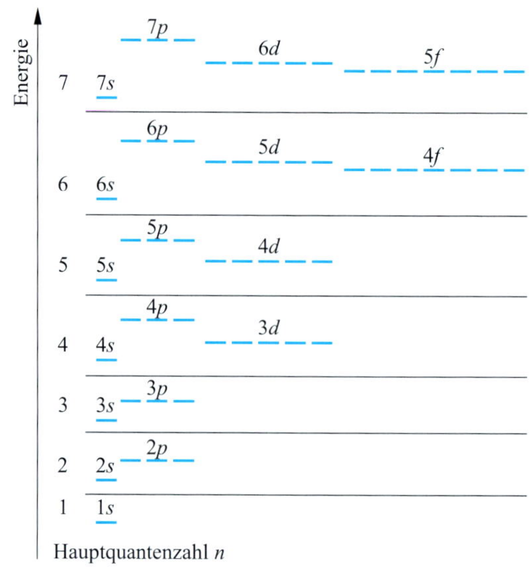

Abb. 27.4 Energieniveaus der Orbitale [L253]

Bindungen

Tab. 27.5 Bindungen

Benennungsregeln für Salze	• Kation mit deutscher Bezeichnung • Anion mit lateinischer Bezeichnung/Teil der lateinischen Bezeichnung • Endung meistens „id" • Aufpassen bei: – Übergangsmetallen (hier muss die Ladung der Kationen deutlich gemacht werden, z. B. FeO = Eisen(II)-oxid, gesprochen „Eisen-Zwei-Oxid") – Ionen, die sich aus mehreren Atomen zusammensetzen (haben ggf. andere Endung als „id", z. B. Sulfat)
Zweiatomige Gase	• Wasserstoff **(H)** • Stickstoff **(N)** • Sauerstoff **(O)** • Halogene

EPISCHE ESELSBRÜCKE **HNO** (Merke: Hals-Nasen-Ohrenarzt) und die Halogene sind zweiatomig, also: **N**ie **O**hne **H**omie!

Zustandsformen der Materie

Tab. 27.6 Übergänge zwischen den Aggregatzuständen

Ausgangszustand	Endzustand	Bezeichnung
Fest	Flüssig	Schmelzen
Flüssig	Gasförmig	Sieden
Fest	Gasförmig	Sublimation
Flüssig	Fest	Gefrieren/Erstarren
Gasförmig	Flüssig	Kondensieren
Gasförmig	Fest	Resublimation/Desublimation/Deposition

Gasgesetze

Gerade bei komplizierten Gleichungen fragt man sich manchmal, ob man richtig umgeformt hat. Um etwas zu überprüfen, muss man einfach in die ursprüngliche Gleichung Zahlen einsetzen, die die Gleichung erfüllen, z. B.:

Tab. 27.7 Wichtige Konstanten beim Rechnen mit Gasen

Volumen von einem Mol eines idealen Gases unter Normalbedingungen	22,4 l	Ideale Gase gibt es zwar nicht in der Realität, aber dafür sehr oft in Prüfungen!
Allgemeine Gaskonstante	8,31 J/mol × K	*K*

Tab. 27.8 Formeln beim Rechnen mit Gasen

Molare Masse	$M = m/n$ $[M]$: g/mol	*m:* Masse *n:* Stoffmenge
Allgemeine Gasgleichung	$p \times V = n \times R \times T$ $p \times V/T = \text{konst.}$	*p:* Druck *V:* Volumen *n:* Stoffmenge *R:* Allgemeine Gaskonstante *T:* Temperatur Stoffmenge und Gaskonstante bleiben konstant
Isotherme Zustandsänderung (Gesetz von Boyle-Mariotte)	$p \times V = \text{konst.}$ $p \sim 1/V$ $p_1/p_2 = V_2/V_1$	*p:* Druck *V:* Volumen Je geringer das Volumen, in das man ein Gas quetscht, desto höher der Druck (vorausgesetzt, man hält die Temperatur konstant).

$$p \times V = n \times R \times T$$
$$2 \times 6 = 1 \times 3 \times 4$$
$$12 = 12$$

Wenn wir nun die Gleichung umformen, z. B. zu:

$$\frac{p}{n \times R} = \frac{T}{V}$$

muss, wenn wir dieselben Zahlen für unsere Variablen einsetzen, wieder eine wahre Aussage entstehen:

$$\frac{2}{1 \times 3} = \frac{4}{6}$$
$$\frac{2}{3} = \frac{2}{3}$$

Gleichgewicht

Tab. 27.9 Gleichungen zum Massenwirkungsgesetz

Berechnung der Gleichgewichtskonstanten mit den Konzentrationen von Edukten und Produkten	$A + B \rightleftharpoons C + D$ $K = \frac{[C] \times [D]}{[A] \times [B]}$ $A + B \rightleftharpoons 2C + D$ $K = \frac{[C]^2 \times [D]}{[A] \times [B]}$	*[A], [B]:* Konzentrationen der Edukte *[C], [D]:* Konzentrationen der Produkte Beachte, dass Koeffizienten in der Reaktionsgleichung zu Exponenten im Massenwirkungsgesetz werden.
Berechnung der Gleichgewichtskonstante mit den Geschwindigkeitskonstanten	$K = \frac{k^{hin}}{k^{rück}}$	k_{hin}: Geschwindigkeitskonstante der Hinreaktion $k_{rück}$:Geschwindigkeitskonstante der Rückreaktion Je stärker die Tendenz der Hinreaktion, schnell abzulaufen (k_{hin} ist groß), desto mehr kommt das Gleichgewicht auf der Produktseite zu liegen.
Reaktionsgeschwindigkeit als Abnahme der Eduktkonzentration über die Zeit	$v = \frac{dc_p}{dt}$	dc_p: Änderung der Produktkonzentration *dt:* Änderung der Zeit Wenn viel Produkt in kurzer Zeit gebildet wird, ist die Reaktionsgeschwindigkeit folglich hoch. Statt „dt" könnte man auch „Δt" schreiben – beides bezeichnet die Differenz.
Reaktionsgeschwindigkeit als Zunahme der Produktkonzentration über die Zeit	$v = \frac{-dc_a}{dt}$	dc_a: Änderung der Eduktkonzentration *dt:* Änderung der Zeit Wenn viel Edukt in kurzer Zeit verbraucht wird, ist die Reaktionsgeschwindigkeit hoch. Da der Verbrauch von Edukten einer negativen Änderung der Eduktkonzentration entspricht, braucht es das zusätzliche Minus in der Formel, damit die Reaktionsgeschwindigkeit wieder positiv ist.

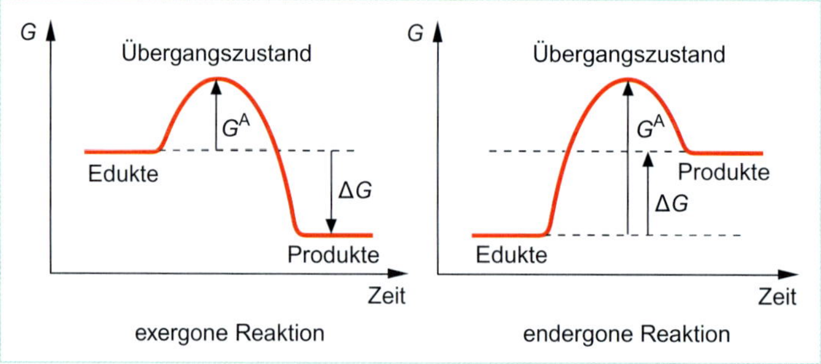

Abb. 27.5 Energieprofile von exergonen und endergonen Reaktionen [L253]

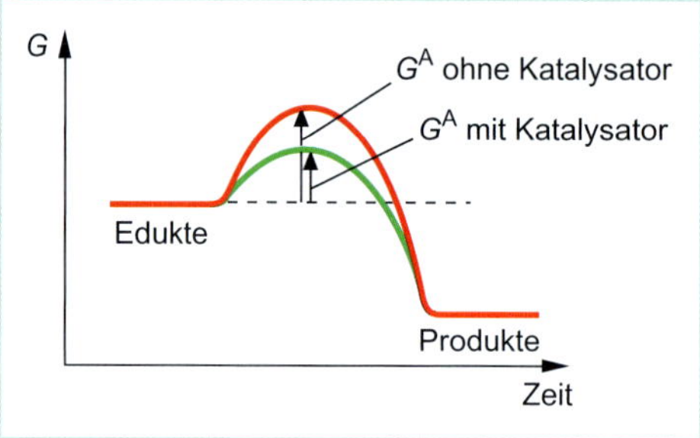

Abb. 27.6 Energieprofile mit und ohne Katalysator [L253]

EPISCHE ESELSBRÜCKE **G**roße **H**ummer **t**anken **S**prit.

Tab. 27.10 Gleichungen zur Bestimmung der Gibbs-Energie.

Gibbs-Helmholtz-Gleichung	$\Delta G = \Delta H - T \times \Delta S$	*ΔH*: Änderung der Enthalpie *T*: Temperatur *ΔS*: Änderung der Entropie

Thermodynamik

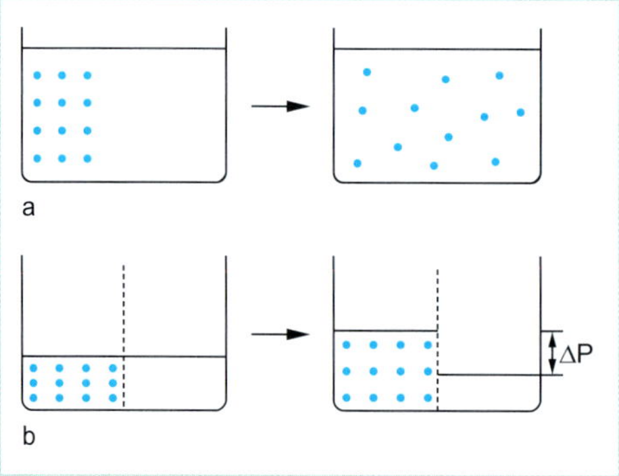

Abb. 27.7 Konzentrationsausgleich durch (a) Diffusion und (b) Osmose [L253]

Säuren und Basen

Auch hier sollte man keine Zahlenwerte auswendig lernen, aber die Säuren, die einem öfter begegnen, grob als stark oder schwach einordnen können.

Tab. 27.11 Gleichungen zum Rechnen mit Säuren und Basen

Autoprotolyse von Wasser	$H_2O + H_2O \rightleftharpoons H_3O^+ + OH^-$ $K = \frac{[H_3O^+] \times [OH^-]}{[H_2O]^2}$	*$[H_2O]$:* Konzentration von Wasser *$[H_3O^+]$:* Konzentration der Oxonium-Ionen *$[OH^-]$:* Konzentration der Hydroxid-Ionen
Beziehung von pH und pOH	pH + pOH = 14 $pH = -\log_{10}[H_3O^+]$ $pOH = -\log_{10}[OH^-]$	*pOH:* Negativer dekadischer Logarithmus der Hydroxid-Ionen-Konzentration *pH:* Negativer dekadischer Logarithmus der Oxonium-Ionen-Konzentration
pH einer starken Säure in Wasser	pH = –log([Säure])	Der pH einer starken Säure in Wasser berechnet sich als negativer dekadischer Logarithmus der Säurekonzentration.
pOH einer starken Base in Wasser	pOH = –log([Base])	Der pOH einer starken Base in Wasser berechnet sich als negativer dekadischer Logarithmus der Basenkonzentration.
pH einer schwachen Säure in Wasser	$pH = 0{,}5 \times (pK_S - \log([Säure]))$	Da schwache Säuren nicht komplett in Wasser dissoziieren, braucht es hier eine andere Formel.
pH einer schwachen Base in Wasser	$pOH = 0{,}5 \times (pK_B - \log([Base]))$	Da schwache Basen nicht komplett in Wasser dissoziieren, braucht es hier eine andere Formel.
Beispiel einer Neutralisation	$HCl + NaOH \leftrightharpoons NaCl + H_2O$	*HCl:* Chlorwasserstoff *NaOH:* Natriumhydroxid *NaCl:* Natriumchlorid *H_2O:* Wasser Säure und Base reagieren zu Salz und Wasser.

Tab. 27.12 Wichtige Säuren mit Namen, Formeln und ihren Anionen

Säure	Summenformel	Strukturformel	Protonigkeit	Anionen	
Chlorwasserstoff (Salzsäure)	HCl	H–Cl	Einprotonig	Cl^-	Chlorid
Salpetersäure	HNO_3	$O=N^+(O^-)-OH$		NO_3^-	Nitrat
Essigsäure	$C_2H_4O_2$	CH_3-COOH		$CH_3\text{-}COO^-$	Acetat
Blausäure	HCN	H–C≡N		CN^-	Cyanid
Schwefelsäure	H_2SO_4	HO–S(=O)(=O)–OH	Zweiprotonig	HSO_4^-	Hydrogensulfat
				SO_4^{2-}	Sulfat
Schwefelwasserstoff	H_2S	H–S–H		HS^-	Hydrogensulfid
				S^{2-}	Sulfid
Kohlensäure	H_2CO_3	HO–C(=O)–OH		HCO_3^-	Hydrogencarbonat
				CO_3^{2-}	Carbonat
Oxalsäure	$C_2H_2O_4$	COOH–COOH		COO^-–COO^-	Oxalat
Phosphorsäure	H_3PO_4	HO–P(=O)(–O)–OH	Dreiprotonig	$H_2PO_4^-$	Dihydrogenphosphat (primäres Phosphat)
				HPO_4^{2-}	Hydrogenphosphat (sekundäres Phosphat)
				PO_4^{3-}	Phosphat (tertiäres Phosphat)
Citronensäure	$C_6H_8O_7$	CH_2-COOH / HO–C–COOH / CH_2-COOH		CH_2-COO^- / HO–C–COO^- / CH_2-COO^-	Citrat

Zunahme der Säurestärke ↑

Säurecharakter	pK_S	Säure/konjugierte Base	
stark	–6	HCl/Cl^-	Chlorwasserstoff/Chlorid
	–3	H_2SO_4/HSO_4^-	Schwefelsäure/Hydrogensulfat
	–1,7	H_3O^+/H_2O	Hydroniumion/Wasser
	–1,3	HNO_3/NO_3^-	Salpetersäure/Nitrat
mittelstark	1,9	HSO_4^-/SO_4^{2-}	Hydrogensulfat/Sulfat
	2,0	$H_3PO_4/H_2PO_4^-$	Phosphorsäure/Dihydrogenphosphat
schwach	4,8	CH_3COOH/CH_3COO^-	Essigsäure/Acetat
	6,4	CO_2/HCO_3^-	Kohlendioxid/Hydrogencarbonat
	7,1	H_2S/SH^-	Schwefelwasserstoff/Hydrogensulfid
	7,2	$H_2PO_4^-/HPO_4^{2-}$	Dihydrogenphosphat/Hydrogenphosphat
sehr schwach	9,2	NH_4^+/NH_3	Ammoniumion/Ammoniak
	9,4	HCN/CN^-	Blausäure/Cyanid
	10,4	HCO_3^-/CO_3^{2-}	Hydrogencarbonat/Carbonat
	12,3	HPO_4^{2-}/PO_4^{3-}	Hydrogenphosphat/Phosphat
	15,7	$H_2O\ /OH^-$	Wasser/Hydroxidion

Abb. 27.8 pK_S-Werte einiger Säuren, gemessen bei 25 °C [L253]

Tab. 27.13 Salze bzw. Ester verschiedener Säuren und ihre Summenformeln

Salz bzw. Ester	Summenformel	Säure
Bromid-Ion	Br^-	Bromwasserstoffsäure (HBr)
Carbonat-Ion	CO_3^{2-}	Kohlensäure (H_2CO_3)
Chlorid-Ion	Cl^-	Salzsäure (HCl)
Nitrat-Ion	NO_3^-	Salpetersäure (HNO_3)
Nitrit-Ion	NO_2^-	Salpetrige Säure (HNO_2)
Phosphat-Ion	PO_4^{3-}	Orthophosphorsäure (H_3PO_4)
Sulfat-Ion	SO_4^{2-}	Schwefelsäure (H_2SO_4)
Sulfit-Ion	SO_3^{2-}	Schweflige Säure (H_2SO_3)
Sulfid-Ion	S^{2-}	Schwefelwasserstoff (H_2S)

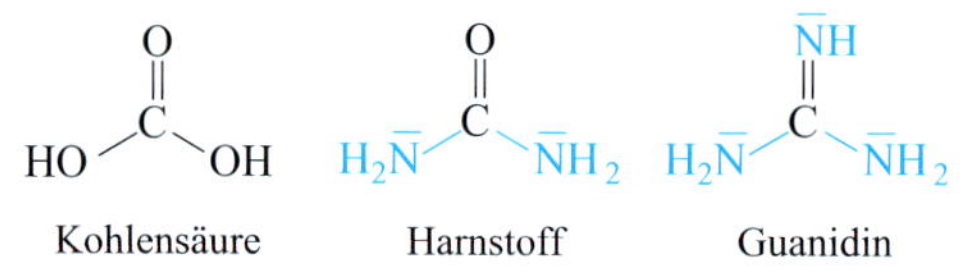

Abb. 27.9 Strukturformeln von Kohlensäure und Harnstoff [L253]

Grundlagen chemischer Reaktionen

Tab. 27.14 Wichtige Elemente mit ihren chemischen Symbolen und deren Herleitung

Element	Symbol	Herleitung
Wasserstoff	H	*(lat.)* **H**ydrogenium
Kohlenstoff	C	*(lat.)* **C**arboneum
Stickstoff	N	*(lat.)* **N**itrogenium
Sauerstoff	O	*(lat.)* **O**xygenium
Natrium	Na	*(arab.)* **Na**trun
Neon	Ne	*(altgr.)* **Ne**os
Gold	Au	*(lat.)* **Au**rum

Notizen

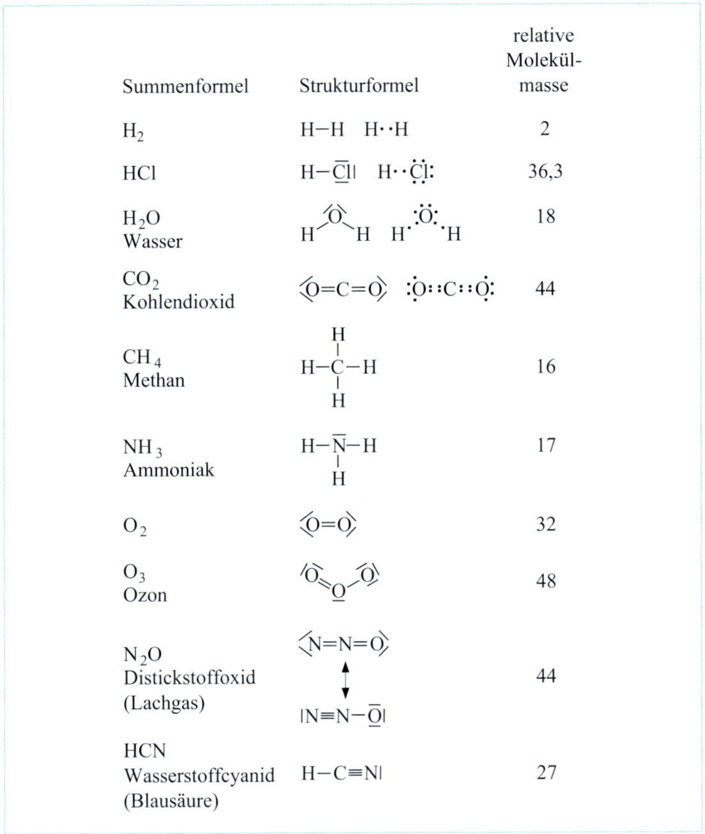

Abb. 27.10 Summen und Strukturformeln verschiedener Moleküle. Für die ersten vier Moleküle ist neben der Valenzstrichformel auch die Elektronenformel gegeben. [L253]

HAM-Nat-GEHEIMTIPP Es lohnt sich, die Strukturformeln dieser Moleküle auch im Hinblick auf die Chemie im Medizinstudium zu kennen.

Tab. 27.15 Reaktionsgleichung der Kohlensäure

Bildung von Kohlensäure	$CO_2 + H_2O \leftrightharpoons H_2CO_3$	*CO_2:* Kohlenstoffdioxid *H_2O:* Wasser *H_2CO_3:* Kohlensäure

$$\underset{\text{Wasserstoff}}{2\,H_2} + \underset{\text{Sauerstoff}}{O_2} \longrightarrow \underset{\text{Wasser}}{2\,H_2O} + \text{Energie}$$

Abb. 27.11 Die Knallgasreaktion [L253]

Reduktions-Oxidations-Reaktionen

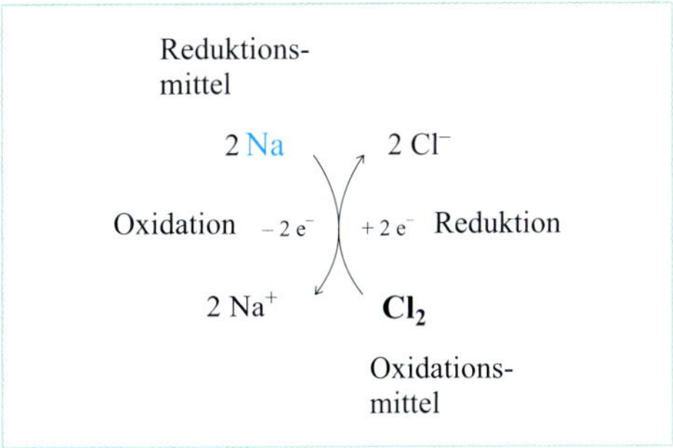

Abb. 27.12 Eine Veranschaulichung der Begriffe Reduktion, Oxidation, Reduktions- und Oxidationsmittel am Beispiel von Natrium und Chlor. [L253]

	Ox			Red		E^0 (Volt)
geringe Oxidationskraft					hohe Reduktionskraft	
	Na^+	$+ e^-$	⇄	Na		−2,71
	Mg^{2+}	$+ 2 e^-$	⇄	Mg		−2,40
	Zn^{2+}	$+ 2 e^-$	⇄	Zn		−0,76
	Fe^{2+}	$+ 2 e^-$	⇄	Fe		−0,44
	$2 H_3O^+$	$+ 2 e^-$	⇄	$H_2 + 2 H_2O$		0,00
	Cu^{2+}	$+ 2 e^-$	⇄	Cu		+0,35
	I_2	$+ 2 e^-$	⇄	$2 I^-$		+0,58
	Chinon + $2 H_2O^+$	$+ 2 e^-$	⇄	Hydrochinon + $2 H_2O$		+0,70
	Fe^{3+}	$+ e^-$	⇄	Fe^{2+}		+0,77
	Ag^+	$+ e^-$	⇄	Ag		+0,81
	Hg^{2+}	$+ 2 e^-$	⇄	Hg		+0,86
	$O_2 + 4 H_3O^+$	$+ 4 e^-$	⇄	$2 H_2O + 4 H_2O$		+1,24
	Cl_2	$+ 2 e^-$	⇄	$2 Cl^-$		+1,36
	F_2	$+ 2 e^-$	⇄	$2 F^-$		+2,86
hohe Oxidationskraft					geringe Reduktionskraft	

Abb. 27.13 Wichtige Elemente der Spannungsreihe [L253]

Organische Chemie

Tab. 27.16 Reaktionsgleichungen von Verbrennungen

Vollständige Verbrennung	$CH_4 + 2O_2 \rightarrow CO_2 + 2H_2O$	Bei der vollständigen Verbrennung entstehen nur Wasser und Kohlenstoffdioxid.
Unvollständige Verbrennung	$CH_4 + O_2 \rightarrow C + 2H_2O$	Bei der unvollständigen Verbrennung entsteht in diesem Beispiel elementarer Kohlenstoff, der z. B. als Ruß sichtbar wird.

Tab. 27.17 Kohlenstoffatome

Primäres Kohlenstoffatom	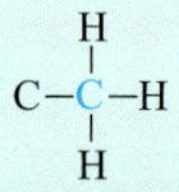	Ein primäres Kohlenstoffatom ist an ein weiteres Kohlenstoffatom gebunden.
Sekundäres Kohlenstoffatom	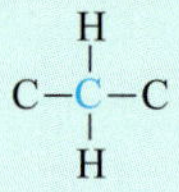	Ein sekundäres Kohlenstoffatom ist an zwei weitere Kohlenstoffatome gebunden.
Tertiäres Kohlenstoffatom	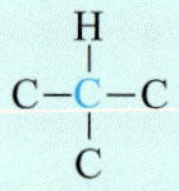	Ein tertiäres Kohlenstoffatom ist an drei weitere Kohlenstoffatome gebunden.
Quartäres Kohlenstoffatom	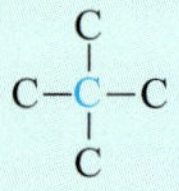	Ein quartäres Kohlenstoffatom ist an vier weitere Kohlenstoffatome gebunden.

Tab. 27.18 Homologe Reihe der Alkane

Name	Summenformel	Siedepunkt bei Normaldruck in °C
Methan	CH_4	−162
Ethan	C_2H_6	−89
Propan	C_3H_8	−42
Butan	C_4H_{10}	0
Pentan	C_5H_{12}	36
Hexan	C_6H_{14}	69
Heptan	C_7H_{16}	98
Octan	C_8H_{18}	126

Notizen

HAM-Nat-GEHEIMTIPP Aus ➤ Tab. 27.18 sollte man vor allem die Bezeichnungen der Alkane mitnehmen, die man leicht an organische Moleküle mit anderen funktionellen Gruppen anpassen kann.

Tab. 27.19 Allgemeine Summenformeln

Alkane	C_nH_{2n+2}
Cycloalkane	C_nH_{2n}
Alkene	C_nH_{2n}
Alkine	C_nH_{2n-2}

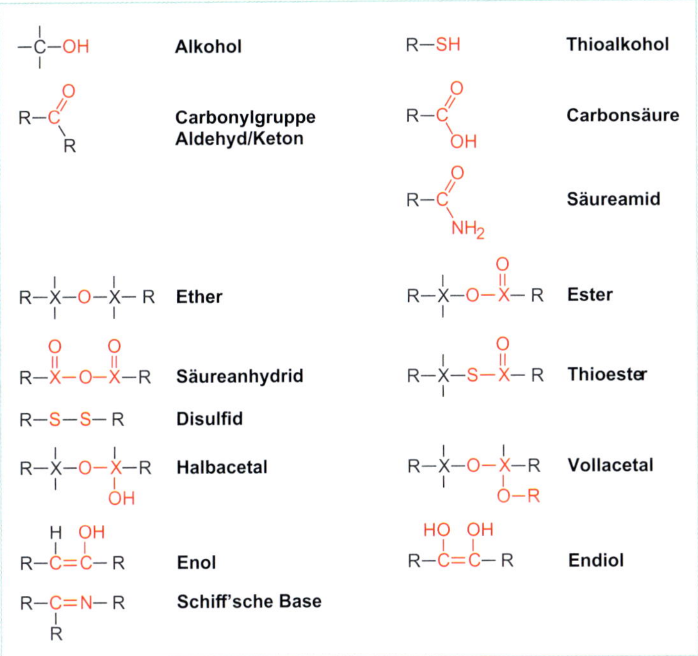

Abb. 27.14 Funktionelle Gruppen [L253]

Tab. 27.20 Primäre, sekundäre und tertiäre Alkohole

Primärer Alkohol	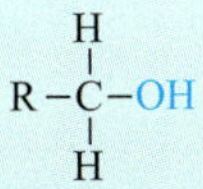	Bei primären Alkoholen ist das Kohlenstoffatom, das die Hydroxygruppe trägt, nur an ein weiteres Kohlenstoffatom gebunden.
Sekundärer Alkohol	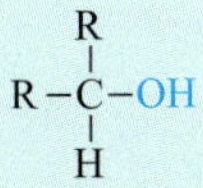	Bei sekundären Alkoholen ist das Kohlenstoffatom, das die Hydroxygruppe trägt, an zwei weitere Kohlenstoffatome gebunden.
Tertiärer Alkohol	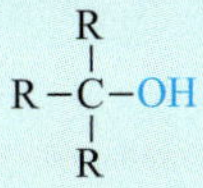	Bei tertiären Alkoholen ist das Kohlenstoffatom, das die Hydroxygruppe trägt, an drei weitere Kohlenstoffatome gebunden.

Tab. 27.21 Primäre, sekundäre und tertiäre Amine

Primäres Amin	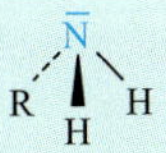	Bei primären Aminen ist das Stickstoffatom nur an ein weiteres Kohlenstoffatom gebunden.
Sekundäres Amin	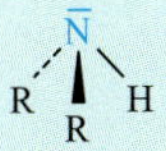	Bei sekundären Aminen ist das Stickstoffatom an zwei weitere Kohlenstoffatome gebunden.
Tertiäres Amin	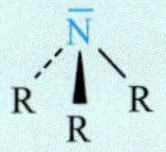	Bei tertiären Aminen ist das Stickstoffatom an drei weitere Kohlenstoffatome gebunden.

Notizen

Substanzen der Natur

Tab. 27.22 Nomenklatur der Kohlenhydrate

3 C-Atome	Triose
4 C-Atome	Tetrose
5 C-Atome	Pentose (z. B. Ribose)
6 C-Atome	Hexose (z. B. Glucose)

Tab. 27.23 Disaccharide, ihre Bestandteile und deren Verknüpfung

Lactose	Galaktose + Glucose	β-1,4-glykosidisch
Maltose	Glucose + Glucose	α-1,4-glykosidisch
Saccharose	Glucose + Fructose	α,β-1,4-glykosidisch

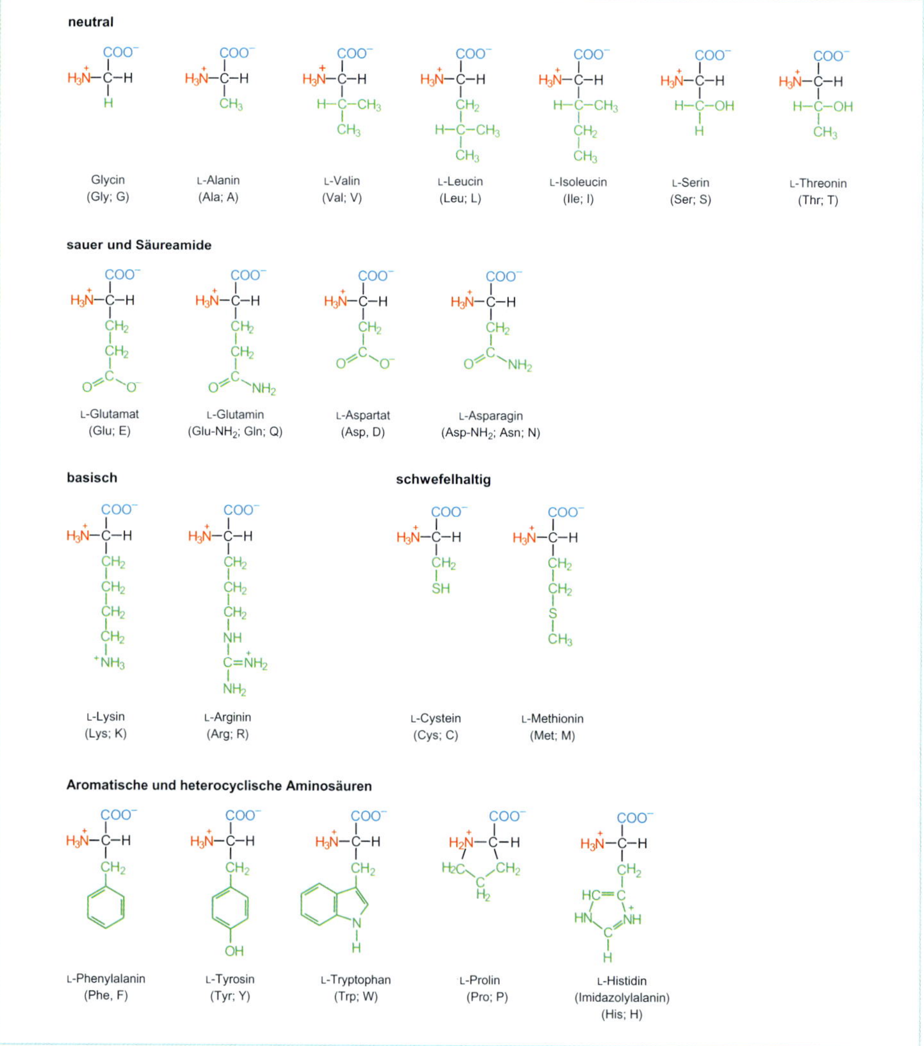

Abb. 27.15 Proteinogene Aminosäuren [L253]

Notizen

Tab. 27.24 Struktur eines Proteins und wie sie vermittelt wird.

Primärstruktur	Sequenz der Aminosäuren
Sekundärstruktur	Wasserstoffbrückenbindungen zwischen Hauptkettenatomen
Tertiärstruktur	Wechselwirkungen zwischen Seitenketten (z. B. hydrophobe Wechselwirkungen/ Wasserstoffbrücken/elektrostatische Anziehungskräfte)
Quartärstruktur	Zusammenlagerung von Proteineinheiten

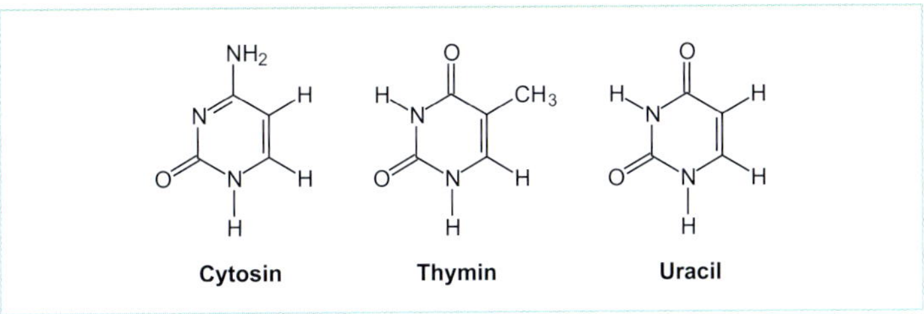

Abb. 27.16 Pyrimidinbasen [L253]

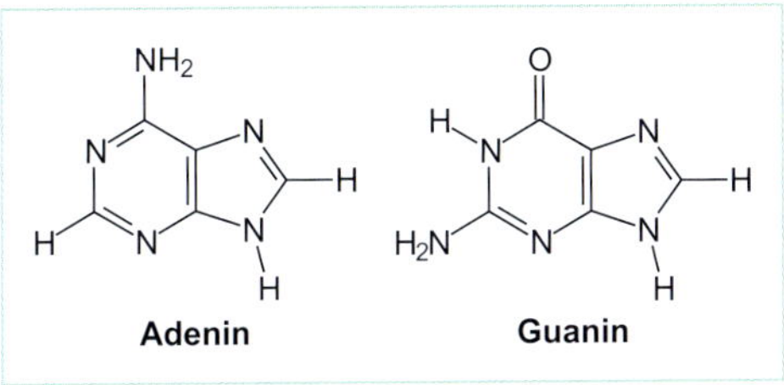

Abb. 27.17 Purinbasen [L253]

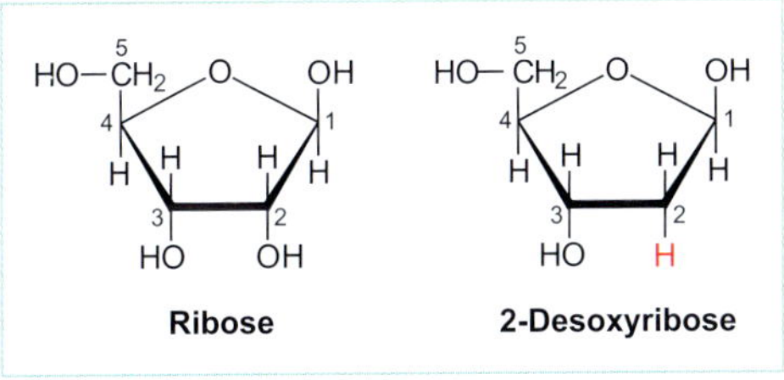

Abb. 27.18 Ribose und 2-Desoxyribose [L253]

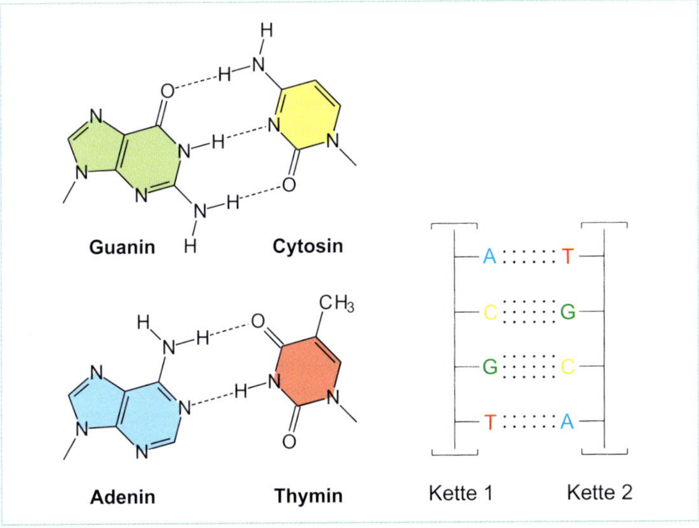

Abb. 27.19 Basenpaarung in der DNA [L253]

III Mathematik

Paul Windisch, Deniz Tafrali

Lernplan Mathe

- Denkt daran, **abzuhaken,** was ihr schon geschafft habt – so erkennt ihr euren Lernfortschritt und bleibt ihr motiviert!
- Mit der **Formelsammlung Mathematik** (➤ Kap. 33) behaltet ihr beim Durcharbeiten dieses Kapitels stets den Überblick.
- **Unsere Gliederung folgt nicht immer dem Themenkatalog, aber keine Sorge: Alle wichtigen Stichworte sind enthalten. Die folgende Tabelle zeigt euch, in welchem Kapitel sich das jeweilige Stichwort findet.**

Mathematik

Buchkapitel	30-Tage-Lernplan	60-Tage-Lernplan	Erledigt?	Stichwort im Themenkatalog
28 Brüche und Prozente **29** Einheiten und Gleichungen **30** Potenzen, Logarithmen und Halbwertszeit	1	2	❐	Potenzrechnung, Logarithmus, Prozentrechnung, SI-Einheiten (Basis und abgeleitet)*, SI-Präfixe für Zehnerpotenzen*
31 Geometrie **32** Statistik und Stochastik	1	2	❐	Flächen- und Volumenberechnung, Wahrscheinlichkeit, Kombinatorik und Statistik, allgemeine Gasgleichung*
Lerntage gesamt Mathematik	**2**	**4**		

* Stichwort bei der Physik im offiziellen Themenkatalog

KAPITEL

28 Brüche und Prozente

Paul Windisch

Die gute Nachricht zuerst: Um im HAM-Nat zu bestehen, muss man kein begnadeter Mathematiker sein. Umso wichtiger ist es allerdings, die Grundlagen sicher zu beherrschen.

28.1 Tipps zum Rechnen ohne Taschenrechner

Da ihr nun Medizin studieren wollt, kann man davon ausgehen, dass ihr mit den Begriffen Addieren, Subtrahieren, Multiplizieren und Dividieren etwas anfangen könnt. Im HAM-Nat müsst ihr diese Rechenoperationen aber ohne Taschenrechner durchführen können und das kann, wenn man seit der 7. Klasse nicht mehr mit Stift und Papier gerechnet hat, zu Problemen führen.

Doch es gibt Hoffnung: Häufig sind die Aufgaben so konstruiert, dass man bereits durch Überschlagen zum Ziel kommt. Bevor ihr euch in großen Rechnungen verliert, versucht zunächst zu **überschlagen** – wenn ihr Glück habt, liegt nur eine Antwortmöglichkeit in der Größenordnung eures Ergebnisses. Statt 289×5214 rechnet ihr also einfach 300×5200.

Antwortmöglichkeiten? **Multiple-Choice-Klausuren** sind euer treuester Begleiter durchs Medizinstudium. In der Regel gibt es fünf Antwortmöglichkeiten und ihr müsst lediglich euer Kreuzchen richtig setzen. Wenn ihr bei einer Frage nicht weiterkommt, kann es sich als nützlich erweisen, das Pferd von hinten aufzuzäumen und zu schauen, ob ihr durch sinnvolle Rechenoperationen von einer der Antwortmöglichkeiten zu den Werten aus der Frage kommt. Doch dazu später mehr.

Auch für die Aufgabe 300×5200 gilt: Beim Multiplizieren großer Zahlen nimmt man am besten erst einmal die Nullen am Ende weg, in diesem Fall sind es insgesamt vier.

Nun rechnet man 3×52, hängt an das Ergebnis (156) die Nullen wieder an und ist fertig:

$$300 \times 5200 = 1.560.000$$

Übrigens: Wenn ihr exakt gerechnet hättet (289×5214), wäre euer Ergebnis 1 506 846, also gar nicht so weit entfernt vom Ergebnis unserer Überschlagsrechnung. Wenn die Antwortmöglichkeiten 1,5 Millionen, 3 Millionen, 5 Millionen, 10 Millionen und 12 Millionen gewesen wären, hätten wir uns mit Sicherheit richtig entschieden.

Nach einem ähnlichen Prinzip funktioniert das **Multiplizieren von Dezimalzahlen.** Angenommen, ihr müsst $5,67 \times 2,04$ rechnen, dann solltet ihr zunächst überschlagen. Wie wär's mit $5,60 \times 2,00$? Zugegeben, hier kann man ohne große Schwierigkeiten erkennen, dass die Antwort 11,2 ist. Bei komplizierteren Aufgaben kann allerdings ein Trick notwendig werden: Ihr zählt die Nachkommastellen und schaut dann, dass das Ergebnis genauso viele Nachkommastellen hat, wie beide Faktoren zusammen.

$$13{,}27 \times 453{,}7 = 6020{,}599$$

Wenn ihr vergessen habt, wie man **schriftlich multipliziert,** solltet ihr noch mal nachschauen, wie das geht. Dann habt ihr, falls Überschlagen nicht weiterhilft, noch einen Plan B.

Manchmal kann es auch hilfreich sein, zwischen Dezimal- und Bruchschreibweise hin und her zu wechseln. Dafür muss man allerdings mit Brüchen sicher rechnen können …

28.2 Bruchrechnung

Manche Menschen werden mit Brüchen nie richtig warm. Da man aber, gerade wenn Formeln ins Spiel kommen, nicht um sie herumkommt, wollen wir in diesem Kapitel euer Wissen auffrischen.

Der Bruchstrich bedeutet nichts anderes als **„geteilt durch".** Ihr könnt also alternativ auch „/" oder „:" verwenden. Da aber aus Gründen der Übersicht der Bruchstrich oft das Mittel der Wahl bleibt, sollte man sich auch mit ihm vertraut machen.

28.2.1 Rechnen mit zwei Brüchen

Multiplizieren

Brüche zu multiplizieren ist eigentlich ganz einfach: Man multipliziert **Zähler mit Zähler** (stehen über dem Bruchstrich) und **Nenner mit Nenner** (unter dem Bruchstrich).

Um das Ganze noch weiter zu vereinfachen, kann man u. U. kürzen, doch dazu später mehr.

$$\frac{1}{2} \times \frac{1}{3} = \frac{1}{6}$$

Dividieren

Man teilt einen Bruch durch einen anderen, indem man **mit dem Kehrwert multipliziert** – d. h. man dreht den zweiten Bruch, durch den dividiert werden soll, um:

$$\frac{4}{3} \div \frac{5}{11} = \frac{4}{3} \times \frac{11}{5} = \frac{44}{15}$$

Da der Bruchstrich eigentlich für „geteilt durch" steht, könnte man diese Aufgabe rein theoretisch auch so notieren, aber das macht die Sache eher unübersichtlich:

$$\frac{\frac{4}{3}}{\frac{5}{11}}$$

Addieren/Subtrahieren

Will man Brüche addieren, müssen die **Nenner gleich** sein. Dann können die **Zähler einfach addiert** werden.

$$\frac{1}{5} + \frac{2}{5} = \frac{3}{5}$$

$$\frac{4}{5} - \frac{3}{5} = \frac{1}{5}$$

Wenn nun aber Brüche nicht zufällig denselben Nenner haben? Dann muss man sie **gleich machen** – dafür gibt es zwei Möglichkeiten:

Kürzen und Erweitern

Kürzen und Erweitern vernachlässigt man in der Schule spätestens dann, wenn man einen Taschenrechner verwenden darf. Grund genug, noch mal auf einige Aspekte einzugehen:

Beim Kürzen **teilt man Zähler und Nenner durch dieselbe Zahl.**

Dies führt dazu, dass sich Zähler und Nenner ändern, **ohne dass sich der Wert des Bruchs verändert.**

$$\frac{40}{310} = \frac{40:10}{310:10} = \frac{4}{31}$$

Kürzen solltet ihr nicht nur, wenn ihr zwei Brüche auf den gleichen Nenner bringen müsst, sondern auch bei der Multiplikation, denn dann könnt ihr mit kleineren Zahlen rechnen. Um sich zu verdeutlichen, dass man bei der Multiplikation kürzen darf, bietet es sich an, beide Faktoren auf einen Bruchstrich zu schreiben.

EPISCHE ESELSBRÜCKE Aber Achtung, beim Addieren und Subtrahieren darf nicht gekürzt werden, denn: *In Summen kürzen nur die Dummen!*

Beim Erweitern **multipliziert ihr Zähler und Nenner eines Bruchs mit derselben Zahl**. Das wird wichtig, wenn ihr zwei Brüche nicht durch Kürzen gleichnamig machen – also auf den gleichen Nenner bringen – könnt.

Wenn euch kein Nenner einfällt, der ein Vielfaches eurer beiden Brüche sein könnte, dann fragt euch, welche Zahl herauskommt, wenn ihr die Nenner eurer beiden Brüche miteinander multipliziert.

$$\frac{3}{7} + \frac{5}{13}$$

$7 \times 13 = 91$, wir erweitern also auf 91:

$$\frac{3\times 13}{7\times 13}+\frac{5\times 7}{13\times 7}$$

$$\frac{39}{91}+\frac{35}{91}=\frac{74}{91}$$

Übrigens: Wenn ihr einen Bruch in eine Dezimalzahl umrechnen wollt, solltet ihr ihn so erweitern bzw. kürzen, dass in seinem Nenner 1, 10, 100 etc. steht.

28.2.2 Rechnen mit einer ganzen Zahl und einem Bruch

Wenn ihr die Regeln zum Rechnen mit zwei Brüchen verinnerlicht habt, kann euch beim Rechnen mit ganzen Zahlen nichts mehr passieren, denn ihr könnt sie jederzeit als Bruch schreiben:

$$4\times\frac{5}{7}=\frac{4}{1}\times\frac{5}{7}=\frac{20}{7}=2\frac{6}{7}$$

ZUSAMMENFASSUNG

- Beim Multiplizieren großer Zahlen nimmt man am besten erst einmal die Nullen am Ende weg.
- Um Brüche zu multiplizieren, multipliziert man Zähler mit Zähler (stehen über dem Bruchstrich) und Nenner mit Nenner (unter dem Bruchstrich).
- Man teilt einen Bruch durch einen anderen, indem man mit dem Kehrwert multipliziert.
- Beim Kürzen teilt man Zähler und Nenner durch dieselbe Zahl.
- Beim Erweitern multipliziert man Zähler und Nenner eines Bruchs mit derselben Zahl.

KAPITEL

29 Einheiten und Gleichungen

Paul Windisch, Deniz Tafrali

Die Einheiten sind beim Lösen von Gleichungen eine gute Stütze, um das Ergebnis zu überprüfen. Zudem liefern sie oftmals wertvolle Hinweise, wenn man mal nicht weiterweiß.

Bevor wir uns ans Rechnen mit Einheiten machen, sollten wir zunächst ein paar grundlegende Dinge klären.

29.1 Prozentrechnung

Das Rechnen mit Prozenten kennt man aus dem Alltag, sodass es eigentlich kein großes Problem darstellen sollte. Um auf Nummer sicher zu gehen, gibt es nun aber noch mal ein paar Tipps.

In unserem Beispiel hier sollt ihr angeben, wie viel 27 % von 5321 sind.

- Zunächst einmal solltet ihr wissen, dass 25 % einem Viertel entsprechen. Dann könnt ihr 5321 durch 4 teilen und ihr bekommt schon einmal einen Näherungswert: rund 1330.
- Eine andere Methode, die bei jedem Wert funktioniert und das Wort „Prozent", also **„Hundertstel"**, wörtlich nimmt, ist die folgende:
  27 % kann man auch als $^{27}/_{100}$ schreiben.
  Statt die 27 teilt ihr nun aber erst den Ausgangswert, also die 5321, durch 100. Da wir inzwischen allerdings Meister des Überschlagens sind, teilen wir lieber 5000 durch 100. 5000/100 = 50.
  Nun müssen wir das Ganze mit 27 multiplizieren: $50 \times 27 = 1350$. (Hätten wir ohne Überschlagen gerechnet, wäre das Ergebnis: $5321 \times 0{,}27 = 1436{,}67$.)
  Mit ein bisschen Übung funktioniert diese Technik recht schnell. Zudem lässt sie sich auch für das Rechnen mit Promille (‰) verwenden. Dafür muss man im ersten Schritt allerdings durch 1000 statt durch 100 teilen.
- Wenn man es richtig eilig hat, sollte man die Brüche bzw. Dezimalzahlen zu den gängigsten Prozenten parat haben. Die wichtigsten sind in ➤ Tab. 29.1 zusammengetragen.

Wenn ihr nun also angeben müsst, wie viel 33 % von einer Zahl sind, teilt ihr einfach durch drei (den Nenner des Bruchs) und spart euch den Umweg über die Hundertstel.

Tab. 29.1 Wichtige Prozente und zugehörige Brüche/Dezimalzahlen

Prozent	Bruch	Dezimalzahl
100 %	1/1	1
75 %	¾	0,75
50 %	½	0,5
33 %	⅓	0,33
20 %	$^1/_5$	0,2
12,5 %	$^1/_8$	0,125
10 %	1/10	0,1
5 %	1/20	0,05
1 %	1/100	0,01
0,1 % bzw. 1 ‰	1/1000	0,001

29.2 SI-Basiseinheiten

Für die Größe „Länge" existieren viele Einheiten: Manche wie „Meter" kennt mit Sicherheit jeder, während andere wie „Elle" heute kaum noch geläufig sind. Daneben gibt es aber auch noch „Zoll", „Fuß" oder „Yard".

Tab. 29.2 SI-Basisgrößen und Basiseinheiten

Größe	Einheit	Einheitenzeichen
Länge	Meter	m
Masse	Kilogramm	kg
Zeit	Sekunde	s
Stromstärke	Ampere	A
Temperatur	Kelvin	K
Stoffmenge	Mol	mol
Lichtstärke	Candela	cd

Um etwas Ordnung in dieses Chaos zu bringen, wurde das **Système International d'Unités (SI)** geschaffen. In diesem System gibt es Basisgrößen (natürlich mit zugehörigen Basiseinheiten), aus denen sich alle anderen Größen (und auch deren Einheiten) ableiten lassen (➤ Tab. 29.2).

Aber was ist mit Begriffen wie „Watt", der Einheit der Leistung? Anstelle von Watt könnte man auch Joule pro Sekunde (J/s) schreiben. Und anstelle von Joule pro Sekunde kann man Watt (W) auch durch die drei Basiseinheiten kg, m und s darstellen:

$$1\ \mathrm{W} = 1\ \mathrm{kg} \times \mathrm{m}^2 / \mathrm{s}^3$$

Aus den **Basiseinheiten** des SI-Systems lassen sich alle anderen Einheiten ableiten!

Ihr solltet die sieben Basisgrößen und Einheiten **auswendig** kennen. Zudem solltet ihr euch, wenn wir uns mit der Physik befassen, merken, wie eine geläufige Einheit (z. B. Watt, Joule etc.) durch die Basiseinheiten dargestellt werden kann. Das wird insbesondere beim Rechnen mit Einheiten sehr wichtig.

29.3 Vektoren

Ebenfalls erwähnenswert: Man unterscheidet Vektoren von Skalaren:

DEFINITION Als **Vektoren** bezeichnet man gerichtete Größen, die einen Betrag und eine Richtung haben. Der **Ortsvektor** eines Punktes ist ein Vektor vom Ursprung des Koordinatensystems zum Ort des besagten Punktes.
Will man die physikalische Größe einer **vektoriellen Größe** bestimmen, ist für sie, neben der Angabe des Zahlwerts und der Einheit der Größe, auch noch die Angabe einer Richtung notwendig (z. B. der Impuls $\vec{p}$).
Skalare Größen hingegen begnügen sich lediglich damit, über einen Zahlenwert und eine Einheit zu verfügen (z. B. die Masse m oder die Temperatur T).
Zusammenfassend also:

- Skalare: Zahlenwert + Einheit
- Vektoren: Zahlenwert + Einheit + Richtung

VERSTÄNDNIS+ Noch eine Sache zur **Vektoraddition**:
Vektoren werden grafisch als **Pfeile** dargestellt. Der **Betrag** des Vektors ist dabei stets seine Länge – egal ob der Zahlenwert positiv oder negativ ist. Die Vektoraddition erfolgt dadurch, dass man den Anfang eines Vektors (V_2) an das Ende des anderen Vektors (V_1) verschiebt, ohne dabei die Winkel der Vektoren (zueinander) zu verändern (➤ Abb. 29.1).
Der verschobene Vektor (V_2) liegt also parallel zu seinem Ursprungsvektor (auch V_2) am anderen Vektor (V_1). Die Länge vom Anfangspunkt des ersten Vektors (V_1) zum Endpunkt des verschobenen, zweiten Vektors (V_2) ist die Summe der Vektoren.

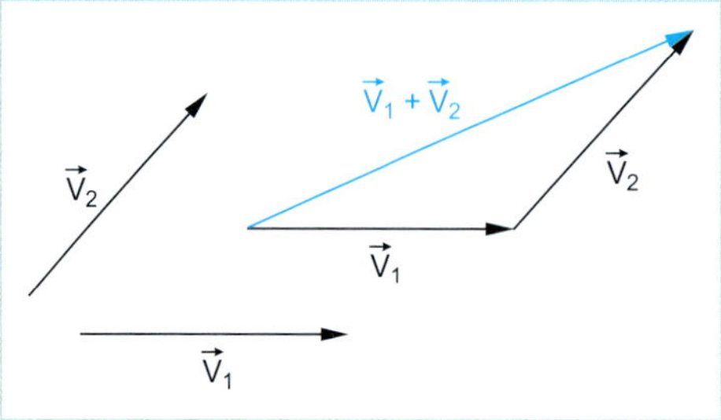

Abb. 29.1 Addition von Vektoren [L253]

Notizen

29.4 Präfixe

Da es sehr unpraktisch wäre, das Gewicht einer Zelle in Kilogramm anzugeben, gibt es Präfixe (Vorsätze), mit denen man seine Einheiten anpassen kann, damit die Zahlen, mit denen man arbeitet, handlicher werden. Eine kleine Zusammenstellung findet ihr in ➢ Tab. 29.3.

Um beim Rechnen mit diesen Präfixen nicht durcheinanderzukommen, sollte man von seinem gesunden Menschenverstand Gebrauch machen:

Wenn 1 Meter 100 Zentimetern entspricht, braucht man wesentlich mehr Nanometer (die sind schließlich noch viel kleiner), um auf 1 Meter zu kommen. Stellt euch am Ende jeder Rechenaufgabe die Frage, ob euer Ergebnis „Sinn ergibt"!

Für eine sichere Methode zum Umrechnen von Präfixen müssen wir zunächst noch ein paar andere Konzepte klären.

Tab. 29.3 Wichtige Präfixe (weniger wichtige in Klammern)

Präfix	Symbol	Faktor
Giga	G	10^9
Mega	M	10^6
Kilo	k	10^3
(Hekto)	h	10^2
(Deka)	da	10^1
–		$10^0 = 1$
Dezi	d	10^{-1}
Zenti	c	10^{-2}
Milli	m	10^{-3}
Mikro	µ	10^{-6}
Nano	n	10^{-9}
Piko	p	10^{-12}
Femto	f	10^{-15}
(Atto)	a	10^{-18}

29.5 Lösen von Gleichungen

Keine Angst vor Formeln! Wenn man ein paar Dinge verinnerlicht und jede Gleichung mit System angeht, kann eigentlich nicht viel passieren – zumal man als Mediziner meistens von schwierigen Gleichungen verschont wird.

29.5.1 Allgemeines

Der Begriff **Gleichung** sagt es bereits: Das, was auf der linken Seite des Gleichheits- oder Ist-gleich-Zeichens steht, entspricht dem auf der rechten Seite. Wir wollen uns anhand eines simplen Beispiels mit Gleichungen und Formeln vertraut machen:

$$\text{Arbeit} = \text{Kraft} \times \text{Weg}$$
$$W = F \times s$$

Wir wollen uns über die Physik zunächst keine Gedanken machen, denn sie wird uns noch im letzten Teil dieses Buches beschäftigen, sodass wir uns jetzt voll und ganz auf die Mathematik konzentrieren können.

Diese Formel hilft uns weiter, wenn nach der Arbeit gefragt ist und wir die „Kraft" bzw. den „Weg" kennen. Nehmen wir an, die Kraft (F) wäre 4 Newton (N) und der Weg (s) 3 Meter (m), dann wäre die zu verrichtende Arbeit:

$$W = 4\ \text{N} \times 3\ \text{m} = 12\ \text{Nm}$$

Wenn man nun aber Kraft und Arbeit gegeben hätte und berechnen muss, welcher Weg zurückgelegt wird, muss man die Formel so umstellen, dass der Weg (s) alleine steht (auf welcher Seite des Gleichheitszeichens ist egal). Dafür nutzt man bei Gleichungen ein Prinzip, das dem Erweitern und Kürzen bei Brüchen nicht ganz unähnlich ist. Beim Erweitern und Kürzen geht man davon aus, dass sich der Wert eines Bruchs nicht ändert, wenn man in Zähler und Nenner die gleiche Rechenoperation durchführt.

Bei Gleichungen muss man auf beiden Seiten des Gleichheitszeichens die gleiche Rechenoperation durchführen, damit sich der Wert der Gleichung nicht ändert. Man spricht dabei auch von **Äquivalenzumformungen.**

Um unsere Gleichung so umzuformen, dass s alleine steht, teilt man auf beiden Seiten durch F. Üblicherweise notiert man sich solche Umformungen rechts von der Formel hinter einem senkrechten Strich:

$$W = F \times s \quad | /F$$
$$W / F = F \times s / F$$

Das Ganze kann man dann vereinfachen zu:

$$W / F = s$$

Ein kleiner Tipp: Gerade bei komplizierteren Gleichungen fragt man sich manchmal, ob man richtig umgeformt hat. Um das zu überprüfen, muss man einfach in die ursprüngliche Gleichung Zahlen einsetzen, die die Gleichung erfüllen. In unserem Fall wäre das z. B.:

$$W = F \times s$$
$$8 = 2 \times 4$$

Wir haben also für W 8, für F 2 und für s 4 eingesetzt. Setzt man diese Zahlen in die ungeformte Gleichung ein, müsste wieder eine wahre Aussage zustande kommen.

$$W / F = s$$
$$8 / 2 = 4$$

Zugegeben, bei dieser Gleichung muss man diese Methode nicht unbedingt anwenden, aber wenn es schwieriger wird, erinnert euch an sie!

29.5.2 Textaufgaben

Aufstellen der Gleichung

Da die Formeln, mit denen man im Medizinstudium konfrontiert wird, i. d. R. recht simpel sind, liegt die Schwierigkeit meistens darin, aus einer Textaufgabe die nötigen Informationen zu extrahieren und die richtige Formel auszuwählen. Im Idealfall fällt euch schon beim Lesen der Aufgabe ein, welche Formel angewendet werden muss. Passiert dies nicht, braucht es einen **Plan B:**

1. Notiert **sämtliche Informationen,** die ihr der Aufgabenstellung entnehmen könnt. Also z. B.: Strecke (s) = 50 m.
2. Notiert die **Größe,** nach der gesucht wird – bei Multiple-Choice-Klausuren hilft ein Blick in die Antwortmöglichkeiten; z. B.: Arbeit (W) = ?
3. Notiert alle **Formeln,** die ihr im Kopf habt, in denen die gesuchte Größe vorkommt. Im Idealfall sollten außer der gesuchten Größe nur die bekannten Größen vorkommen, denn dann könnt ihr die Gleichung sofort lösen.
4. Findet ihr keine Gleichung, in der ihr alle Größen außer der gesuchten kennt, wendet ihr dasselbe Prinzip für die andere fehlende Größe an. Vielleicht findet ihr ja eine Formel, mit der ihr sie berechnen könnt, sodass ihr mit dem Ergebnis die ursprüngliche Gleichung lösen könnt.

Einheiten in Textaufgaben

Folgende Hinweise helfen euch, Einheiten zu eurem Vorteil zu nutzen: Angenommen, ihr sollt in einer Aufgabe die Kraft (F) berechnen und habt die Arbeit W = 10 J und die Strecke s = 5 m gegeben.

- Als Erstes sorgt ihr dafür, dass die Einheiten der gegebenen und gesuchten Größen übereinstimmen. Dafür bietet es sich an, auf die SI-Basiseinheiten zurückzugreifen. Wenn also nach der Kraft gefragt ist (die wird in Newton [N] angegeben) und ihr u. a. die Arbeit in Joule gegeben habt, wisst ihr nicht, wie ihr durch Rechnen von der einen Größe zur anderen kommen sollt. Wenn ihr euch aber erinnert, dass man statt Joule auch Nm, also Newton × Meter schreiben könnte, seid ihr schon einen Schritt weiter.

- Jetzt könnt ihr diese Aufgabe lösen, selbst wenn ihr keine Ahnung von Formeln habt. Ihr müsst lediglich schauen, wie sich die Einheit der gesuchten Kraft F aus den Einheiten der gegebenen Größen erzeugen lässt. Wie könnt ihr mit Nm und m auf N kommen? Ganz einfach, durch dividieren:

$$N = \frac{Nm}{m}$$

Entsprechend rechnet ihr:

$$F = \frac{W}{s}$$

$$F = \frac{10\,Nm}{5\,m} = 2\,N$$

ZUSAMMENFASSUNG

- Bei Rechenaufgaben reicht Überschlagen häufig aus.
- Präfixe (Milli, Mikro, Nano etc.) müsst ihr sicher beherrschen.
- Bei komplizierten Textaufgaben in Multiple-Choice-Klausuren helfen euch häufig die Einheiten der Antwortmöglichkeiten weiter.

Notizen

KAPITEL

30 Potenzen, Logarithmen und Halbwertszeit

Paul Windisch

30.1 Potenzen

Potenzen bestehen aus einer Basis und einer kleinen hochgestellten Zahl, dem Exponenten. Der **Exponent** gibt an, wie oft die Basis mit sich selbst multipliziert wird:

$$2^4 = 2 \times 2 \times 2 \times 2$$

Von besonderer Bedeutung in den Naturwissenschaften sind dabei die Potenzen mit der **Basis 10,** die ihr schon in der Tabelle der Einheitenpräfixe (➤ Tab. 29.3) kennengelernt habt. Damit ihr euch an diesen Anblick gewöhnt, werden sie in diesem Kapitel für die meisten Beispielaufgaben verwendet:

$$2 \times 10^3 = 2000$$

Es gilt: Die Potenz wird zuerst ausgerechnet ($10^3 = 1000$), und dann wird mit 2 multipliziert. Ihr könnt euch auch einfach merken, dass euch der Exponent der Zehnerpotenz sagt, wie viele Nullen ihr an den Faktor davor anhängen müsst, um zum Ergebnis zu kommen.

Was bedeutet 10^1? Die 10 wird nicht mit sich selbst multipliziert, sondern ist einfach einmal da – das Ergebnis lautet folglich 10.

Was bedeutet 10^0? Wann immer der **Exponent 0** ist, ist der Wert der Potenz 1, völlig unabhängig von der Basis:

$$1^0 = 10^0 = 397^0 = 1$$

Gibt es auch **negative Exponenten?** Aber klar, in diesem Fall wandert die Basis in den Nenner eines Bruchs, der immer den Zähler 1 hat, und der Exponent wird positiv:

$$2^{-5} = \frac{1}{2^5} = \frac{1}{32}$$

Möchte man **zwei Potenzen multiplizieren,** klappt das besonders gut, wenn die Basen der Potenzen gleich sind, denn dann muss man lediglich die Exponenten addieren:

$$10^3 \times 10^5 = 10^{3+5} = 10^8$$
$$10^3 \times 10^{-5} = 10^{3+(-5)} = 10^{-2}$$

Will man zwei Potenzen mit gleicher Basis dividieren, muss man die Exponenten – Überraschung – subtrahieren:

$$10^8 : 10^5 = 10^{8-5} = 10^3$$

Müsst ihr eine **Potenz noch mal potenzieren,** multipliziert ihr die Exponenten:

$$\left(10^3\right)^2 = 10^{3\times 2} = 10^6$$

Der Vollständigkeit halber: Wenn ihr eine beliebige Wurzel aus einer Potenz ziehen müsst, teilt den Exponenten durch die Wurzel. Für die „normale" Quadratwurzel teilt ihr folglich den Exponenten durch zwei:

$$\sqrt[3]{7^6} = (7^6)^{\frac{1}{3}} = 7^{\frac{6}{3}} = 7^2$$

30.1.1 Sicheres Umrechnen mit Potenzen

Beim Umrechnen von Zentimeter in Meter hat normalerweise niemand Probleme. Muss man von Mikrometer in Zentimeter umrechnen, wird das Ganze schon schwieriger, und soll man Quadratmikrometer in Quadratdezimeter umrechnen, müssen die meisten Studierenden erstmal länger überlegen. Damit ihr beim Umrechnen von Einheitenvorsätzen keine Punkte verschenkt, lernen wir an dieser Stelle eine Methode kennen, mit der man auch unter Druck zum richtigen Ergebnis gelangt. Unsere Aufgabe lautet, 23 Mikrometer (µm) in Zentimeter (cm) umzurechnen:

1. Schreibt euch die umzurechnende Größe auf und zwar so, dass ihr die Einheit und den Zahlenwert als Bruch darstellt:

$$\frac{23}{1}\frac{\mu\text{m}}{1}$$

2. Nun müsst ihr euch einen Bruch überlegen, der dazu führt, dass sich die „alte" Einheit rauskürzt und nur die „neue" Einheit stehen bleibt, wenn ihr ihn multipliziert:

$$\frac{\text{cm}}{\mu\text{m}}$$

3. Jetzt habt ihr hoffentlich im Kopf, was die Präfixe bedeuten (falls nicht, schaut auf die Faktoren in ➤ Tab. 29.3. Dann solltet ihr wissen, dass 1 cm 10^4 µm entspricht. Diese Zahlen schreibt ihr nun vor euren kreierten Bruch.

$$\frac{1}{10^4}\frac{\text{cm}}{\mu\text{m}}$$

4. Nun wird multipliziert und gekürzt:

$$\begin{aligned}&\frac{23}{1}\times\frac{1}{10^4}\times\frac{\text{m}}{1}\times\frac{\text{cm}}{\text{m}}\\&=\frac{23}{10^4}\times\frac{\text{cm}}{1}\\&=23\times10^{-4}\text{cm}\\&=0{,}0023\text{ cm}\end{aligned}$$

Logiktest: 1 µm ist kürzer als 1 cm. Entsprechend muss unser Ergebnis in Zentimeter einen kleineren Zahlenwert haben. Wir sehen – es passt!

Jetzt fragt man sich vielleicht, ob diese umständliche Methode wirklich sinnvoll ist. Wirklich vorteilhaft wird sie v. a. bei schwierigeren Rechnungen. Angenommen, wir müssen 14 cm^2 in μm^2 umrechnen:

1. $$\frac{14}{1}\frac{\text{cm}^2}{1}$$

2. $$\frac{\mu\text{m}^2}{\text{cm}^2}$$

3. $$\frac{10^4}{1}\frac{\mu\text{m}^2}{\text{cm}^2}$$

4. Nicht vergessen: Die Zahlenwerte müssen noch quadriert werden:

$$\frac{\left(10^4\right)^2}{1^2}\frac{\mu\text{m}^2}{\text{cm}^2}=\frac{10^8}{1}\frac{\mu\text{m}^2}{\text{cm}^2}$$

5. $$\frac{14}{1}\frac{\text{cm}^2}{1}\times\frac{10^8}{1}\frac{\mu\text{m}^2}{\text{cm}^2}=14\times10^8\mu\text{m}^2$$

30.2 Logarithmen

$Log_2 16$ wird „Logarithmus zur Basis 2 von 16“ gelesen und ist eigentlich eine Frage, die lautet: Wie oft muss man die Zahl 2 mit sich selbst multiplizieren, um auf 16 zu kommen. Oder anders geschrieben:

$$2^x = 16$$

Da ihr wisst, dass $2 \times 2 \times 2 \times 2 = 16$ ist, wisst ihr folglich auch:

$$\log_2 16 = 4$$

Im Medizinstudium müsst ihr euch v. a. mit Logarithmen zur Basis 10 befassen (z. B. beim pH-Wert), der auf dem Taschenrechner oder in Lehrbüchern gerne als **log** (ohne Basis) abgekürzt wird. Folglich gilt:

$$\log(1) = 0$$
$$\log(10) = 1$$
$$\log(100) = 2$$

Der natürliche Logarithmus wird als **ln** abgekürzt und hat als Basis die **Euler‘sche Zahl e** ($\approx$ 2,718…).

Logarithmen erfreuen sich großer Beliebtheit bei der **Achsenbeschriftung von Diagrammen,** in denen verschiedene Größenordnungen abgedeckt werden müssen. Die Besprechung dieser Diagramme würde allerdings den Rahmen unseres Mathematik-Teils sprengen.

30.3 Halbwertszeit

Radioaktive Stoffe zeichnen sich dadurch aus, dass sie zerfallen. Die Geschwindigkeit dieses Zerfalls ist aber von Stoff zu Stoff unterschiedlich.

Mit der Halbwertszeit gibt man die Zeit an, nach der nur noch die **Hälfte der ursprünglichen Stoffmenge** vorhanden ist.

Das hat den Vorteil, dass die Halbwertszeit für einen Stoff konstant ist, egal ob man nun 10.000 oder 10.000.000 Atome dieses Stoffs betrachtet. Da die Anzahl der Atome, die zerfallen, ebenfalls von der Anzahl der vorhandenen Atome abhängt, gilt die Halbwertszeit auch für die Zerfallsaktivität (➤ Abb. 30.1) eines Stoffs.

Nach einer Halbwertszeit sind also nur noch 50 % der Atome vorhanden. Und nach einer weiteren Halbwertszeit? Ganz klar: 25 %! Weil weniger Atome vorhanden sind, nimmt die Zerfallsaktivität folglich ab. Für einen Stoff x mit einer Halbwertszeit von 10 min ergeben sich folglich die Werte aus ➤ Tab. 30.1.

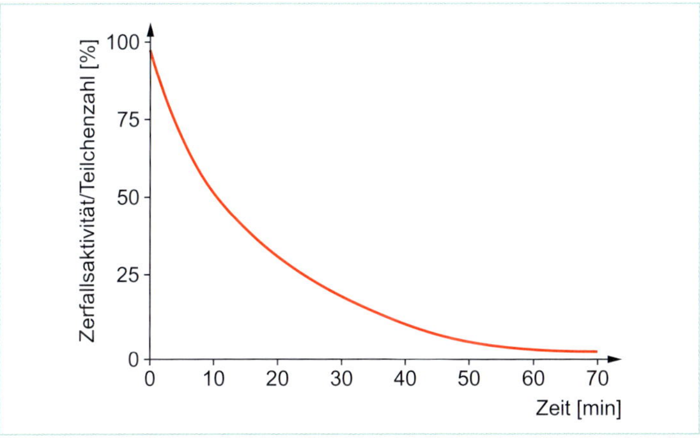

Abb. 30.1 Zerfallsaktivität/Teilchenzahl in Abhängigkeit von der Zeit für Stoff x mit einer Halbwertszeit von 10 min [L231]

Tab. 30.1 Bei Stoff x mit Halbwertszeit von 10 min dauert es mehr als 40 min, bis die Aktivität unter 10 % gefallen ist.

Halbwertszeiten	Dauer	Teilchen/Zerfallsaktivität
0	0 min	100 %
1	10 min	50 %
2	20 min	25 %
3	30 min	12,5 %
4	40 min	6,25 %
5	50 min	3,125 %
6	60 min	1,5625 %

ZUSAMMENFASSUNG

- Wenn ihr die Präfixe und das Rechnen mit Potenzen beherrscht, kann euch beim Umrechnen von Einheiten nichts passieren.
- Nach der Halbwertszeit ist nur noch die Hälfte der ursprünglichen Stoffmenge eines radioaktiven Stoffes vorhanden. Die Zerfallsaktivität hat sich ebenfalls halbiert.

KAPITEL

31 Geometrie

Paul Windisch, Deniz Tafrali

31.1 Figuren (2D)

31.1.1 Kreis

Jeder kennt einen Kreis. Jedoch handelt dieses Kapitel nicht vom Freundeskreis oder vom Sitzkreis, sondern vom **mathematischen Kreis.** Den kann man durch unterschiedlichste Eigenschaften beschreiben.

Der **Mittelpunkt M** eines Kreises ist derjenige Ort, von dem alle Punkte der äußeren Begrenzung des Kreises (Kreislinie) gleich weit entfernt sind. Deshalb ist der **Radius r** eines Kreises (auch Halbmesser genannt), der Abstand zwischen dem Mittelpunkt und jedem beliebigen Punkt auf der Kreislinie. Der **Durchmesser d** hingegen ist die Verbindung zweier Punkte auf der Kreislinie, die durch den Mittelpunkt gehen muss.

Berechnungen im Kreis:
- Durchmesser: $\mathbf{d = 2 \times r}$
- Umfang: $\mathbf{U = 2 \times r \times \pi}$
- Kreisfläche: $\mathbf{A = r^2 \times \pi}$

Die Anwendung der Formeln seht ihr in ➢ Abb. 31.1

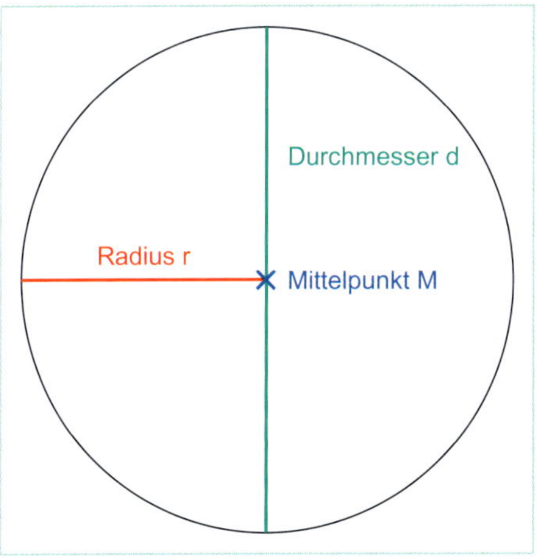

Abb. 31.1 Kreis [L143]

31.1.2 Dreiecke

Dreiecke sind Figuren mit drei Ecken **(A, B und C)** und drei Seiten **(a, b und c)** mit je einem gegenüberliegenden Winkel **(α, β und γ,** ➢ Abb. 31.2). Es gibt mehrere Formen von Dreiecken (➢ Abb. 31.3).

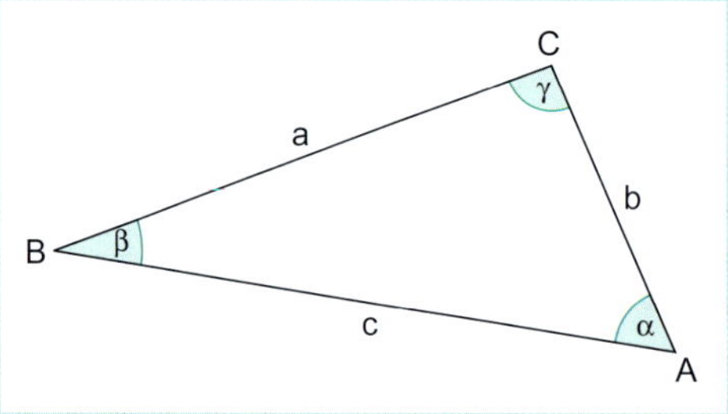

Abb. 31.2 Dreieck [L143]

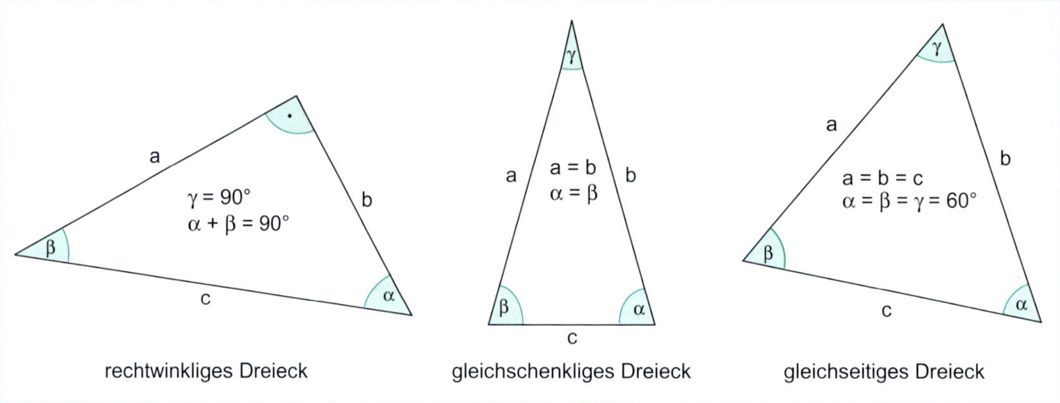

Abb. 31.3 Formen von Dreiecken [L143]

Rechtwinklige Dreiecke

Rechtwinklige Dreiecke haben immer einen rechten Winkel (90°) als einen der Winkel.

Berechnungen im rechtwinkligen Dreieck:
- Umfang: **$U = a + b + c$**
- Höhe: **$h_c = (a \times b)/c$**
- Fläche: **$A = a \times b \times 0{,}5$**

Gleichschenklige Dreiecke

Gleichschenklige Dreiecke haben **zwei Seiten,** die gleich lang sind.

Berechnungen im gleichschenkligen Dreieck:
- Umfang: **$U = 2 \times a + c = a + b + c$**
- Höhe: **$h_c = \sqrt{(a^2 - 0{,}25 \times c^2)} = \sqrt{(a^2 - (c/2)^2)}$**
- Fläche: **$A = 0{,}5 \times c \times \sqrt{(a^2 - 0{,}25 \times c^2)}$ bzw. $0{,}5 \times c \times h_c$**

Gleichseitige Dreiecke

Gleichseitige Dreiecke haben **drei Seiten,** die gleich lang sind.

Berechnungen im gleichseitigen Dreieck:
- Umfang: **$U = 3 \times a = a + b + c$**
- Höhe: **$h = 0{,}5 \times a \times \sqrt{3}$**
- Fläche: **$A = (a^2 \times \sqrt{3})/4 = 0{,}25 \times a^2 \times \sqrt{3}$**

Spitz- und stumpfwinklige Dreiecke

Bei spitzwinkligen Dreiecken sind **alle Winkel < 90°, während die stumpfwinkligen Dreiecke einen stumpfen Winkel (> 90°) haben.**

Als Winkelsumme bezeichnet man die Summe aller Winkel eines Dreiecks, die stets **180°** bemisst. Deshalb kann man bei zwei gegebenen Winkeln eines Dreiecks stets den dritten Winkel durch die Gleichung **$180° = \alpha + \beta + \gamma$** berechnen. Probiert es einfach.

Außerdem kann man bei einem **gleichschenkligen Dreieck** auch nur mit **einem** gegebenen Winkel die anderen Winkel herausbekommen, da zwei Winkel ja immer gleich sein müssen (➤ Abb. 31.3).

Beim gleichseitigen Dreieck sind alle Winkel **60°** groß.

VERSTÄNDNIS+ Der **Satz des Pythagoras** besagt, dass das Quadrat der Seite c eines rechtwinkligen Dreiecks gleich der Summe der Quadrate der Seiten a und b ist (➤ Abb. 31.4):

$$a^2 + b^2 = c^2$$

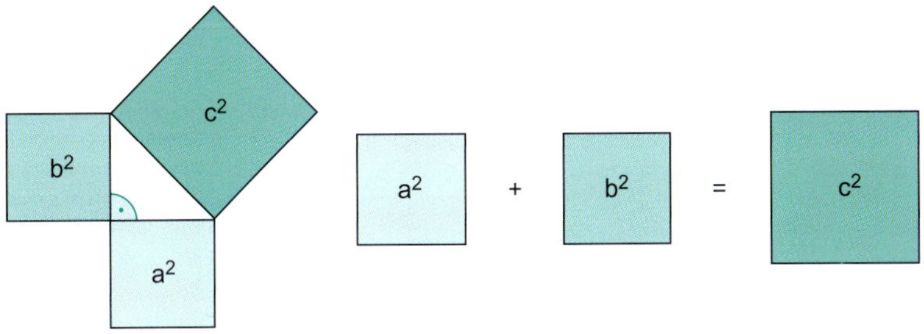

Abb. 31.4 Der Satz des Pythagoras [L143]

31.1.3 Vierecke

Vierecke haben vier Ecken. Wie bei den Dreiecken bezeichnen wir die Ecken auch mit Großbuchstaben (A, B, C und D) und die Seiten mit Kleinbuchstaben (a, b, c und d). Außerdem haben sie auch Winkel, die wir mit griechischen Buchstaben versehen (α, β, γ und δ). Die Summe ihrer Winkel ergibt immer 360°.

Es gibt verschiedene Arten von Vierecken (➤ Abb. 31.5), die wir euch der Einfachheit halber jetzt in ➤ Tab. 31.1 mit ihren Eigenschaften aufzählen.

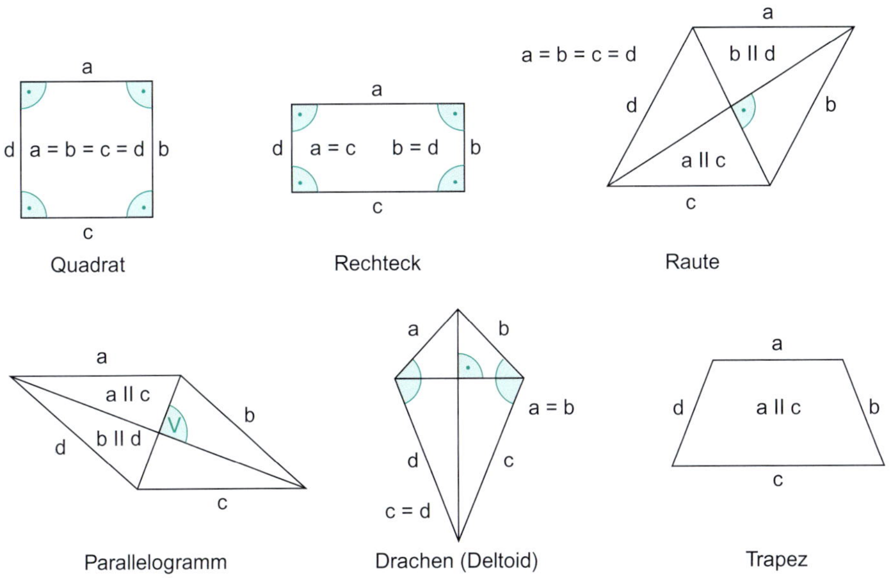

Abb. 31.5 Formen von Vierecken [L143]

Tab. 31.1 Verschiedene Vierecke

Viereck	Formeln		Eigenschaften
	Umfang	Flächeninhalt	
Quadrat	$U = a + b + c + d$ $= 4 \times a$	$A_F = a^2 = b^2 = c^2 = d^2$	• Alle Seiten gleich lang • Hat vier rechte Winkel • Ist auch ein Rechteck und ein Parallelogramm
Rechteck	$U = a + b + c + d$ $= 2 \times a + 2 \times b$	$A_F = a \times b = c \times d$	• Hat je zwei gleich lange Seiten • Hat vier rechte Winkel
Raute	$U = a + b + c + d$ $= 4 \times a$	$A_F = a^2 \times \sin(\alpha) = a^2 \times \sin(\beta)$ $= a^2 \times \sin(\gamma) = a^2 \times \sin(\delta)$	• Alle Seiten gleich lang • Seine gegenüberliegenden Seiten sind parallel • Seine gegenüberliegenden Winkel müssen 90° sein • Verbindet man die gegenüberliegenden Ecken miteinander, müssen die Diagonalen **senkrecht** zueinander stehen
Parallelogramm	$U = a + b + c + d$ $= 2 \times a + 2 \times b$	$A_F = a \times b \times \sin(\alpha)$ $A_F = a_g \times h$ Wobei a_g für die Grundseite und h für die Höhe steht	• Gegenüberliegende Seiten sind parallel zueinander • Verbindet man die gegenüberliegenden Ecken miteinander, müssen die Diagonalen **nicht senkrecht** zueinander stehen
Deltoid (Drachen)	$U = a + b + c + d$ $= 2 \times a + 2 \times b$	Zieht man eine Verbindung von einer Flügelecke zur anderen, nennen wir diese Gerade g_e und die sie senkrecht kreuzende Verbindung zwischen den anderen beiden Ecken Gerade g_f. Dann ist der Flächeninhalt: $A_F = 0{,}5 \times g_e \times g_f$	• Hat zwei gleich große Flügelwinkel, und zwei weitere Winkel, die variabel sind • Hat zwei gleich lange Seiten, die nebeneinander liegen
Trapez	$U = a + b + c + d$	Die parallelen Seiten werden immer mit a und c beschriftet; ihr Abstand zu einander ist die Höhe h; daraus ergibt sich der Flächeninhalt: $A_F = 0{,}5 \times h \times (a + c)$ $A_F = h \times (a+c)/2$	• Hat zwei parallele Seiten • Hat oft vier verschiedene Winkel

31.2 Körper (3D)

31.2.1 Quader und Würfel

Der Quader ist in der euklidischen Geometrie ein Körper, welcher von sechs Rechtecken begrenzt wird (➤ Abb. 31.6). Deshalb besitzt er auch sechs Seiten, die senkrecht bzw. im rechten Winkel zueinander

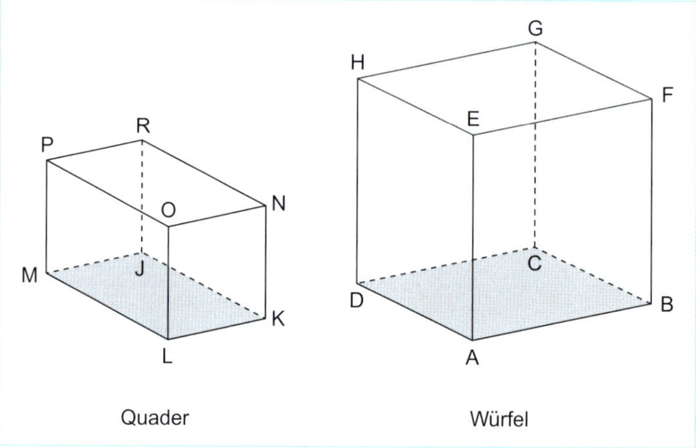

Abb. 31.6 Quader und Würfel [L143]

Notizen

stehen, sowie acht rechtwinklige Ecken und 12 Kanten, von denen 4 jeweils parallel sind – insgesamt also drei unterschiedliche Kanten mit je einem Freiheitsgrad im Raum (a, b und c = h).

Außerdem sind die gegenüberliegenden Seiten eines Quaders kongruent bzw. deckungsgleich.

Berechnungen im Quader:
- Volumen: $V = a \times b \times c = a \times b \times h$
- Oberflächeninhalt: $AO = 2 \times (a \times b + a \times c + b \times c)$

Es gibt einen Sonderfall des Quaders:

Ein Würfel besteht aus sechs **identischen** Flächen, die senkrecht zueinander stehen (➤ Abb. 31.6). Das bedeutet auch, dass die Kantenlängen alle gleich sind (a = b = c).

Berechnungen im Würfel:
- Volumen: $V = a \times b \times c = a3 = b3 = c^3$
- Oberflächeninhalt: $A_0 = 6 \times a2 = 6 \times b2 = 6 \times c2$

31.2.2 Prisma

Stellt euch ein Vieleck (Polyeder) vor – also eine (ebene) Fläche, die aus mindestens drei Ecken besteht. Verschiebt man dieses Vieleck nach oben, dann hat man durch die Strecke, die es nach oben verschoben worden ist, einen dreidimensionalen Körper geschaffen, den wir **Prisma** nennen. Die nach oben verschobene Strecke ist gleich der **Höhe h** des Prismas. Das initiale Vieleck bildet dadurch sowohl die **Grundfläche G** als auch die **Deckfläche D.** Das bedeutet dann aber auch, dass Prismen verschiedene Grundflächen haben, da es verschiedene Vielecke gibt. Ein paar Beispiele haben wir in ➤ Abb. 31.7 dargestellt.

Berechnungen im Prisma:
- Volumen: $V = G \times h$
- Umfang: $U = a + b + c \ldots + x$ (je nachdem, welches Polyeder vorliegt)
- Mantelfläche: $M = U \times h$
- Oberflächeninhalt: $A_0 = 2 \times G + M = G \times D + M$

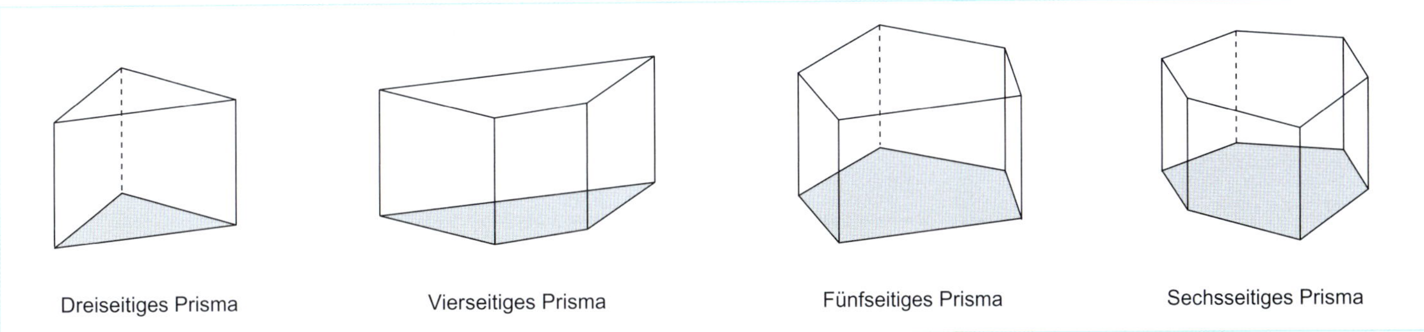

Abb. 31.7 Formen von Vielecken [L143]

31.2.3 Zylinder und Kegel

Wir betrachten für den HAM-Nat einen aufrecht stehen, nicht hohlen **Zylinder**, also einfach einen ganz normalen. Dieser besteht aus jeweils einem Kreis (➤ Kap. 31.1.1) als Grund- und Deckfläche. Die Strecke der Verschiebung der Grundfläche nach oben zur Deckfläche ist auch hier wieder die **Höhe h**. Eine Darstellung bietet ➤ Abb. 31.8.

Berechnungen im Zylinder:
- Volumen: $V = r2 \times \pi \times h$
- Mantelfläche: $M = 2 \times \pi \times r \times h$
- Deck- und Grundfläche: $D (G) = r^2 \times \pi$
- Oberflächeninhalt: $A_0 = 2 \times \pi \times r2 + 2 \times \pi \times r \times h = G + D + M = 2 \times G + M = 2 \times D + M$

Ein **Kegel** ist ein Körper mit einem Kreis als **Grundfläche G**, der nach oben hin spitz zu läuft (➤ Abb. 31.8). Er hat eine **Mantellinie s**, die von einem beliebigen Punkt des Umfangs der Grundfläche zur **Kegelspitze** läuft. Seine **Höhe h** ist die Verbindung des Mittelpunkts der Grundfläche mit der Kegelspitze. Die Verbindungslinie nennt man auch **Achse.**

Berechnungen im Kegel:
- Volumen: $V = (1/3) \times G \times h = (1/3) \times \pi \times r2$
- Mantellinie: $s = \sqrt{(r^2 + h^2)}$
- Mantelfläche: $M = \pi \times r \times s$
- Grundfläche: $G = r2 \times \pi$
- Oberflächeninhalt: $A_0 = G + M = r2 \times \pi + \pi \times r \times s$

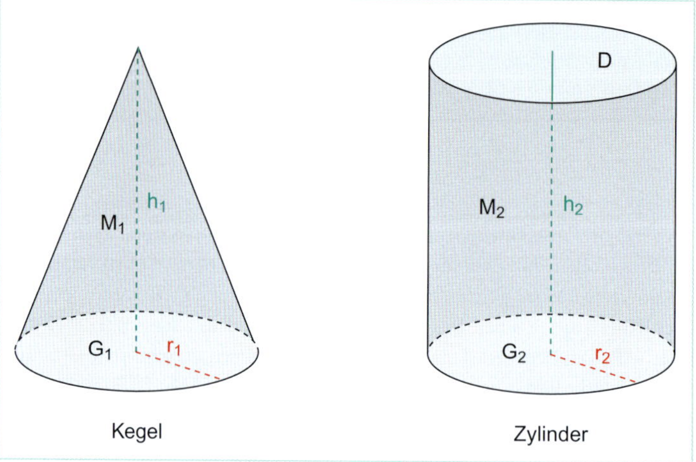

Abb. 31.8 Kegel und Zylinder [L143]

31.2.4 Kugel

Nehmen wir einen Kreis und drehen in einer vertikalen Ebene um 360°, zeichnet er uns eine perfekte **Kugel** (➤ Abb. 31.9). Dabei wird der Umfang des Kreises auch gleichzeitig der Oberflächeninhalt der Kugel. Der Flächeninhalt des Kreises hingegen wird zum Volumen der Kugel. Der zweidimensionale Kreis wurde dadurch zur dreidimensionalen Kugel, weshalb auch die Ausbreitung des Radius r in drei Richtungen des Raumes beschrieben wird (r^3).

Die daraus folgenden Verhältnisse der Eigenschaften dieses platonischen Körpers lauten wie folgt:

Berechnungen in der Kugel:
- Volumen: $V = (4/3)\ r3 \times \pi$
- Mantelfläche = Oberflächeninhalt: $A_0 = 4 \times \pi \times r2$

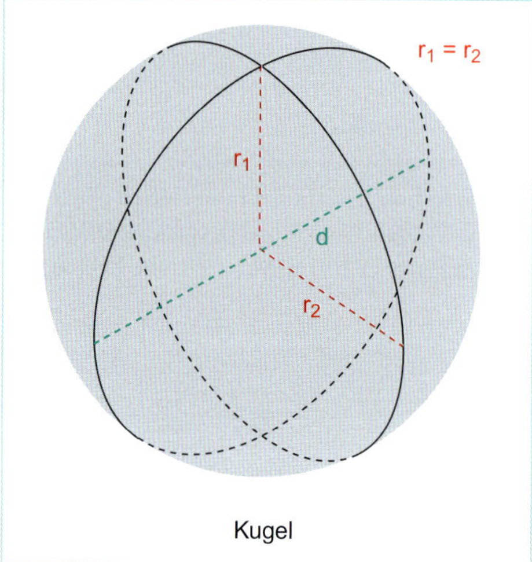

Abb. 31.9 Kugel [L143]

31.2.5 Pyramide

Eine Pyramide ist ein dreidimensionales geometrisches Objekt mit einer polygonalen Grundfläche und dreieckigen Flächen, die in einem einzigen Punkt, dem Scheitelpunkt S, zusammenlaufen.

Pyramiden bestehen aus:

- **Grundfläche G:** Die untere polygonale Fläche, auf der die Pyramide ruht.
- **Seitenflächen:** Die dreieckigen Flächen, die die Seiten der Pyramide bilden.
- **Kanten l:** Die Liniensegmente, an denen sich zwei Flächen treffen.
- **Scheitelpunkt S:** Der Punkt, an dem sich alle dreieckigen Flächen an der Spitze der Pyramide treffen.

Darüber hinaus sind wichtig:

- **Mittelpunkt C:** Der Mittelpunkt der Grundfläche G.
- **Höhe h:** Senkrechte Höhe vom Scheitelpunkt zur Grundfläche (bei regelmäßigen Pyramiden der Mittelpunkt des Polygons).

Die Formeln für das Volumen (V) und den Oberflächeninhalt (A_O) von quadratischen Pyramiden (➤ Abb. 31.10) lauten wie folgt:

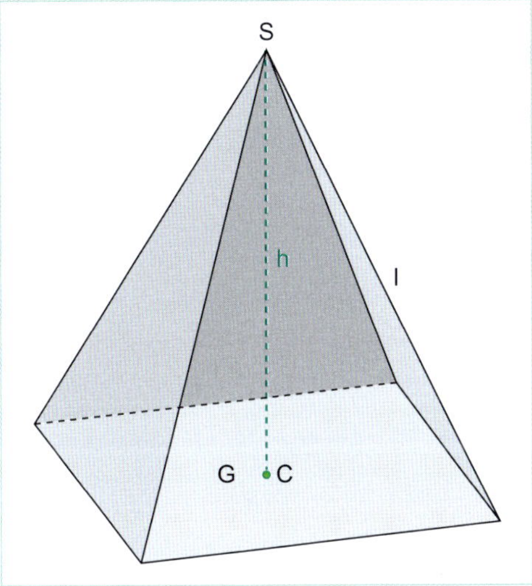

Abb. 31.10 Quadratische Pyramide [L143]

Volumen: $V = \frac{1}{3} \times G \times h$, wobei G der Flächeninhalt der Grundfläche und h die senkrechte Höhe vom Scheitelpunkt zur Grundfläche ist.
Oberflächeninhalt: $A_O = 0{,}5 \times U \times L + G$, wobei U der Umfang der Grundfläche, L die schräge Höhe und G der Flächeninhalt der Grundfläche ist.
Grundfläche: Je nach Art des Vielecks ➤ Kap. 31.1.2 und ➤ Kap. 31.1.3.

Pyramiden können anhand ihrer Grundfläche und der Neigung ihrer Seitenflächen klassifiziert werden:

- **Regelmäßige Pyramide:** Eine Pyramide, deren Grundfläche ein regelmäßiges Vieleck ist (alle Seiten und Winkel sind gleich) und deren dreieckige Flächen kongruente gleichschenklige Dreiecke sind. Der Scheitelpunkt einer regelmäßigen Pyramide liegt direkt über dem Mittelpunkt C der Grundfläche und heißt Lotfußpunkt.
- **Unregelmäßige Pyramide:** Eine Pyramide, deren Grundfläche ein unregelmäßiges Vieleck ist oder deren Dreiecksflächen nicht kongruent sind.
- **Rechtwinklige Pyramide:** Eine Pyramide, deren Scheitelpunkt direkt über dem Schwerpunkt ihrer Grundfläche liegt und deren Dreiecksflächen gleichschenklige Dreiecke sind. Alle regelmäßigen Pyramiden sind auch rechtwinklige Pyramiden.
- **Schiefe Pyramide:** Eine Pyramide, deren Scheitelpunkt nicht direkt über dem Mittelpunkt C der Grundfläche liegt (➤ Abb. 31.11).
- **Tetraeder:** Eine Pyramide, deren Grundfläche ein Dreieck ist (➤ Abb. 31.12).

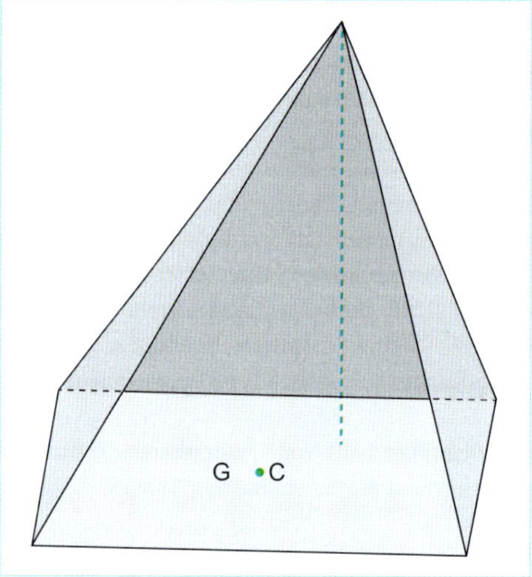

Abb. 31.11 Schiefe Pyramide [L143]

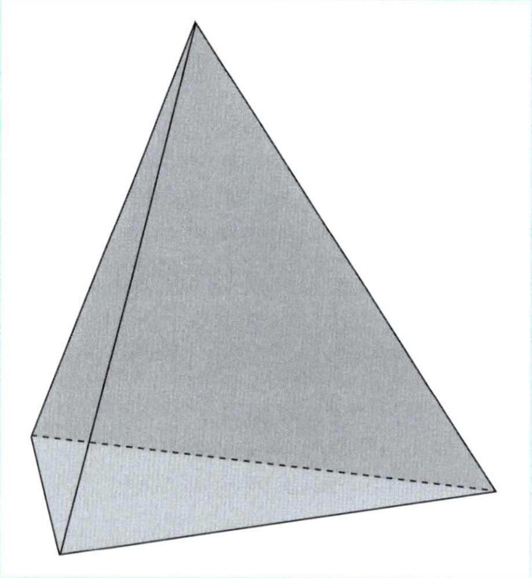

Abb. 31.12 Tetraeder [L143]

ZUSAMMENFASSUNG

- Gerade die Formeln zur Volumenberechnung der Körper solltet ihr in euer Repertoire aufnehmen.
- Die Winkelsumme in Dreiecken beträgt 180°, in Vierecken 360°.

KAPITEL 32 Statistik und Stochastik

Paul Windisch

32.1 Mittelwerte

Wenn man Daten sammelt, wird man diese irgendwann auch auswerten wollen. Dabei wird i. d. R. nach einem **Mittelwert** gesucht, um anzugeben, wie der „durchschnittliche Proband" im Hinblick auf das untersuchte Merkmal abschneidet. Es gibt allerdings mehrere Möglichkeiten, einen Mittelwert zu berechnen. Ihr solltet euch dabei einprägen, wie die einzelnen Werte definiert sind.

32.1.1 Arithmetisches Mittel

Mit dem arithmetischen Mittel hattet ihr in der Schule wahrscheinlich am meisten zu tun. Um es zu berechnen, addiert ihr zunächst alle gemessenen Werte und teilt die Summe durch die Anzahl der Werte:

Pascal, Bernd und Karl sind 1,60 m, 1,75 m und 1,80 m groß. Wir rechnen folglich:

$$\frac{1{,}60\ \text{m} + 1{,}75\ \text{m} + 1{,}80\ \text{m}}{3} \approx 1{,}72\ \text{m}$$

In diesem Beispiel ist das arithmetische Mittel also 1,72 m. Häufig verwendet man für das arithmetische Mittel auch den Begriff **Durchschnitt.**

32.1.2 Median

Um den Median eines Datensatzes zu finden, ordnet man alle Werte zunächst aufsteigend. Dann sucht man sich den Wert in der Mitte, und schon hat man den Median. Und wenn man eine gerade Anzahl an Werten hat, es also keinen Wert in der Mitte gibt? Dann bildet man das **arithmetische Mittel der beiden mittleren Werte:**

In unserem Beispiel mit Pascal, Bernd und Karl liegt der Median bei 1,75 m. Wann macht es Sinn, den Median zu verwenden? Angenommen, in einer Klasse sind 20 Schüler und man möchte wissen, wie viel Taschengeld ein „typischer Schüler" bekommt. 19 Schüler erhalten 30 Euro pro Monat, aber einer bekommt, aus welchem Grund auch immer, 500 Euro. Würde man hier das arithmetische Mittel berechnen, käme man auf 53,50 Euro. Dadurch, dass ein Wert so stark abweicht, erhalten wir als arithmetisches Mittel einen Wert, der fast doppelt so hoch ist wie das tatsächliche Taschengeld von 95 % der Schüler. Würden wir allerdings alle Schüler der Reihe nach ordnen und nach dem Median suchen, kämen wir auf 30 Euro und kämen damit dem „typischen Schüler" wesentlich näher. Ob arithmetisches Mittel oder Median sinnvoller sind, hängt folglich immer auch von der Fragestellung ab.

32.1.3 Modalwert

Der Modalwert ist schnell gefunden: Wir suchen uns den **häufigsten Wert** aus unserem Datensatz. Für Pascal, Bernd und Karl wird das schwierig, denn jeder Wert kommt einmal vor. Für unsere Schulklasse wäre der Modalwert (der auch als Modus bezeichnet wird) 30.

32.2 Normalverteilung, Glockenkurve und Standardabweichung

60-TAGE-LERNPLAN Was jetzt kommt, gehört nicht zu den Grundlagen, wird aber spätestens im Studium nützlich!

Wir befassen uns weiter mit dem Merkmal Körpergröße, aber vermessen werden diesmal nicht nur Pascal, Bernd und Karl, sondern gleich 10 000 Leute. Und weil kein Platz ist, um die Tabelle mit allen Werten hier abzudrucken, tragen wir sie einfach in ein Diagramm ein.

32.2.1 Gauß'sche Glockenkurve

Auf die x-Achse kommen dabei die verschiedenen Körpergrößen (also z. B. 1,70 m) und auf der y-Achse tragen wir ein, wie viele Leute mit der jeweiligen Körpergröße sich unter unseren 10 000 Personen fanden. Verbinden wir die Punkte, ergibt sich eine Kurve, die **Gauß'sche Glockenkurve** (➤ Abb. 32.1).

Ihr seht: Die Kurve hat in der Mitte ein Maximum, das die Fläche unter der Kurve in zwei gleich große Hälften teilt. Entfernt man sich vom Mittelpunkt, streben die Werte erst schnell, dann immer langsamer gegen 0. Man spricht von einer **Normalverteilung.** Das Maximum würde für Männer in Deutschland bei ca. 1,80 m liegen. Das Ganze ist eigentlich relativ intuitiv: Wenn ihr euch fragt, wie viele Leute in eurem Freundeskreis zwischen 1,70 m und 1,90 m groß sind, fallen euch wahrscheinlich relativ viele ein. Zwischen 1,60 m und 1,70 m bzw. 1,90 m und 2 m werden es schon merklich weniger und unter 1,60 m bzw. ab 2 m kommen den meisten nur noch vereinzelt Personen in den Sinn.

Man spricht beim Maximum auch vom **Erwartungswert,** denn wählt man aus unseren 10.000 Personen eine aus, so ist die Wahrscheinlichkeit am höchsten, dass ihre Körpergröße dem Erwartungswert entspricht.

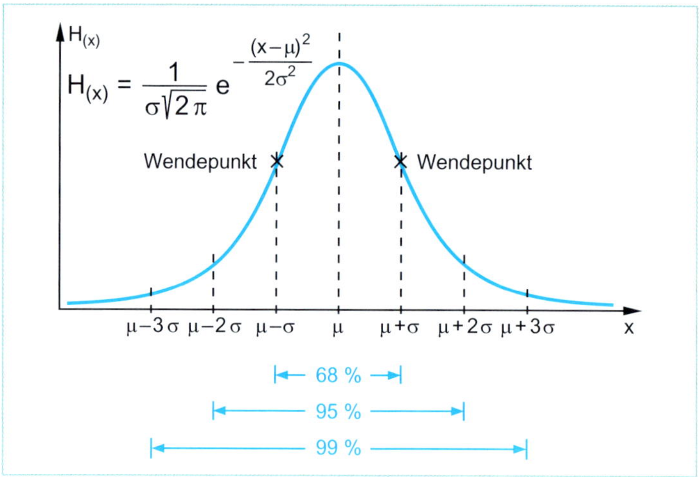

Abb. 32.1 Normalverteilung (Gauß'sche Glockenkurve) [L253]

32.2.2 Standardabweichung

Es gibt viele Merkmale, die normalverteilt sind. Bei einigen standardisierten Tests (IQ-Tests) finden sich z. B. viele Probanden mit mittleren Ergebnissen, während die Ausreißer nach oben und unten immer seltener werden.

All diese Merkmale stellen sich als Glockenkurve dar, was aber nicht heißt, dass diese Kurve immer exakt gleich aussieht. Bei Kurve A ist das Maximum vielleicht höher als bei Kurve B, wohingegen bei Kurve B die Breite der Kurve größer ist, die Werte also teilweise stärker vom Maximum abweichen.

Besonders die Breite der Kurve ist für uns von großem Interesse, und der wichtigste Weg, diese anzugeben, ist mittels der **Standardabweichung (σ).**

Die mathematische Herleitung der Standardabweichung können wir uns guten Gewissens schenken.

Wenn man für eine Normalverteilung die Standardabweichung kennt, kann man damit ziemlich gut arbeiten, denn für jede Normalverteilung gilt:

- Wenn man vom Mittelwert **eine Standardabweichung** nach links und nach rechts geht, finden sich in diesem Intervall (± 1σ bzw. 1-σ-Intervall) rund **68 % aller Werte.**
- Wenn man vom Mittelwert **zwei Standardabweichungen** nach links und nach rechts geht, finden sich in diesem Intervall (± 2σ bzw. 2-σ-Intervall) rund **95 % aller Werte.**
- Wenn man vom Mittelwert **drei Standardabweichungen** nach links und nach rechts geht, finden sich in diesem Intervall (± 3σ bzw. 3-σ-Intervall) über **99 % aller Werte.**

Damit das Ganze etwas anschaulicher wird:

Angenommen, für unsere Körpergrößennormalverteilung mit Mittelwert 1,80 m wäre die Standardabweichung σ = 10 cm. Dann würden sich im ±1σ-Intervall (also von 1,70–1,90 m) folglich 68 % unserer Probanden, also 6800 Personen finden. Im ± 2σ-Intervall (also von 1,60–2,00 m) lägen schon 95 % aller Werte etc.

Und zwischen 1,80 m und 1,90 m? Hierbei handelt es sich um ein halbes ±1σ-Intervall (nämlich nur „+1σ"), sodass die Größe von 34 % der Probanden in dieses Intervall fallen sollten.

Notizen

Übrigens: Wenn man sagt, dass 68 % der Personen unserer Untersuchung zwischen 1,70 m und 1,90 m groß sind, gibt man die **relative Häufigkeit** an. Die zugehörige **absolute Häufigkei**t erhält man, indem man mit dem Stichprobenumfang (also 10.000) multipliziert:

$$10\ 000 \times 0{,}68 = 6800$$

32.3 Messfehler

Wenn wir für unsere Untersuchung die Körpergröße von 10.000 Personen messen, werden Fehler passieren und das ist ganz normal. Denn selbst das präziseste Instrument arbeitet nicht mit hundertprozentiger Genauigkeit.

Auch bei den Messfehlern unterscheidet man **absolute** von **relativen Messfehlern.** Angenommen, unser absoluter Messfehler beträgt ±1 cm (z. B. weil wir das Maßband nicht immer genau gleich gespannt haben), dann liegt der relative Fehler für einen Messwert von 1,80 m bei:

$$0{,}01\ \text{m} / 1{,}80\ \text{m} \approx 0{,}56\ \%$$

Wie könnte man diesen Fehler reduzieren? Zum Beispiel, indem man mehrere Messungen durchführt und den Mittelwert berechnet.

Bei unserer Körpergrößenuntersuchung muss man sich auch die Frage stellen, wie wahrscheinlich es ist, dass der Mittelwert von 1,80 m tatsächlich der Durchschnittsgröße der Bevölkerung entspricht. Eine Antwort darauf gibt der **Standardfehler des Mittelwerts.** Um ihn zu berechnen, teilt man die **Standardabweichung** unserer Normalverteilung durch die **Wurzel des Stichprobenumfangs n:**

$$\frac{\sigma}{\sqrt{n}}$$

Es sollte klar sein, dass bei einer weniger breiten Kurve (kleines σ) die Wahrscheinlichkeit groß ist, den Mittelwert präzise bestimmt zu haben. Umgekehrt kann man die Aussagekraft des Mittelwerts aber auch erhöhen, indem man den Umfang der Stichprobe von 10.000 auf z. B. 20.000 Personen erhöht (großes n).

32.4 Stochastik

32.4.1 Wahrscheinlichkeitsrechnung

In der Stochastik berechnet man zumeist die Wahrscheinlichkeit von Ereignissen oder dem Gegenteil eines Ereignisses, dem sogenannten **Gegenereignis**. Werden Ereignisse mit Buchstaben abgekürzt, werden Gegenereignisse meist mit einem horizontalen Strich über dem Buchstaben gekennzeichnet. Also z. B. A = Kopf, $\bar{A}$ = Zahl.

Um eine Wahrscheinlichkeit zu berechnen, teilt man die Situationen, die zu dem Ereignis führen, durch alle möglichen Situationen, die entstehen können. Dabei wird man oft mit Textaufgaben konfrontiert. Um beim Lösen keine Fehler zu machen, kann es helfen, sich Notizen zu machen, wobei insbesondere das **Baumdiagramm** sehr nützlich ist (➤ Abb. 32.2). Angenommen ihr habt eine Kiste mit drei gelben, vier roten und zwei blauen Kugeln. Wie wahrscheinlich ist es, dass ihr zwei blaue Kugeln hintereinander zieht?

In eurem Baumdiagramm tragt ihr zunächst die drei möglichen Resultate des ersten Zuges ein: Gelb, Rot und Blau. Nun notiert ihr für jedes Resultat die Wahrscheinlichkeiten. Es sind insgesamt neun Kugeln in der Kiste. Im Nenner der Brüche steht dementsprechend jeweils eine Neun. Da es drei gelbe Kugeln gibt, ist die Wahrscheinlichkeit, z. B. eine gelbe Kugel zu ziehen, 3/9.

Im zweiten Zug könnt ihr theoretisch wieder jede der drei Farben erhalten. Trotzdem ändern sich zwei Dinge:

1. Es sind nur noch acht Kugeln in der Kiste, dementsprechend ist der Nenner jetzt acht.
2. Je nachdem welche Kugel ihr zuerst gezogen habt, müsst ihr auch den Zähler entsprechend anpassen. Habt ihr etwa im ersten Zug Gelb gezogen, sind nur noch zwei gelbe Kugeln in der Kiste und eure Wahrscheinlichkeit, erneut Gelb zu ziehen, dementsprechend 2/8.

VERSTÄNDNIS+ Zur Kontrolle eures Baumdiagramms könnt ihr überprüfen, ob an jeder Aufzweigung die Summe aller Zähler dem Nenner entspricht.

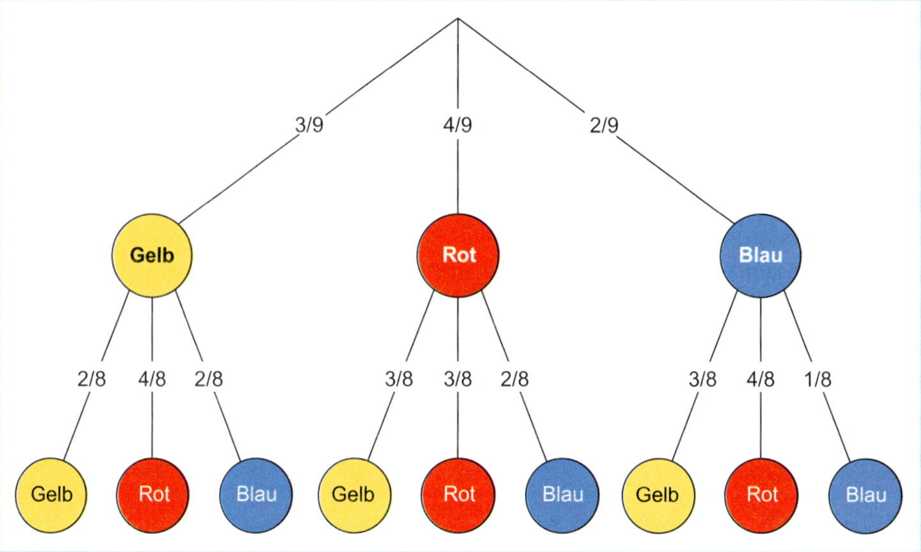

Abb. 32.2 Baumdiagramm [L143]

Um nun die Wahrscheinlichkeit für einen Pfad zu berechnen, müsst ihr lediglich alle Wahrscheinlichkeiten entlang des Pfades miteinander multiplizieren, also im Fall von zwei blauen Kugeln 2/9 für den ersten Zug und 1/8 für den zweiten Zug:

$$\frac{2}{9} \times \frac{1}{8} = \frac{2}{72} \approx 0.028 = 2.8\ \%$$

Wenn ihr genug Zeit übrig habt, könnt ihr die Wahrscheinlichkeiten aller Pfade ausrechnen und diese addieren. Sie sollten in der Summe 1 ergeben.

32.4.2 Erwartungswert

Ein anderes Konzept aus der Stochastik ist der sogenannte **Erwartungswert**, also der Durchschnittswert, wenn man einen Versuch unendlich oft ausführen würde. Als Beispiel kann uns ein Automat auf der Kirmes dienen, bei dem wir ein Stofftier mittels einer Kralle angeln können. Ein Versuch kostet 1 €. Ein Stofftier hat einen Wert von 5 €. Die Chance, ein Stofftier zu angeln, liegt bei 10 %. Wie viel Geld verdienen oder verlieren wir nun bei einem durchschnittlichen Versuch?

Bei einem erfolgreichen Versuch investieren wir 1 € und erhalten ein Stofftier im Wert von 5 €. Wir machen also 5 €– 1 € = 4 € Gewinn. Die Wahrscheinlichkeit für einen erfolgreichen Versuch liegt bei 10 %, also 0.1. Bei einem Fehlversuch verlieren wir unseren Euro. Die Wahrscheinlichkeit für einen Fehlversuch liegt bei 90 %, also 0.9. Um den Erwartungswert E zu berechnen, müssen wir die jeweiligen Werte mit ihren Wahrscheinlichkeiten P multiplizieren und die Ergebnisse addieren.

$$E = x1 \times p1 + x2 \times p2$$

$$E = 4\ € \times 0{,}1 + (-1) \times 0{,}9$$

$$E = -0{,}5$$

Wir verlieren also durchschnittlich 50 Cent pro Versuch.

ZUSAMMENFASSUNG

- Modalwert, Median und arithmetisches Mittel sind drei mögliche Mittelwerte. Wann man welchen verwendet, hängt von den auszuwertenden Daten und der Fragestellung ab.
- Die Normalverteilung wird euch im Studium oft begegnen, sodass ihr Begriffe wie Standardabweichung und relative Häufigkeit sicher beherrschen solltet.
- Um den Messfehler zu reduzieren, kann es hilfreich sein, Messungen zu wiederholen.
- Bei den meisten Aufgaben in der Stochastik hilft ein Baumdiagramm.

Notizen

KAPITEL

33 Formelsammlung Mathematik

Paul Windisch

Grundlagen

Tab. 33.1 Operanden der Grundrechenarten

Rechenoperation	Operator	Operand(-en)	Ergebnis
Addition	+	Summand + Summand	Summe
Subtraktion	–	Minuend – Subtrahend	Differenz
Multiplikation	• oder × oder *	Faktor × Faktor	Produkt
Division	: oder ÷ oder/	Dividend/Divisor	Quotient

Tab. 33.2 Prozentrechnung

Prozentwert	$W = \frac{(p \times G)}{100\,\%}$	*p:* Prozentsatz *G:* Grundwert
Prozentsatz	$p = \frac{(W \times 100\,\%)}{G}$ [p]: %	*W:* Prozentwert *G:* Grundwert
Grundwert	$G = \frac{(W \times 100\,\%)}{p}$	*W:* Prozentwert *p:* Prozentsatz

Größen, Einheiten und Definitionen

VERSTÄNDNIS+

Auch wenn es im korrespondierenden Kapitel im Lernskript nicht so explizit thematisiert wurde, wollen wir uns hier auch mit dem Umrechnen von Zeiteinheiten und anderen nützlichen Umrechnungen befassen.

Tab. 33.3 SI-Basisgrößen

SI-Basisgröße (Formelzeichen)	Einheit
Länge (l)	Meter (m)
Masse (m)	Kilogramm (kg)
Zeit (t)	Sekunde (s)
Stromstärke (I)	Ampere (A)
Temperatur (T)	Kelvin (K)
Stoffmenge (n)	Mol (mol)
Lichtstärke (lV)	Candela (cd)

Tab. 33.4 Umrechnung von Zeiteinheiten

Zeit		Faktor zur Umrechnung in:				
		s	min	h	d	a
Sekunde (SI-Einheit)	**s**	1	$\frac{1}{60}$	$\frac{1}{3600}$	$\frac{1}{86400}$	$\frac{1}{31536000}$
Minute	**min**	60	1	$\frac{1}{60}$	$\frac{1}{1440}$	$\frac{1}{525600}$
Stunde	**h**	3600	60	1	$\frac{1}{24}$	$\frac{1}{8760}$
Tag	**d**	86400	1440	24	1	$\frac{1}{365}$
Jahr	**a**	31536000	525600	8760	365	1

Tab. 33.5 Weitere nützliche Umrechnungen

Volumen	Liter (L): 1 L = 10^{-3} m^3; 1mL = 1 cm^3
Geschwindigkeit	$1\,\frac{km}{h} = 0{,}278\,\frac{m}{s};\; 1\,\frac{m}{s} = 3{,}6\,\frac{km}{h}$
Winkel	Radiant (rad): $1\text{ rad} = \frac{360°}{2\pi} = 57{,}3°$; $1° = \frac{2\pi}{360°} = 0{,}0175\text{ rad}$ 1 Grad (°) = 60 Bogenminuten (′) = 3600 Bogensekunden (″)
Dichte	$10^3\,\frac{kg}{m^3} = 1\,\frac{g}{cm^3} = 1\,\frac{kg}{dm^3}$
Temperatur	T (K) = T (°C) + 273; T (°C) = T (K) − 273

Vektoren

Tab. 33.6 Vektoren

Betrag eines Vektors	$\vec{a} = \begin{pmatrix} x_1 \\ x_2 \\ x_3 \end{pmatrix}$ $\lvert \vec{a} \rvert = \sqrt{x_1^2 + x_2^2 + x_3^2}$
Addition von Vektoren	$\vec{V_1} = \begin{pmatrix} a_1 \\ a_2 \\ a_3 \end{pmatrix}$ $\vec{V_2} = \begin{pmatrix} b_1 \\ b_2 \\ b_3 \end{pmatrix}$ $\vec{V_3} = \begin{pmatrix} a_1 + b_1 \\ a_2 + b_2 \\ a_3 + b_3 \end{pmatrix}$
Subtraktion von Vektoren	$\vec{V_1} = \begin{pmatrix} a_1 \\ a_2 \\ a_3 \end{pmatrix}$ $\vec{V_2} = \begin{pmatrix} b_1 \\ b_2 \\ b_3 \end{pmatrix}$ $\vec{V_3} = \begin{pmatrix} a_1 - b_1 \\ a_2 - b_2 \\ a_3 - b_3 \end{pmatrix}$

Notizen

Tab. 33.7 Vektoren und Skalare

Skalar	Zahlenwert (+ Einheit), z. B. Masse
Vektor	Zahlenwert (+ Einheit) + Richtung, z. B. Beschleunigung

Zehnerpotenzen

Tab. 33.8 Wichtige Präfixe (weniger wichtige in Klammern)

Präfix	Symbol	Faktor
Giga	G	10^9
Mega	M	10^6
Kilo	k	10^3
(Hekto)	h	10^2
(Deka)	da	10^1
–		$10^0 = 1$
Dezi	d	10^{-1}
Zenti	c	10^{-2}
Milli	m	10^{-3}
Mikro	µ	10^{-6}
Nano	n	10^{-9}
Piko	p	10^{-12}
Femto	f	10^{-15}
(Atto)	a	10^{-18}

Tab. 33.9 Regeln zum Rechnen mit Potenzen

Term	Erklärung	Beispiel
$x^0 = 1$	Wir haben hier eine Potenz mit dem Exponenten 0; diese Potenz hat als Ergebnis **immer** die 1.	$10^0 = 1$
$x^1 = x$	Multipliziert man die Basis mit keiner Zahl, ergibt es die Basis.	$10^1 = 10$
$X^{-n} = \frac{1}{X^n}$	Potenz mit negativem Exponenten ergibt den Kehrwert des Terms mit dem positivierten Exponenten.	$10^{-5} = \frac{1}{10^5}$
$x^m \times x^n = x^{m+n}$	Multipliziert man Potenzen mit derselben Basis, muss man ihre Exponenten addieren.	$10^5 \times 10^{-7} = 10^{5+(-7)} = 10^{5-7} = 10^{-2}$
$(x^n)^m = x^{n \times m}$	Potenziert man Potenzen, muss man den Exponenten der Basis mit dem Exponenten außerhalb der Klammer multiplizieren.	$(10^5)^3 = 10^{5 \times 3} = 10^{15}$
$\frac{X^m}{X^n} = X^{m-n}$	Dividiert man zwei Potenzen mit unterschiedlichen Exponenten, kann man die Exponenten auch einfach voneinander subtrahieren.	$\frac{10^3}{10^8} = 10^{3-8} = 10^{-5}$
$X^{\frac{m}{n}} = \sqrt[n]{X^m}$	Bruchterm als Exponent bedeutet, dass der Nenner des Bruchs als Wurzelexponent gehandhabt wird und der Zähler des Bruchs als Exponent der Basis gilt, von der die Wurzel zu ziehen ist.	$X^{\frac{6}{3}} = \sqrt[3]{10^6}$
$x^n \times y^n = (x \times y)^n$	Multipliziert man unterschiedliche Basen mit dem gleichen Exponenten, kann man die Werte der Basen miteinander multiplizieren und dann das Ergebnis wieder mit n potenzieren.	$10^5 \times 2^5 = (10 \times 2)^5 = (20)^5$
$\frac{x^n}{y^n} = \left(\frac{x}{y}\right)^n$	Dividiert man unterschiedliche Basen mit dem gleichen Exponenten, so kann man die Werte der Basen miteinander dividieren und dann das Ergebnis wieder mit n potenzieren.	$\frac{10^5}{2^5} = \left(\frac{10}{2}\right)^5 = 5^5$

Geometrie

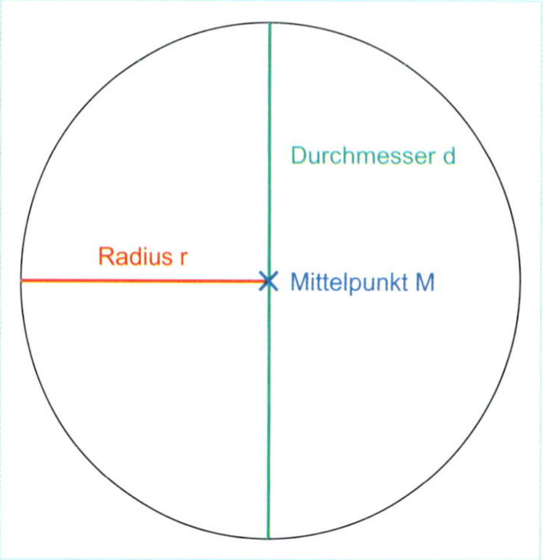

Abb. 33.1 Kreis [L143]

Tab. 33.10 Kreis		
Durchmesser	$d = 2 \times r$	*r:* Radius
Umfang	$U = 2 \times \pi \times r$	*r:* Radius
Fläche	$A = \pi \times r^2$	*r:* Radius

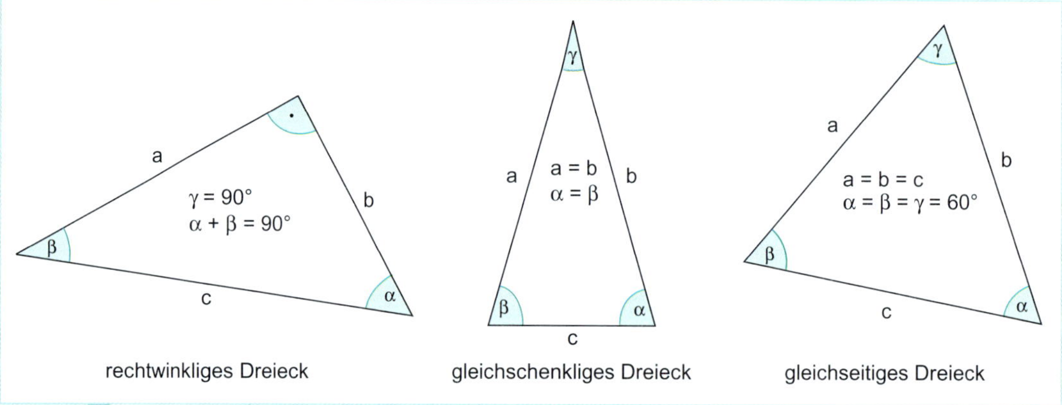

Abb. 33.2 Verschiedene Dreiecke [L143]

Tab. 33.11 Rechtwinklige Dreiecke		
Umfang	$U = a + b + c$	*a, b, c:* Seiten des Dreiecks
Fläche	$A = a \times b \times 0.5$	*a, b:* Seiten, die dem rechten Winkel anliegen

Tab. 33.12 Gleichschenklige Dreiecke		
Umfang	$U = a + b + c = 2 \times a + c$	*a, b:* Gleich lange Seiten
Fläche	$A = 0{,}5 \times c \times h_c$	*c:* Grundseite h_c: Höhe der Grundseite

Notizen

Tab. 33.13 Gleichseitige Dreiecke		
Umfang	$U = a + b + c = 3 \times a$	*a, b, c:* Gleich lange Seiten
Fläche	$A = 0{,}25 \times a^2 \times \sqrt{3}$	*a:* Seite des Dreiecks

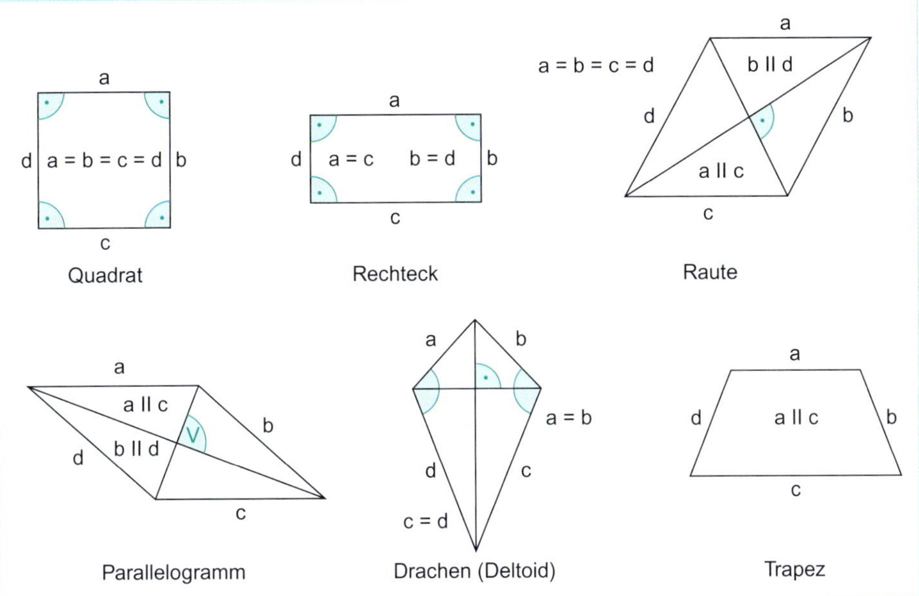

Abb. 33.3 Verschiedene Vierecke [L143]

Tab. 33.14 Verschiedene Vierecke

Viereck	Formeln		Eigenschaften
	Umfang	Flächeninhalt	
Quadrat	$U = a + b + c + d = 4\,a$	$A_F = a^2 = b^2 = c^2 = d^2$	• Alle Seiten gleich lang. • Hat vier rechte Winkel. • Ist auch ein Rechteck und ein Parallelogramm.
Rechteck	$U = a + b + c + d = 2\,a + 2\,b$	$A_F = a \times b = c \times d$	• Hat je zwei gleich lange Seiten. • Hat vier rechte Winkel.
Raute	$U = a + b + c + d = 4\,a$	$A_F = a^2 \times \sin(\alpha) = a^2 \times \sin(\beta) = a^2 \times \sin(\gamma) = a^2 \times \sin(\delta)$	• Alle Seiten gleich lang. • Seine gegenüberliegenden Seiten sind parallel. • Zwei gegenüberliegende Winkel müssen < 90° sein, während die anderen beiden > 90°sind. • Verbindet man die gegenüberliegenden Ecken miteinander, müssen die Diagonalen **senkrecht** zueinander stehen.
Parallelogramm	$U = a + b + c + d = 2a + 2b$	$A_F = a \times b \times \sin(\alpha)$ $A_F = a_g \times h$ Wobei a_g für die Grundseite und h für die Höhe steht.	• Gegenüberliegende Seiten sind parallel zueinander. • Verbindet man die gegenüberliegenden Ecken miteinander, müssen die Diagonalen **nicht senkrecht** zueinander stehen.
Deltoid (Drachen)	$U = a + b + c + d = 2a + 2b$	Zieht man eine Verbindung von einer Flügelecke zur anderen, nennen wir diese Gerade g_e und die sie senkrecht kreuzende Verbindung zwischen den anderen beiden Ecken Gerade g_f. Dann ist der Flächeninhalt: $A_F = 0{,}5 \times g_e \times g_f$	• Hat zwei gleich große Flügelwinkel, und zwei weitere Winkel, die variabel sind. • Hat zwei gleich lange Seiten, die nebeneinander liegen.

Tab. 33.14 Verschiedene Vierecke *(Forts.)*

Viereck	Formeln		Eigenschaften
	Umfang	Flächeninhalt	
Trapez	U = a + b + c + d	Die parallelen Seiten werden immer mit a und c beschriftet. Ihr Abstand zu einander ist die Höhe h. Daraus ergibt sich der Flächeninhalt: $A_F = 0{,}5 \times h \times (a + c)$ $A_F = h \times \frac{(a+c)}{2}$	• Hat zwei parallele Seiten. • Hat oft vier verschiedene Winkel. • Die Summe benachbarter Winkel ergibt stets 180°.

Tab. 33.15 Quader

Volumen	$V = a \times b \times c$
Oberfläche	$A = 2 \times (a \times b + a \times c + b \times c)$

Tab. 33.16 Würfel

Volumen	$V = a \times b \times c = a^3 = b^3 = c^3$
Oberfläche	$A = 6 \times a^2 = 6 \times b^2 = 6 \times c^2$

Tab. 33.17 Prisma

Volumen	$V = G \times h$	*G:* Grundfläche *h:* Höhe
Umfang	U = a + b + c...	*a, b, c...:* Alle Seiten der Grundfläche
Mantelfläche	$M = U \times h$	*U:* Umfang *h:* Höhe
Oberfläche	$A = 2 \times G + M$	*G:* Grundfläche *M:* Mantelfläche

Tab. 33.18 Zylinder

Volumen	$V = \pi \times r^2 \times h$	*r:* Radius *h:* Höhe
Mantelfläche	$M = 2 \times \pi \times r \times h$	*r:* Radius *h:* Höhe
Grundfläche	$G = \pi \times r^2$	*r:* Radius
Oberfläche	$A = 2 \times G + M$	*G:* Grundfläche *M:* Mantelfläche

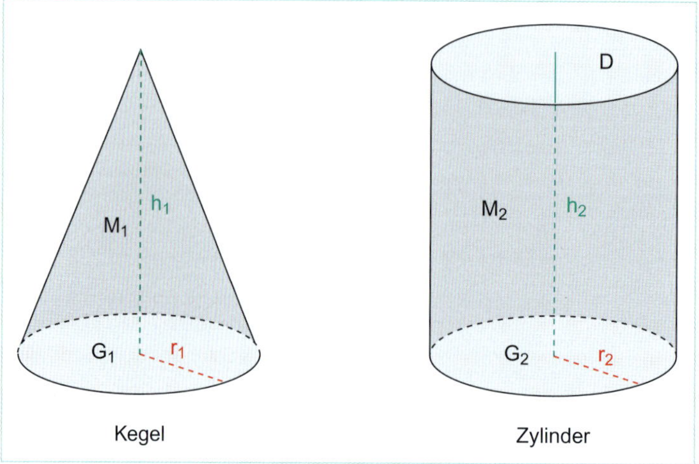

Abb. 33.4 Kegel und Zylinder [L143]

Notizen

Tab. 33.19 Kegel

Volumen	$V = 1/3 \times G \times h$	*G:* Grundfläche *h:* Höhe
Mantellinie	$s = \sqrt{(r^2 + h^2)}$	*r:* Radius *h:* Höhe
Mantelfläche	$M = \pi \times r^2 \times s$	*r:* Radius *s:* Mantellinie
Grundfläche	$G = 2 \times \pi \times r^2$	*r:* Radius
Oberfläche	$A = G + M$	*G:* Grundfläche *M:* Mantelfläche

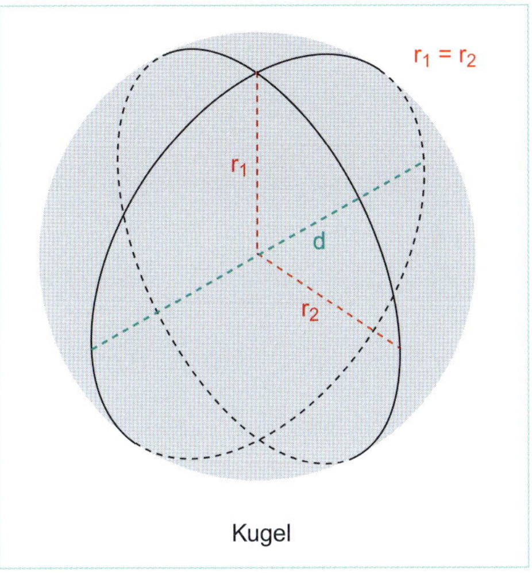

Abb. 33.5 Kugel [L143]

Tab. 33.20 Kugel

Volumen	$V = 4/3 \times \pi \times r^3$	*r:* Radius
Mantelfläche (= Oberfläche)	$A = 4 \times \pi \times r^2$	*r:* Radius

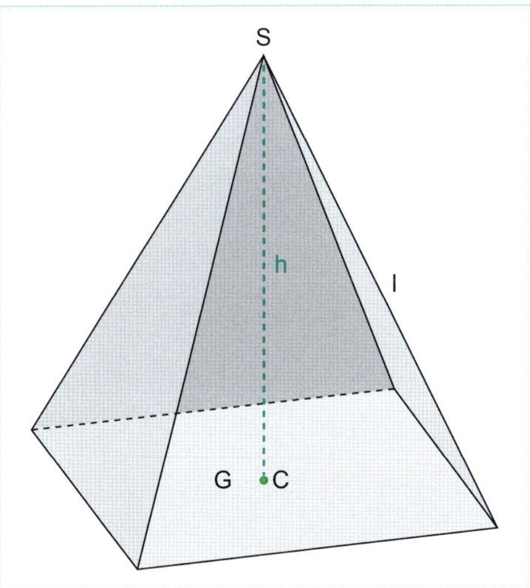

Abb. 33.6 Quadratische Pyramide [L143]

Tab. 33.21 Quadratische Pyramide

Volumen	$V = \frac{1}{3} \times G \times h$	*G:* Grundfläche *h:* Höhe
Oberflächeninhalt	$A_O = 0{,}5 \times U \times L + G$	*G:* Grundfläche *U:* Umfang der Grundfläche *L:* schräge Höhe

IV Physik

Paul Windisch

Lernplan Physik

- Denkt daran, **abzuhaken,** was ihr schon geschafft habt – so erkennt ihr euren Lernfortschritt und bleibt motiviert!
- Mit der **Formelsammlung Physik** (➤ Kap. 41) behaltet ihr beim Durcharbeiten dieses Kapitels stets den Überblick.
- **Unsere Gliederung folgt nicht immer dem Themenkatalog, aber keine Sorge: Alle wichtigen Stichworte sind enthalten. Die folgende Tabelle zeigt euch, in welchem Kapitel sich das jeweilige Stichwort findet.**

Physik

Buchkapitel	30-Tage-Lernplan	60-Tage-Lernplan	Erledigt?	Stichwort im Themenkatalog
34 Mechanik	2	3	☐	Geschwindigkeit, Beschleunigung, Impuls, Rotation, Winkelmaße (Grad und Radiant), Winkelgeschwindigkeit, Drehmoment, Kraft, Arbeit, Leistung, Energie (potenziell, kinetisch), Hebel, Feder, Flaschenzug
35 Flüssigkeiten **36** Thermodynamik und Gase	1	3	☐	(hydrostatischer) Druck, Dichte, Wärme, Wärmekapazität, Hauptsätze der Wärmelehre
37 Elektrizität	2	3	☐	Ladung, elektrostatisches Feld, Kapazität, Coulomb'sches Gesetz, Stromstärke, Spannung, Widerstand, Ohm'sches Gesetz, Schaltkreise, Serien- und Parallelschaltungen, elektrische Leistung, Arbeit, Energie, Amplitude und Frequenz von Wechselstrom
38 Licht und andere Wellen	1	3	☐	Schwingungen, Frequenz, Wellenlänge, Wellengeschwindigkeit, Interferenz, Akustik, Dämpfung (dB)
39 Optik **40** Ionisierende Strahlung	1	2	☐	Brechung, Reflexion, Strahlengang an konvexen und konkaven Linsen, Linsengleichung, Radioaktivität*
Lerntage gesamt Physik	**7**	**14**		

* Stichwort bei der Chemie im offiziellen Themenkatalog

Notizen

KAPITEL

34 Mechanik

Paul Windisch

Nun starten wir also mit der bei Medizinstudierenden relativ unbeliebten Physik. Zum Glück beginnen wir aber mit der Mechanik, die sich als Einstiegsthema anbietet, da ihr mit den meisten der Themen, auf die wir hier zu sprechen kommen werden, aus dem Alltag vertraut seid. Erinnert euch beim Durcharbeiten der folgenden Kapitel bitte an die Hinweise zur Arbeit mit Gleichungen aus dem Mathematik-Teil:

1. Macht euch klar, wofür die Formelzeichen, die in der Gleichung verwendet werden, stehen.
2. „Spielt" mit der Gleichung: Setzt Beispielwerte ein, macht die Werte sehr groß und macht die Werte sehr klein. Schaut dabei, was für Auswirkungen die Veränderungen der Werte auf die gesamte Gleichung haben, und versucht auf diese Weise ein besseres Verständnis für die Parameter zu bekommen.
3. Löst die Gleichung auf: Ihr solltet in der Lage sein, die Gleichung nach jedem Parameter aufzulösen. Überprüft eure Gleichungen, indem ihr, wie in ➢ Kap. 29.5 besprochen, Zahlen in die Ursprungsgleichung einsetzt, sodass eine wahre Aussage entsteht, und schaut, ob auch in der umgestellten Gleichung eine wahre Aussage entsteht, wenn ihr dieselben Zahlen einsetzt.

34.1 Geschwindigkeit und Impuls

Über die Geschwindigkeit müssen wir nicht allzu viele Worte verlieren: Wenn ihr eine bestimmte Strecke s in einer bestimmten Zeit t zurückgelegt habt, müsst ihr, um eure Durchschnittsgeschwindigkeit **v (velocity)** zu berechnen, s durch t dividieren:

$$v = \frac{\Delta s}{\Delta t}$$

Warum das „Delta"? Wir betrachten die Änderung der Strecke bzw. die Änderung der Zeit: Angenommen, ihr wollt die Durchschnittsgeschwindigkeit eines 100-m-Sprinters auf den letzten 30 m berechnen, dann dividiert ihr die Änderung der Strecke (von 70 m zu 100 m, also 30 m) durch die Änderung der Zeit (von 16 s zu 23 s auf der Stoppuhr, also 7 s). Ihr solltet allerdings immer bedenken, dass es sich um die Durchschnittsgeschwindigkeit handelt und dass die Momentangeschwindigkeiten teilweise darüber und darunter liegen. Lediglich bei einer **gleichförmigen Bewegung** bleibt die Geschwindigkeit konstant und die Durchschnittsgeschwindigkeit entspricht der Momentangeschwindigkeit. Merkt euch, dass **D**elta für die **D**ifferenz, also die Änderung einer Größe, steht.

Übrigens: Die zwei geläufigsten Einheiten der Geschwindigkeit sind **km/h** und **m/s.**

HAM-Nat-GEHEIMTIPP Um euch im HAM-Nat viel Rechnen zu ersparen, solltet ihr euch merken, dass **1 m/s genauso schnell ist wie 3,6 km/h.**

Die nächste Größe, mit der wir uns befassen wollen, ist der **Impuls.** Wenn ihr euch fragt, ob es schlimmer wäre, von einem 100 km/h schnellen Tischtennisball oder einem 100 km/h schnellen Golfball getroffen zu werden, würden die meisten Menschen wohl intuitiv den Golfball nehmen. Auch wenn beide Bälle gleich schnell fliegen, hat der schwerere Golfball nämlich den größeren Impuls **p,** der sich als **Produkt von Masse und Geschwindigkeit** des Körpers berechnet:

$$p = m \times v$$

Und welche Einheit hat p? Die Masse hat die Einheit kg und die Geschwindigkeit die Einheit m/s, folglich hat p die Einheit:

$$[p] = kg \times m/s$$

In einem geschlossenen System bleibt die **Summe aller Impulse** immer gleich.

Trifft eine Kugel auf eine Wand, ändert sie lediglich ihre Richtung und behält ihren Impuls. Beim Kontakt mit einer anderen Kugel wird Kugel A vielleicht etwas abgebremst und Kugel B dafür leicht beschleunigt – die Summe bleibt gleich. Man spricht folglich vom **Impulserhaltungssatz.**

34.2 Beschleunigung

Die Änderung der Geschwindigkeit eines Körpers bezeichnet man als Beschleunigung. Hat die **Beschleunigung** einen positiven Wert, wird der Körper schneller, wohingegen eine negative Beschleunigung dem Abbremsen des Körpers entspricht. Die Beschleunigung **a** (acceleration) ist also nichts anderes als die Änderung der Geschwindigkeit v während eines Zeitraums:

$$a = \frac{\Delta v}{\Delta t}$$

Auch die Einheit der Beschleunigung könnt ihr euch herleiten, wenn ihr mit Brüchen rechnen könnt, da ihr die Einheiten von Geschwindigkeit und Zeit bereits kennt:

$$[a] = \frac{\frac{m}{s}}{s} = \frac{m}{s^2}$$

34.3 Kraft

Damit ein Körper seine Geschwindigkeit ändert, muss auf ihn eine Kraft wirken, sonst würde er sich für immer gleich schnell weiterbewegen. Kräfte sind also essenziell, um einen Körper zu beschleunigen.
Die Formel für die **Kraft F (force)** lautet:

$$F = m \times a$$

Damit könnt ihr z. B. ausrechnen, welche Kraft benötigt wird, um einen Gegenstand der Masse m um a zu beschleunigen.

Alternativ könnt ihr die Formel auch nach **a** auflösen. Mit dieser Formel erfahrt ihr dann, was für eine Beschleunigung entsteht, wenn ihr auf einen Gegenstand der Masse m eine Kraft F ausübt. Ihr seht: Um einen Gegenstand stark zu beschleunigen, muss dieser entweder sehr leicht (kleines m) oder die Kraft, die ihr aufwendet, sehr groß (großes F) sein.

Die Einheit der Kraft erhaltet ihr natürlich, indem ihr die Einheiten von Masse und Beschleunigung miteinander multipliziert. Damit man nicht immer so viel schreiben muss, fasst man sie auch gerne als **Newton (N)** zusammen:

$$[F] = kg \times \frac{m}{s^2} = N$$

Eine besondere Kraft, der wir permanent ausgesetzt sind, ist die **Gravitationskraft** der Erde bzw. die Erdanziehungskraft. Wenn wir ihr permanent ausgesetzt sind, warum werden wir dann nicht immer schneller (schließlich führt eine Kraft zu einer Beschleunigung)? Weil wir uns häufig in einem Kräftegleichgewicht befinden, indem sich alle Kräfte, denen unser Körper ausgesetzt ist, so neutralisieren, dass wir nicht weiter Richtung Erde beschleunigt werden. Wenn wir von unserem Schreibtisch springen, merken wir allerdings schnell, dass die Erde sehr wohl in der Lage ist, uns zu beschleunigen. Diese Erdbeschleunigung wird auch als **g** abgekürzt (obwohl man wie für jede Beschleunigung auch a nehmen könnte) und beträgt **9,81, also ungefähr 10 m/s^2.**

$$F = m \times g$$

Die Gravitation der Erde ist gewissermaßen ein Sonderfall der Gravitationskraft. Allgemein berechnet sich die **Gravitation F_G** zwischen zwei Körpern mithilfe ihrer **Massen m,** dem **Abstand zwischen den beiden Körpern r** und der **Gravitationskonstante G,** die man praktischerweise schon experimentell für euch bestimmt hat (sie beträgt $6{,}7 \times 10^{-11}$ m^3/kg $\times$ s^2).

$$F_G = \frac{G \times (m_1 \times m_2)}{r^{2S}}$$

Ihr seht: Je größer die Masse zweier Körper und je geringer der Abstand zwischen ihnen ist, umso stärker wird die resultierende Gravitationskraft. Das ist auch der Grund, warum wir im Alltag relativ wenig von Gravitationskräften mit Ausnahme der Erdanziehungskraft merken: Entweder ist der Abstand zu groß (z. B. zur Sonne) oder die beteiligten Massen (z. B. wir und unser Schreibtisch) sind zu klein. Beachtet außerdem: Die Anziehungskraft nimmt nicht nur proportional zum Abstand der Körper ab, sondern **proportional zum Quadrat des Abstands.** Heißt in der Praxis: Bei Verdopplung des Abstands sinkt die Gravitation auf ein Viertel. Übrigens üben natürlich beide Körper die identische Gravitationskraft aufeinander aus. Welcher der beiden Körper sich letztlich auf den anderen zu bewegt, hängt von ihren Massen ab.

Die Tatsache, dass die Gravitationskraft von den beteiligten Massen abhängt, führt auch dazu, dass wir uns auf dem Mond „leichter" fühlen, obwohl wir natürlich noch die gleiche Masse haben – lediglich die Gewichtskraft (also die Kraft, die auf dem Mond auf uns wirkt) ist kleiner.

34.4 Reibung

Wer schon mal versucht hat, seine Möbel zu verschieben, wird bereits erste Erfahrungen mit der Reibungskraft gemacht haben, die leider genau entgegengesetzt zu der Richtung wirkt, in die ihr den Gegenstand schieben wollt.

Die Formel, die ihr zur Berechnung der Reibungskraft F_R kennen solltet, lautet:

$$F_r = \mu \cdot F_N$$

F_N ist dabei die sogenannte Normalkraft, also die Kraft, die den Körper senkrecht auf seine Unterlage drückt (in aller Regel die Schwerkraft). Je größer F_N, desto höher die Reibung, was ihr, wenn ihr erst versucht, euren Nachttisch und dann euren Kleiderschrank zu verschieben, sicher bestätigen könnt.

μ dagegen ist der Reibungskoeffizient. Er ist eine Konstante, die von der Beschaffenheit eures Gegenstands sowie seiner Unterlage abhängt. Im Idealfall liegt er bei 0, denn dann hättet ihr kein Problem mit der Reibung. Im schlechtesten Fall liegt er bei 1, dann wäre die Reibungskraft genauso groß die die Normalkraft (also im Falle eures Kleiderschranks die Schwerkraft).

Wenn ihr es aber tatsächlich schaffen solltet, euren Kleiderschrank in Bewegung zu bringen, wird euch wahrscheinlich auffallen, dass das Schieben plötzlich etwas leichter wird, was durch eine Abnahme der Reibungskraft zu erklären ist. Warum nimmt die Reibungskraft ab? Die Schwerkraft wirkt immer noch genauso, eine Abnahme der Normalkraft kann also nicht die Ursache sein – es muss also am Reibungskoeffizienten liegen, der plötzlich geringer geworden ist. Wie kann das sein? Wenn wir die Oberflächen unseres Schranks und des Bodens mit dem Mikroskop betrachten, würden wir lauter kleine Erhebungen und Vertiefungen erkennen können. Im Ruhezustand sind diese eng verzahnt, sodass der Reibungskoeffizient sehr hoch ist. Man spricht von **Haftreibung** mit dem Haftreibungskoeffizienten $\boldsymbol{\mu_H}$. Bei Bewegung gleiten die Vertiefungen etwas mehr übereinander hinweg, ohne sich so stark zu verhaken, wie das noch in Ruhe der Fall war. Man bezeichnet dies als **Gleitreibung** mit dem Gleitreibungskoeffizienten $\boldsymbol{\mu_{GL}}$, und ihr Reibungskoeffizient ist wesentlich geringer. Es gibt noch weitere Arten von Reibung, wie beispielsweise die sehr geringe **Rollreibung** mit dem sehr geringen Rollreibungskoeffizienten $\boldsymbol{\mu_r}$ (wenn unser Schrank Rollen hätte), die uns aber nicht weiter beschäftigen sollen.

$$\mu_r \ll \mu_{Gl} < \mu_H$$

34.5 Drehmoment und Hebelgesetz

Obwohl es bei Drehmoment und Hebelgesetz schon etwas weg von der linearen Bewegung hin zur Kreisbewegung geht, wollen wir diese beiden Dinge bereits jetzt besprechen, da sie definitiv zu den Grundlagen zählen und auch gerne geprüft werden. Da die gestellten Fragen zudem meist recht simpel sind, lassen sich hier leicht Punkte ernten.

Das klassische Beispiel zur Illustration des Drehmoments ist eine Wippe: Angenommen Person A sitzt auf der einen Seite einer Wippe, dann zeigt das andere Ende der Wippe in die Luft. Das liegt daran, dass Person A ein **Drehmoment M** erzeugt. Dieses berechnet sich aus der Kraft F, die Person A auf die Wippe ausübt, und dem Abstand zwischen dem Ansatzpunkt der Kraft und dem Drehpunkt der Wippe, dem **Hebel- oder Kraftarm l.**

$$M = F \times I$$

Setzt sich nun Person B zu Person A auf dieselbe Seite der Wippe, so addieren sich die Drehmomente. Würde sich Person C auf die andere Seite des Drehpunkts der Wippe setzen, würde sein Drehmoment in die entgegengesetzte Richtung zeigen, sodass man die Drehmomente subtrahieren müsste, um herauszufinden, welches am größten ist. Würde Person C das größere Drehmoment erzeugen, bewegt sich die Wippe.

Übrigens: Bei Aufgaben wie dieser sollte man, um nicht durcheinander zu kommen, jedem Drehmoment einen Index zuweisen, sodass er eindeutig einer Person zugeordnet werden kann, also z. B. M_A für das Drehmoment von Person A etc. Auch wenn zwei Kräfte auf derselben Seite des Drehpunkts ansetzten, können entgegengesetzte Drehmomente resultieren. Dafür müssen dann natürlich die Kräfte in entgegengesetzte Richtungen weisen, wie in ➤ Abb. 34.1 zu sehen ist.

Das Drehmoment hängt auch davon ab, in welchem **Winkel** die Kraft am Hebelarm ansetzt. Da dieser Winkel in den meisten Aufgaben allerdings 90° beträgt, sodass wir die eben genannte Formel unverändert anwenden können, verzichten wir aus Platzgründen an dieser Stelle auf weitere Ausführungen. Ansonsten müsst ihr mithilfe der Trigonometrie den Anteil der Kraft berechnen, der senkrecht am Hebelarm ansetzt.

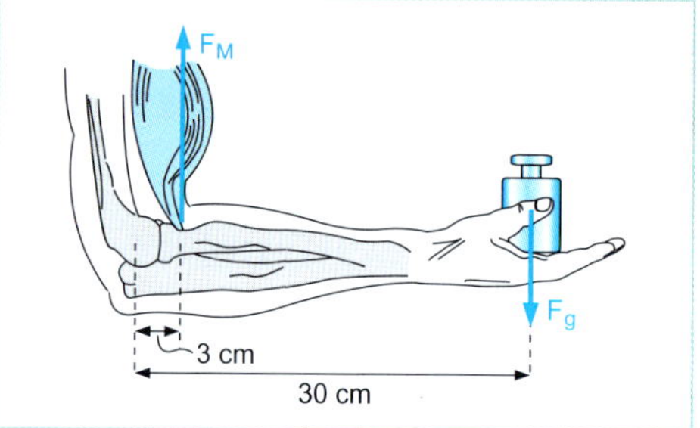

Abb. 34.1 Einarmiger Hebel am Beispiel des Unterarms. Bizeps und Gewicht erzeugen unterschiedliche Drehmomente. [L253]

34.6 Druck

Angenommen, ihr sitzt in der Vorlesung neben einem gemeinen Kommilitonen. Wenn dieser mit der flachen Hand gegen euren Arm drückt, also eine Kraft F auf euch ausübt, ist das i. d. R. zwar nervig, aber nicht schmerzhaft. Wie könnte der Kommilitone eure Vorlesung unangenehmer gestalten? Entweder er erhöht die Kraft, indem er stärker drückt, oder er verringert die Fläche, auf die sich die Kraft konzentriert, indem er z. B. statt mit der flachen Hand mit den Fingerknöcheln (oder mit einem Bleistift) Druck ausübt. Der Druck **p (pressure)** berechnet sich nämlich als Quotient aus der Kraft F, die senkrecht auf eine Fläche A (area) wirkt, und der Größe von A:

$$p = \frac{F}{A}$$

Die Einheit von p erhält man, indem man die Einheit von F durch die von A teilt:

$$[p] = \frac{[F]}{[A]} = N/m^2$$

Alternativ kann man auch von **Pascal (Pa) statt N/m²** sprechen. Neben Pascal findet man häufig zudem die Einheit **Bar**, wobei 1 bar 10^5 Pa, also 100 kPa entspricht. Eine weitere Einheit für den Druck, die euch im Medizinstudium bei der Blutdruckmessung begegnen wird, ist **Millimeter-Quecksilbersäule** bzw. Torr (mmHg). Auch wenn ihr diese Größen im HAM-Nat wahrscheinlich nicht ineinander umrechnen müsst: 1 mmHg entspricht 133 Pa.

34.7 Kreisbewegung

Während wir uns bei den Grundlagen noch vorwiegend auf lineare Bewegungen fokussiert haben, kommen wir nun zu Kreis- bzw. Rotationsbewegungen. Dabei solltet ihr euch merken: Quasi alle Größen, die ihr von den linearen (Translations-)Bewegungen kennt, gibt es auch in irgendeiner Form bei den Rotationsbewegungen. Als Beispiel stellen wir uns zunächst vor, dass wir in einem Karussell sitzen.

34.7.1 Bahn- und Winkelgeschwindigkeit

Wenn wir unsere Geschwindigkeit angeben wollen, bietet es sich an, einfach die Strecke, die wir in unserer Gondel zurücklegen, durch den Zeitraum zu teilen, den wir dafür benötigen. In diesem Zusammenhang werden die Begriffe **Bahn- oder Radialgeschwindigkeit** verwendet.

Es gibt allerdings ein Problem: Angenommen, in einer Gondel, die näher am Drehpunkt des Karussells (also weiter innen) aufgehängt ist, sitzt eine andere Person. Diese Person legt bei einer Umdrehung des Karussells (also im gleichen Zeitraum) eine geringere Strecke zurück. Folglich ist auch seine Geschwindigkeit kleiner als unsere, obwohl wir im selben Karussell sitzen. Aus diesem Grund können wir bei der Kreisbewegung noch eine andere Geschwindigkeit angeben, die für alle Personen im Karussell gleich ist, nämlich die **Winkelgeschwindigkeit ω (Omega).** Sie ist definiert als der Winkel, um den sich unser Karussell in einem bestimmten Zeitraum dreht, dividiert durch eben diesen Zeitraum. Der Winkel wird allerdings nicht in Grad, sondern im **Bogenmaß (rad)** angegeben, sodass die Einheit der Winkelgeschwindigkeit **rad/s** bzw. rad s^{-1} ist. Wie kommt man nun von der Winkelgeschwindigkeit zur Bahngeschwindigkeit der Gondeln? Ganz einfach, wir multiplizieren mit dem Radius, also dem Abstand der Gondeln von Drehpunkt.

$$v = \omega \times r$$

Falls ihr nicht mehr wisst, was es mit dem Bogenmaß auf sich hat: Das Bogenmaß zu einem Winkel in Grad erhält man, indem man die Strecke auf dem Kreis, die der Winkel „ausschneidet“, durch den Radius dividiert. Da man dabei eine Strecke durch eine andere Strecke dividiert, kürzen sich die Einheiten heraus, weshalb das Bogenmaß keine Einheit hat. Solltet ihr einmal gezwungen sein, von Winkel- in Bogenmaß oder umgekehrt umrechnen zu müssen, merkt euch drei Richtwerte zur Orientierung:

- 0° entsprechen 0 rad
- 180° entsprechen 3,14 (Pi) rad
- 360° entsprechen 6,28 (2 Pi) rad

Übrigens: Analog zur Winkelgeschwindigkeit gibt es auch eine Winkelbeschleunigung, also die Änderung der Winkelgeschwindigkeit während eines bestimmten Zeitraums.

Auch der Impuls hat sein Gegenstück bei Rotationsbewegungen: den Drehimpuls. Ihn berechnet ihr, indem ihr den Impuls eures Gegenstands (also das Produkt aus seiner Bahngeschwindigkeit und seiner Masse) mit dem Radius multipliziert. Aus diesem Grund hat er auch nicht die Einheit kg × m/s, sondern kg × m^2/s. Den Drehimpuls kann man sogar im Alltag sehen: Wenn eine Ballerina eine Pirouette dreht, beschleunigt sie, sobald sie das abgestreckte Bein näher an den Körper bringt. Warum? Der Abstand (Radius) ihres Beins wird geringer, da aber der Impuls gleich bleibt (bis sie durch Reibung abgebremst wird), muss die Geschwindigkeit steigen. Falls ihr keine begabten Tänzer seid, könnt ihr das Ganze alternativ auch auf dem Spielplatz oder eurem Drehstuhl ausprobieren.

34.7.2 Zentripetal- und Zentrifugalkraft

Wenn wir in einem Karussell sitzen, das sich im Kreis dreht, ändern wir permanent unsere Richtung, schließlich bewegen wir uns ja nicht geradeaus. Ändert ein Körper einfach so seine Richtung? Nein, Körper sind träge und bewegen sich nur in eine Richtung, wenn sie durch eine Kraft in diese Richtung beschleunigt werden. Auf uns muss also eine Kraft wirken, die uns permanent zum Drehpunkt des Karussells hin beschleunigt. Diese Kraft nennt sich **Zentripetalkraft F_{Zp}** (➤ Abb. 34.2).

$$F_{Zp} = m \times r \times \omega^2$$

Die meisten von euch werden eher den Begriff **Zentrifugal-** bzw. **Fliehkraft** kennen, schließlich hat man ja auch das Gefühl, in einem Karussell gegen die äußere Wand der Gondel gedrückt, anstatt nach innen

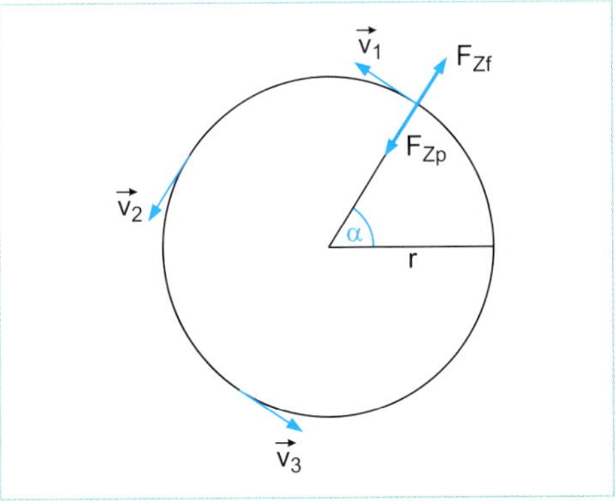

Abb. 34.2 Kreisbewegung, Zentripetalkraft (F_{Zp}) und Zentrifugalkraft (F_{Zf}) [L253]

beschleunigt zu werden. Die Zentrifugalkraft ist allerdings eine Scheinkraft. Das, was wir eigentlich spüren, ist unsere eigene Trägheit. Unser Körper will viel lieber die schon eingeschlagene Richtung beibehalten, sodass wir das Gefühl haben, gegen die Wand der Gondel gepresst zu werden, die nach innen beschleunigt wird und uns letztlich mitbewegt. Diese Trägheit macht man sich bei Zentrifugen zunutze, um Stoffe voneinander zu trennen.

34.7.3 Frequenz und Periodendauer

Zum Abschluss wollen wir noch zwei Begriffe klären, die im Zusammenhang mit Kreisbewegungen sehr wichtig sind. Die Zeit, die ein Objekt wie unsere Gondel für einen vollen Umlauf des Kreises benötigt, heißt **Periodendauer T** und wird normalerweise in Sekunden gemessen. Wenn wir T und den Umfang des Kreises kennen, können wir daraus die **Bahngeschwindigkeit v** unseres Objekts berechnen. Anstelle des Umfangs genügt es uns, alternativ auch den Radius r des Kreises zu kennen, denn aus ihm können wir den Umfang U berechnen:

$$U = 2 \times \pi \times r$$

$$v = \frac{2 \times \pi \times r}{T}$$

Angenommen, ein Objekt benötigt für einen vollen Umlauf auf seiner Kreisbahn nur 0,25 s. Nun kann es u. U. sinnvoll sein, den Anteil des Kreises anzugeben, den das Objekt in 1 s zurücklegt, die **Frequenz f.** Wie kommt man von der Periodendauer T = 0,25 s auf die Frequenz? Ganz einfach: Man bildet den Kehrwert des Bruchs.

$$T = 0{,}25\ s = \frac{1}{4} s$$

$$f = \frac{4\ 1}{1\ s} = 4 s^{-1}$$

Wir sehen: Unser Objekt absolviert in 1 s vier volle Umläufe. Die Frequenz ist „vier pro Sekunde".

34.8 Energie

„Energie ist die Fähigkeit, Arbeit zu verrichten." So oder so ähnlich findet sich dieser Satz wahrscheinlich in euren Physikbüchern aus der Schulzeit. Den Begriff Energie exakt zu definieren (und dann noch in einem Satz) ist aber deutlich schwieriger. Der Einfachheit halber können wir uns in diesem Buch auf die anschauliche Definition beschränken.

34.8.1 Arbeit

Wenn wir Energie als die „Fähigkeit, Arbeit zu verrichten" definieren wollen, sollten wir zunächst klären, was Arbeit im Rahmen der Mechanik ist: Wenn wir einen Körper mit der Kraft F entlang der Strecke s bewegen, verrichten wir Arbeit. Die Formel für die **Arbeit W (work)** ist also:

$$W = F \times s$$

Ziemlich intuitiv: Wenn wir mehr Kraft aufwenden müssen, um einen Körper zu bewegen, oder diese Bewegung über eine längere Strecke ausführen, verrichten wir mehr Arbeit.

Die Einheit der Arbeit ist das Produkt der Einheiten von Kraft und Weg, also Newton und Meter. Anstelle von einem **Newtonmeter (Nm)** spricht man auch von einem **Joule (J).**

$$[W] = [F] \times [s] = N \times m = Nm = J$$

Joule ist zudem die Einheit der Energie. Das ist natürlich praktisch, denn auf diese Weise können wir aus der Energie direkt ablesen, wie viel Arbeit mit ihrer Hilfe verrichtet werden kann.

Übrigens: Für die Berechnung der Arbeit zählt nur der Anteil eurer Kraft, der in Richtung des Wegs (der Strecke s) zeigt (➤ Abb. 34.3). Wenn ihr also eine Kiste nicht nur entlang der Strecke s schiebt, sondern auch durch einen ungünstigen Winkel die Kiste permanent etwas nach oben drückt, zählt lediglich die Kraftkomponente, die parallel zum Boden in Richtung s verläuft.

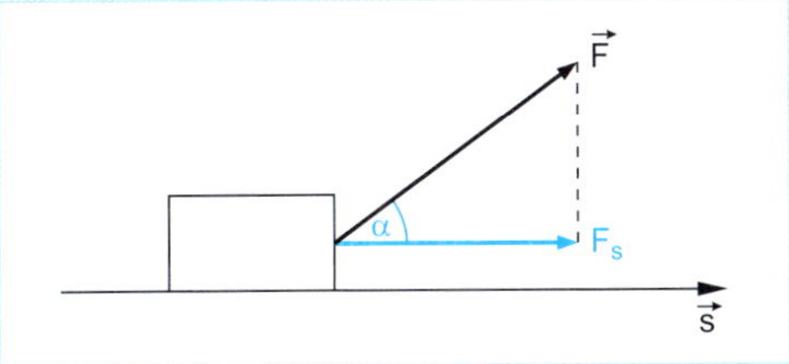

Abb. 34.3 W = F × s. Dabei zählt nur der Anteil von F, der in Richtung der Wegstrecke zeigt. [L253]

34.8.2 Leistung

Bleiben wir beim Beispiel unserer Kiste. Angenommen, ihr wollt die Kiste entlang der Strecke s = 100 m schieben. Um das zu bewerkstelligen, werdet ihr die Kraft F aufbringen müssen, schließlich wird sich die Kiste nicht freiwillig bewegen. Das Produkt aus Kraft und Weg, d. h. die Arbeit, die ihr aufwenden müsst, ist also in gewisser Weise vorgegeben. Trotzdem wird es einen Unterschied machen, ob ihr versucht, diese Strecke in 20 s oder 2 min zurückzulegen und das, obwohl ihr in beiden Fällen dieselbe Arbeit verrichtet.

Der Unterschied liegt in der Leistung. **Leistung P (power)** ist der Quotient aus der Arbeit und der Zeit, in der diese Arbeit verrichtet wurde. Die Einheit der Leistung ist folglich Joule pro Sekunde. Anstelle von **Joule pro Sekunde** spricht man aber v. a. im Alltag häufig von **Watt:**

$$P = \frac{W}{t}$$

$$[P] = \frac{W}{t} = Nm/s = J/s = Watt(W)$$

Bitte beachtet: Das P der Leistung ist groß und nicht klein wie beim Druck p. Außerdem müsst ihr aufpassen, damit ihr nicht das große W der Einheit Watt mit dem W der Größe Arbeit verwechselt.

VERSTÄNDNIS+

- Viel Arbeit in kurzer Zeit = große Leistung
- Wenig Arbeit, für die viel Zeit benötigt wird = kleine Leistung

Wenn ihr also eine Leistung gegeben habt (z. B. 10 W), müsst ihr diese nur mit dem Zeitraum multiplizieren, in dem sie aufgebracht wurde (z. B. 50 s), um die geleistete Arbeit zu berechnen:

$$W = P \times t = 10\ W \times 50\ s = 10 J/s \times 50 s = 500\ J$$

34.8.3 Verschiedene Formen von Energie

Arbeit ist nicht gleich Arbeit. Wenn ihr eine Kiste auf euren Schrank hebt, verrichtet ihr **Hubarbeit.** Wenn ihr gegen einen Ball tretet, sodass dieser losrollt, verrichtet ihr **Beschleunigungsarbeit.** Passend dazu gibt es verschiedene Arten von Energien. Wenn Energie verwendet wird, um Arbeit zu verrichten, ist die Energie nicht verschwunden, sondern geht in eine andere Form von Energie über.

DEFINITION Energie kann (zumindest in einem geschlossenen System) nicht verloren gehen. Man spricht vom **Energieerhaltungssatz.**

Ein gutes Beispiel: Wenn ihr eine Kugel aus dem Fenster eurer Wohnung im 10. Stock haltet, hat sie **potenzielle Energie** bzw. Höhenenergie. Lasst ihr die Kugel los, wird diese Höhenenergie langsam in **kinetische Energie** (Bewegungsenergie) umgewandelt – die Kugel beschleunigt. Wenn die Kugel am Boden ankommt, ist ihre Höhenenergie vollständig in kinetische Energie umgewandelt worden, die dann u. U. den Gegenstand verformt, auf den sie bei ihrem Einschlag trifft.

Wenn man das Ganze tatsächlich wie beschrieben durchführt (und nicht etwa im Vakuum), würde man feststellen, dass nicht die komplette Höhenenergie in kinetische Energie umgewandelt wird. Beim Fallen reiben nämlich die Teilchen der Luft an unserer Kugel und es entsteht Wärme. Ein Teil unserer mechanischen Energie wird also in **Wärmeenergie** umgewandelt. Diese hat zwar ihrerseits auch die Möglichkeit, Arbeit zu verrichten, steht aber nicht mehr für die Beschleunigung unserer Kugel zur Verfügung.

Die Formeln zur Berechnung von potenzieller Energie und kinetischer Energie solltet ihr auf jeden Fall in euer Repertoire aufnehmen. Die **potenzielle Energie/Höhenenergie E_H** berechnet sich aus der Masse des Körpers m, der Erdbeschleunigung g und der Höhe h, in der sich der Körper befindet:

$$E_H = m \times g \times h$$

Ziemlich intuitiv: Wenn ihr einen schweren Körper sehr hoch heben wollt, müsst ihr viel Arbeit aufwenden, aber dann hat dieser Körper auch viel Höhenenergie. Die Erdbeschleunigung ist dabei (solange ihr den Körper nicht ins Weltall hebt) konstant.

Die **kinetische Energie eines Körpers E_{Kin}** berechnet sich aus seiner Geschwindigkeit v und seiner Masse m. Bitte verwechselt sie nicht mit dem Impuls, der sich auch aus diesen Größen berechnet, allerdings mit einer anderen Formel.

$$E_{Kin} = \Omega \times m \times v^2$$

Je schneller und schwerer der Körper, desto mehr kinetische Energie besitzt er.

Zum Abschluss dieses Kapitels, wollen wir noch die Newton'schen Axiome kennenlernen. Die gute Nachricht: Ihr Inhalt ist euch bereits begegnet. Was sind Axiome? Es handelt sich dabei um Grundsätze (in unserem Fall der Mechanik), die allerdings nicht logisch begründet werden können, sondern einfach „so sind".

DEFINITION Die drei Newton'schen Axiome (die manchmal auch Newton'sche Gesetze genannt werden) lauten vereinfacht:

1. Wenn auf einen Körper keine Kräfte wirken, bleibt er in Ruhe oder behält seine Geschwindigkeit bei. Man spricht vom Trägheitssatz.
2. $F = m \times a$. Kraft ist Masse mal Beschleunigung. Dieses Gesetz kennt ihr bereits.
3. Kraft = Gegenkraft. Übt Körper A (z. B. eure Faust) eine Kraft auf Körper B (z. B. die Wand) aus, so übt Körper B eine gleich große, aber entgegengesetzte Kraft auf Körper A aus, was ihr merken werdet, solltet ihr mal gegen eine Wand schlagen und euch die Hand brechen.

34.9 Feder

Federn besitzen eine sogenannte Federkonstante D. Diese zeigt an, wie viel Kraft aufgewendet werden muss, um die Feder um eine bestimmte Strecke zu dehnen bzw. wie hoch die **Rückstellkraft F_0** ist, die sie in gedehnter Lage Dehnung erzeugt. Dementsprechend hat sie die Einheit N/m. Wie hoch genau die Federkonstante einer Feder ist, hängt von dem verwendeten Material und der Bauart ab. Um die Rückstellkraft zu berechnen, multiplizieren wir die Federkonstante mit der Strecke der Auslenkung:

$$F_0 = -D \times s$$

Diese Gleichung nennt man auch **Hook'sches Gesetz**.

34.10 Flaschenzug

Flaschenzüge dienen dazu, schwere Lasten zu heben. In ➤ Abb. 34.4 seht ihr links einen Gegenstand, der über eine feste Rolle an der Decke angehoben wird. Um die 100 kg anzuheben, muss man 1000 N aufwenden, denn das ist auch die Gewichtskraft, die der Gegenstand erfährt. Die Rolle an der Decke ändert lediglich die Richtung, in der wir unsere Kraft ausüben und macht das Arbeiten ergonomischer.

Im rechten Teil der Abbildung seht ihr eine zweite, lose Rolle, an der der Gegenstand hängt. Das zweite Ende des Seils ist nicht am Gegenstand, sondern an der Decke befestigt. In dieser Konstellation sind nur 500 N zum Heben des Gegenstandes nötig. Die Decke „übernimmt" den Rest. Hat das Ganze auch einen Nachteil – abgesehen von den Kosten für eine zweite Rolle? Ja! Während wir mit der Anordnung im linken Bild das Gewicht um einen Meter anheben können, indem wir das Seil um einen Meter zu uns ziehen, müssen wir mit der Anordnung im rechten Bild das Seil um zwei Meter ziehen, um das Gewicht einen Meter anzuheben.

Man kann auch Flaschenzüge mit mehr als zwei Strängen bauen. In jedem Fall gilt, dass die Zugkraft (F_Z), die notwendig ist, um einen Gegenstand zu heben, der Gewichtskraft (F_G) geteilt durch die Anzahl der Stränge (n) entspricht.

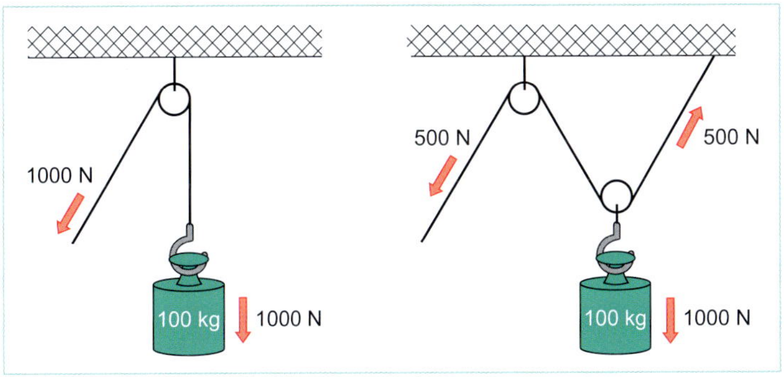

Abb. 34.4 Funktionsweise des Flaschenzugs [L143]

$$F_Z = F_G / n$$

Der Zugweg (S_Z) entspricht der Höhe (h), um den wir den Gegenstand anheben wollen, multipliziert mit der Anzahl der Stränge (n).

$$S_Z = h \times n$$

ZUSAMMENFASSUNG

- Aus diesem Kapitel solltet ihr euch die vorgestellten Größen, ihre ungefähre Herleitung und Einheiten einprägen.
- Da in der Medizin häufig mit Drücken gearbeitet wird: Druck ist Kraft pro Fläche.
- In einem geschlossenen System geht keine Energie verloren.
- Die Formeln zur Berechnung von kinetischer und potenzieller Energie solltet ihr sicher umstellen können.

KAPITEL

35 Flüssigkeiten

Paul Windisch

Flüssigkeiten und Strömungslehre sind wahrscheinlich die Teilbereiche der Physik, die am engsten mit der Physiologie verknüpft sind, auf die ihr im Medizinstudium stoßen werdet. Grund genug, sich hier einen guten Überblick zu verschaffen, schließlich sind sie dementsprechend auch für den HAM-Nat relevant.

35.1 Grundbegriffe und Größen

35.1.1 Volumen und Volumenstromstärke

Den Begriff des **Volumens** hatten wir schon einige Male verwendet, ohne ihn wirklich zu definieren. Wenn wir nach dem Volumen fragen, versuchen wir, den Rauminhalt bzw. den Platzbedarf eines Körpers zu ermitteln. Im Alltag verwendet man für Volumina gerne die Einheit **Liter,** wohingegen in der Physik der **Kubikmeter** (m^3) die SI-Einheit des Volumens darstellt.

DEFINITION 1 Kubikdezimeter (dm^3) entspricht 1 Liter (l).

Wenn ihr euch das nicht merken wollt, stellt es euch einfach bildlich vor, denn dann wird schnell klar, dass in einen Würfel mit der Kantenlänge 10 cm (also 1 dm) ungefähr 1 l Wasser passt. Wie viel Liter entsprechen einem Kubikmeter?

$$1\ m^3 = 1000\ l$$

Ein weiterer zentraler Begriff der Strömungslehre ist die **Volumenstromstärke.** Wenn man z. B. sagt, dass pro Sekunde rund 3000 m^3 Wasser die Niagarafälle hinunterstürzen, gibt man den Quotienten aus dem Volumen, das an einem Punkt vorbeiströmt, und der Zeit, die es dafür braucht, also die Volumenstromstärke **I** an.

$$I = \frac{V}{t}$$

$$[I] = \frac{[V]}{[t]} = m^3/s$$

35.1.2 Dichte

Wenn man versucht, 1 kg Eisenpulver und 1 kg Styroporkügelchen abzuwiegen, wird man feststellen, dass man wesentlich „mehr", also ein größeres Volumen, Styropor benötigt. Um Stoffe unabhängig von ihrer Form und Größe vergleichen zu können, wurde die **Dichte ρ** (Rho) definiert, die lediglich durch das Material, aus dem ein Körper besteht, bestimmt wird. Man berechnet sie, indem man die Masse des Körpers durch sein Volumen teilt.

$$\rho = \frac{m}{V}$$

$$[\rho] = \frac{[m]}{[V]} = kg/m^3$$

Die Dichte ist **temperaturabhängig.** Erhitzt man einen Stoff, dehnt dieser sich grundsätzlich aus (und wechselt evtl. sogar den Aggregatzustand), sodass der Nenner unseres Bruchs zur Berechnung der Dichte größer wird. Da sich die Masse nicht ändert, sinkt die Dichte. Eine berühmte Ausnahme ist die **Dichteanomalie des Wassers,** denn Wasser hat bei rund 4 °C seine größte Dichte.

VERSTÄNDNIS⁺ Die Dichte von Wasser beträgt bei Raumtemperatur knapp 1000 kg/m^3 bzw. 1 g/cm^3.

35.1.3 Strömungsgeschwindigkeit und Kontinuitätsgleichung

Zurück zur Volumenstromstärke: Eine andere Möglichkeit, das Volumen anzugeben, das in einem bestimmten Zeitraum durch ein Rohr fließt, ist mittels der **Strömungsgeschwindigkeit.** Angenommen, wir wissen, dass das Wasser in einem Rohr mit der Geschwindigkeit von 1 m/s fließt. Wie erhalten wir nun den Volumenstrom? Ganz einfach, wir müssen die Strömungsgeschwindigkeit v mit der Querschnittsfläche A des Rohrs multiplizieren:

$$I = A \times v$$

Da die meisten Rohre rund sind, sollten wir uns an dieser Stelle noch mal die Formel zur Flächeninhaltsberechnung eines Kreises in Erinnerung rufen:

$$A = \pi \times r^2$$

Angenommen, wir betrachten ein Rohr mit unterschiedlichen Querschnitten. Wenn Wasser kontinuierlich durch das Rohr fließt, bedeutet das, dass die Volumenstromstärke überall im Rohr gleich groß sein muss (➤ Abb. 35.1). Wenn wir also an zwei beliebigen Punkten (A und B) die Volumenstromstärke messen, dann gilt:

$$I_A = I_B$$

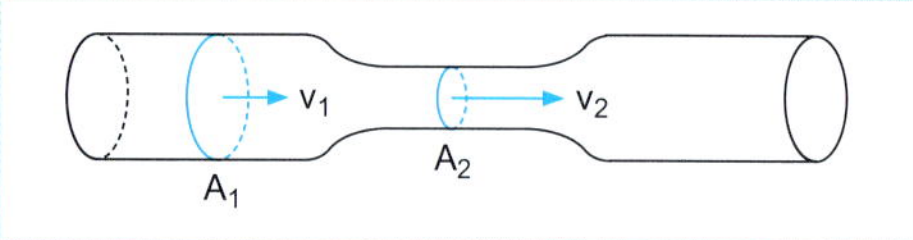

Abb. 35.1 Kontinuität der Volumenstromstärke bei verändertem Rohrquerschnitt [L253]

Wenn sich aber die Querschnittsfläche des Rohrs ändert, muss sich auch die Geschwindigkeit ändern, sonst wäre der Volumenstrom nicht konstant. Zur Veranschaulichung ersetzen wir in unserer Gleichung einfach mal die Volumenstromstärke durch v und A.

$$A_A \times v_A = A_B \times v_B$$

Wenn an Punkt B das Rohr nur ein Viertel der Querschnittsfläche von Punkt A hat, muss die Geschwindigkeit über dieser Stelle 4-mal höher sein, damit die gleiche Menge Wasser transportiert werden kann, was auch in der Realität der Fall ist. So lassen sich z. B. Stenosen (also Verengungen) von Gefäßen aufspüren, weil über ihnen das Blut mit höherer Geschwindigkeit fließt. Den Umstand, dass der Volumenstrom in einem Rohr konstant ist, bezeichnet man als **Kontinuitätsgleichung.**

35.1.4 Hydrodynamisches Paradoxon

Wenn das Wasser an einer Engstelle des Rohres schnell fließt und wir den Druck über dieser Stelle messen, würden viele Leute intuitiv sagen, dass der Druck hier höher sein müsste als dort, wo das Wasser langsam fließt. Tatsächlich ist er geringer. Man spricht vom hydrodynamischen Paradoxon. Warum ist das so? Was genau passiert, bedarf einer relativ umfangreichen Erklärung. Um mit der folgenden Gleichung arbeiten zu können, genügen allerdings ein paar zentrale Fakten: Neben dem sogenannten **statischen Druck,** den wir messen, gibt es auch einen **dynamischen Druck,** der von der Geschwindigkeit der Flüssigkeit abhängt. Die Summe aus statischem und dynamischem Druck ist überall in der Flüssigkeit konstant. Folglich muss, da bei höherer Fließgeschwindigkeit der dynamische Druck zunimmt, der statische Druck abnehmen. Die zugehörige Formel ist die **Bernoulli-Gleichung:**

$$\frac{1}{2} \times \rho \times v_1^2 + P_1 = \frac{1}{2} \times \rho \times v_2^2 + P_2 = \text{const.}$$

Dabei steht der Term links des „+" für den dynamischen Druck. Das p ist dementsprechend der statische Druck. Die gesamte Gleichung sagt aus, dass die Summe von dynamischem und statischem Druck an einer Stelle 1 gleich der Summe an einer Stelle 2 ist bzw. konstant ist.

35.2 Hagen-Poiseuille-Gesetz

Mit dem **Hagen-Poiseuille-Gesetz (HPG)** und dessen korrekter Aussprache werdet ihr im Studium noch genug zu tun haben, deswegen gibt es hier nur ein paar simple Vorüberlegungen:

$$R = \frac{8 \times l \times \eta}{\pi \times r^4}$$

Mithilfe des HPG kann der Widerstand R, den eine Flüssigkeit in einem Rohr (oder einem Blutgefäß) erfährt, berechnet werden. Damit dieser korrekt ermittelt wird, müssen noch ein paar andere Voraussetzungen erfüllt sein, die wir an dieser Stelle aber ignorieren. Viel wichtiger ist es, zu überlegen, wie R beeinflusst werden kann:

Angenommen, wir haben ein Rohr und wollen es einer Flüssigkeit möglichst schwer machen, durch das Rohr zu kommen (R soll groß werden). Wir könnten

- die Länge des Rohrs erhöhen (l wird groß),
- eine visköse (also zähe) Flüssigkeit einsetzen (η wird groß),
- den Radius und damit die Querschnittsfläche des Rohrs verkleinern (r wird klein).

π und 8 sind dagegen Konstanten, auf die wir keinen Einfluss haben.

35.3 Hydrostatischer Druck

Eine weitere Größe, die man im Zusammenhang mit Flüssigkeiten kennen sollte, ist der **hydrostatische Druck.** Dass am Boden eines mit Wasser gefüllten Gefäßes ein stärkerer Druck herrscht als an der Oberfläche, ist den meisten klar. Der hydrostatische Druck (Schwerdruck) lässt sich folgendermaßen berechnen:

$$p = \rho \times g \times h$$

- Je höher die Dichte der Flüssigkeit, desto höher der hydrostatische Druck.
- Je größer die Fallbeschleunigung/Ortsfaktor (auf der Erde 9,81 m/s^2), desto höher der hydrostatische Druck.
- Je größer die Eintauchtiefe, desto höher der hydrostatische Druck. Anders gesagt: Je höher die Flüssigkeitssäule, die auf dem Ort der Messung lastet, desto höher der hydrostatische Druck.

Die Einheit ist, wie bei jedem anderen Druck auch, N/m^2 bzw. Pascal. Aus der Formel kann man erkennen, dass der hydrostatische Druck nicht von der Form des Gefäßes abhängt, sondern nur von der Eintauchtiefe, was als **hydrostatisches Paradoxon** bezeichnet wird (➤ Abb. 35.2).

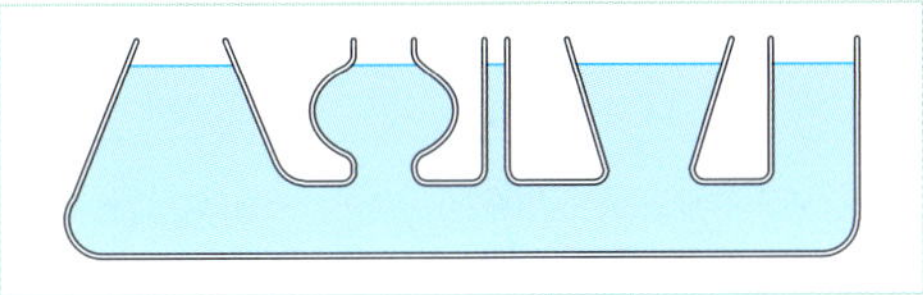

Abb. 35.2 Hydrostatisches Paradoxon: Am gesamten Boden des Gefäßes herrscht der gleiche Druck. [L253]

35.4 Auftrieb

Auch die Tatsache, dass manche Körper im Wasser schwimmen, hat etwas mit dem Schweredruck zu tun. Wir wissen, dass mit zunehmender Tiefe der Druck auf einen Körper zunimmt. Folglich wirkt bei einem in einer Flüssigkeit (z. B. Wasser) eingetauchten Körper eine höhere Kraft auf den unteren Teil als auf den oberen des Körpers. Das resultiert in einer Kraft, die den Körper nach oben drückt – dem **Auftrieb.**

Wie groß ist diese Kraft? Der Auftrieb entspricht der Gewichtskraft, welche die Flüssigkeit, die normalerweise das Volumen des Körpers eingenommen hätte, erfahren würde:

$$F_A = g \times m_{Fl} = g \times V_K \times \rho_{Fl}$$

In der Formel erkennt ihr, dass die Masse i. d. R. als Produkt von Dichte (der Flüssigkeit) und Volumen (des Körpers und damit auch der verdrängten Flüssigkeit) dargestellt wird. g ist der **Ortsfaktor.**

Folglich erfahren also ein Eisenblock und ein Styroporblock von je 1 m^3 dieselbe Auftriebskraft, wenn sie beide in Wasser eingetaucht werden. Warum schwimmt nun der eine und der andere nicht?

Ganz einfach, der Styroporblock erfährt aufgrund seiner geringeren Dichte eine kleinere Gewichtskraft:

$$F_G = g \times V_K \times \rho_K$$

Wenn die Auftriebskraft die Gewichtskraft übersteigt, steigt der Körper, was beim Styropor der Fall ist, während der Eisenblock sinkt.

Eisen schwimmt also nicht, weil $\rho_{Eisen} > \rho_{Wasser}$ ist, sodass F_G F_A übersteigt. Bei einem Styroporblock sieht die Sache anders aus.

ZUSAMMENFASSUNG

- Dichte ist Masse pro Volumen.
- Volumenstromstärke ist Volumen pro Zeit.
- Der hydrostatische Druck, der auf einen Körper in einer Flüssigkeit wirkt, hängt nur von dessen Eintauchtiefe und nicht von der Form des Gefäßes ab.

Notizen

KAPITEL

36 Thermodynamik und Gase

Paul Windisch

In diesem Kapitel können wir uns kurz fassen, denn wir haben im Rahmen der Chemie bereits einiges zu Aggregatzuständen und auch über Begriffe wie Diffusion und Osmose gelernt (➤ Kap. 14.4). Ihr wisst mittlerweile auch, dass Temperatur ein Maß für die kinetische Energie der Teilchen eines Stoffes darstellt und dass man sie nicht nur in Grad Celsius, sondern auch in Kelvin angeben kann. Das sollte man sich zumindest für dic Physik auch angewöhnen, denn nur so kommt ihr mit den Gleichungen, die ihr noch kennenlernen werdet, zum richtigen Ergebnis.

36.1 Wärme

Ihr habt bereits in der Mechanik gelernt, dass Wärme eine **Form von Energie** ist, die z. B. entsteht, wenn Reibungsarbeit verrichtet wird.

Zwischen zwei Gegenständen mit unterschiedlichen Temperaturen kann Energie in Form von Wärme übertragen werden, sodass sich die Temperaturen der beiden Gegenstände annähern (z. B. wird eure Hand in der Nähe oder gar auf der Herdplatte warm, während sich die Herdplatte etwas abkühlt).

Ihr merkt schon: In der Physik lassen sich die Begriffe Wärme und Temperatur nicht wie im Alltag teilweise synonym verwenden.

Für die Übertragung von Wärme gibt es prinzipiell drei Möglichkeiten:

- **Wärmeleitung:** Zur Wärmeleitung kommt es in Feststoffen oder ruhenden Flüssigkeiten. Angenommen, eine Seite des Feststoffes ist heiß, dann schwingen die Teilchen auf dieser Seite stärker und stoßen dabei andere Teilchen an, die nun ihrerseits schneller schwingen. Auf diese Weise wandert die Wärme langsam von einer Seite zur anderen.
- **Konvektion:** Auch hier ist Materie beteiligt, allerdings bewegt sich diese als Ganzes: Stellt euch vor, Wasser wird im Keller eures Hauses erwärmt und dann durch eine Pumpe in einen Heizkörper transportiert. Die Wärme hat also wieder eine Strecke zurückgelegt, aber diesmal wurde die Materie bewegt und nicht die Schwingung von einem Teilchen zum nächsten.
- **Wärmestrahlung:** Diese Form des Wärmetransports kommt völlig ohne Materie aus, sodass auch die Wärme der Sonne durch den weitgehend leeren Weltraum zu uns vordringen kann.

Die Wärme hat in der Physik das Formelzeichen **Q** und die Einheit **Joule** … schließlich handelt es sich ja um eine Energie!

Wenn man zwei Gegenstände eine bestimmte Menge Wärme zuführt, heißt das nicht, dass sich ihre Temperatur um den gleichen Betrag erhöht.

Verschiedene Körper verfügen über unterschiedliche **Wärmekapazitäten C.**

Diese wiederum hängt von der Masse des Körpers ab und davon, aus welchem Material er besteht. C kann bestimmt werden, indem wir die Wärmemenge, die wir einem Körper zuführen, durch die Temperaturänderung teilen, zu der es aufgrund dieser Wärmezufuhr kommt:

$$C = \frac{\Delta Q}{\Delta T}$$

$$[C] = \frac{[\Delta Q]}{[\Delta T]} = J/K$$

Bitte beachtet: Es gibt auch noch eine **spezifische Wärmekapazität c.** Damit der Unterschied deutlicher wird, nennen wir sie hier $\mathbf{c_{spez}}$. Sie erhaltet ihr, indem ihr die Wärmekapazität eines Körpers durch seine Masse teilt. Schließlich braucht es mehr Wärme, um einen schweren Körper zu erwärmen. Das bedeutet im Umkehrschluss:

Kennt ihr die Masse eines Körpers m, seine spezifische Wärmekapazität c_{spez} und wisst, um welche Temperatur ΔT ihr ihn erhitzen wollt, könnt ihr ausrechnen, wie viel Wärme Q ihr benötigt:

$$Q = m \times c_{spez} \times \Delta T$$

Übrigens: Gelegentlich werdet ihr auf **Phasendiagramme** treffen, die für verschiedene Verbindungen und Elemente spezifisch sind. In ihnen ist auf der einen Achse die Temperatur und auf der anderen der Druck aufgetragen, sodass ihr ablesen könnt, welchen Aggregatzustand ein Stoff bei bestimmten Bedingungen annimmt. Macht euch einfach mal mit dem Phasendiagramm des Wassers vertraut und schaut, wie sich sein Aggregatzustand (v. a. bei niedrigem Druck und niedriger Temperatur) entwickelt (➤ Abb. 36.1).

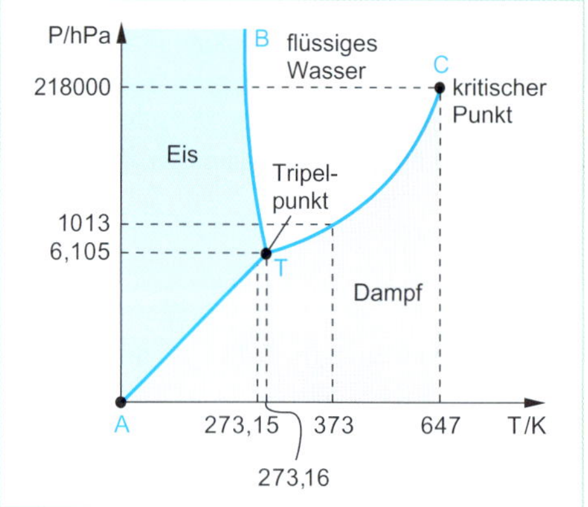

Abb. 36.1 Phasendiagramm des Wassers [L253]

Ein letzter Begriff, den wir an dieser Stelle einführen wollen, ist der des **Wirkungsgrads η** einer Maschine. Stellt euch einen Motor vor. Diesem müsst ihr Energie zuführen, damit dieser Energie (in einer anderen Form) freisetzt. Es gelingt dem Motor allerdings nicht, 100 % der zugeführten Energie in die gewünschte Energieform, z. B. kinetische Energie zu überführen. Stattdessen wird ein Teil der Energie auch durch Reibung in Wärme umgewandelt etc. Um angeben zu können, wie effizient eine Maschine arbeitet, wurde der Wirkungsgrad η definiert. Dabei handelt es sich um den Quotienten aus der Energie (oder Leistung), die durch den Motor nutzbar gemacht wird **(Nutzenergie E_{ab})** und der Energie/Leistung, die ihm zugeführt werden muss **(zugeführte Energie E_{Zu}).**

$$\eta = E_{ab} / E_{Zu}$$

Da es keine Maschine gibt, die 100-prozentig effizient arbeitet, ist dieser Quotient in der Realität stets kleiner als 1.

36.2 Innere Energie und Hauptsätze der Thermodynamik

Jedes thermodynamische System enthält Energie, sei es Energie, die in chemischen Bindungen steckt, thermische Energie oder andere Formen. Man bezeichnet ihre Summe als innere Energie U. Wir kommen nun zu den drei Hauptsätzen der Thermodynamik:

1. Hauptsatz: Die Änderung (Zunahme) der inneren Energie eines Systems entspricht der Summe der Arbeit aus zugeführter Wärme und am System verrichteter Arbeit. Heißt also: Wenn wir Arbeit an einem System verrichten oder ihm Wärme zuführen, erhöht dies seine innere Energie und kann später genutzt werden, z. B. indem das System selbst Arbeit verrichtet oder Wärme freisetzt

$$\Delta U = \Delta Q + \Delta W$$

Das heißt im Umkehrschluss aber auch: Wenn ein System völlig abgeschlossen ist, also kein Austausch von Wärme oder Arbeit mit seiner Umgebung möglich ist, ist seine innere Energie konstant.

2. Hauptsatz: Ihn kennt ihr in abgewandelter Form aus der Chemie. Wir hatten dort den Begriff Entropie (Unordnung) eingeführt und gesagt, dass Systeme nach größtmöglicher Unordnung streben. Im Rahmen der Thermodynamik lautet er: **In einem abgeschlossenen System nimmt die Entropie niemals ab. Sie kann nur zunehmen oder konstant bleiben.**

3. Hauptsatz: Es ist nicht möglich, ein System bis zum absoluten Nullpunkt (0 Kelvin) zu kühlen. Tatsächlich ist man in Experimenten diesem Punkt zwar schon sehr nah gekommen, aber eben nur sehr nah.

36.3 Gase

DEFINITION In einem Gas sind die Atome bzw. Moleküle frei beweglich. Ihre kinetische Energie bestimmt die Temperatur des Gases.

36.3.1 Ideale Gase

Wenn man in der Physik über Gase spricht, geht man i. d. R. von **idealen Gasen** aus. Auch wenn sich unsere realen Gase von ihnen unterscheiden, da sie die Bedingungen für ideale Gase nicht erfüllen, lassen sich mit dieser Modellvorstellung viele Probleme gut berechnen.

Wie lauten also die Voraussetzungen für ein ideales Gas?

- Die Teilchen besitzen ein für ihre Masse sehr geringes Volumen, sie sind **Massepunkte** bzw. Punktmassen.
- Die Teilchen üben **keine Kräfte aufeinander** aus – es sei denn, sie stoßen zusammen. In der Realität üben Teilchen, die eine Masse besitzen, natürlich zwangsläufig Gravitationskräfte aufeinander aus.
- Stoßen zwei Teilchen zusammen, bleibt die **kinetische Energie erhalten** und wird nicht etwa in Verformungsarbeit umgewandelt.

36.3.2 Allgemeine Gasgleichung

Betrachten wir nun ein Gas in einem Gefäß. Hierbei spielen mehrere Größen eine Rolle, die sich gegenseitig beeinflussen. Einerseits müssen wir wissen, wie viel Gas im Gefäß ist. Da die Zahl der Teilchen ziemlich umständlich zu handhaben wäre, arbeiten wir auch hier wieder mit der Stoffmenge n in mol. Natürlich wollen wir auch wissen, wie groß das Gefäß, also das Volumen ist, das unser Gas einnehmen kann. Die Einheit des **Volumen V** ist m^3. Was ist noch wissenswert? Jedes Mal, wenn ein Teilchen des Gases gegen die Wände des Gefäßes stößt, übt es für einen kurzen Moment eine Kraft aus. Die Summe all dieser Kräfte, geteilt durch die Fläche des Gefäßes, ergibt den **Druck p** des Gases, den wir in N/m^2 messen. Der Druck ist hoch, wenn wir viele Teilchen in ein kleines Gefäß packen, denn dann kommt es zu vielen Stößen. Wie kann man den Druck weiter erhöhen? Mit steigender Temperatur bewegen sich die Teilchen schneller, sodass Kraft und Frequenz der Einschläge zunehmen. Die Temperatur T wird, wie in der Physik üblich, in Kelvin angegeben.

All diese Parameter sind in der **allgemeinen Gasgleichung** zusammengefasst:

$$p \times V = n \times R \times T$$

Wer bis jetzt aufmerksam gelesen hat, dem wird auffallen, dass sich in der Gleichung ein **R** findet. Dieses R steht für die **allgemeine Gaskonstante** und hat immer den Wert **8,31.** Wenn ihr die Einheit der allgemeinen Gaskonstante wissen wollt, könnt ihr überlegen, welche Einheit R haben müsste, damit das Produkt aller Einheiten auf der rechten Seite des Gleichheitszeichens dem Produkt der Einheiten auf der linken Seite entspricht.

$$[R] = \frac{J}{molK}$$

Um euch mit der Gleichung vertraut zu machen, solltet ihr ein bisschen mit ihr arbeiten. Ihr könnt sie z. B. so auflösen, dass eine Größe – z. B. p – allein steht. Nun könnt ihr sehen, wie Veränderungen in den anderen Größen p beeinflussen, und versuchen, diese logisch nachzuvollziehen.

36.3.3 Zustandsänderungen

Wenn wir die Beziehungen zwischen den Parametern genauer untersuchen wollen, bietet es sich an, einige der Parameter konstant zu halten und zu schauen, wie sich Änderungen der anderen auswirken. Hierfür formen wir zunächst unsere Gleichung etwas um, indem wir durch T dividieren:

$$V \times \frac{p}{T} = R \times n$$

Wenn wir uns ein geschlossenes Gefäß vorstellen, das mit Gas gefüllt ist, dann bleibt die Stoffmenge n ohnehin konstant. Die Gaskonstante ist, wie der Name schon sagt, ebenfalls immer gleich. Folglich ist das

Produkt auf der rechten Seite des Gleichzeichens ebenfalls konstant, sodass $V \times p/T = R \times n$ immer denselben Wert ergibt. Wenn wir unsere Größen V, p und T zu einem Zeitpunkt („1") messen und dann z. B. die Temperatur erhöhen, müssen sich die anderen Größen so verändern, dass $V \times p/T = R \times n$ am zweiten Zeitpunkt (2) wieder denselben Wert ergibt. Folglich gilt:

$$V_1 \times \frac{p_1}{T_1} = V_2 \times \frac{p_2}{T_2}$$

Wenn wir uns entscheiden, einen der drei Werte konstant zu halten, können wir berechnen, wie die Änderung des zweiten Werts den dritten Wert beeinflusst (➤ Abb. 36.2):

Isotherme Zustandsänderung: Angenommen, wir halten die Temperatur konstant, dann ist $T_1 = T_2$. Nun können wir die Gleichung einfach mit T_1 oder T_2 multiplizieren (schließlich sind beide gleich) und

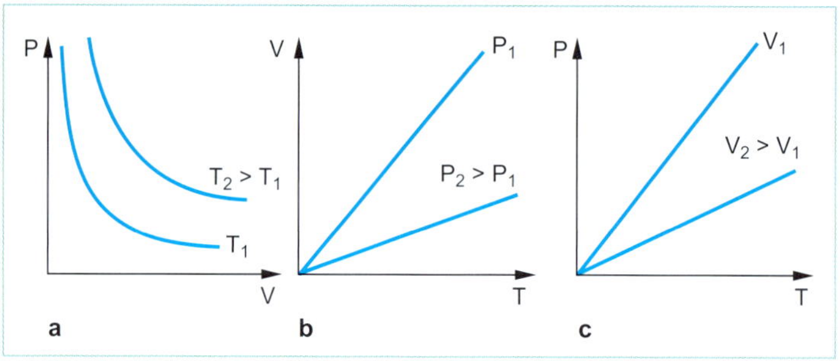

Abb. 36.2 a) Isotherme, b) isobare und c) isochore Zustandsänderung [L253]

schon werden wir T_1 und T_2 los. Übrig bleibt:

$$V_1 p_1 = V_2 \times p_2$$

Was bedeutet das? Wenn wir das Produkt unseres Ausgangszustands ($V_1 \times p_1$) bestimmen und dann das Volumen verkleinern (unser Gefäß hat bewegliche Wände), sodass $V_2 < V_1$ ist, können wir aus der Gleichung erkennen, dass der Druck p_2 steigen muss, damit das Produkt $V_2 \times p_2$ so groß ist wie $V_1 \times p_1$. Wir können sogar noch präziser sein: Wenn V_2 halb so groß ist wie V_1, muss p_2 doppelt so groß sein wie p_1, damit beide Produkte gleich sind. Ist V_2 nur ¼ von V_1, wird p_2 4-mal so groß wie p_1. Wir können verschiedene Werte einsetzen und diese dann grafisch darstellen, sodass eine Kurve entsteht, die charakteristisch für die isotherme Zustandsänderung ist.

Isochore Zustandsänderung: Wenn wir das Volumen konstant halten wollen, müssen wir unsere Gleichung durch V teilen und erhalten:

$$\frac{p_1}{T_1} = \frac{p_2}{T_2}$$

Wir sehen: Wenn wir die Temperatur erhöhen, muss auch der Druck steigen, damit der Quotient p_2/T_2 genauso groß bleibt wie p_1/T_1. Wenn T_2 5-mal größer ist als T_1, muss auch p_2 5-mal größer sein als p_1. T und p sind also **proportional.** Wenn wir die Werte grafisch darstellen, entsteht eine Gerade.

Isobare Zustandsänderung: Bleibt der Druck konstant, teilen wir die Gleichung durch p:

$$\frac{V_1}{T_1} = \frac{V_2}{T_2}$$

Wenn wir die Temperatur verdreifachen, müssen wir auch das Volumen des Gefäßes verdreifachen, damit der Quotient konstant bzw. der Druck gleich bleibt. V und T sind also ebenfalls **proportional.**

ZUSAMMENFASSUNG

- Wärme ist eine Form von Energie.
- Es gibt drei Möglichkeiten, Wärme zu übertragen: Wärmeleitung, Konvektion und Wärmestrahlung.
- Die allgemeine Gasgleichung gilt für ideale Gase.

Notizen

KAPITEL

37 Elektrizität

Paul Windisch

Ein Großteil dessen, was ihr im Medizinstudium zur Elektrizitätslehre wissen müsst, werden die meisten von euch schon im Physikunterricht der Mittelstufe besprochen haben. Eins vorweg: Ein wirklich tiefgreifendes Verständnis davon, was Spannung, Widerstand, Strom etc. wirklich bedeuten, haben die meisten Mediziner auch nach dem Physikteil des Studiums nicht. Die gute Nachricht: Dieses tiefgreifende Verständnis ist zum Lösen der meisten Aufgaben auch nicht notwendig, und man kommt mit simpler Logik vergleichsweise weit!

37.1 Begriffe und Größen

37.1.1 Ladung

Im Chemie-Teil habt ihr schon einiges zum Thema Ladung gelernt (➤ Kap. 10.1.2):

- Sie ist positiv oder negativ.
- **Elektronen** sind negativ, **Protonen** dagegen positiv geladen.
- Die Einheit der Ladung ist **Coulomb (C).**
- Die Ladung eines Protons bzw. eines Elektrons ist die **Elementarladung** (der Betrag ist bei beiden gleich, nur positiv bzw. negativ). Die Elementarladung entspricht $1{,}6 \times 10^{-19}$ C.

Wir hatten außerdem gelernt, dass sich positive und negative Ladungen anziehen. Die Kraft zwischen beiden Ladungen wird **Coulomb-Kraft** genannt. Merkt euch schon einmal:

Die **Coulomb-Kraft** wird größer, je stärker die Teilchen geladen sind und je näher man sie zueinander bringt.

Übrigens: Ladung hat das Formelzeichen **Q,** genau wie die Wärme.

$$F = \frac{1}{4 \times \pi \times \varepsilon_0} \times \frac{Q_1 \times Q_2}{r^2}$$

Bei dieser Formel sollten euch ein paar Parallelen (aber auch Unterschiede) zur Berechnung der Gravitationskraft auffallen. Blättert vielleicht noch mal zurück (➤ Kap. 34.3).

Die Coulomb-Kraft F berechnet sich aus der Stärke der Ladungen (Q_1 und Q_2) sowie dem Quadrat ihres Abstands r. Im vorderen Bruch findet ihr mal wieder eine Konstante, genauer gesagt die elektrische Feldkonstante bzw. Dielektrizitätskonstante. Sie beträgt $8{,}9 \times 10^{-12}$ C/V × m. Übrigens: Mit solchen Konstanten ohne Taschenrechner zu arbeiten, kann schwierig sein. Aus diesem Grund lauten Prüfungsfragen zu solchen Formeln gerne: „Wenn man den Abstand zwischen zwei Teilchen verdreifacht, wie verändert sich die Coulomb-Kraft?" Eine Frage, die man mit Kenntnis der Formel eigentlich gut beantworten kann.

37.1.2 Strom

Wenn auf Ladungen Kräfte wirken können, dann ist es naheliegend, dass sie auch die Fähigkeit besitzen, sich zu bewegen. Beispielsweise können negativ geladene Elektronen durch ein Kabel strömen – es fließt **Strom (I).** Wann ist der Strom stark? Wenn viele Ladungen in einem kurzen Zeitraum durch das Kabel strömen. Man definiert Strom folglich als:

$$I = \frac{Q}{t}$$

Die Einheit von I ist entsprechend:

$$[I] = \frac{[Q]}{[t]} = C/s$$

Anstelle von **Coulomb pro Sekunde** verwendet man allerdings meist die Einheit **Ampere.** Entsprechend kann man statt Coulomb auch die Einheit As (Ampere × Sekunde) verwenden.

37.1.3 Spannung

Während die Begriffe Ladung und Strom vergleichsweise anschaulich sind, muss man sich bei der **Spannung** etwas mehr anstrengen: Man kann Spannung auch als **elektrische Potenzialdifferenz** zwischen zwei Punkten beschreiben. Den Begriff „Potenzial" kennt ihr einerseits natürlich aus dem Alltag, andererseits aber auch von der potenziellen Energie. Transportieren wir einen Körper in den 10. Stock eines Hauses, hat dieser potenzielle Energie. Diese Energie resultiert aus der Verschiebung des Körpers im Gravitationsfeld der Erde und ist genau so groß wie die Arbeit, die wir zur Verschiebung aufgewendet haben. Bei der Spannung ist es nicht anders: Das elektrische Potenzial hat eine Ladung aufgrund ihrer Lage in einem Feld, nur diesmal eben nicht des Gravitations-, sondern des **elektrischen Felds** (➤ Abb. 37.1). Wenn wir die Spannung zwischen zwei Punkten angeben wollen, müssen wir uns fragen, wie groß die Arbeit sein müsste, um eine Ladung von einem Punkt zum anderen zu bewegen, bzw. wie viel Energie frei wird, wenn sich eine Ladung in die entgegengesetzte Richtung bewegt. Die Spannung hat das Formelzeichen **U** und die Einheit **Volt (V).**

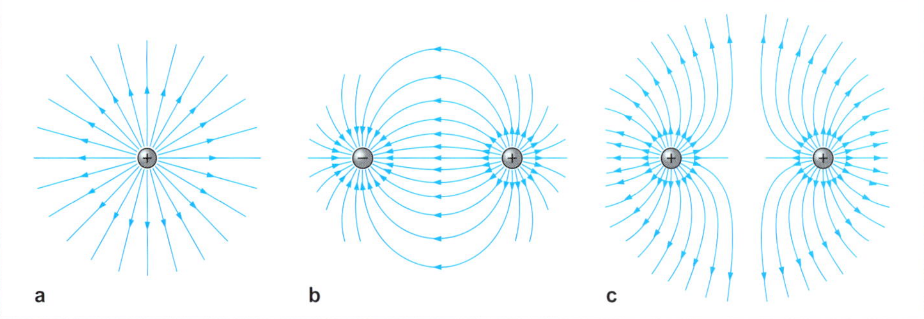

Abb. 37.1 Das elektrische Feld (a) einer Punktladung, (b) zwischen ungleichnamigen Ladungen und (c) zwischen gleichnamigen Ladungen [L253]

Spannung entsteht nicht nur in einem statischen elektrischen Feld, sondern auch, wenn eine **Ladung** durch ein **Magnetfeld** fliegt oder sich ein Magnetfeld zeitlich ändert.

Übrigens: Wie kann man die Stärke eines elektrischen Felds bestimmen? Wir wissen, dass auf Ladungen im elektrischen Feld Kräfte wirken, die von der Position der Ladung abhängen. Um die **Feldstärke E** zu bestimmen, müssten wir folglich einfach eine Probeladung an irgendeinen Punkt in unser elektrisches Feld setzen und schauen, wie groß die Kraft ist, die auf sie wirkt. Der Quotient aus Kraft und Ladung ergibt die Feldstärke:

$$E = \frac{F}{q}$$

Die Feldstärke kann man zudem nutzen, um das elektrische Feld grafisch darzustellen: Man verbindet einfach die Punkte, an denen das elektrische Feld dieselbe Stärke hat und erhält **Äquipotenziallinien** – ähnlich den Isobaren aus dem Wetterbericht. Verwechselt sie bitte nicht mit den **Feldlinien.** Diese laufen im elektrischen Feld von der positiven zur negativen Ladung. Sind die Feldlinien sehr eng beieinander, ist das Feld an diesem Punkt besonders stark.

Wenn wir die **potenzielle Energie** einer Ladung im elektrischen Feld berechnen wollen, können wir fast wie bei der potenziellen Energie aus der Mechanik vorgehen: Wir multiplizieren die Strecke, um die die Ladung bewegt wurde, mit der Kraft, die dafür nötig war:

$$E_{Pot} = F \times s$$

Da sich die Kraft nach der Formel, die wir bereits kennengelernt haben, als Produkt aus elektrischer Feldstärke und Ladung schreiben lässt ($F = E \times q$), können wir sie ersetzen – und wir erhalten:

$$E_{Pot} = q \times E \times s$$

Die potenzielle Energie einer Ladung im elektrischen Feld ist also am größten, wenn eine starke Ladung in einem starken Feld um eine weite Strecke bewegt wurde.

Ein besonderes elektrisches Feld ist das des **Plattenkondensators.** Beim Plattenkondensator handelt es sich um zwei zueinander parallelen Platten in geringem Abstand, die Ladung speichern können, wobei sich eine Platte negativ, die andere positiv auflädt. Zwischen den Platten entsteht ein elektrisches Feld, das überall gleich stark ist. Dementsprechend haben auch die Feldlinien überall den gleichen Abstand. Man spricht von einem **homogenen** elektrischen Feld. Außerhalb des Kondensators ist das Feld aber genauso inhomogen wie die meisten anderen Felder.

37.2 Stromkreis

Beim Stromkreis werden elektrische Bauteile so verknüpft, dass Strom fließt und die Anordnung der Bauteile mithilfe von Schaltplänen festgehalten. Damit ihr diese auch lesen könnt, findet ihr in ➢ Abb. 37.2 die wichtigsten Symbole.

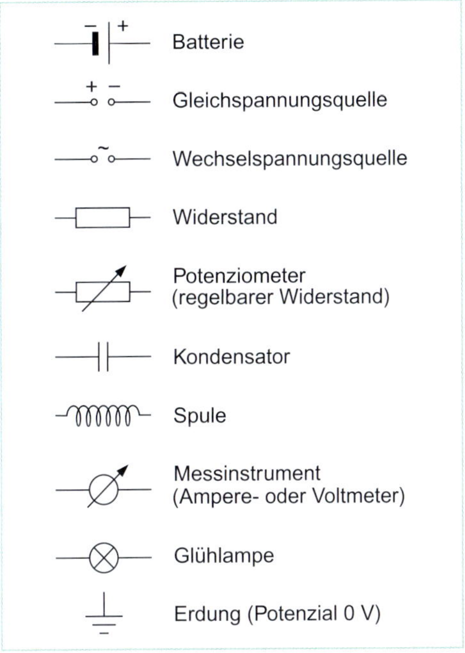

Abb. 37.2 Symbole für elektrische Schaltpläne [L253]

37.2.1 Unverzweigter Stromkreis

Ein sehr simpler Stromkreis besteht aus einer **Spannungsquelle** (z. B. einer Batterie), einem **Verbraucher** (z. B. eine Glühbirne) und ein paar **Kabeln.**

Die Elektronen fließen vom Minuspol durch den Verbraucher zum Pluspol, und die Lampe leuchtet. Die **technische Stromrichtung** ist übrigens aus historischen Gründen genau andersherum (von + nach –) definiert.

Zum Messen von Stromstärke und Spannung im Stromkreis stehen **Amperemeter** und **Voltmeter** zur Verfügung. Damit wir wirklich messen können, wie viele Elektronen pro Zeit durch die Kabel fließen, müssen wir dafür sorgen, dass sie direkt durch das Amperemeter hindurchströmen, damit es sie „zählen" kann. Wir schalten das Amperemeter deshalb **in Reihe.** Die ermittelte Stromstärke sollte für unseren gesamten unverzweigten Stromkreis gelten. Das Voltmeter misst die Spannung, also eine Potenzialdifferenz zwischen zwei Punkten. Ihr könnt euch folglich merken, dass das Voltmeter auch an zwei Punkten Kontakt mit dem Stromkreis haben muss – es wird **parallel** geschaltet (➢ Abb. 37.3).

Elektronen können aber nicht einfach so durch ein Kabel oder eine Glühbirne hindurchströmen, denn jeder dieser Gegenstände setzt ihnen einen gewissen **Widerstand** entgegen. Im Falle der Kabel wird dieser bei den meisten Schaltplänen vernachlässigt (schließlich sind diese darauf ausgelegt, möglichst gut zu leiten), aber für alle übrigen Bauteile muss man sich mit ihm auseinandersetzen.

Der Widerstand hat das Formelzeichen **R (resistance)** und die Einheit **Ohm (Ω).** Es gibt zudem das **Ohm'sche Gesetz.** Dieses besagt, dass der Widerstand eines Bauteils konstant und von Spannung und Stromstärke unabhängig ist. Er berechnet sich als:

$$R = \frac{U}{I}$$

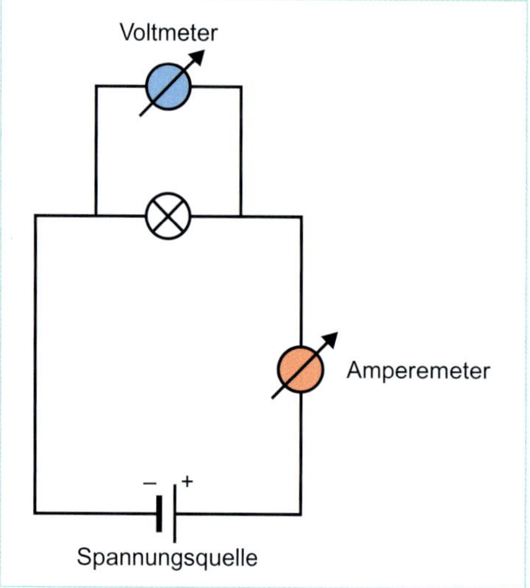

Abb. 37.3 Einfacher Stromkreis mit Volt- und Amperemeter [L231]

Aus der Gleichung können wir erkennen, wie sich ein großer Widerstand auf einen Stromkreis auswirkt: Trotz hoher angelegter Spannung (großes U) fließt nur wenig Strom (kleines I). Anstelle des Widerstands können wir auch dessen Kehrwert angeben. Man spricht dann vom **Leitwert G** mit der Einheit **1/Ω bzw. Siemens.**

EPISCHE ESELSBRÜCKE

- Großer Leitwert = kleiner Widerstand!
- Und die obligatorische Merkhilfe: **RUDI** – **R** = **U d**urch **I**

Auch für Stromkreise können wir die Leistung P berechnen. Dazu multiplizieren wir die angelegte Spannung U mit der Stromstärke und erhalten das Ergebnis in Watt.

$$P = U \times I$$

Wenn wir wissen wollen, wie viel Arbeit in einem Zeitraum verrichtet wird, müssen wir die Leistung mit diesem Zeitraum multiplizieren (schließlich ist Leistung gleich Arbeit pro Zeit). Die Einheit dieser Arbeit kann wie bei jeder Arbeit Joule sein. Speziell bei der Arbeit in einem Stromkreis verwendet man aber auch eine Einheit, die ihr von eurer Stromrechnung kennt: Kilowattstunden (kWh).

Bevor wir uns dem verzweigten Stromkreis widmen, werfen wir noch einen Blick darauf, was passiert, wenn wir zwei oder mehr Widerstände **in Reihe** schalten (➤ Abb. 37.4). Für die Elektronen gibt es nur einen Weg, deshalb ist die Stromstärke überall gleich groß. Die Summe der Widerstände ergibt den gesamten Widerstand des Schaltkreises:

$$R_{ges} = R_1 + R_2$$

Die Spannungsabfälle an den Widerständen addieren sich ebenfalls zur Gesamtspannung:

$$U_{ges} = U_1 + U_2$$

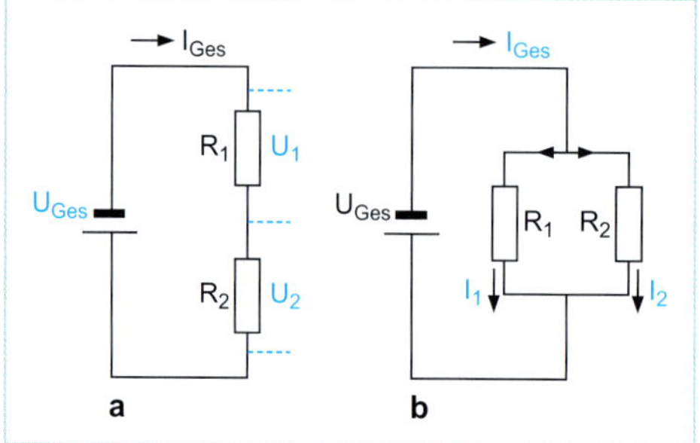

Abb. 37.4 Reihen- (a) und Parallelschaltung (b) von Widerständen [L253]

Übrigens: Für elektrische Leitungen gibt es auch die Möglichkeit, den Widerstand zu ermitteln, ohne dass wir Stromstärke und Spannung messen müssen. Wir können ihn einfach ermitteln, indem wir sie ausmessen und eine Konstante kennen:

$$R = \sigma \times l / A$$

Wir sehen: Je größer die Länge l und je kleiner die Querschnittsfläche A einer Leitung, desto höher ist ihr Widerstand. Schließlich „passen" durch eine breite Leitung mehr Elektronen, und wenn die Leitung auch noch sehr kurz ist, erleichtert dies das Ganze zusätzlich. σ ist eine Konstante, genauer gesagt der **spezifische Widerstand** des Materials, aus dem unsere Leitung besteht (dieser wurde vorher experimentell bestimmt). Welche Einheit muss σ haben? Wenn man den Term auf der rechten Seite berechnet, muss schließlich ein Ergebnis in Ohm, der Einheit des Widerstands herauskommen. Richtig, Ω × m.

37.2.2 Verzweigter Stromkreis

Ein simples Beispiel für einen verzweigten Stromkreis ist die **Parallelschaltung** von zwei Widerständen (➢ Abb. 37.4). Die Stromstärke ist hier nicht überall gleich, denn dort, wo sich der Stromkreis zu den zwei Widerständen aufteilt, kann das Elektron jeden der beiden Wege „nehmen" – das hängt davon ab, wo das Elektron auf einen größeren Widerstand treffen wird. In jedem Fall erhalten wir aber die Gesamtstromstärke, indem wir einfach die Elektronen, die Weg 1 nehmen, zu denen, die Weg 2 nehmen, addieren:

$$I_{ges} = I_1 + I_2$$

Wie ist es mit der Spannung? An jedem Widerstand liegt die volle Batteriespannung an, sodass U überall gleich ist.

Und die Widerstände selbst? Würden sich die Widerstände addieren, würde das bedeuten, dass die Elektronen, obwohl sie zwei mögliche Wege haben, einen höheren Widerstand erfahren, als wenn sie nur einen Weg hätten, was nicht sein kann. In einem verzweigten Stromkreis addieren sich die Leitwerte, also die Kehrwerte der Widerstände:

$$G_{ges} = G_1 + G_2$$

$$\frac{1}{R_{ges}} = \frac{1}{R_1} + \frac{1}{R_2}$$

Um sicherzustellen, dass ihr das Ganze wirklich verstanden habt, solltet ihr einen Blick auf ➢ Abb. 37.5 werfen und versuchen, die angegebenen Werte (zumindest Stromstärken und Widerstände) nachzuvollziehen.

Zwei wichtige Gesetze haben wir in diesem Kapitel quasi nebenbei kennengelernt – die Kirchhoff'schen Gesetze:

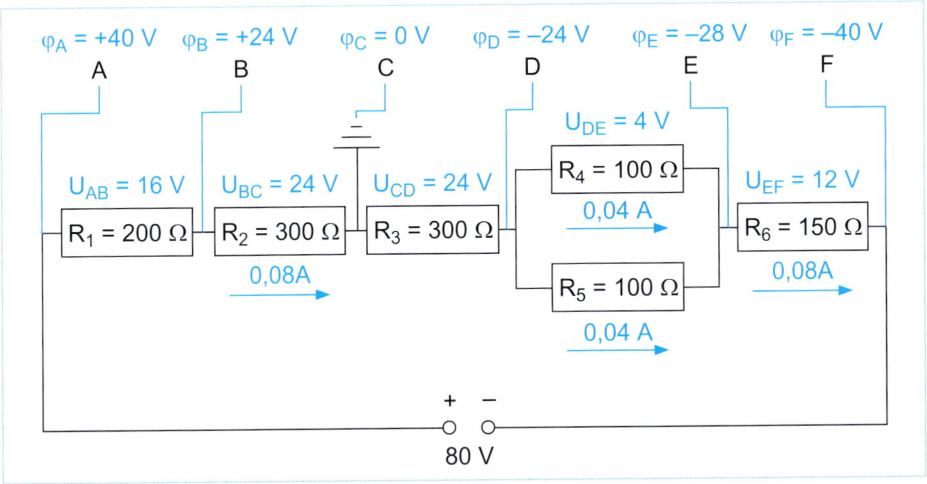

Abb. 37.5 Schaltung von Widerständen mit Angabe der Ströme, Teilspannungen und Potenziale [L253]

1. **Knotenpunktsatz:** In verzweigten Stromkreisen gibt es sogenannte Knoten, also Punkte, an denen mehrere Leitungen zusammentreffen oder abzweigen. An diesen Punkten ist die Summe der zufließenden Ströme gleich der Summe der abfließenden Ströme ... was auch logisch ist, schließlich werden die Elektronen nicht einfach zerstört.
2. **Maschensatz:** Wenn ihr in einem geschlossenen Stromkreis (einer Masche) einmal im Kreis lauft, also wieder an eurem Ausgangspunkt ankommt, ist die Summe aller Spannungen, die ihr durchlaufen habt, gleich 0. Es ist genauso, wie wenn ihr in der Realität im Kreis lauft: Auch wenn ihr zwischendrin auf der Zugspitze wart, ist die Summe von Auf- und Abstiegen, wenn ihr wieder an eurem Ausgangspunkt ankommt, gleich 0.

37.3 Magnetismus

Der Magnetismus wird hier im Kapitel Elektrizität behandelt, weil es einige Parallelen und wichtige Schnittstellen zwischen beiden Themen gibt, allerdings existieren auch wesentliche Unterschiede.

Wenn wir einen Magneten betrachten und ihn in immer kleinere Teile zerteilen würden, hätten die entstehenden Teile immer noch zwei Pole (Nord- und Südpol). Auch das kleinste denkbare magnetische Teilchen, der **Elementarmagnet,** ist also immer noch ein **Dipol.** Während in der Elektrizität durchaus einzelne negative Ladungen existieren können, ist ein Nordpol ohne Südpol nicht möglich.

37.3.1 Magneten und ihre Kräfte

Dass von Magneten Kräfte ausgehen, habt ihr mit Sicherheit schon bemerkt. Auch hier gilt: Gleichnamige Pole stoßen sich – wie gleichnamige Ladungen – ab, während sich ungleichnamige Pole anziehen. Der Bereich um einen Magneten, in dem auf andere Magneten, magnetisierbare Gegenstände oder bewegte Ladungen Kräfte wirken, wird als **Magnetfeld** bezeichnet (➢ Abb. 37.6). Auch hier kommen Feldlinien zum Einsatz. Diese verlaufen **außerhalb des Magneten vom Nord- zum Südpol.** Innerhalb des Magneten ist es umgekehrt. Auch hier gilt: Dort, wo die Feldlinien besonders dicht sind, ist das Magnetfeld stark.

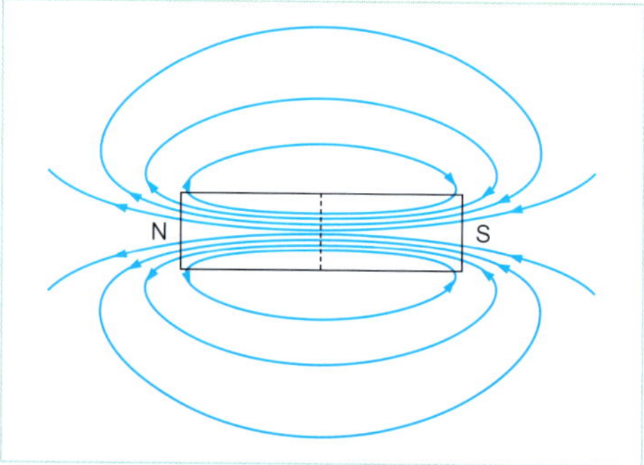

Abb. 37.6 Das magnetische Feld eines Stabmagneten [L253]

37.3.2 Magneten und Strom

Wir haben bereits gelernt, dass eine Spannung entsteht, wenn eine Ladung durch ein Magnetfeld bewegt wird. Was passiert, wenn sich eine Ladung aufgrund einer angelegten Spannung bewegt? Es entsteht ein Magnetfeld. Wenn wir uns ein Kabel vorstellen, durch das Strom fließt, ist es intuitiv, dass das Magnetfeld unmittelbar am Kabel am stärksten ist.

Solltet ihr nach der Richtung der Feldlinien gefragt werden, denkt an die **„Rechte-Hand-Regel“:** Wenn ihr das Kabel mit der rechten Hand so umgreift, dass euer Daumen in Richtung der technischen Stromrichtung (also genau entgegen des eigentlichen Elektronenflusses) zeigt, weisen die gekrümmten Finger in die Richtung der Feldlinien (➢ Abb. 37.7).

Wickelt man nun das Kabel zu einer **Spule** auf, entsteht in deren Inneren ein starkes Magnetfeld, das zudem – wie ihr anhand der Abbildung erahnen könnt – homogen ist.

Auch im Magnetfeld wirken Kräfte auf Ladungen, allerdings nur auf bewegte und nicht auf ruhende. Man spricht von der sogenannten **Lorentz-Kraft,** die interessanterweise senkrecht zu den Feldlinien wirkt.

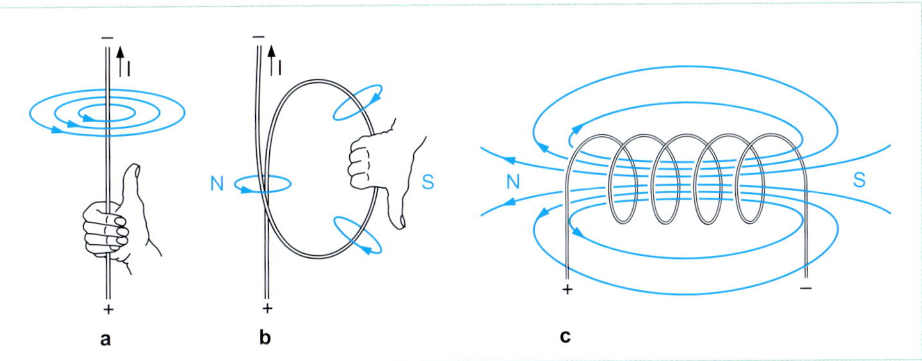

Abb. 37.7 Magnetfeld: a) eines geraden, stromdurchflossenen Leiters, b) einer Leiterschleife, c) einer Spule [L253]

37.4 Wechselstrom

In unseren Stromkreisen floss bis jetzt immer Strom mit gleicher Stärke in die gleiche Richtung. Man spricht von konstantem Gleichstrom. Allerdings gibt es auch Ströme, bei denen sich die Richtung (und die Flussstärke) periodisch ändert. Die Elektronen laufen also mal in die eine Richtung und mal in die andere. Das klingt zwar zunächst sehr chaotisch, ist aber ziemlich regelmäßig, was ihr in ➢ Abb. 37.8 erkennen könnt.

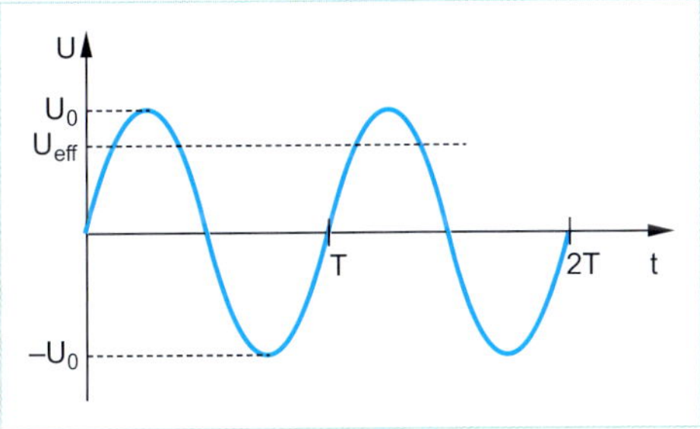

Abb. 37.8 Zeitlicher Verlauf einer harmonischen Wechselspannung [L253]

In ➢ Abb. 37.8 erkennt ihr, dass die Spannung bei Wechselstrom nicht nur ihre Stärke, sondern auch ihr Vorzeichen ändert, was für die Änderung der Flussrichtung der Elektronen steht. Ein Begriff, den man in diesem Zusammenhang kennen sollte, ist der der Amplitude, also der maximalen Auslenkung der Welle (= des größten Abstands des Graphen von der x-Achse).

In der Abbildung findet ihr zudem einen Wert namens U_{Eff}. Er steht für die effektive Spannung, also die Spannung, die im Mittel tatsächlich in der Lage ist, Arbeit zu verrichten. Analog gibt es auch I_{Eff}, also die effektive Stromstärke. Die Leistung eines Wechselstroms würde man auch mithilfe dieser Effektivwerte berechnen. Ihr solltet aber vor allem wissen, wie man von der maximalen Spannung/Stromstärke (in der Abbildung als „U_0“ bezeichnet) auf die Effektivwerte kommt ... zum Glück ist die Formel relativ einfach:

$$U_{Eff} = U_{max} / \sqrt{2}$$

Ebenfalls relevant beim Wechselstrom sind zwei Größen, die ihr schon in der Mechanik kennengelernt habt: Frequenz f und Periodendauer T (wie rechnet man sie nochmal ineinander um?). Bitte beachtet: Eine Periode unseres Wechselstroms dauert nicht nur so lange, wie die Kurve von 0 zum Maximum und wieder zurück zu 0 braucht, sondern erstreckt sich über die maximale negative Auslenkung bis zum nächsten Nullpunkt. Einfach gesagt: Eine Periode geht von 0 einmal ganz hoch, durch 0 einmal ganz runter und wieder zur 0. Ihr findet diesen Punkt in der Abbildung mit „T“ markiert. Bei „2T“ sind zwei Perioden vergangen. Wenn ihr also hört, dass der Strom aus der Steckdose 100-mal pro Sekunde die Richtung ändert, solltet ihr wissen, dass seine Frequenz demnach bei 50 s^{-1} liegen muss. Man spricht auch von 50 Hz (Hertz). Um nun auf die Periodendauer zu kommen, rechnet ihr 1/50 s^{-1} und erhaltet 0,02 s, also 2 Hundertstelsekunden bzw. 20 Millisekunden.

Sollte ihr einmal aufgefordert sein, die sogenannte Kreisfrequenz ω zu berechnen, merkt euch zudem folgende Formel:

$$\omega = 2 \times \pi \times f$$

Mithilfe der Kreisfrequenz kann man die momentane Stromstärke $I_{(t)}$ zu jedem Zeitpunkt t berechnen. Man braucht nur die maximale Stromstärke und die Kreisfrequenz:

$$I_{(t)} = I_0 \times \sin(\omega \times t + \phi)$$

Der Phasenwinkel Φ wird nur relevant, wenn die Kurven für Spannung und Stromstärken verschoben sind, was ihr aber in vielen Aufgaben nicht der Fall ist, sodass dieser Wert gleich 0 gesetzt werden kann.

ZUSAMMENFASSUNG

- Ladung Q, Spannung U, Stromstärke I und Widerstand R sind die wichtigsten Größen der Elektrizität.
- In verzweigten und unverzweigten Stromkreisen gelten unterschiedliche Regeln für die Berechnung der genannten Größen.
- Magneten kommen immer als Dipole vor. Bewegte Ladungen erzeugen magnetische Felder.

Notizen

KAPITEL

38 Licht und andere Wellen

Paul Windisch

In der Optik geht nichts ohne Licht. Licht besitzt sowohl Eigenschaften von Wellen als auch von Teilchen. Man spricht vom **Welle-Teilchen-Dualismus.**

38.1 Wellen

Schwingt ein Gegenstand wie etwa ein Pendel um eine Ausgangs- oder Ruhelage, spricht man passenderweise von einer **Schwingung.** Lässt sich der Graph der Schwingung mit einer Sinusfunktion beschreiben, spricht man von einer **harmonischen Schwingung.**

DEFINITION Schwingungen, die sich im Raum ausbreiten können, bezeichnet man als **Welle.**

Wir können Wellen in zwei wichtige Gruppen einteilen (> Abb. 38.1):

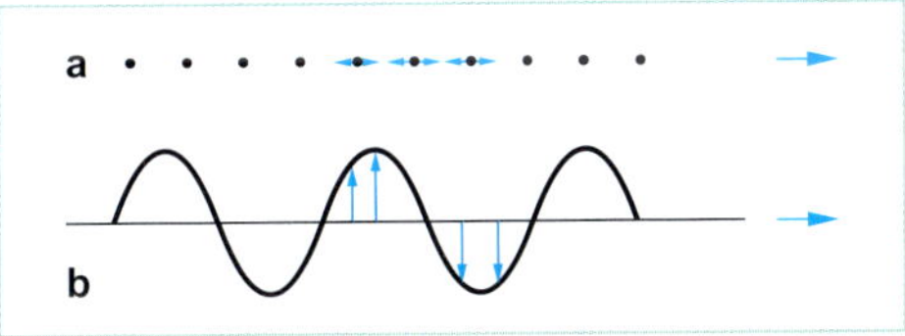

Abb. 38.1 Longitudinal- (a) und Transversalwellen (b) [L253]

Transversalwellen Bei den Transversalwellen steht die **Ausbreitungsrichtung der Welle senkrecht zur Schwingungsrichtung.** Als Beispiel wird gerne das Licht genannt. Zur Veranschaulichung verwenden wir an dieser Stelle die La-Ola-Welle: Bei einer La-Ola-Welle schwingen die Arme von unten nach oben bzw. umgekehrt, während sich die Welle in der Horizontalen, also von einem Zuschauer zum nächsten, ausbreitet.

Longitudinalwellen Das wahrscheinlich wichtigste Beispiel für Longitudinalwellen ist die Schallausbreitung in Gasen (wie der Luft). Angenommen, wir stehen an Silvester neben einem explodierenden Böller, dann drückt die Explosion die Moleküle in ihrer unmittelbaren Umgebung von sich weg und versetzt sie dadurch in Schwingung. Diese Teilchen stoßen nun immer weitere Teilchen an, bis irgendwann unser Ohr erreicht ist, mit dem wir die durch die Schwingungen entstehenden Druckänderungen wahrnehmen. Die Longitudinalwelle **schwingt also in Ausbreitungsrichtung.**

Neben dieser Unterteilung ist es wichtig zu wissen, mit welcher Geschwindigkeit sich eine Welle ausbreitet. Die **Ausbreitungsgeschwindigkeit c** ist das Produkt aus der **Wellenlänge λ** und der **Frequenz f** der Welle und hat – wie andere Geschwindigkeiten auch – die Einheit m/s.

$$c = f \times \lambda$$
$$[c] = [f] \times [\lambda] = s^{-1} \times m = m/s$$

Die Ausbreitungsgeschwindigkeit einer Welle hängt immer vom Medium ab, in dem sich die Welle befindet. Geht ein Lichtstrahl von Luft in Wasser über, ändert sich dabei seine Ausbreitungsgeschwindigkeit (sie sinkt), was durch eine **Änderung der Wellenlänge** hervorgerufen wird. Die Frequenz ändert sich nicht.

In der Realität bestehen Schwingungen natürlich nicht ewig. Reibung und andere Effekte sorgen dafür, dass sich die Amplitude immer weiter abschwächt, bis gar keine Auslenkung aus der Ruhelage mehr zu erkennen ist. Man spricht von **gedämpften Schwingungen.**

Übrigens: Treffen zwei Wellen so aufeinander, dass ein Maximum auf ein Maximum trifft und sich die Wellen verstärken, handelt es sich um **konstruktive Interferenz.** Trifft ein Tal auf ein Maximum, sodass sich die Wellen auslöschen, handelt es sich um **destruktive Interferenz.** Eine **stehende Welle** entsteht, wenn sich zwei ansonsten gleiche Wellen genau entgegengesetzt bewegen.

38.2 Schall

Die Eigenschaften von Schallwellen können wir wahrnehmen: Die Amplitude bestimmt den Schalldruck p, der auf unser Ohr einwirkt und damit die Lautstärke, wohingegen die Frequenz als Tonhöhe wahrgenommen wird. Wir können wie bei der Stromstärke den effektiven Schalldruck bestimmen, indem wir den maximalen Druck durch die Wurzel aus zwei dividieren.

Aus dem Schalldruck können wir den Schalldruckpegel L_p berechnen. Während die Herleitung mit Sicherheit interessant ist, liefert aber v. a. das Wissen über die Definition dieser Größe die Punkte. Der Schalldruckpegel hat übrigens eine Einheit, die wir aus dem Alltag kennen: Dezibel (dB).

$$L_p = 20 \times \log(p_{eff} / p_0)$$

Wir vergleichen bei dieser Formel den effektiven Schalldruck mit einem immer gleichen Bezugswert p_0. Dieser liegt bei 2×10^{-5} Pa. Die Tatsache, dass wir einen Logarithmus verwenden, führt zu einigen interessanten Phänomenen, u. a. dass effektive Schalldrücke, die kleiner als der Bezugsdruck sind, negative dB-Werte haben können. Spielt ein bisschen mit der Gleichung und findet heraus, wie sich Änderungen des Schalldrucks auf den Schalldruckpegel auswirken – das ist zudem eine gute Gelegenheit, das Rechnen mit Logarithmen zu üben!

38.3 Licht

Beim Licht handelt es sich (zumindest teilweise) um eine Welle, genauer gesagt eine **elektromagnetische Welle,** die trotzdem auch Eigenschaften von Teilchen aufweist **(Welle-Teilchen-Dualismus).** Die Ausbreitungsgeschwindigkeit im Vakuum, also die **Vakuumlichtgeschwindigkeit,** sollte man kennen. Sie liegt bei 3×10^8 m/s bzw. **300.000 km/s.** Da die Ausbreitungsgeschwindigkeit in Luft nur geringfügig langsamer ist, könnt ihr dafür denselben Wert verwenden. Wenn man sich mit der Energieübertragung von Licht befasst, hebt man i. d. R. die Teilchenqualitäten des Lichts hervor und spricht von kleinen Energieportionen, die **Photonen** genannt werden.

Licht hat nicht eine Wellenlänge, sondern besteht aus vielen unterschiedlichen Wellen mit **unterschiedlichen Wellenlängen** (➤ Tab. 38.1), von denen wir nur einen kleinen Teil (ca. **400–700 nm**) als **sichtbares Licht** wahrnehmen können (➤ Abb. 38.2). Übrigens: Wie können wir von der Wellenlänge auf die Frequenz schließen? Indem wir die Formel zur Berechnung der Ausbreitungsgeschwindigkeit des Lichts umstellen!

Tab. 38.1 Farben und Wellenlängen des Lichts

Farbe	Wellenbereich
Rot	670 nm
Gelb	600 nm
Grün	520 nm
Blau	450 nm
Violett	420 nm

Am Licht kann man ebenfalls sehr gut das Huygens'sche Prinzip demonstrieren, das besagt, dass jeder Punkt einer sich ausbreitenden Wellenfront der Ursprung einer neuen Welle (sogenannter Elementarwellen) ist. Warum sonst könnte Licht (zumindest ein bisschen) „um die Ecke leuchten"? Dieses Phänomen nennt man Beugung.

Notizen

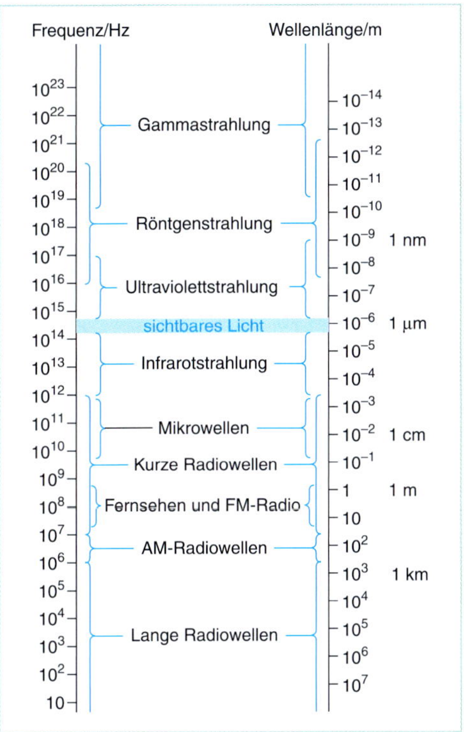

Abb. 38.2 Das elektromagnetische Spektrum [L253]

ZUSAMMENFASSUNG

- Der Schalldruckpegel ist logarithmisch definiert.
- Licht besteht aus verschiedenen Wellenlängen und Frequenzen.
- Die Vakuumlichtgeschwindigkeit beträgt 300.000 km/s.

Notizen

KAPITEL

39 Optik

Paul Windisch

39.1 Reflexion

Ein Gegenstand, der Licht vollständig reflektiert, ist der Spiegel. Er weist eine sehr glatte Oberfläche auf, sodass man sehr gut vorhersagen kann, wie das Licht reflektiert wird (➤ Abb. 39.1). Dafür muss man natürlich zunächst beschreiben können, aus welcher Richtung der Lichtstrahl kommt. Dafür legt man eine Gerade senkrecht durch die Grenzfläche zwischen Spiegel und dem Medium, durch das der Lichts trahl zieht (z. B. Luft) und zwar genau in dem Punkt, in dem der Strahl auf den Spiegel trifft. Nun kann man den Winkel zwischen dem Lichtstrahl und diesem sog. **Lot** angeben. Wenn wir nun aus mehreren Winkeln Lichtstrahlen auf den Spiegel schießen, werden wir sehen, dass der Winkel des ausfallenden Strahls β immer dem des einfallenden Strahls α entspricht.

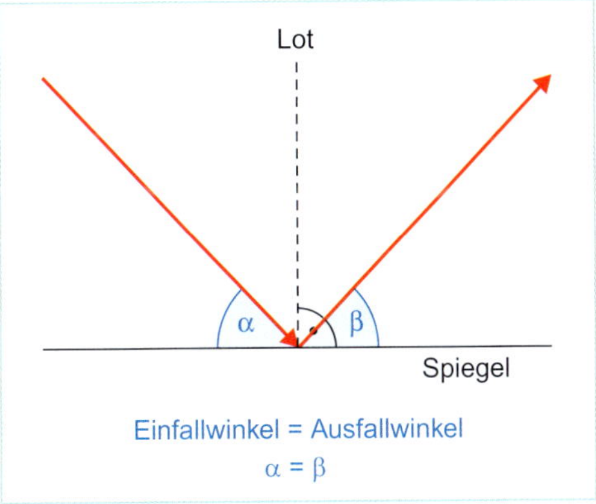

Abb. 39.1 Reflexion an ebenem Spiegel (Planspiegel) [L231]

Bildet ein Lichtstrahl keinen Winkel mit dem Lot (trifft also genau senkrecht auf die Grenzfläche), wird er in sich zurückgeworfen.

> **DEFINITION**
> **Einfallswinkel = Ausfallswinkel**

39.2 Brechung

An manchen Grenzflächen wird das Licht nur z. T. reflektiert, während der Rest durch die Grenzfläche hindurchtritt. Es kommt zur Brechung.

$$n_{Medium} = c_{Vakuum} / c_{Medium}$$

Ein Begriff, den wir benötigen werden, ist der des **Brechungsindex n** eines Mediums. Man berechnet ihn, indem man die Vakuumlichtgeschwindigkeit durch die Lichtgeschwindigkeit in dem Medium dividiert.

Er ist für jedes Material spezifisch. Da wir bereits wissen, dass die Lichtgeschwindigkeit in Luft fast identisch mit der Lichtgeschwindigkeit im Vakuum ist, erhalten wir bei der Division als Ergebnis ungefähr 1. Da die Lichtgeschwindigkeit in Wasser geringer ist als im Vakuum (kleinerer Nenner), erhalten wir einen größeren Brechungsindex, genauer gesagt 1,33. Der Brechungsindex hat keine Einheit, denn die Einheiten der beiden Geschwindigkeiten kürzen sich heraus. Ist der Brechungsindex von Medium A größer als der von Medium B, bezeichnet man A als optisch dichter.

Beim **Übergang von einem Medium** in ein anderes ändert sich einerseits die Geschwindigkeit, andererseits auch die Richtung des Lichtstrahls – er wird gebrochen. Um die Richtungsänderung genauer zu beschreiben, legt man wieder eine Gerade senkrecht durch die Grenzfläche und den Punkt, an dem der Strahl diese durchdringt – das Lot. Nun kann man angeben, ob der Strahl zum Lot hin oder von ihm weg gebrochen wird.

Wir können uns das merken, indem wir uns den Strahl wie ein Auto mit Allradantrieb vorstellen: Im optisch dünneren Medium kommt das Auto gut voran, aber an der Grenzfläche passiert etwas: In unserer Abbildung kommt das rechte Vorderrad zuerst ins optisch dichtere Medium, wird also abgebremst. Das linke Vorderrad ist allerdings noch im optisch dünneren Medium und dreht sich nach wie vor schnell. Was passiert? Das Auto zieht nach rechts und das Licht wird **zum Lot hin gebrochen.**

Würde es sich bei der Abbildung um den Übergang von einem optisch dichteren in ein dünneres Medium handeln, würde das rechte Vorderrad als erstes Fahrt aufnehmen, sodass das Auto nach links steuert und das Licht **vom Lot weg gebrochen** wird (➢ Abb. 39.2).

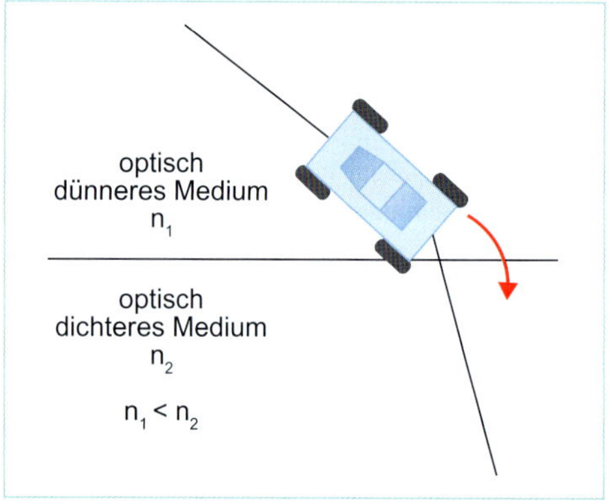

Abb. 39.2 Veranschaulichte Brechung beim Übergang vom optisch dünneren in ein optisch dichteres Medium [L231]

DEFINITION

- Beim Übergang von einem **optisch dünneren in ein optisch dichteres Medium** wird der Lichtstrahl zum Lot hin gebrochen.
- Beim Übergang von einem **optisch dichteren in ein optisch dünneres Medium** wird der Lichtstrahl vom Lot weg gebrochen.

Für die Berechnung der Winkeländerung (zum Lot) nutzt man das **Snellius-Brechungsgesetz** (➢ Abb. 39.3):

$$n_1 \times \sin\alpha = n_2 \times \sin\beta$$

Wenn man den Einfallswinkel α und die Brechungsindizes der beteiligten Medien kennt, kann man den Sinus des Ausfallswinkels β und damit auch den Ausfallswinkel selbst berechnen, indem man die Gleichung nach sinβ auflöst.

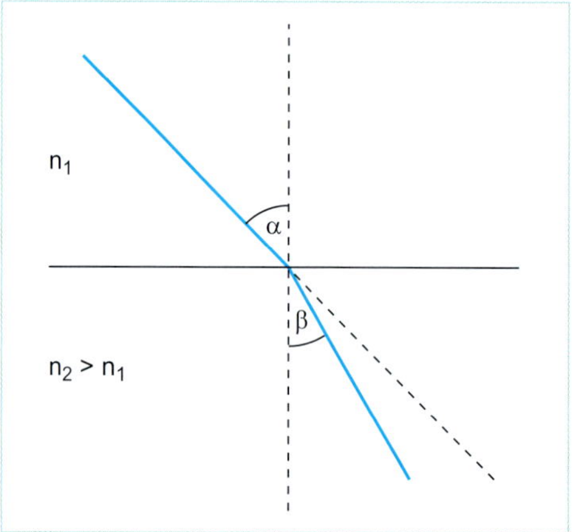

Abb. 39.3 Lichtbrechung am Übergang zweier Medien [L253]

39.3 Linsen

39.3.1 Konvexe Linsen

Nach außen gebogene (konvexe) Linsen brechen Lichtstrahlen zum Lot zu einem Brennpunkt F mit der Brennweite f. Man spricht von Sammellinsen. Wir können Bilder eines Gegenstands konstruieren, indem wir von der Spitze des Gegenstands drei Strahlen zeichnen (➢ Abb. 39.4):

- Ein Strahl parallel zur Achse, der auf der gegenüberliegenden Seite durch den Brennpunkt geht.
- Ein Strahl durch den Mittelpunkt der Linse, der nicht gebrochen wird.
- Ein Strahl durch den Brennpunkt auf der Gegenstandsseite der Linse, der nach der Linse dann parallel zur Achse verläuft.

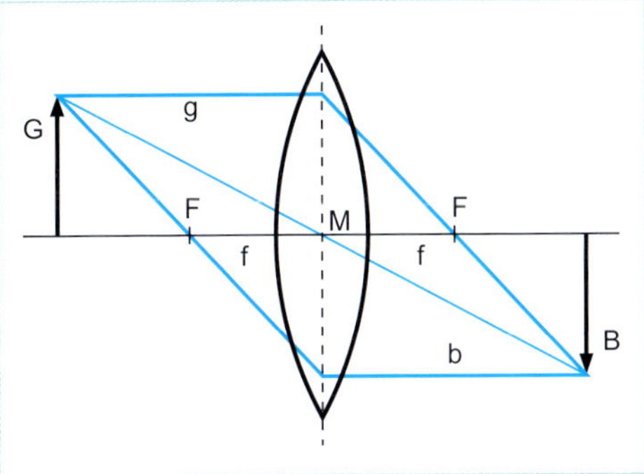

Abb. 39.4 Bildkonstruktion an einer Sammellinse. [L253]
Zudem gilt: Für Bildgröße B, Gegenstandsgröße G sowie Bildweite b, Gegenstandsweite g und die Brennweite der Linse f:
$B/G = b/g$
$1/f = 1/b + 1/g$

HAM-Nat-GEHEIMTIPP Versucht zu berechnen, wie sich die anderen Parameter verändern, wenn die Gegenstandsweite kleiner als die Brennweite ist, der Brennweite entspricht oder der doppelten Brennweite entspricht. Macht euch dazu Skizzen. Das ist zwar etwas mühsam, wird euer Verständnis von Linsen aber deutlich verbessern.

39.3.2 Konkave Linsen

Nach innen gebogene Linsen brechen das Licht vom Lot weg und werden auch Zerstreuungslinsen genannt. Es entstehen virtuelle Bilder, die zwar nicht projiziert, aber von einem Betrachter gesehen werden können.

Übrigens: Die Brechkraft einer Linse ist definiert als Kehrwert ihrer Brennweite. Sie wird in Dioptrien (dpt) angegeben. Aufgrund der Definition gilt:

$$1 \mathrm{dpt} = 1 \mathrm{m}^{-1}$$

Ein weiterer Begriff, den man kennen sollte, ist der Abbildungsfehler: Die **sphärische Aberration** beruht darauf, dass sich Linsen aufgrund ihrer Dicke nicht ganz so verhalten, wie wir das für die Bildkonstruktion annehmen. Die **chromatische Aberration** beruht darauf, dass das Licht unterschiedlich stark gebrochen wird. Blaues Licht wird z. B. stärker als rotes Licht gebrochen – wer blau ist, bricht schließlich am meisten.

39.4 Auge

Das Auge hat eine Brechkraft von 58 dpt im entspannten Zustand (19–34 dpt Linse und Hornhaut 43 dpt). Die Brechkräfte addieren sich also nicht direkt. Das auf der Netzhaut (Retina) entstehende Bild ist **verkleinert** und **umgekehrt.** Mit der Linse können wir uns an die Entfernung eines Gegenstands (Akkommodation) anpassen und mit der Pupillenweite an die Lichtintensität. Besonders interessant sind die Sehfehler am Auge:

- Bei Kurzsichtigkeit (Myopie) ist die Brechkraft des Auges zu stark bzw. der Augapfel zu lang. Die Korrektur erfolgt mittels einer konkaven Linse (➢ Abb. 39.5).
- Bei Weitsichtigkeit (Hyperopie) ist die Brechkraft des Auges zu schwach bzw. der Augapfel zu kurz. Die Korrektur erfolgt mittels einer konvexen Linse (➢ Abb. 39.5).

- **W**eitsichtig = kon**w**ex
- **K**urzsichtig = kon**k**av

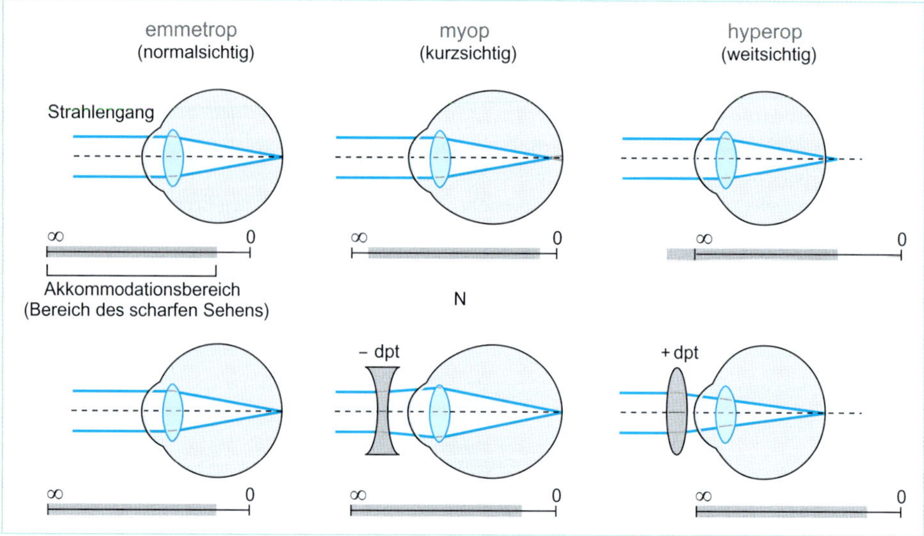

Abb. 39.5 Sphärische Abbildungsfehler des Auges und ihre Korrektur [L253]

39.5 Lupe und Mikroskop

Lupen sind Sammellinsen, wobei sich der Gegenstand innerhalb der Brennweite und das Auge sich ungefähr im Abstand einer Brennweite der Lupe befinden müssen, um eine Vergrößerung zu erzielen, wobei ein virtuelles Bild entsteht.

Mikroskope bestehen aus zwei Sammellinsen. Die Linse am Objekt heißt Objektiv, wobei sich das Objekt innerhalb der 1- bis 2-fachen Brennweite des Objektivs befinden sollte. Die Linse am Auge heißt Okular. Das vom Objektiv erzeugte Zwischenbild muss innerhalb der Brennweite des Okulars liegen, das quasi als Lupe fungiert. Die Gesamtvergrößerung ergibt sich als Produkt der Vergrößerungen von Objektiv und Okular (➤ Abb. 39.6).

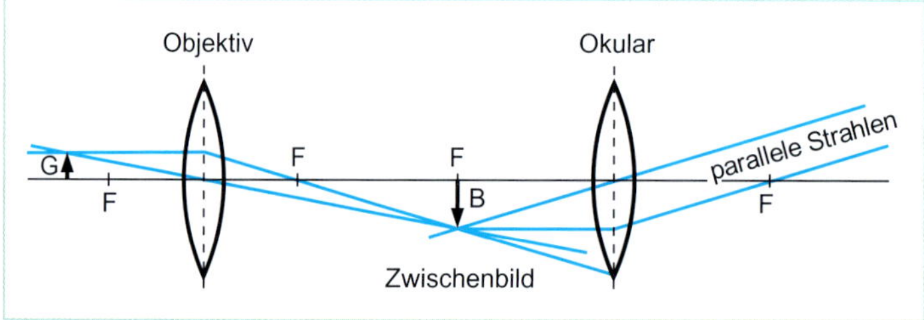

Abb. 39.6 Strahlengang im Mikroskop: reelles Zwischenbild und virtuelles Bild im Unendlichen [L253]

ZUSAMMENFASSUNG

- Kurzsichtigkeit wird mit konkaven, Weitsichtigkeit mit konvexen Linsen korrigiert.
- Snellius-Brechungsgesetz: $n_1 \times \sin\alpha = n_2 \times \sin\beta$
- $1/f = 1/b + 1/g$

KAPITEL

40 Ionisierende Strahlung

Paul Windisch

Wenn ihr im Themenkatalog des HAM-Nat unter Physik keine ionisierende Strahlung findet, solltet ihr bei Chemie schauen, denn dort steht etwas von Radioaktivität. Da das Thema didaktisch allerdings hier besser passt, ist es in der Physik gelandet.

Als ionisierende Strahlung bezeichnet man zunächst einmal Strahlung, die in der Lage ist, Elektronen aus Molekülen und Atomen zu entfernen, sodass geladene Ionen zurückbleiben. Im Rahmen dieser Ionisierung können chemische Bindungen zerstört werden, was – z. B. für unsere Erbinformation – durchaus schädlich sein kann. Da ionisierende Strahlung trotzdem als diagnostisches und therapeutisches Werkzeug aus der modernen Medizin (und damit auch dem HAM-Nat) nicht wegzudenken ist, wollen wir uns ihr zum Schluss dieses Buchs widmen.

Ionisierende Strahlung kann u. a. in partikel- und elektromagnetische Strahlung eingeteilt werden:

- **Partikelstrahlung:** Besteht aus Teilchen wie Elektronen, Neutronen, α-Teilchen, Protonen oder Schwerionen. Allerdings ist nicht jedes fliegende Teilchen gleich ionisierende Strahlung, sondern muss zunächst eine bestimmte kinetische Energie besitzen, bevor es in der Lage ist, Elektronen aus Atomen zu lösen. Diese Energie unterscheidet sich von Teilchen zu Teilchen.
- **Elektromagnetische Strahlung:** An sich ist sie nicht zwingend ionisierend. Erst die kurzwellige hochfrequente Strahlung mit Wellenlängen unter 200 nm (also außerhalb des sichtbaren Spektrums) hat das Vermögen, Atome zu ionisieren. Zur ionisierenden elektromagnetischen Strahlung zählen z. B. UV-, Röntgen- und Gammastrahlung.

40.1 Radioaktivität

Aus dem Alltag kennt ihr wahrscheinlich eher den Begriff **„radioaktive Strahlung"** als den der ionisierenden Strahlung. Radioaktivität beschreibt zunächst nur die Eigenschaft eines Atomkerns, zu zerfallen und dabei **spontan ionisierende Strahlung** auszusenden. Der Begriff „radioaktive Strahlung" bezeichnet also nur die ionisierende Strahlung, die das Produkt eines radioaktiven Zerfalls ist. Merkt euch deshalb bitte, dass diese Begriffe keine Synonyme sind oder vermeidet „radioaktive Strahlung" ganz und sprecht stattdessen von „ionisierender Strahlung radioaktiver Substanzen", denn die Strahlung selbst ist natürlich nicht radioaktiv, sondern nur die Substanz, von der sie ausgeht.

Bei einem radioaktiven Zerfall handelt es sich eigentlich um eine Umwandlung. Entweder ändert ein Kern seinen Zustand oder er wandelt sich in einen anderen Kern, der dann **Tochterkern** genannt wird, um.

Je nach frei werdender Strahlung kann man drei (oder vier) Zerfallsarten unterscheiden:

Alpha-Zerfall: Bei einem Alpha-Zerfall wird ein α-Teilchen frei, das aus zwei Protonen und zwei Neutronen besteht. Wenn man im Periodensystem nach einem Teilchen mit zwei Protonen und zwei Neutronen sucht, wird man bei Helium fündig. Handelt es sich beim α-Teilchen also um ein Helium-Atom? Nein, denn das Helium-Atom besitzt auch noch zwei Elektronen und ist damit elektrisch neutral. Das α-Teilchen ist dagegen wie der Kern eines Heliumatoms zweifach positiv geladen.

Ein beliebtes Beispiel ist der Zerfall von Radium-226 zu Radon-222:

$$^{226}_{88}\mathrm{Ra} \rightarrow {}^{222}_{86}\mathrm{Rn} + {}^{4}_{2}\alpha$$

Die **allgemeine Formel** für Alpha-Zerfälle lautet:

$$^{m}_{p}\mathrm{X} \rightarrow {}^{m-4}_{p-2}\mathrm{Y} + {}^{4}_{2}\alpha$$

Beta-Zerfall: Den Beta-Zerfall kann man noch weiter in Beta$^+$ und Beta$^-$ unterteilen:

- Beim Beta$^-$-Zerfall wird ein Neutron im Kern in ein positiv geladenes Proton umgewandelt, sodass sich bei diesem Zerfall nur die Protonenzahl, aber nicht die Massenzahl ändert. Zudem entsteht noch ein negativ geladenes Elektron, dann ist die ganze Sache wieder ausgeglichen. Dieses **Elektron** verlässt als Strahlung den Kern. Da hier ein negativ geladenes Teilchen auf die Reise geht, spricht man vom Beta-**Minus**-Zerfall. Zudem entsteht noch ein **Antineutrino**, das ebenfalls emittiert wird:

$$^{m}_{p}X \rightarrow ^{m}_{p+1}Y + e^{-} + \nu$$

$$^{14}_{6}C \rightarrow ^{14}_{7}N + e^{-} + \bar{\nu}$$

- Beim Beta^{+}-Zerfall wird ein Proton in ein Neutron umgewandelt, sodass die Massenzahl wieder gleich bleibt, während sich die Protonenzahl ändert. Damit das Ganze ausgeglichen ist, entsteht noch ein positiv geladenes und, wie das Elektron, fast masseloses **Positron**. Da dieses den Kern verlässt, spricht man vom Beta-**Plus**-Zerfall. Zudem wird ein **Neutrino** emittiert:

$$^{m}_{p}X \rightarrow ^{m}_{p-1}Y + e^{+} + \nu$$

$$^{40}_{19}K \rightarrow ^{40}_{18}Ar + e^{+} + \nu$$

Gammastrahlung: Kommt es zu einem Zerfall, ist der entstehende Tochterkern i. d. R. nicht direkt in seinem Grundzustand, sondern zunächst noch etwas energiereicher, man spricht von einem **angeregten Zustand.** Beim Übergang von diesem Zustand in den Grundzustand wird elektromagnetische Gammastrahlung frei. Die Gammastrahlung ist deshalb oft ein Begleiteffekt radioaktiver Zerfälle. Der angeregte Zustand wird in den Gleichungen durch ein „*“ deutlich gemacht:

$$^{m}_{p}X^{*} \rightarrow ^{m}_{p}X + \gamma$$

40.2 Aktivität und Halbwertszeit

Wir haben bereits in ➤ Kap. 30.3 etwas zur Halbwertszeit gelernt. An dieser Stelle wollen wir aber zunächst noch ein paar Überlegungen einschieben:

Auch wenn wir wissen, dass Jod-133 eine Halbwertszeit von 8 Tagen hat und wir ein Jod-133-Atom vor uns auf dem Tisch liegen haben, können wir nicht vorhersagen, wann dieses Atom zerfällt. Der Zerfall eines einzelnen Kerns geschieht **spontan.** Es kann in der nächsten Sekunde oder erst in ein paar Wochen so weit sein. Die Halbwertszeit sagt, dass in 8 Tagen nur noch die Hälfte einer sehr großen Menge von Jod-133-Atomen vorhanden sein wird. Die Halbwertszeit ist also eine statistische Aussage.

DEFINITION Die **Aktivität A** beschreibt die Anzahl der Zerfälle pro Zeit. Sie hat die Einheit Becquerel (Bq), wobei 1 Bq einem Zerfall pro Sekunde entspricht. Bei einem Gefäß mit einem radioaktiven Stoff ist die Aktivität hoch,
- wenn die Halbwertszeit kurz ist: Dann gibt es viele Zerfälle in kurzer Zeit.
- wenn viele Atome des Stoffes vorhanden sind: Wo viel ist, kann viel zerfallen. Das ist auch der Grund, warum die Zerfallsaktivität mit der Zeit abnimmt. Wenn nach Verstreichen einer Halbwertszeit nur noch 50 % der Atome vorhanden sind, gibt es auch nur noch 50 % der ursprünglichen Zerfälle.

Übrigens: Wenn ein radioaktiver Stoff (oder eine andere schädliche Substanz) in unseren Körper gelangt ist, wartet der Körper häufig nicht darauf, bis dieser von allein zerfallen ist. Viele Stoffe werden vom Körper verstoffwechselt oder ausgeschieden, sodass die Konzentration im Körper schneller sinkt.

DEFINITION Die Zeitspanne, in der die Konzentration eines Stoffes allein aufgrund von biologischen Vorgängen auf die Hälfte des Ausgangswerts gesunken ist, bezeichnet man als **biologische Halbwertszeit.**

40.3 Dosis

Nicht ganz so relevant für den HAM-Nat wie die beiden anderen Themen, aber insbesondere im Hinblick aufs Studium gut zu wissen, sind die unterschiedlichen Möglichkeiten zur Berechnung der Dosis ionisierender Strahlung.

Da man als Patient gelegentlich mit ionisierender Strahlung in Kontakt kommt, ist es wichtig, die „Menge an Strahlung“, sprich die **Dosis,** quantifizieren zu können. Hierfür gibt es mehrere Möglichkeiten:

Energiedosis D: Man gibt die durch die Strahlung auf den Körper übertragene Energie an und teilt diese durch die Masse des Körpers. Die Einheit ist entsprechend **Joule/kg,** was auch als **Gray** (Gy) bezeichnet wird.

$$D = \frac{E}{m}$$

Ionendosis I: Bei der Ionendosis gibt man an, wie viel Ladung durch Strahlung im Körper erzeugt wurde und dividiert erneut durch die Masse des Körpers. Die Einheit ist entsprechend **Coulomb/kg,** wohingegen früher Röntgen (R) verwendet wurde.

$$I = \frac{Q}{m}$$

Äquivalentdosis H: Wenn man mit Menschen arbeitet, sollte man berücksichtigen, dass unterschiedliche Arten von Strahlung unterschiedlich große Schäden verursachen. Aus diesem Grund multipliziert man bei der Berechnung der Äquivalentdosis den Wert der Energiedosis mit einem **Weighting Factor w** (➤ Tab. 40.1). Besonders wirksame Strahlung erhält dabei ein großes W. Die Einheit der Äquivalentdosis ist **Sievert** (Sv).

Tab. 40.1 Weighting Factors für einige Strahlenarten

Strahlung	w
Röntgen-, Gamma- und Betastrahlung	1
Protonen	2
Alphastrahlung	20

$$H = D \times w$$

Macht es einen Unterschied, ob man eine bestimmte Dosis innerhalb von 5 s oder innerhalb von 5 Jahren abbekommt? Ja, macht es, und passenderweise werden die Dosisangaben häufig auch auf den Zeitraum bezogen, in dem man dieser Dosis ausgesetzt war. Man spricht dann von der Energie-, Ionen- oder Äquivalentdosis**leistung** und setzt einen kleinen Punkt über das Formelzeichen.

ZUSAMMENFASSUNG

- Ionisierende Strahlung kann Elektronen aus Atomen oder Molekülen entfernen.
- Bei radioaktiven Zerfällen wird α-, β- oder γ-Strahlung frei.
- Bei der Berechnung der Äquivalentdosis wird die unterschiedlich starke Wirkung verschiedener Strahlenarten auf den menschlichen Körper berücksichtigt.

KAPITEL

41 Formelsammlung Physik

Paul Windisch

Klassische Mechanik

Tab. 41.1 Translationsbewegungen

Geschwindigkeit	$v = \frac{\Delta s}{\Delta t}$ [v]: m/s	*Δs:* Änderung der Strecke *Δt:* Änderung der Zeit Wird eine große Strecke in kurzer Zeit zurückgelegt, ist die Geschwindigkeit hoch.
Beschleunigung	$a = \frac{\Delta v}{\Delta t}$ [a]: m/s^2	*Δv:* Änderung der Geschwindigkeit *Δt:* Änderung der Zeit Ändert sich die Geschwindigkeit in kurzer Zeit stark, ist die Beschleunigung hoch.
Endgeschwindigkeit bei konstanter Beschleunigung	$v = v_0 + a \times t$ [v]: m/s	v_0: Ausgangsgeschwindigkeit *a:* Beschleunigung *t:* Zeitraum, über den beschleunigt wird Hohe Ausgangsgeschwindigkeit und starke Beschleunigung über langen Zeitraum → hohe Geschwindigkeit

Tab. 41.2 Kräfte

Kraft	$F = m \times a$ $[F] : N = kg \times \frac{m}{s^2}$	*m:* Masse *a:* Beschleunigung Um einen schweren Körper stark zu beschleunigen, muss viel Kraft aufgewendet werden.
Gravitationskraft der Erde (Schwerkraft)	$F_G = m \times g$ $[F_G] : N = kg \times \frac{m}{s^2}$	*m:* Masse des beschleunigten Körpers *g:* Ortsfaktor/Fallbeschleunigung (auf der Erde 9,81 m/s^2)
Gravitation allgemein	$F_G = G \frac{m_1 \times m_2}{r^2}$ $[F_G] : N = kg \times \frac{m}{s^2}$	*G:* Gravitationskonstante (6,7 $n \times m^2/kg^2$) m_1: Masse von Körper 1 m_2: Masse von Körper 2 *r:* Abstand der beiden Körper voneinander Wenn zwei sehr schwere Körper sehr nah beieinander sind, üben sie starke Graviationskräfte aufeinander aus.

Tab. 41.3 Reibung

Reibung (Festkörper)	$F_R = \mu \times F_N$ $[F_R] : N = kg \times \frac{m}{s^2}$	*μ:* Reibungskoeffizient (abhängig von Materialien) F_N: Normalkraft (Kraftkomponente, die Körper senkrecht auf Unterlage drückt). In der Horizontalen entspricht die Normalkraft der Gewichtskraft.

Tab. 41.4 Rotationsbewegungen

Bahngeschwindigkeit	$v = \omega \times r$ [v]: m/s	*ω:* Winkelgeschwindigkeit in rad/s *r:* Radius Objekte, die sich weit entfernt vom Zentrum einer Rotation bewegen, haben eine höhere Bahngeschwindigkeit.
Winkelgeschwindigkeit	$\omega = 2\pi/T = 2\pi \times f$ [ω]: rad/s	*T:* Periodendauer (Dauer eines Umlaufs) *f:* Frequenz (Anzahl der Umläufe pro Sekunde)
Zentripetalkraft	$F_{ZP} = m \times r \times \omega^2$ $[F_{ZP}] : N = kg \times \frac{m}{s^2}$	*m:* Masse des Objekts *r:* Radius *ω:* Winkelgeschwindigkeit in rad/s Wenn sich ein schweres Objekt weit entfernt vom Zentrum einer Rotation mit hoher Winkelgeschwindigkeit bewegt, erfährt es eine hohe Zentripetalkraft.
Drehmoment	$M = F \times l$ [M]: $N \times m = kg \times m^2/s^2$	*F:* Kraft, die am Hebelarm ansetzt *l:* Länge des Hebelarms Wenn wir mit viel Kraft und einem langen Hebelarm arbeiten, erzeugen wir ein hohes Drehmoment. Beispiel: Eine Brechstange.
Hebelgesetz	$M_{ges} = M_1 + M_2 + M_3 ...$ $[M_{ges}]$: $N \times m = kg \times m^2/s^2$	Das Gesamtdrehmoment am Drehpunkt berechnet sich aus der Summe aller angreifenden Drehmomente.

VERSTÄNDNIS⁺ Drehmomente, die in verschiedene Richtungen zeigen, müssen natürlich unterschiedliche Vorzeichen haben.

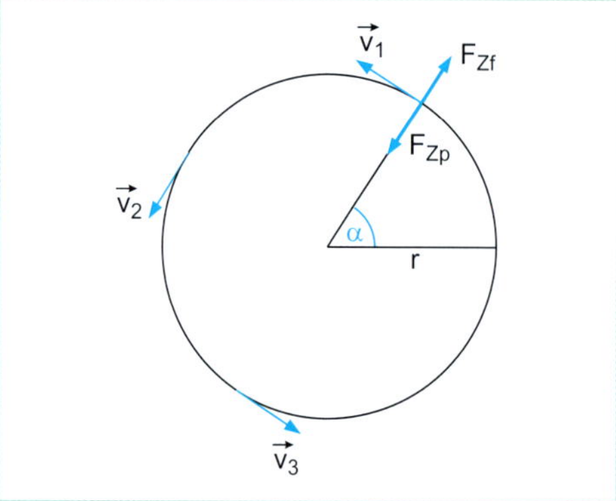

Abb. 41.1 Kreisbewegung, Zentripetalkraft (F_{Zp}) und Zentrifugalkraft (F_{Zf}) [L253]

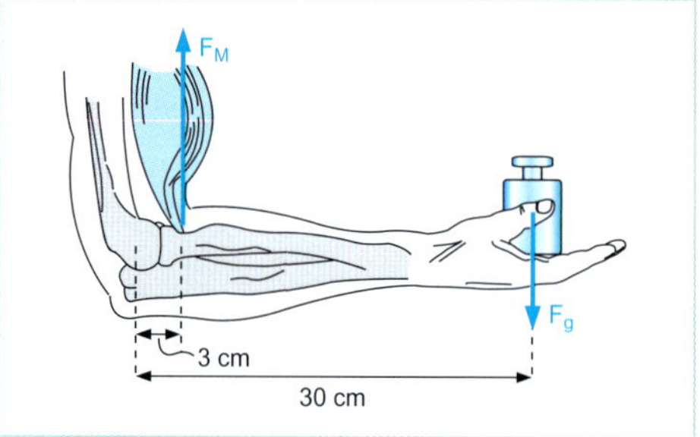

Abb. 41.2 Einarmiger Hebel am Beispiel des Unterarms. Bizeps und Gewicht erzeugen unterschiedliche Drehmomente [L253]

Tab. 41.5 Energie, Arbeit, Leistung und Impuls

Arbeit	$W = F \times s$ [W]: $J = N \times m = kg \times m^2/s^2$	*F:* Kraft *s:* Bewegte Strecke Logisch: Wenn man einen Gegenstand unter Aufwendung von viel Kraft über eine weite Strecke bewegt, verrichtet man viel Arbeit.
Leistung	$P = \Delta W/\Delta t$ [P]: $W = J/s = kg \times m^2/s^3$	*W:* Verrichtete Arbeit *t:* Zeit, in der die Arbeit verrichtet wurde Wenn viel Arbeit in geringer Zeit verrichtet wird, erbringt man eine hohe Leistung.

Tab. 41.5 Energie, Arbeit, Leistung und Impuls *(Forts.)*

Potenzielle Energie/Höhenenergie	$E_{H/Pot} = m \times g \times h$ $[E_H]$: J = N × m = kg × m²/s²	*m:* Masse des Körpers *g:* Ortsfaktor/Fallbeschleunigung (auf der Erde 9,81 m/s²) *h:* Höhe des Körpers/potenzielle Fallhöhe Ein schwerer Körper in großer Höhe hat eine Hohe potenzielle Energie, die er, wenn er fällt, freisetzen kann.
Kinetische Energie/Bewegungsenergie	$E_{Kin} = ½ \times m \times v^2$ $[E_{Kin}]$: J = N × m = kg × m²/s²	*m:* Masse des Körpers *v:* Geschwindigkeit des Körpers Ein schwerer Körper, der sich schnell bewegt, hat viel potenzielle Energie.
Impuls	$p = m \times v$ [p]: kg × m/s	*m:* Masse des Körpers *v:* Geschwindigkeit des Körpers Ein schwerer Körper, der sich schnell bewegt, hat einen hohen Impuls.
Impulserhaltungssatz	$p_1 + p_2 + p_3 \ldots = p_{ges} = \text{konst.}$	Die Summe der Impulse von Körpern in einem geschlossenen System ist konstant.

Tab. 41.6 Mechanik von Flüssigkeiten

Druck	$p = F/A$ [p]: Pa = N/m² = kg/m × s²	*F:* Kraft, die senkrecht auf die Fläche A wirkt *A:* Fläche, auf die die Kraft A wirkt Wenn viel Kraft auf eine kleine Fläche wirkt, ist der Druck hoch.
Hydrostatischer Druck	$p = \rho_{Fl} \times g \times h$ [p]: Pa = N/m² = kg/m × s²	ρ_{Fl}: Dichte der Flüssigkeit *g:* Ortsfaktor/Fallbeschleunigung (auf der Erde 9,81 m/s²) *h:* Höhe der Flüssigkeitssäule/Eintauchtiefe des Körpers In großer Tiefe herrscht ein hoher hydrostatischer Druck.
Dichte	$\rho = m/V$ [ρ]: kg/m³	*m:* Masse des Körpers *V:* Volumen des Körpers Kleine Körper, die trotzdem eine große Masse besitzen, haben eine hohe Dichte.
Auftriebskraft	$F_A = g \times m_{Fl} = g \times V_K \times \rho_{Fl}$ $[F_A] : N = kg \times \frac{m}{s^2}$	*g:* Ortsfaktor/Fallbeschleunigung (auf der Erde 9,81 m/s²) m_{Fl}: Masse der verdrängten Flüssigkeit ρ_{Fl}: Dichte der verdrängten Flüssigkeit V_K: Volumen des Körpers Ein Körper erfährt eine starke Auftriebskraft, wenn er ein großes Volumen besitzt und in eine Flüssigkeit mit hoher Dichte getaucht wird. Ob er schwimmt, hängt aber noch von seiner eigenen Dichte ab.
Volumenstromstärke (Volumen)	$I = \frac{\Delta V}{\Delta t}$ $[I] = \frac{m^3}{s}$	*ΔV:* Änderung des Volumens *Δt:* Änderung der Zeit Wenn an einem Ort viel Volumen in kurzer Zeit vorbeifließt, ist die Volumenstromstärke hoch.
Volumenstromstärke (Querschnittsfläche)	$I = A \times v$ $[I] = \frac{m^3}{s}$	*A:* Querschnittsfläche des Rohrs oder Gewässers *v:* Fließgeschwindigkeit
Bernoulli-Gleichung	$P_S + P_D = P_{ges} = \text{konst.}$	Die Summe aus dynamischem und statischem Druck ist konstant.

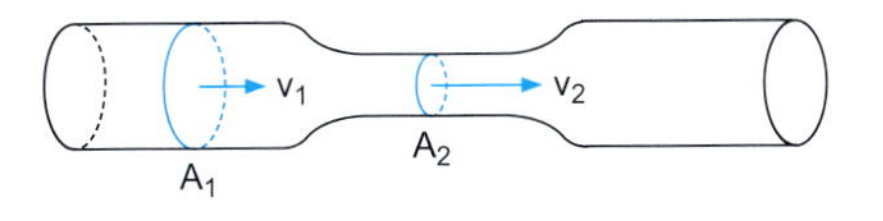

Abb. 41.3 Kontinuität der Volumenstromstärke bei verändertem Rohrquerschnitt [L253]

Notizen

Thermodynamik

Tab. 41.7 Gleichungen zur Wärme und Wärmekapazität

Wärmekapazität	$C = \frac{\Delta Q}{\Delta T}$ $[C] = \frac{J}{K}$	*ΔQ:* Zugeführte Wärme *ΔT:* Änderung der Temperatur Wenn wir einem Körper viel Wärme zuführen und sich seine Temperatur trotzdem nur geringfügig ändert, hat er eine hohe Wärmekapazität.
Spezifische Wärmekapazität	$c = \frac{C}{m}$ $[c] : \frac{J}{kg \times K}$	*C:* Wärmekapazität *m:* Masse des Körpers Wenn ein Körper eine hohe Wärmekapazität trotz einer nur geringen Masse besitzt, hat er eine hohe spezifische Wärmekapazität.
Wirkungsgrad	$\eta = \frac{E_{ab}}{E_{zu}}$	E_{ab}: Abrufbare-/Nutzenergie E_{zu}: Zugeführte Energie Wenn wir einer Maschine viel Energie zuführen und sie trotzdem nur wenig Arbeit verrichten kann, hat sie nur einen geringen Wirkungsgrad.

Tab. 41.8 Hauptsätze der Thermodynamik

Erster Hauptsatz der Thermodynamik	$\Delta U = Q + W$	Die Zunahme der Energie eines Systems entspricht der Summe aus zugeführter Wärme und am System verrichteter Arbeit. In einem abgeschlossenen System bleibt die Summe aller Energien konstant.
Zweiter Hauptsatz der Thermodynamik	$\Delta S \geq 0$	In einem geschlossenen System kann die Entropie nicht abnehmen.
Dritter Hauptsatz der Thermodynamik		Es ist nicht möglich, ein System bis zum absoluten Nullpunkt zu kühlen.

Elektrizität und Magnetismus

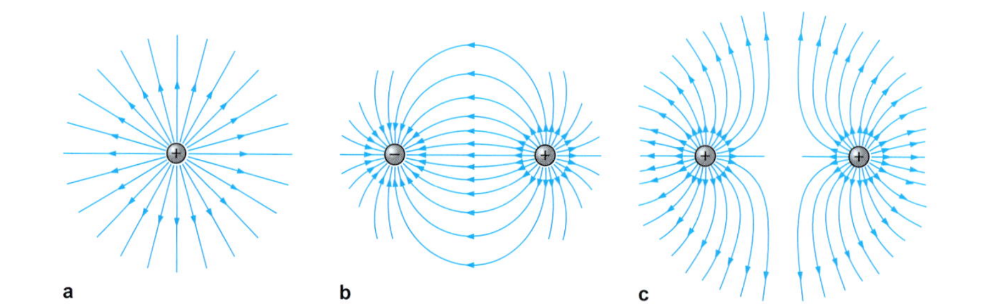

Abb. 41.4 Das elektrische Feld (a) einer Punktladung, (b) zwischen ungleichnamigen Ladungen und (c) zwischen gleichnamigen Ladungen [L253]

Tab. 41.9 Ladung und das elektrische Feld

Ladung	$Q = I \times t$ $[Q] = C = A \times s$	*I:* Stromstärke *t:* Zeit, während der der Strom fließt Fließt über eine lange Zeit starker Strom, wird viel Ladung transportiert.
Coulomb-Kraft (Anziehungskraft zwischen zwei Ladungen)	$F = \frac{1}{4 \times \pi \times \varepsilon_0} \times \frac{Q_1 \times Q_2}{r^2}$ $[F] : N = kg \times \frac{m}{s^2}$	ε_0: Elektrische Feldkonstante ($8{,}85 \times 10^{-12}$ C/V × m) Q_1/Q_2: Ladungen *r:* Abstand der beiden Ladungen voneinander Wenn zwei starke Ladungen nur wenig voneinander entfernt sind, üben sie starke Anziehungskräfte aufeinander aus.
Elektrische Feldstärke	$E = \frac{F}{Q}$ $[E] = J = N \times m = kg \times m^2/s^2$	*F:* Kraft, die auf eine Ladung im elektrischen Feld wirkt *Q:* Ladung im elektrischen Feld Wenn eine kleine Ladung in einem elektrischen Feld eine starke Kraft erfährt, muss die Feldstärke hoch sein.

Notizen

Tab. 41.9 Ladung und das elektrische Feld *(Forts.)*

Potenzielle Energie einer Ladung im elektrischen Feld	$E_{Pot} = F \times s$ $[E_{Pot}] = J = N \times m = kg \times m^2/s^2$	*F:* Kraft, die benötigt wird, um eine Ladung im elektrischen Feld zu bewegen *s:* Strecke, um die die Ladung bewegt wird Wenn viel Kraft aufgewendet wird, um eine Ladung im elektrischen Feld um eine weite Strecke zu bewegen, hat sie viel potenzielle Energie.

Tab. 41.10 Grundlegende Formeln

Strom	$I = \frac{\Delta Q}{\Delta t}$ $[I] = A = \frac{C}{s}$	*Q:* Bewegte Ladung *t:* Zeit, die der Transport benötigt Wenn viel Ladung in kurzer Zeit fließt, ist die Stromstärke groß.
Widerstand (Ohm'sches Gesetz)	$R = \frac{U}{I}$ $[R]: \Omega = V/A$	*U:* Spannung *I:* Stromstärke Wenn trotz großer angelegter Spannung nur wenig Strom fließt, ist der Widerstand hoch.
Leitwert	$L = 1/R$ $[L]: S = 1/\Omega$	*R:* Widerstand Kleiner Widerstand heißt großer Leitwert und umgekehrt.
Elektrische Leistung	$P = U \times I$ $[P]: W = V \times A = J/s$	*U:* Spannung *I:* Stromstärke
Elektrische Arbeit	$W = P \times t$ $[W]: J = W/s$	*P:* Leistung *t:* Zeitraum, über den Leistung verrichtet wird Wenn über einen langen Zeitraum viel Leistung erbracht wird, wird viel Arbeit verrichtet.
Effektive Spannung (Wechselstrom)	$U_{Eff} = U_{Max} \times \sqrt{2}$ $[U_{Eff}]: V$	U_{Max}: Maximal auftretende Spannung

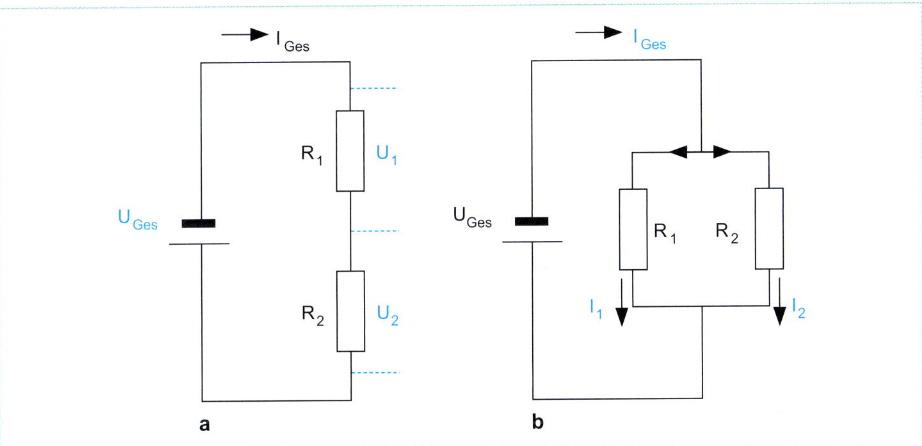

Abb. 41.5 Reihen- (a) und Parallelschaltung (b) von Widerständen [L253]

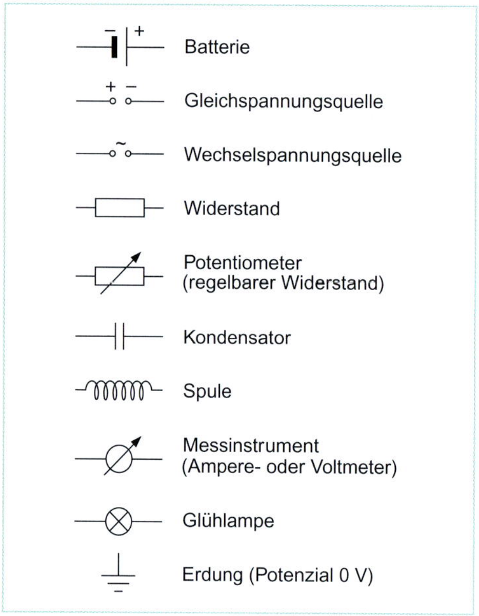

Abb. 41.6 Symbole für elektrische Schaltpläne [L253]

Tab. 41.11 Stromkreis

Reihenschaltung	$I_1 = I_2 = I_3 = I_{ges}$	Die Stromstärke ist an jedem Punkt gleich groß.
	$R_1 + R_2 + R_3 ... = R_{ges}$	Die Einzelwiderstände addieren sich zum Gesamtwiderstand.
	$U_1 + U_2 + U_3 ... = U_{ges}$	Die Spannungen an jedem Widerstand addieren sich zur Gesamtspannung.
	$\frac{R_1}{R_{ges}} = \frac{U_1}{U_{ges}}$	Das Verhältnis eines Widerstands zum Widerstand des gesamten Stromkreises entspricht dem der Spannung an diesem Widerstand zur Gesamtspannung.
Parallelschaltung	$I_1 + I_2 + I_3 ... = I_{ges}$	Die Stromstärken der Verzweigungen addieren sich zur Gesamtstromstärke.
	$\frac{1}{R_{ges}} = \frac{1}{R_1} + \frac{1}{R_2} \cdots$	Die Leitwerte der Verzweigungen addieren sich zum Gesamtleitwert.
	$U_1 = U_2 = U_3 = U_{ges}$	An den Widerständen der Verzweigungen liegt die gesamte Spannung an.
	$\frac{I_1}{I_2} = \frac{R_2}{R_1}$	Je größer der Widerstand, desto weniger Strom fließt durch ihn.

Tab. 41.12 Kirchhoff'sche Gesetze

Knotenregel	$I_{ges} = I_1 + I_2 + I_3 ... = 0$	Die Summe der Ströme, die zu einem Knoten hin und von ihm weg fließen, ist gleich 0.
Maschenregel	$U_{ges} = U_1 + U_2 + U_3 ... = 0$	Wenn man einen vollen „Umlauf" in einem geschlossenen Stromkreis absolviert, ist die Summe aller Spannungen, die man durchlaufen hat, gleich 0.

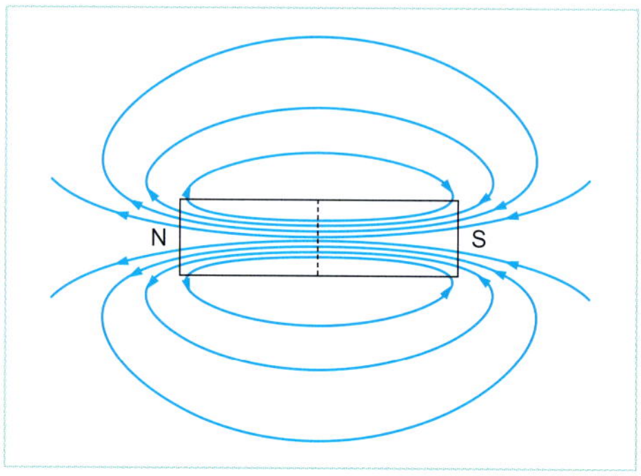

Abb. 41.7 Magnetfeld eines Stabmagneten [L253]

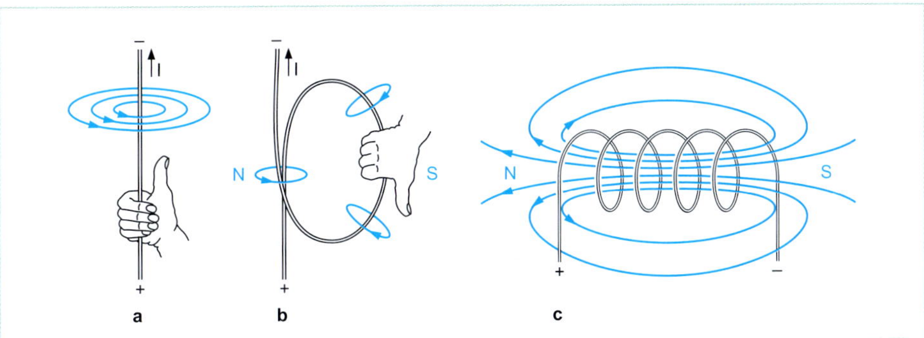

Abb. 41.8 Magnetfeld: (a) eines geraden, stromdurchflossenen Leiters, (b) einer Leiterschleife, (c) einer Spule [L253]

Tab. 41.13 Magnetismus

Lorentzkraft	$F = Q \times v \times B$ $[F] : N = kg \times \frac{m}{s^2}$	*Q:* Ladung *v:* Geschwindigkeit *B:* Magnetische Flussdichte Große Ladungen, die sich schnell im Magnetfeld bewegen, erfahren eine große Lorentzkraft.

Schwingungen

Tab. 41.14 Grundgrößen der Schwingungslehre

Periodendauer	$T = 1/f$ [T]: s
Frequenz	$f = 1/T$ [f]: 1/s = Hz

Wellen

Tab. 41.15 Gleichungen zum Rechnen mit Wellen

Ausbreitungsgeschwindigkeit einer Welle	$c = f \times \lambda = \lambda/T$ [c]: m/s	*f:* Frequenz der Welle *λ:* Wellenlänge der Welle *T:* Periodendauer der Welle Eine hochfrequente Welle mit großer Wellenlänge breitet sich schnell aus.

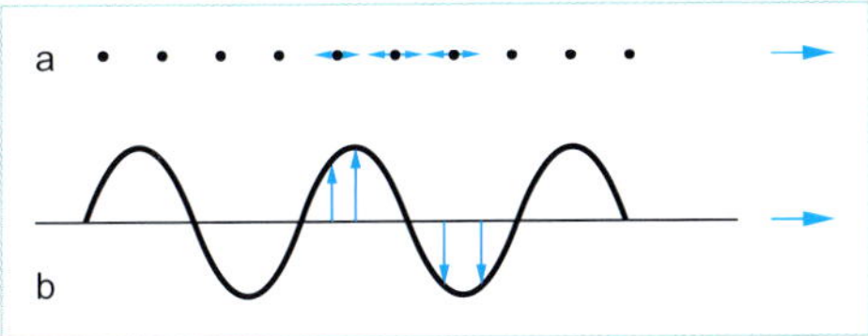

Abb. 41.9 Longitudinalwellen und Transversalwellen [L253]

VERSTÄNDNIS+ Auch beim elektromagnetischen Spektrum geht es eher weniger um genaue Zahlenwerte als darum zu wissen, dass beispielsweise Mikrowellen energiereicher/kurzwelliger als Radiowellen und Strahlen des sichtbaren Lichts wiederum kurzwelliger als Mikrowellen sind.

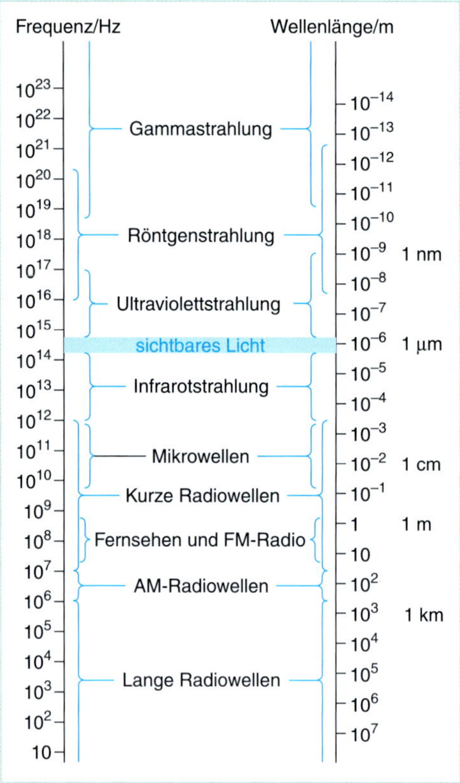

Abb. 41.10 Das elektromagnetische Spektrum [L253]

Optik

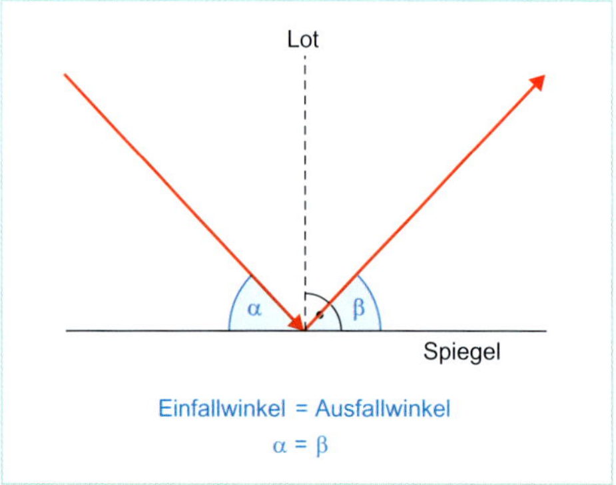

Abb. 41.11 Reflexion an ebenem Spiegel (Planspiegel) [L253]

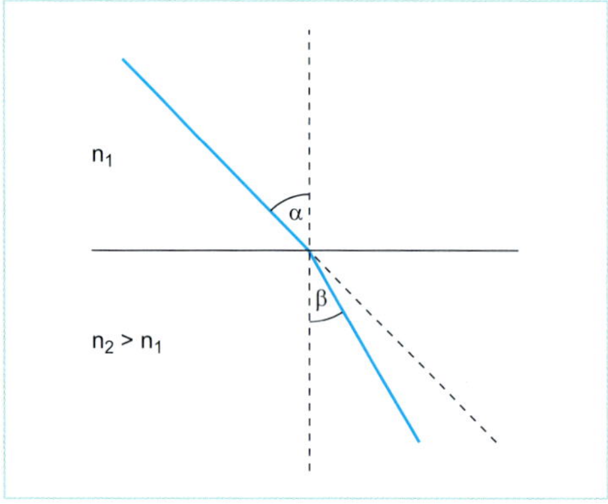

Abb. 41.12 Lichtbrechung am Übergang zweier Medien [L253]

Tab. 41.16 Brechung.

Brechungsindex eines Mediums	$n_{Medium} = \frac{c_{Vakuum}}{c_{Medium}}$	c_{Vakuum}: Lichtgeschwindigkeit im Vakuum c_{Medium}: Lichtgeschwindigkeit im Medium Bewegt sich das Licht durch ein Medium ähnlich schnell wie durch Vakuum, wird es an der Grenzfläche nur wenig gebrochen.
Änderung der Wellenlänge beim Übergang in ein anderes Medium	$\lambda = \lambda_0/n$ $[\lambda]$: nm	λ_0: Wellenlänge des Lichts im ursprünglichen Medium
Snellius-Brechungsgesetz	$n1 \times \sin(\alpha) = n2 \times \sin(\beta)$	*n1:* Brechungsindex Medium 1 *n2:* Brechungsindex Medium 2 *α:* Einfallswinkel *β:* Ausfallswinkel

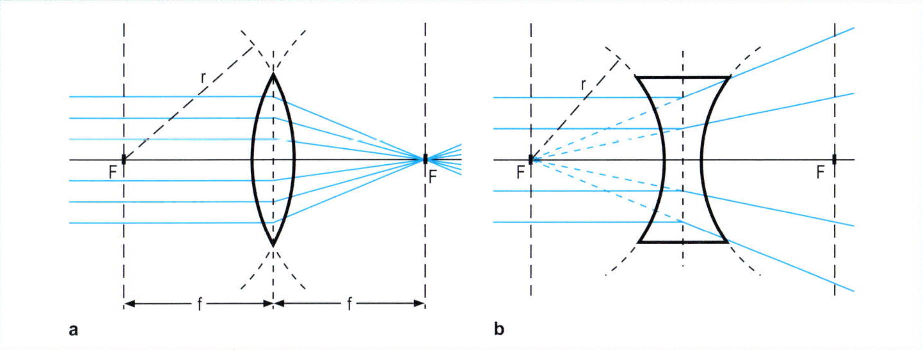

Abb. 41.13 Geometrie und Strahlengang (a) einer bikonvexen und (b) einer bikonkaven Linse [L253]

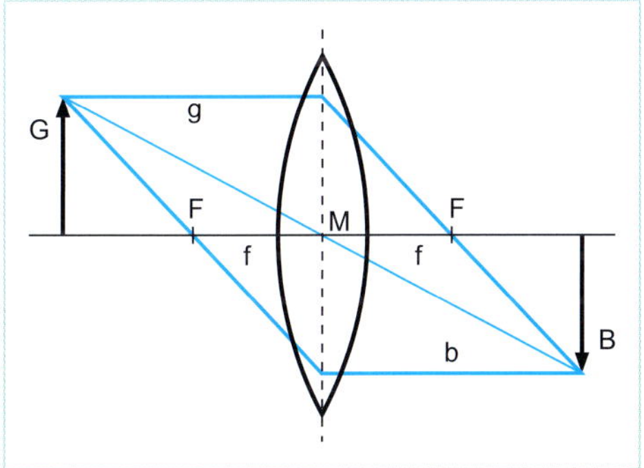

Abb. 41.14 Bildkonstruktion an einer Sammellinse [L253]

Tab. 41.17 Bildkonstruktion.

In Bezug auf Brennweite	$1/f = 1/g + 1/b$	*f:* Brennweite *g:* Gegenstandsweite *b:* Bildweite
In Bezug auf Abbildungsmaßstab	$a = B/G = b/g$	*a:* Abbildungsmaßstab *B:* Bildgröße *G:* Gegenstandsgröße *b:* Bildweite *g:* Gegenstandsweite

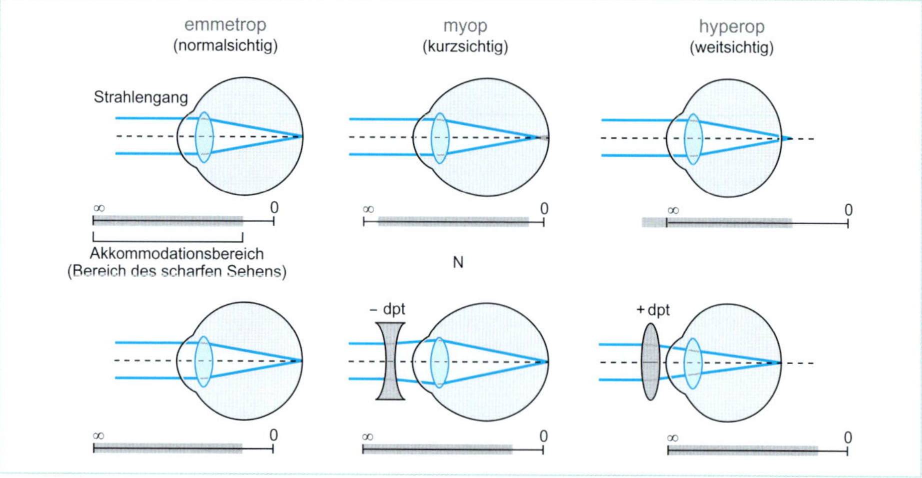

Abb. 41.15 Sphärische Abbildungsfehler des Auges und ihre Korrektur [L253]

Radioaktivität

Tab. 41.18 Halbwertszeit

Halbwertszeit	$t_{1/2} = \ln 2/\lambda = 0{,}693/\lambda$ $[t_{1/2}]$: s	*λ:* Zerfallskonstante (abhängig von Stoff)

Tab. 41.19 Reichweite der verschiedenen Strahlungsarten in der Luft

Ionisierende Strahlung	Eindringtiefe in der Luft
α-Strahlung	ca. 30 mm
β-Strahlung	ca. 8 cm–700 cm*
γ-Strahlung	∞

* Je nach radioaktivem Isotop unterschiedlich (von ^{3}H Tritium ca. 8 cm bis ^{32}P Phosphor ca. 7 m).

Tab. 41.20 Verschiedene Zerfälle

α-Zerfall	${}^{m}_{p}X_M \rightarrow {}^{m-4}_{p-2}X_T + {}^{4}_{2}He$	*XM:* Mutterkern *XT:* Tochterkern *m:* Massenzahl *p:* Protonenzahl
β⁺-Zerfall	${}^{m}_{p}X_M \rightarrow {}^{m}_{p-1}X_T + e^{+} + \nu$	*e⁺:* Positron (positiv geladen) *v:* Neutrino (ungeladen)
β⁻-Zerfall	${}^{m}_{p}X_M \rightarrow {}^{m}_{p+1}X_T + e^{-} + \overline{\nu}$	*e⁻:* Elektron (negativ geladen) $\overline{\nu}$: Antineutrino (ungeladen)

Register

Mach den Medizinertest mit uns!

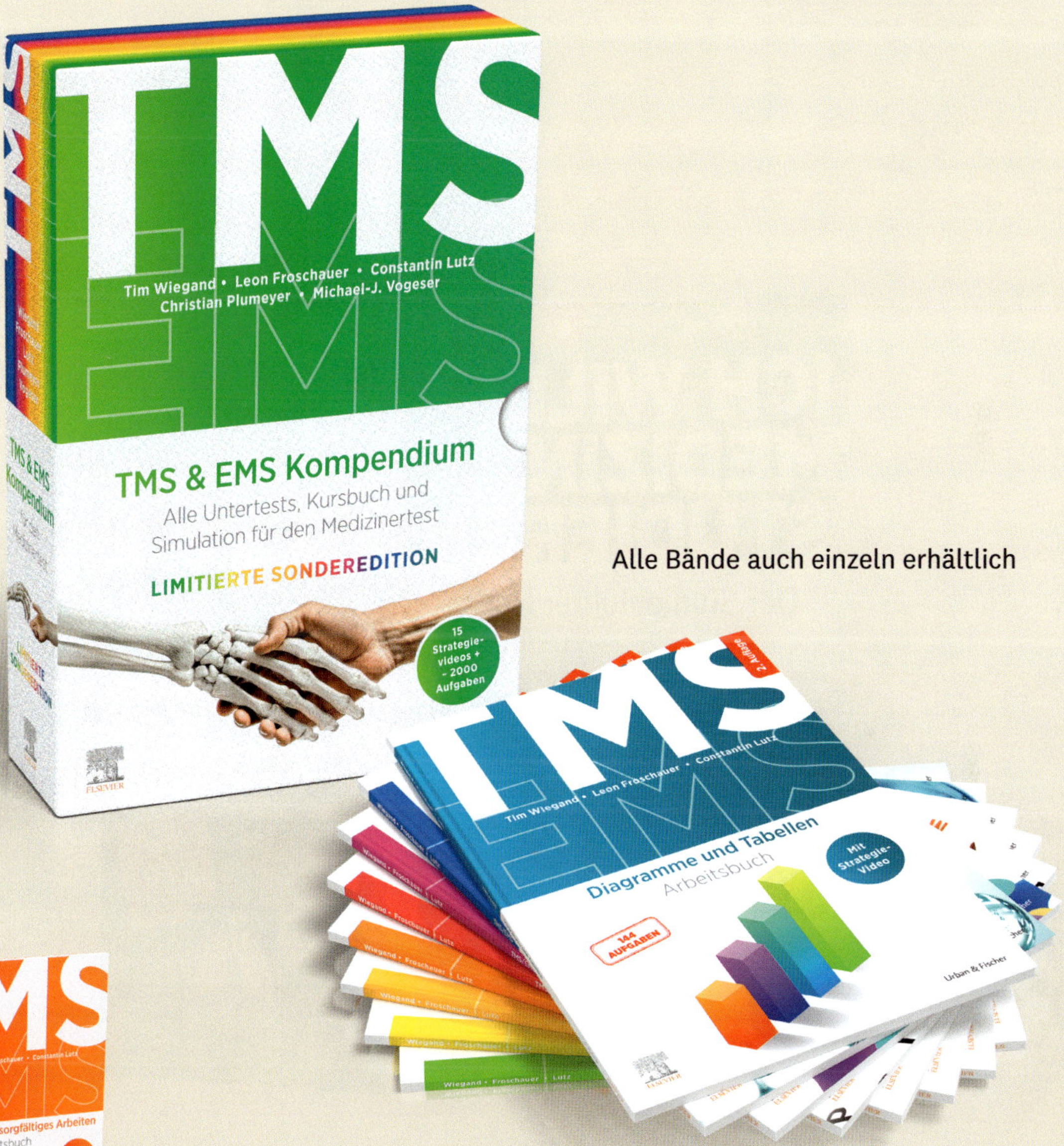

Alle Bände auch einzeln erhältlich

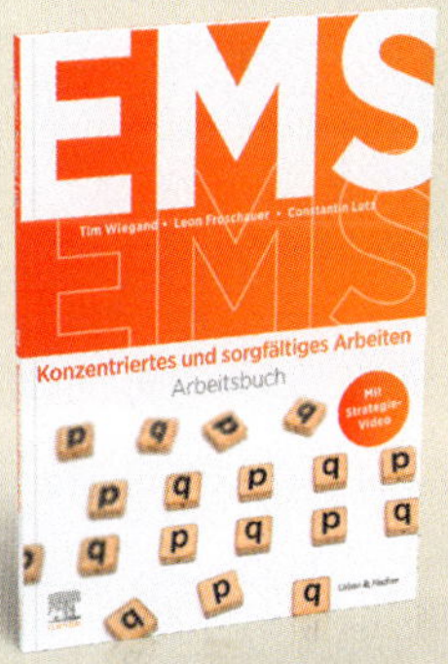

Für die Schweiz: „Konzentriertes und sorgfältiges Arbeiten" kann extra erworben werden, nicht im Schuber enthalten

20250527c1 Irrtümer vorbehalten. Stand 06/2025

ELSEVIER

Diese und viele weitere Titel sowie die aktuellen Preise findest du in deiner Buchhandlung vor Ort und unter **shop.elsevier.de**

Perfekt gewappnet zum Studienstart

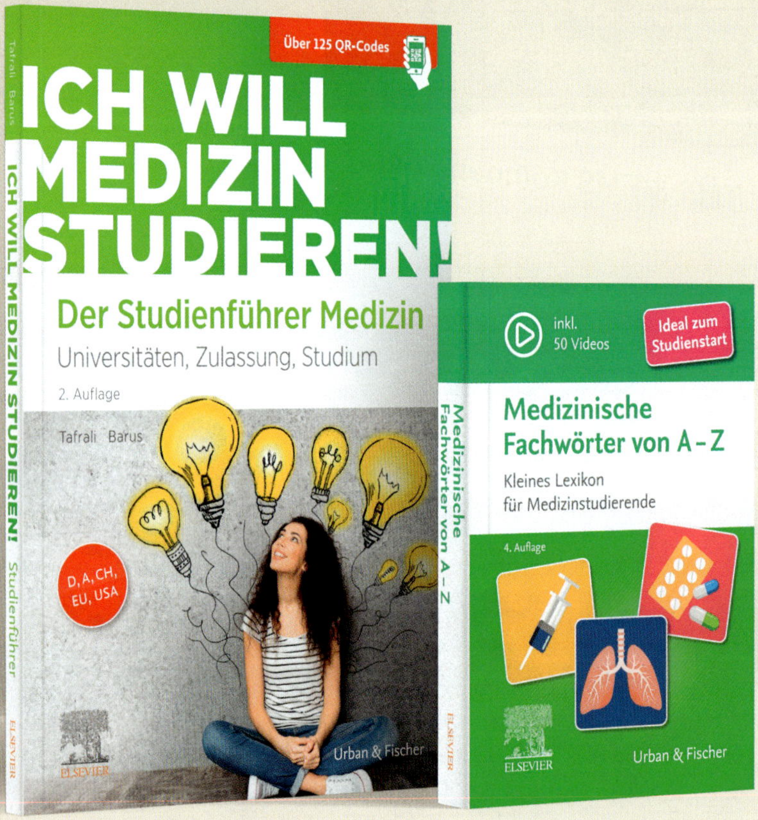

20250527c2 Irrtümer vorbehalten. Stand 06/2025

ELSEVIER

Diese und viele weitere Titel sowie die aktuellen Preise findest du in deiner Buchhandlung vor Ort und unter **shop.elsevier.de**